社区卫生服务培训教程

甄 蕾 主编

中国协和医科大学出版社

图书在版编目（CIP）数据

社区卫生服务培训教程／甄蕾主编. —北京：中国协和医科大学出版社，2016.1
ISBN 978-7-5679-0460-6

Ⅰ. ①社… Ⅱ. ①甄… Ⅲ. ①社区服务-卫生服务-技术培训-教材 Ⅳ. ①R197.1

中国版本图书馆 CIP 数据核字（2015）第 267302 号

社区卫生服务培训教程

主　　编：甄　蕾
责任编辑：杨小杰　韩　鹏

出版发行：中国协和医科大学出版社
　　　　　（北京东单三条九号　邮编100730　电话65260378）
网　　址：www. pumcp. com
经　　销：新华书店总店北京发行所
印　　刷：北京佳艺恒彩印刷有限公司

开　　本：889×1194　　1/16 开
印　　张：29.75
字　　数：740 千字
版　　次：2016 年 3 月第 1 版　　2016 年 3 月第 1 次印刷
印　　数：1—3000
定　　价：50.00 元

ISBN 978-7-5679-0460-6

编　委

主　编　甄　蕾　北京市海淀区卫生和计划生育委员会主任

副主编　宋　崴　北京市海淀区卫生人才中心主任

　　　　周慧丽　北京市海淀区卫生人才中心副主任

编　者　张松青　北京市海淀区中医医院

　　　　马　辉　北京市海淀区中关村医院

　　　　潘明康　北京市海淀区中关村医院

　　　　崔光淑　北京市海淀区中关村医院

　　　　刘　欣　北京市海淀区中关村医院

　　　　王　甦　北京市海淀区中关村医院

　　　　曾　东　北京市中西医结合医院

　　　　李艳艳　北京市长青肛肠医院

　　　　赵　温　北京市海淀区妇幼保健院

　　　　张　颖　北京市海淀区妇幼保健院

　　　　袁全莲　北京市海淀区妇幼保健院

　　　　李大胜　北京市海淀医院

　　　　余　阳　北京市海淀医院

　　　　邹宝红　北京市海淀区中关村医院

　　　　韩　军　北京市海淀区中关村医院

　　　　王　啸　北京市海淀区中关村医院

　　　　史　影　北京市海淀区中关村医院

　　　　张　然　北京市海淀区中关村医院

　　　　赵素清　北京市海淀区医学救援中心

前　言

2010 年以来，为促进社区卫生服务机构服务能力和技术水平持续提高，海淀区依托辖区医疗机构逐步建立起各类社区卫生专业人员培训基地。截至目前，已从 6 个基地、7 个专业、年培训 247 人次，逐步发展到 14 个基地、18 个专业、年培训千余人次的规模，形成了国家-市-区三级培训体系，构建起覆盖海淀地区、学科齐全的社区卫生人才培训网络，逐渐摸索出一整套符合社区卫生工作特点的人才培养模式。特别是在培训教材方面，各个培训基地的专家倾囊相授，为参训人员提供了最为生动实际的课程教案。这是基地各领域专家知识才华的心血结晶，也是整个社区卫生事业发展的一笔宝贵财富。

为了充分尊重和发挥这些知识的重要价值，区卫生计生委、区公共委、区卫生人才服务中心联手各个社区卫生专业人员培训基地，由多位在各领域的医学专家结合培训需求和工作实际亲自编撰教材，并汇编成册。内容涉及"医、药、护、技"四大领域，覆盖多种社区常见疾病的检查、诊疗、合理用药及康复护理等全流程管理，最大程度地为社区卫生专业人才培养提供了规范化指导，同时在一定程度上弥补了当前国内专门针对社区医疗卫生专业技术培训教材不足的现状。

该教材在区属各培训机构的共同努力和协作下完成，同时还得到了本行业知名专家的全力支持，在此表示感谢！同时，因水平有限，教材中如有错误之处敬请指正！

甄　蕾

2016 年 3 月

前　言

目　录

第 1 部分

社区常见疾病的中医诊治

第一章　呼吸道相关疾病的中医诊治

第一节　上呼吸道感染的中医诊治

一、概述

上呼吸道感染俗称"伤风"，90％由病毒引起，包括鼻病毒、冠状病毒、腺病毒、流感和副流感病毒、呼吸道合胞病毒、埃可病毒、柯萨奇病毒等；10％由细菌引起，细菌感染可直接感染或继发于病毒感染，溶血性链球菌最常见，其次为流感嗜血杆菌、肺炎球菌、葡萄球菌等，偶或为革兰阴性细菌。常因为受凉、淋雨、气候突变、过度疲劳等原因，使原已存在于上呼吸道的或外界侵入的病毒或细菌迅速繁殖，诱发本病。祖国医学称为"感冒"，又称伤风、重伤风、小伤寒等，如见广泛流行的，称为时行感冒。

临床主要表现为鼻塞、流涕、喷嚏、咳嗽、头痛、恶寒、发热、全身不适等症状，如无并发症，5~7 天可痊愈。

二、诊断

（一）疾病诊断

1. 中医诊断标准　参照中华中医药学会发布《中医内科常见疾病诊疗指南》（ZYYXH/T11-2008）。

（1）诊断要点：初起常伴恶寒或恶风、鼻塞、流涕、喷嚏、咽痛、咳嗽、头身疼痛或周身酸楚不适，或有发热。常有感受外邪病史。

理化检查：血常规：病毒性感染时，白细胞计数多正常或偏低，淋巴细胞比例升高；细菌感染时，白细胞计数常增多，有中性粒细胞增多或核左移现象。

（2）主要症状：鼻和喉部烧灼感，咽痒或痛、鼻塞、打喷嚏、流涕、恶寒发热、无汗或少汗、头痛、全身不适、肌肉酸痛。

2. 西医诊断标准　参照《内科学》第 7 版（陆再英，钟南山主编．人民卫生出版社，2008 年）。

症状：恶寒发热，鼻咽部不适、疼痛。

主要体征：鼻黏膜充血、水肿，有分泌物，咽部充血。

实验室检查：血常规：白细胞计数多为正常或偏低，淋巴细胞比例升高；细菌感染时，白细胞计数常增多，有中性粒细胞增多或核左移现象。

（二）证候诊断

1. 风寒束表证　恶寒重，发热轻，无汗，头项强痛，鼻塞声重，鼻涕清稀，或有咽痒咳嗽，痰白稀，口不渴，肢节酸痛，舌苔薄白，脉浮紧。

2. 风热犯表证　发热重，微恶风寒，鼻塞流黄浊涕，身热有汗或无汗，头痛，咽痛，口渴欲饮或有咳嗽痰黄，舌苔薄黄，脉浮数。

3. 暑湿袭表证　恶寒发热，头重，胸腹闷胀，恶呕腹泻，肢倦神疲，或口中黏腻，渴不多饮，舌苔白腻，脉濡滑。

4. 卫气同病证　自觉发热重，烦渴，小便短赤，舌红苔黄。恶寒或恶风，或高热寒战，流涕，咽痒咽痛，头痛头胀，喷嚏。舌红苔薄黄或黄腻，脉浮数或洪大。

三、治疗方案

（一）中医辨证论治

1. 风寒束表证

治法：解表散寒。

方药：

（1）麻黄汤加味：麻黄、杏仁、桂枝、生甘草、葛根。

（2）葛根汤加减：葛根、桔梗、杏仁、生石膏、桂枝、赤芍、连翘、生甘草、生麻黄、柴胡。

（3）荆防败毒散加减：荆芥、防风、柴胡、前胡、川芎、枳壳、羌活、独活、茯苓、桔梗、甘草。

中成药：感冒清热冲剂、正柴胡饮颗粒等。

2. 风热犯表证

治法：解表清热。

方药：

（1）银翘散加味：牛蒡子、薄荷、生甘草、杏仁、淡豆豉、淡竹叶、连翘、荆芥穗、银花、桔梗、桑叶。

（2）麻黄连翘赤小豆汤合桔梗汤：麻黄、连翘、赤小豆、杏仁、大枣、生姜、桔梗、银花、生甘草。

中成药；疏风解毒胶囊、双黄连口服液、银黄颗粒等。

3. 暑湿袭表证

治法：清暑祛湿。

方药：

（1）藿香正气散加减：藿香、大腹皮、白芷、紫苏、茯苓、半夏曲、白术、陈皮、厚朴、桔梗、甘草。

（2）新加香薷饮加减：香薷、银花、鲜扁豆花、厚朴、连翘、半夏、六一散。

中成药：藿香正气水（胶囊、软胶囊）、暑热感冒颗粒等。

4. 卫气同病证

治法：透表清气。

方药：柴胡、黄芩、青蒿、羌活、薄荷、石膏、大青叶、鸭跖草、生甘草。

中成药：连花清瘟胶囊、小柴胡颗粒等。

（二）退热治疗

1. 针刺退热　选穴：大椎。上肢取曲池、合谷，配内关、手三里；下肢取足三里、阳陵泉、三阴交。手法均采用泻法。

2. 刮痧退热　取大椎穴。由内向外、单一方向刮动，每一部位刮20下左右，至局部皮肤出现微红或紫色充血瘀点为度。

3. 药物擦浴退热　升降散药液（大黄、姜黄、僵蚕、蝉蜕）擦浴，开腠理，泄邪热。也可根据患者病情使用冰帽、冰袋、冰毯、灌肠、乙醇擦浴等其他方法。

（三）静脉滴注中药注射液

根据病情，辨证选用热炎宁注射液、痰热清注射液、喜炎平注射液、醒脑静注射液等。

（四）基础治疗

卧床休息，多饮水。必要时补液500~1000ml。

（五）护理

1. 风寒束表者，可服生姜汤、饮热稀饭等温散之品以助汗出。

2. 风热犯表者，可给予清凉饮料，如西瓜汁、梨汁、甘蔗汁、荸荠汁、鲜橘汁。

3. 表证期，密切观察病情，对高热烦躁者，警惕邪犯心包之危证。

4. 汤药煎煮时间不宜太长，沸后5~10分钟即可。

5. 密切关注服药后汗出情况，以防厥脱之变。

四、中医诊疗难点分析

难点分析：反复上呼吸道感染的防治。

一般急性上呼吸道感染经过正确的辨证施治，可在较短时间内痊愈。但若年老体弱、或素体多病（如慢性支气管炎、肺气肿、肺心病患者），机体抵抗力低下，容易感受外邪。反复上呼吸道感染，病势迁延难愈。严重者还可并发急性心肌炎、肾炎，甚者可威胁生命，造成死亡。因此，如何防治上呼吸道感染的反复发作是本病治疗中的难点和关键。

1. 运用中医整体观念的理论，重视脏腑之间的相关性

（1）补肺固表：中医认为"邪之所凑，其气必虚"，感邪与否同肌表的卫气是否充实有关，肌表卫气充实乃可抵御外邪入侵，感冒就不易发生，所以，中医预防感冒的主要方法是补肺固表。肌表的卫气由肺气敷布，补益肺气的中药具有益气固表、预防感冒的作用，最常用的方剂是玉屏风散。药理研究证实黄芪能提高鼻黏膜表面的IgA、IgG含量，增强防御力，并能提高患者白细胞诱生干扰素的能力和吞噬细胞的吞噬活性，玉屏风散具有免疫调节作用。

（2）温肾益卫：上呼吸道感染的反复发作，发病机制除与肺有关外，还与肾有一定的相关性。中医理论认为：在生理方面肺的宣发肃降和通调水道，有赖于肾阳的温煦和推动；而在病理方面肺的功能失司，日久必会累及肾。肾主一身之气，肾气或肾阳不足，同样也会影响到肺的正常功能。因此，临床治疗反复上呼吸道感染，还应考虑从肾入手。另外，《内经》有"卫气出于下焦"的理论，从肾论治反复上呼吸道感染有其立论依据。有报道采用肉桂、公丁香等补肾阳药组成的"苍桂粉"填脐，预防阳虚患者的感冒（苍桂粉：苍耳子40g，罂粟壳40g，公丁香18g，肉桂20g，麻黄150g，细辛40g，吴萸18g，白芥子24g，共研细末，用少量填脐神阙穴，外盖胶布，隔日换1次，10

日为1疗程；连用3~4个疗程）。肚脐是胎儿先天禀受母体气血之处，其气直通于肾，在此用温补肾气之药，起到补肾益卫的作用。治疗后患者血清 IgG、IgA 水平及淋巴细胞数均有明显提高，说明苍桂粉填脐有提高机体免疫力的作用。

现代药理研究证实部分中药具有一定诱生干扰素的作用，如黄芪、黄精、冬虫夏草、刺五加、金银花、升麻、柴胡、苏叶、蝉蜕、白芷、苦参、茵陈蒿、甘草、山豆根、青蒿以及冬菇、银耳、丝瓜等。因此临床治疗反复感冒患者，在辨证论治的基础上可酌情选用上述药物，以充分发挥中医中药防治本病的优势。

2. 注重全方位的综合疗法，重视综合防治，其他疗法如针刺（含耳针）、拔罐、推拿、保健口罩等也具有防治反复上呼吸道感染的疗效，作用机制亦有待进一步研究。体虚者应适当加强户外活动及锻炼，增强体质"虚邪贼风，避之有时"，在感冒流行时尽量避免到公共场所。吸烟者应尽早戒烟。

五、疗效评价

（一）评价标准

1. 解热时间　服药72小时内（1个疗程内）体温下降到37.2℃及以下，并且其后体温不再上升超过37.2°的时间。

2. 即刻退热判断标准　服药后4小时内体温下降0.5℃。

3. 痊愈天数　首次服药至上呼吸道感染痊愈所需天数。

4. 痊愈标准　精神、食欲好，体温恢复正常满72小时，鼻咽部症状消失、咽充血消失。

（二）评价方法

1. 评价疗效性指标　体温、症状和体征。

2. 体温观察时点　首诊体温、服药后1、2、3和4小时体温。服药后第2天8：00、12：00、16：00和20：00体温，第3天8：00、12：00、16：00和20：00体温，服药后72小时体温及服药72小时后随诊体温。

第二节　咳嗽的中医诊治

一、概述

咳嗽是人体清除呼吸道内分泌物或异物的保护性呼吸反射动作。虽然有其有利的一面，但剧烈长期咳嗽可导致呼吸道出血。本病属祖国医学咳嗽范畴，系由邪克肺系，肺失宣肃，肺气不清所致，以咳嗽、咯痰为主要症状。相当于西医：①急性气管-支气管炎：是生物、物理、化学刺激或过敏等因素引起的急性气管-支气管黏膜炎症。临床症状主要为咳嗽和咳痰。常发生于寒冷季节或气候突变时，也可由急性上呼吸道感染迁延不愈所致。②慢性支气管炎：是气管、支气管黏膜及其周围组织的慢性非特异性炎症。临床上以咳嗽、咳痰为主要症状，每年发病持续3个月，连续2年或2年以上。

二、诊断

（一）疾病诊断

1. 中医诊断标准　参照《中医内科学》（周仲瑛主编．中国中医药出版社，2003年）和中华人民共和国中医药行业标准《中医病证诊断疗效标准》（ZY/T001.1-94）。

（1）有明确的感冒或呼吸道感染史。

（2）咳嗽为主，或伴有咳痰，或咽干、咽痒。

（3）胸部查体及X线无明显异常。

2. 西医诊断标准　参照《咳嗽的诊断与治疗指南》（中华医学会，2009）属于急性或亚急性咳嗽的患者。

（1）病史：由呼吸道感染引起，感染控制以后迁延不愈的一类咳嗽。

（2）主要症状：多表现为刺激性干咳或咳少量白色黏痰。

（3）主要体征：肺部无阳性体征。

（4）辅助检查：胸部X线检查无明显病变，肺通气功能正常，支气管激发试验阴性，诱导痰检测细胞学检查嗜酸细胞比例<2.5%。

（二）证候诊断

1. 风邪犯肺证　咳嗽气急，或呛咳阵作，咽痒，遇冷空气、异味等因素突发或加重，或夜卧晨起咳剧，多呈反复性发作，干咳无痰或少痰，舌苔薄白，脉浮，或紧、或弦。

2. 风寒恋肺证　咳嗽日久，遇风或寒加剧，少量白稀痰，有夜咳，口不干，舌淡，苔白或白滑，脉浮紧或浮弦。

3. 风热郁肺证　咳嗽日久，口干，咽干，日咳较多，食辛辣燥热之品则咳，少量白黏痰，舌红，苔薄黄，脉弦数或弦。

4. 风燥伤肺证　咳嗽，少痰，口干，咽干，鼻燥，鼻痒，粪便干，夜间咳甚，舌淡红、少津，脉细数。

三、治疗方案

（一）中医辨证论治

1. 风邪犯肺证

治法：疏风宣肺，止咳利咽。

方药：风咳汤加减，炙麻黄、紫苏子、紫苏叶、炙枇杷叶、紫菀、杏仁、射干、牛蒡子、蝉蜕、地龙、僵蚕。

中成药：苏黄止咳胶囊等。

2. 风寒恋肺证

治法：疏风宣肺，散寒止咳。

方药：小青龙汤加减，炙麻黄、干姜、细辛、五味子、杏仁、桔梗、白前、苏叶、紫菀、甘草。

中成药：通宣理肺丸等。

3. 风热郁肺证

治法：疏风宣肺，清热止咳。

方药：桑菊饮加减，桑叶、菊花、杏仁、桔梗、白前、紫菀、鱼腥草、黄芩、僵蚕、甘草。

中成药：麻杏止咳片等。

4. 风燥伤肺证

治法：疏风宣肺，润燥止咳。

方药：桑杏汤加减，桑白皮、杏仁、沙参、麦冬、五味子、桑叶、浙贝、枇杷叶、甘草。

中成药：养阴清肺丸等。

（二）针灸

根据病情可选择大椎、肺俞、定喘、风门、天突、合谷、尺泽、足三里等穴。

（三）药物贴敷

根据病情可辨证选择药物贴敷治疗。

（四）砭术、刮痧、拔罐疗法

万花油或甘油涂搽后背暴露部位，用砭石反复刮、擦背部膀胱经、督脉，以微现红瘀为度，可配合风门、大椎、肺俞等穴闪罐，达到疏通经络、驱散风邪的作用。每日1~2次。

（五）其他疗法

根据临床情况选用雷火灸、热敏灸疗法，也可配合使用经络刺激法，伴有咽痒、咽部不适等症状时，可配合雾化吸入治疗。

（六）健康教育

1. 生活、饮食指导。

2. 心理辅导。

四、中医诊治难点分析

急性支气管炎是临床常见、多发病，涉及人群面广，常年均可发生。如治疗控制不当，可发展为肺炎。反复发作者，可导致慢性支气管炎、支气管扩张的发生。西医治疗以控制感染和对症疗法为主，中医多从外感咳嗽论治，对久治不愈和反复发作者，则从内伤咳嗽入手。目前也根据其发病在病毒感染的基础上合并细菌感染的特点，采用中西医结合方法治疗。如何防止急性支气管炎反复发作而转变为慢性支气管炎，如何针对急性支气管炎迁延不愈而见顽固性咳嗽的治疗等，是临床上有待解决的难点。

（一）难点之一：如何防止急性支气管炎转变为慢性支气管炎

急性支气管炎若治疗不及时，或失治误治，或反复发作，易迁延成慢性支气管炎，最终导致肺气肿、肺心病的发生。结果是患者的心肺功能受损，发生呼吸、循环衰竭，后果严重，不可忽视。故应重视急性支气管炎的防治，中止其迁延演变，杜绝慢性支气管炎的发生。急性支气管炎的治疗，在辨证的基础上大体分三期。早期宜"宣散"，宜轻辛宣肺祛邪为法，因"上焦如羽，非轻不举"。在早期邪气轻浅于上焦，宜辛凉宣肺，外邪自散。不宜过早用润降之品，否则不但邪气不解，反有恋邪之弊。中期宜"肃肺"，外邪既出，则须调理气机，使肺气宣肃待常而不上逆。后期宜"补肺健脾"，外邪已除，气机调畅，此时宜补肺固本脏之气，防止复发。在补肺的同时要处处顾及脾气，有言："培土以生肺金"，同时配合酸敛之品，以收敛耗散之肺气，巩固疗效。急性支气管炎若按上法，治疗得法，则可防止反复咳嗽，发展为慢性支气管炎。对于一些气虚体弱容易反复的患者，可常服玉屏风散治疗以提高免疫力。

（二）难点之二：顽固性咳嗽的治疗

顽固性咳嗽的治疗是呼吸内科的常见病、多发病，目前尚无完善的诊断标准，一般认为咳嗽常规治疗无效，超过4周以上者，可称顽固性咳嗽。在长期临床实践中体会到，风寒为患之咳嗽每困失治，或医者未详审寒热，妄投辛凉甘寒之品，或过早使用敛肺镇咳之剂，则寒邪留恋，风寒郁闭于肺，症见咳嗽日久不愈。痰稀白或痰黏稠，咽干咽痒，声嘶，口渴喜热饮，舌质淡红，苔薄白，脉紧。咽痒声嘶，乃风寒内郁的表现。若寒郁日久而化火，寒火内闭，则成为寒热错杂之寒火咳嗽，症见：咽干咽痛，咳痰黄稠，舌红，苔黄白少津。如此时医者不详审病因，将寒咳或寒热错杂之寒火咳误诊为热咳，而从热证论治，投寒凉之品，则冰伏其邪，使咳嗽迁延不愈。肺气日损，肺失肃降，肾不纳气，终成为反复发作之慢性咳嗽。

风寒郁闭于肺，是外感咳嗽日久不愈之因，治疗仍应辛温疏散，宣肺止咳，外邪得散，肺气得宣，则咳可愈。药可用细辛、五味子、陈皮、杏仁、法半夏、射干、桔梗、枳壳、瓜蒌皮之品。临床体会：久咳患者往往因咽痒而作咳，疏风利咽可以减轻刺激，则咳嗽亦止；枳壳、瓜蒌皮宽胸利气，与桔梗相伍，则一升一降，宣畅气机，咳嗽既久，则肺气耗散不收。故用五味子之酸补肺体，收敛其耗散之。鼻塞流涕者，加辛夷，辛温散寒以通肺窍；伴发热恶寒，则加麻黄，宣肺散寒。

对于寒邪化火之寒火咳嗽，不宜率用甘寒之品，仍以辛温宣散为主，佐以苦寒，寒邪祛，其肺热亦散。可酌加黄芩，桑白皮以清热泻肺，苦辛并用。

其次在治疗顽咳过程中，注意痰浊内蕴的问题，久咳肺气失宣，水液失化，痰浊内生，痰性黏滞，蕴阻于肺，肺气更为不利。故治疗过程中酌加厚朴、法半夏、茯苓以燥湿祛痰，后期注意固护正气，以培土生金法，方以生脉散以固敛肺气。

五、疗效评价

（一）评价标准

以咳嗽症状分为疗效评价标准。

1. 痊愈　咳嗽症状完全消失（治疗后降至0分）。
2. 显效　咳嗽症状明显减轻（治疗后较治疗前减少6~9分）。
3. 有效　咳嗽症状减轻（治疗后较治疗前减少2~5分）。
4. 无效　咳嗽症状无改善或加重。

（二）评价方法

咳嗽症状计分：由患者每天根据自己前24小时的咳嗽症状，对照计分表进行判断及记录：总分值＝日间计分+夜间计分（表1-1）。

表1-1　咳嗽症状计分

计分	日间咳嗽症状	夜间咳嗽症状
0	无咳嗽	无咳嗽
1	1~2次短暂咳嗽	仅在清晨或将要入睡时咳嗽
2	2次以上短暂咳嗽	因咳嗽导致惊醒1次或早醒
3	频繁咳嗽，但不影响日常活动	因咳嗽导致夜间频繁惊醒
4	频繁咳嗽，影响日常活动	夜间大部分时间咳嗽
5	严重咳嗽，不能进行日常活动	严重咳嗽不能入睡

第三节　支气管哮喘的中医诊治

一、概述

支气管哮喘属祖国医学哮病范畴，多因感受外邪，或饮食情志等失调，引动内伏于肺的痰气而阻塞气道，使肺气不得宣降。以突然出现呼吸喘促，喉间哮鸣有声为主要表现。相当于西医支气管哮喘：是由多种细胞（如嗜酸性粒细胞、肥大细胞、T淋巴细胞、中性粒细胞、呼吸道上皮细胞等）和细胞组分参与的呼吸道慢性炎症性疾病。

二、诊断

（一）疾病诊断

1. 中医诊断标准　参照中华中医药学会发布《中医内科常见病诊疗指南》（ZYYXH/T5-2008）。

（1）发作时喉中哮鸣有声，呼吸困难，甚则张口抬肩，不能平卧，或口唇、指甲发绀。

（2）呈反复发作，常因气候突变、饮食不当、情志失调、劳累等因素诱发。发作前多有鼻痒、喷嚏、咳嗽、胸闷等症状。

（3）有过敏史或家族史。

（4）两肺可闻及哮鸣音或伴有湿啰音。

（5）血嗜酸性粒细胞可增高。

（6）痰液涂片可见嗜酸性粒细胞。

（7）胸部X线检查一般无特殊改变，久病可见肺气肿征。

2. 西医诊断标准　参照《支气管哮喘防治指南》（中华医学会呼吸病学分会哮喘学组修订，2008年）。

（1）反复发作喘息、气急、胸闷或咳嗽，多与接触变应原、冷空气、物理及化学性刺激、病毒性上呼吸道感染、运动等有关。

（2）发作时在双肺可闻及散在或弥漫性，以呼气相为主的哮鸣音，呼气相延长。

（3）上述症状可经治疗缓解或自行缓解。

（4）除外其他疾病所引起的喘息、气急、胸闷和咳嗽。

（5）临床表现不典型者（如无明显喘息或体征），应至少具备以下1项试验阳性：支气管激发试验或运动激发试验阳性；支气管舒张试验阳性第1秒用力呼气容积（FEV1）增加≥12%，且FEV_1增加绝对值≥200 ml；呼气流量峰值（PEF）日内（或2周）变异率≥20%。

符合1~4条或4、5条者，可以诊断为支气管哮喘。

（二）病期诊断

1. 急性发作期　指喘息、气急、咳嗽、胸闷等症状突然发生，或原有症状急剧加重。常有呼吸困难，以呼气流量降低为其特征，常因接触变应原等刺激物或治疗不当等所致。

2. 慢性持续期　是指每周均不同频度和（或）不同程度地出现症状（喘息、气急、胸闷、咳嗽等）。

3. 缓解期　指经过治疗或未经治疗症状、体征消失，肺功能恢复到急性发作前水平并维持3个月以上。

（三）证候诊断

1. 发作期（病期诊断中属急性发作期和部分慢性持续期患者）

（1）风哮：时发时止，发时喉中哮鸣有声，反复发作，止时又如常人，发病前多有鼻痒、咽痒、喷嚏、咳嗽等症，舌淡苔白，脉浮紧。

（2）寒哮：喉中哮鸣如水鸡声，呼吸急促，喘憋气逆，痰多、色白多泡沫，易咯，口不渴或渴喜热饮，恶寒，天冷或受寒易发。肢冷，面色青晦，舌苔白滑，脉弦紧或浮紧。

（3）热哮：喉中痰鸣如吼，咳痰黄稠，胸闷，气喘息粗，甚则鼻翼扇动，烦躁不安，发热口渴，或咳吐脓血腥臭痰，胸痛，大便秘结，小便短赤，舌红苔黄腻，脉滑数。

（4）虚哮：喉中哮鸣如鼾，声低，气短息促，动则喘甚，发作频繁，甚至持续喘哮，咳痰无力，舌质淡或偏红，或紫暗，脉沉细或细数。

2. 缓解期（病期诊断中属缓解期和部分慢性持续期患者）

（1）肺脾气虚证：气短声低，喉中时有轻度哮鸣，痰多质稀，色白，自汗，怕风，常易感冒，倦怠乏力，食少便溏，舌质淡，苔白，脉细弱。

（2）肺肾两虚证：气短息促，动则为甚，吸气不利，咳痰质黏起沫，脑转耳鸣，腰膝酸软，心慌。不耐劳累，或五心烦热，颧红，口干，舌质红，少苔，脉细数；或畏寒肢冷，面色苍白，舌质淡胖，苔白，脉沉细。

三、治疗方案

（一）中医辨证论治

1. 发作期（病期诊断中属急性发作期和部分慢性持续期患者）

（1）风哮

治法：祛风涤痰，降气平喘。

方药：黄龙舒喘汤加减，炙麻黄、地龙、蝉蜕、紫苏子、石菖蒲、白芍、五味子、白果、甘草、防风。

（2）寒哮

治法：宣肺散寒，化痰平喘。

方药：射干麻黄汤加减，射干、麻黄、细辛、半夏、杏仁、生姜、紫菀、冬花、甘草。

（3）热哮

治法：清热宣肺，化痰定喘。

方药：定喘汤加减，麻黄、黄芩、桑白皮、苏子、半夏、银杏、杏仁、款冬花、甘草。

（4）虚哮

治法：补肺纳肾，降气化痰。

方药：调补肺肾方合补肾益气颗粒方加减，五味子、党参、丹参、茯苓、山茱萸、淫羊藿、黄芪、生地。

2. 缓解期（病期诊断中属缓解期和部分慢性持续期患者）

（1）肺脾气虚证

治法：健脾补肺益气。

方药：玉屏风散和六君子汤加减，黄芪、白术、防风、党参、茯苓、甘草、陈皮、半夏。

（2）肺肾气虚证

治法：补益肺肾，纳气平喘。

方药：补肾益气颗粒方和生脉地黄汤，黄芪、淫羊藿、茯苓、葶苈子、白术、山药、山萸肉、枸杞子、甘草、熟地黄、川贝等。

中成药：金水宝、六味地黄丸等。

（二）静脉滴注中药注射液

1. 痰热证可选取清开灵注射液。

2. 阳虚证明显者可选用参附注射液。

3. 气虚或气阴两虚证明显的可选用生脉注射液、黄芪注射液。

（三）针灸治疗

可根据分期、证候选择针刺清喘穴（急性期）、火针疗法、热敏灸疗法（缓解期）、雷火灸（缓解期）和拔罐等。采用传统针、灸、拔罐方法需辨证取穴和（或）循经取穴，在选择治疗方案的同时，根据急性期常见症状如痰多、发热、气喘等加减穴位。如实证选用肺俞、膻中、天突、尺泽。风寒者配风门、肾俞、膏肓、太渊。肺气虚配气海、肾气虚配太溪、盗汗配阴郄，喘甚配定喘、天突。

（四）其他疗法

根据病情可选择其他有明确疗效的治疗方法，如穴位贴敷、穴位注射、穴位埋线、电磁波治疗、经络（针）刺激法等。经络刺激法可选用数码经络导平治疗仪、经络导平治疗仪、针刺手法针疗仪，电磁波治疗可选用特定电磁波治疗仪等设备。对于证属寒哮证、肾虚寒哮证者，口服中药的同时，在肺俞、肾俞等穴位外敷固本咳喘膏、注射喘可治注射液、埋线。

当患者喘憋严重、缺氧的情况下，及时吸氧；痰黏难咳可视情况采取雾化吸入、机械辅助排痰；喘憋持续不缓解，出现呼吸衰竭时可选用：BIPAP 呼吸机辅助通气、有创机械通气。

（五）内科基础治疗

参照《支气管哮喘防治指南》（中华医学会呼吸病学分会哮喘学组修订，2008 年）。主要包括呼吸功能维持与并发症的预防和治疗、某些缓解药物的使用、合并感染及发热的处理原则与方法等。

（六）护理

1. 起居护理　哮喘发作时卧床休息，重者取半卧位或端坐位；寒哮、虚哮证患者的病室宜向阳温暖，胸背部保暖；热哮证患者的室温宜偏凉；痰黏稠难以咳出时，注意翻身拍背。

2. 给药护理　中药汤剂一般宜温服，寒哮证宜热服；哮喘发作有规律者，可在发作前 1~2 小时服药以缓解症状，服药后观察其效果和反应。

3. 饮食护理　注意饮食调护，保持排便通畅；饮食宜清淡、富营养，不宜过饱、过甜、过咸，忌生冷、辛辣、鱼腥发物、烟酒等食物；喘憋多汗者，嘱多饮。

4. 情志护理　解除患者思想顾虑，消除紧张心理；满足患者的心理需求，积极配合治疗与护理。

5. 健康指导

（1）通过耐心、细致的交谈，评估患者对疾病知识的了解程度，确认妨碍治疗的因素。

（2）避免哮喘的诱发因素，如避免摄入引起过敏的食物，室内不种花草，不养宠物，经常打扫房间，清洗床上用品等。

（3）帮助患者理解哮喘发病机制及本质、发作先兆、病症等。指导患者日掌握峰流速仪的使用方法，自我监测症状，预防发作，通过定期肺功能监测，客观评价哮喘发作的程度。

（4）帮助患者学会在急性发作时能简单、及时地处理，掌握正确的药物吸入技术，如定量雾化吸入器（MDI）、干粉吸入等，讲解常用药物的用法、剂量、疗效、副作用，与患者共同制定长期管理、防止复发的计划。

（5）积极参加体育锻炼，尽可能改善肺功能，最大程度恢复劳动能力，并预防疾病发展为不可逆性气道阻塞，防止发生猝死。

四、中医诊治难点分析

支气管哮喘是一个难治的疾病，虽然很早被人们所认识，并积累了不少治疗经验，但是由于哮喘起病突然，发病迅速，很快出现呼吸困难，给患者带来极大的痛苦，严重的甚至危及生命，所以预防、减少复发和如何进行中西医结合治疗等一系列问题成为治疗上的难点。

（一）难点之一：如何预防哮喘的发生

由于哮喘的病因复杂，患者体质因素不同，既有外源性哮喘，也有内源性哮喘和混合性哮喘，故预防上要从消除病源和控制感染上下功夫。

1. 消除病源 哮喘与接触过敏源有关，对于由鱼、肉、虾、蟹、蛋、奶引起者，应停止摄入相应食品；对于由细菌、花粉、屋尘、工业粉尘、动物粪便、毛屑等引起者，要设法搞好卫生，改善或转换居住环境，避免接触这类过敏源；对于由螨、蟑螂或真菌孢子等引起者，可用相应菌苗，作减敏治疗。

2. 控制感染 一般感染源通常分细菌和病毒两种，中药控制病毒感染方面有较好的疗效。辛温解表药中的麻黄、桂枝、防风、荆芥、紫苏、升麻以及辛凉解表药中的金银花、连翘、桑叶、香薷、薄荷等对消除呼吸道病毒感染有一定效果。若病毒感染表现为风寒束肺者，可选用辛温解表药；若表现为风热犯肺者，选用辛凉解表药。

病毒感染后通常接踵而来的是细菌感染，黄芩、蒲公英、鱼腥草、败酱草对革兰阳性菌有较好疗效；射干、秦皮、木香、厚朴、百部、白芷、丁香、乌梅对革兰阴性菌亦有一定效果；对于慢性感染而身体虚弱的患者可选用黄芪、当归、川芎、白芍、天门冬、麦门冬、黄精等补益抗菌中药。如果能在辨证施治的方药中适当选择上述药物加入，使感染能得到及时有效的控制，将会有效地减少哮喘的发病率。

（二）难点之二：如何减少哮喘的复发

哮喘反复发作，是患者、家属、医务人员共同关心的问题，也是哮喘治疗的又一难点。

多数的哮喘患者，由于免疫功能低下，故容易受到体内、外致病因素的袭击而发病。中药里的益气健脾药和补肾药不少具有提高免疫功能的作用，如黄芪、党参、白术、当归、女贞子、菟丝子、熟附子、紫河车、补骨脂、淫羊藿等在缓解期长期服用对减少哮喘复发有很好的作用。这与中医扶正祛邪和治未病的理论十分吻合，玉屏风散是代表方剂，受到医患各方推崇。

20 世纪 80 年代以来，随着人们对哮喘发病机制研究的逐渐深入，认识到哮喘并非是一种以支气管痉挛为特征的疾患，而是一种气道炎症，导致气道反应性增高为特征的疾病，因此治疗上从单纯的平滑肌解痉转向防治气道炎症。肾上腺皮质激素被认为是消除气道慢性炎症，降低气道反应性增高的最佳药物。中药的人参、党参、鹿茸、紫河车、冬虫夏草、肉桂、杜仲、仙茅、淫羊藿、秦艽、秦皮等具有肾上腺皮质激素样作用。虽然其作用不及肾上腺皮质激素强，但其副作用也没有肾上腺皮质激素大，且其中不少是具有补肺、补脾、补肾作用可供长期服用。

从各地大量报道来看，缓解期用穴位敷贴疗法防治哮喘，能达到提高机体免疫功能，有预防和减少哮喘复发（有效率 70%~90%）的作用。

补骨脂穴位注射疗法的远期疗效以感染型患者较显著，能减少哮喘发作。补骨脂能调节丘脑-垂体-肾上腺皮质功能，具有升高白细胞数量，抑制金黄色葡萄球菌和真菌生长等多种作用，这和补骨脂温肾壮阳增强机体抵抗力，减少感染机会有关。

五、疗效评价

（一）评价标准

1. 哮喘控制测试（ACT 表）

（1）完全控制：25 分。

（2）部分控制：20~24 分。

（3）未得到控制：<20分。

2. 中医证候疗效判定标准

（1）临床痊愈：临床症状、体征消失或基本消失，中医证候积分减少>95%。

（2）显效：临床症状、体征明显改善，中医证候积分减少>70%。

（3）有效：临床症状、体征均有好转，中医证候积分减少>30%。

（4）无效：临床症状、体征无明显改善，甚或加重，中医证候积分减少不足30%。

（二）评价方法

1. 临床控制测试　哮喘治疗的目标是达到并维持哮喘控制。一些经过临床验证的哮喘控制评估工具，如哮喘控制测试（ACT）、哮喘控制问卷（ACQ）、哮喘治疗评估问卷（ATAQ）等，也可用于评估哮喘控制水平。哮喘评估工具ACT经国内多中心验证表明，不仅易学易用且适合中国国情。参照《支气管哮喘防治指南》（中华医学会呼吸学分会哮喘学组修订，2008年）。

2. 中医证候量化评分　各种证候的评价具体参照《中药新药临床研究指导原则》。

第二章　常见消化系统疾病的中医诊治

第一节　消化性溃疡的中医诊治

一、概述

消化性溃疡是指暴露于酸和胃蛋白酶区域（主要是胃和十二指肠）的慢性黏膜溃疡，有时可穿透黏膜肌层及浆膜层。属祖国医学"胃脘痛""吐酸""胃疡"之范畴。

二、诊断

（一）疾病诊断

1. 中医诊断标准　参照中华中医药学会脾胃病分会消化性溃疡中医诊疗共识意见（2009 年）。

（1）主要症状：胃脘痛（胀痛、刺痛、隐痛、剧痛及喜按、拒按）、脘腹胀满、嘈杂泛酸、善叹息、嗳气频繁、纳呆食少、口干口苦、大便干燥。

（2）次要症状：性急易怒、畏寒肢冷、头晕或肢倦、泛吐清水、便溏腹泻、烦躁易怒、便秘、喜冷饮、失眠多梦、手足心热、小便淡黄。

具备主证 2 项加次证 1 项，或主证第 1 项加次证 2 项即可诊断。

2. 西医诊断标准　参照消化性溃疡病诊断与治疗规范建议（2008 年）。

（1）慢性病程、周期性发作、节律性中上腹痛伴反酸者。

（2）伴有上消化道出血、穿孔史或现症者。

（3）胃镜证明消化性溃疡。

（4）X 线钡餐检查证明是消化性溃疡。

（二）疾病分期

A1 期：溃疡呈圆形或椭圆形，中心覆盖厚白苔，可伴有渗出或血痂，周围潮红，充血水肿明显。

A2 期：溃疡覆盖黄色或白色苔，无出血，周围充血水肿减轻。

H1 期：溃疡处于愈合中期，周围充血、水肿消失，溃疡苔变薄、消退，伴有新生毛细血管。

H2 期：溃疡继续变浅、变小，周围黏膜皱襞向溃疡集中。

S1 期：溃疡白苔消失，呈现红色新生黏膜，称红色瘢痕期。

S2 期：溃疡的新生黏膜由红色转为白色，有时不易与周围黏膜区别，称白色瘢痕期。

（三）证候诊断

1. 肝胃不和证　胃脘胀痛，窜及两胁，善叹息，遇情志不遂胃痛加重，嗳气频繁，口苦，性急易怒，嘈杂泛酸，舌质淡红，苔薄白或薄黄，脉弦。

2. 脾胃气虚证　胃脘隐痛，腹胀纳少，食后尤甚，大便溏薄，肢体倦怠，少气懒言，面色萎黄，消瘦，舌质色淡苔白，脉缓弱。

3. 脾胃虚寒证　胃脘隐痛，喜暖喜按，空腹痛重，得食痛减，纳呆食少，畏寒肢冷，头晕或肢倦，泛吐清水，便溏腹泻，舌质胖，边有齿痕，苔薄白，脉沉细或迟。

4. 肝胃郁热证　胃脘痛势急迫，有灼热感，口干口苦，吞酸嘈杂，烦躁易怒，便秘，喜冷饮，舌质红，苔黄或苔腐或苔腻，脉弦数或脉弦。

5. 胃阴不足证　胃脘隐痛或灼痛，似饥而不欲食，口干不欲饮，口干舌燥，纳呆干呕，失眠多梦，手足心热，大便干燥，舌红少津裂纹、少苔、无苔或剥苔，脉细数。

三、治疗方案

（一）中医辨证论治

1. 肝胃不和证

治法：疏肝和胃。

方药：柴胡疏肝汤加减，柴胡、香附、炒白术、陈皮、白芨、乌贼骨、甘草。

中成药：逍遥丸。

2. 脾胃气虚证

治法：健脾益气。

方药：芪归海参汤，黄芪、当归、海螵蛸、党参、白芨、枳壳、三七（研粉冲服）。

中成药：香砂六君丸。

3. 脾胃虚寒证

治法：温中健脾。

方药：黄芪建中汤，生黄芪、炒白术、党参、陈皮、干姜、三七（研粉冲服）、白芨。

4. 肝胃郁热证

治法：疏肝泻热。

方药：加减清化饮，绵茵陈，黄连，大黄，枳实，佩兰，白芨，乌贼骨，三七（冲服），柴胡。

5. 胃阴不足证

治法：养阴益胃。

方药：益胃汤加减，沙参、麦冬、白芨、三七粉（冲服）、玉竹、佛手、甘草。

（二）针灸治疗

1. 肝胃不和证

选穴：中脘、内关、足三里、阳陵泉、合谷、太冲。针刺手法以泄法为主，重在泄肝气以和胃气，以上腧穴可以交替针刺。

2. 脾胃气虚证

选穴：中脘、内关、足三里、脾俞、胃俞，针刺手法以补益为主。以上腧穴可以交替针刺。

3. 脾胃虚寒证

选穴：足三里、血海、关元、天枢、里内庭、脾俞、章门，针刺手法以补益为主。以上腧穴可以交替针刺。

4. 肝胃郁热证

选穴：选内关、中脘、足三里、阴陵泉、上巨虚、太冲、内庭等穴，针刺用泻法。以上腧穴可以交替针刺。

5. 胃阴不足证

选穴：选脾、胃、中脘、内关、足三里、三阴交、太溪等穴，针刺用补法。以上腧穴可以交替针刺。

临床可根据具体情况，选用多功能艾灸仪、智能通络治疗仪等治疗。

（三）中药穴位贴敷

中医辨证穴位贴敷　分为寒、热两个证型，在治疗过程中均可以取中脘、上脘、胃俞、脾俞、足三里五穴进行中药穴位贴敷。

1. 寒证　吴茱萸、小茴香、细辛、冰片。

2. 热证　黄连、黄芩、乳香、没药、冰片。

使用方法：辨证选用上述各组药物，加适量凡士林调成糊状，置于无菌纺纱中，贴敷于穴位，胶布固定。

亦可选用奇正消痛贴、胃痛贴、元胡止痛贴、暖脐膏等取中脘、上脘、胃俞、脾俞、足三里五穴进行中药穴位贴敷。

（四）热敏灸疗法

热敏穴位以腹部、背部及小腿外侧为热敏穴位高发区，多出现在中脘、肝俞、脾俞、阳陵泉、足三里等区域。每次选取上述1~2组穴位，每天1次，10次为1个疗程，每次治疗以灸至感传消失为度，疗程间休息2~5天，共2~3个疗程。临床可根据具体情况，选用多功能艾灸仪、智能通络治疗仪等治疗。

（五）其他治疗

根据临床具体情况，可选用胃镜下喷洒三七、白芨粉。

（六）护理

1. 饮食调护

（1）少量多餐，定时定量。

（2）避免辛辣刺激性饮食：禁忌肥甘厚味；禁忌过食辛、酸及易产酸食物；禁忌易阻气机食物等；禁忌寒凉生冷食物等；禁忌坚硬的食物。

（3）选择细软易消化食物。

2. 心理调护　对溃疡病患者采取有针对性的心理、社会文化的护理。通过下棋、看报、听音乐等消除紧张感，还可配合性格训练，如精神放松法、呼吸控制训练法、气功松弛法等，减少或防止溃疡的发生。告知患者情绪反应与溃疡的发展及转归密切相关，提高患者情绪的自我调控能力及心理应急能力，全面客观地认识溃疡病；告诫患者重视不良行为的纠正。

4. 健康教育

（1）去除诱因：去除溃疡病发生的诱因，如饥饱不调，烟酒及辛辣饮食刺激，过度劳累及精神抑郁、焦虑，滥用药物等。嘱溃疡病患者生活、饮食要有规律，劳逸结合得当，保证睡眠充足。

（2）出院指导：出院时，嘱患者停药后1个月务必回院复查。避免使用致溃疡病药物，如皮质激素、非甾类抗炎药物。出院后仍要注意休息，做到起居有常，劳逸结合；避免寒冷和情志刺激，谨遵饮食宜忌。

四、中医治疗难点分析

难点：如何预防溃疡病的复发。

无论是用中药还是用西药治愈活动期消化性溃疡一般不难。特别是西药如 H_2 受体阻滞剂或质子泵抑制剂的使用。因其制酸作用强烈，不论是控制上腹痛症状，还是治愈溃疡，其疗效是非常显著且快捷的。但是，不少患者停药后又复发，5年内复发率达50%以上。即使近10多年来发现溃疡病复发与幽门螺杆菌（Hp）感染有关，经根除 Hp 治疗后，复发率明显降低，但临床上有不少患者 Hp 根除后仍可有溃疡复发或者根除后又可重新感染 Hp。所以说，真正完全彻底治愈溃疡病仍是一大难题。中医药治疗不仅可控制症状，治疗后病情较稳定。还可较长期服用，使复发率降低。中医药为何能取得这样的效果，这是与中药既可对抗致溃疡的攻击因子、又可增强胃黏膜保护因子分不开的。现代研究发现，胃黏膜的修复分为两种方式，①快速修复：靠上皮细胞的移动和伸延；②慢性修复：深层结构的修复。靠深层细胞的增殖，细胞间质的补充。常规西药抗溃疡治疗主要是作用于快速修复方面，溃疡面表面虽然愈合。但组织学检查可发现黏膜下血管、腺体的结构、黏膜厚度、结缔组织等尚未完全恢复正常状态，而这将直接影响细胞的氧合作用、营养供养和黏膜的防御功能，成为复发的病理基础。很多患者由于修复不完全，导致溃疡反复不愈或容易复发。针对这种情况，西医提出了加强黏膜保护和使用表皮生长因子等方法；而中医药有其先天的优势。中药药理研究证实健脾益胃、行气活血方药可以增强胃黏膜保护因子、促进胃黏膜血液循环及免疫功能、调节幽门括约肌舒缩功能、防止胆汁等碱性液胃反流，改善胃的内环境。这些多靶点、多层次的作用机制不仅能促进溃疡在急性期的快速修复，而且可以加强溃疡的慢性修复过程，从而使溃疡得到彻底治愈，减少了溃疡复发。我们认为，要减少溃疡病复发，就必须在中医辨证施治的基础上适当使用如下中医治法方药。

1. 健脾益胃　脾胃虚弱在溃疡病，尤其是十二指肠溃疡患者中占有很大比重。不少脾胃虚弱者在溃疡治愈之后，仍会在食用生冷后胃脘不适或疼痛，空腹或夜间有胃空虚感、得食后减轻，溃疡复发多于冬春之交，这些都是脾胃虚弱的证候。所以，预防溃疡复发时，要重视健脾益胃法的运用。脾胃虚弱的病理状态得以改善，就没有溃疡复发的温床，正所谓"四季脾旺不受邪"。增强胃黏膜自身的抗溃疡能力，就可以防止溃疡的复发。临床上可选用党参、黄芪、白术、茯苓等以健脾益气。若脾胃虚寒者可加干姜、肉桂、制附子等。脾胃气虚兼有阴虚者，可加用沙参、麦门冬、石斛、白芍等。

2. 行气活血　不少溃疡病在溃疡愈合后，仍有上腹胀感，餐后多发或有嗳气，嗳气后减轻，表明有脾胃气滞之候。溃疡病属于胃脘痛范畴，胃属六腑之一，腑以通为顺，胃以降为和。行气和胃药可消除胃腑气滞。气机通畅，胃气和降，则邪不得以留恋致病。气行则血行，气滞则血瘀。在行气的同时，适当使用活血药，使溃疡易发部位及其周围血液循环改善，使溃疡愈合后的瘢痕、纤维组织改善，这对防止溃疡瘢痕组织致十二指肠球部变形，影响胃内容物正常排空将有一定作用。所以，行气活血作为一种重要的辨病治疗手段，在预防溃疡复发方面同样具有实用价值。临床上常选用郁金、延胡索、佛手、三七等中药。

3. 制酸护膜　"无酸不溃疡"这是经典的理论。十二指肠溃疡患者胃酸较正常人高 3~20 倍，即使在溃疡愈合期其高泌酸状态仍不能完全纠正。溃疡愈合后胃泌酸功能可能还很强，而西医的制酸药因副作用不宜长期使用，这就有赖于中医药以中和或抑制胃酸。要明确一点，就是反酸症状的有无与实际胃酸分泌高低不成正比，食管下括约肌功能正常的患者并无反酸症状，但其胃酸度仍可能很高。所以，应在辨证的基础上选用护膜制酸药，如乌贼骨、瓦楞子、煅龙骨、浙贝母、珍珠层粉等。

五、疗效评价

参照中华中医药学会脾胃病分会消化性溃疡中医诊疗共识意见（2009 年）和中药新药临床研究指导原则。

（一）主要症状疗效评价标准

按症状轻重分为 4 级（0、Ⅰ、Ⅱ、Ⅲ），积分分别为 0 分、1 分、2 分、3 分。

评定标准：①临床痊愈：原有症状消失；②显效：原有症状改善2级者；③有效：原有症状改善1级者；④无效：原有症状无改善或原症状加重。

（二）证候疗效评定标准

采用尼莫地平法计算：疗效指数=（治疗前积分-治疗后积分）/治疗前积分×100%。

1. 临床痊愈　主要症状、体征消失或基本消失，疗效指数≥95%。
2. 显效　主要症状、体征明显改善，70%≤疗效指数<95%。
3. 有效　主要症状、体征明显好转，30%≤疗效指数<70%。
4. 无效　主要症状，体征无明显改善，甚或加重，疗效指数<30%。

（三）胃镜下疗效评定标准

1. 临床治愈　溃疡瘢痕愈合或无痕迹愈合。
2. 显效　溃疡达愈合期（H2期），或减轻2个级别。
3. 有效　溃疡达愈合期（H1期），或减轻1个级别。
4. 无效　内镜无好转者或溃疡面积缩小<50%。

第二节　慢性胃炎的中医诊治

一、概述

慢性胃炎是胃黏膜慢性炎性病变，分非萎缩性胃炎、慢性萎缩性胃炎。临床可见胃脘胀满或胀痛、嗳气、嘈杂、纳少、消瘦等。该病缺乏特异性症状，且症状的轻重与胃镜所见的病变程度往往不一致，部分患者可无症状，相当于中医学"胃痛""胃痞"等范畴。

二、诊断

（一）疾病诊断

1. 中医诊断标准　参照"慢性萎缩性胃炎中医诊疗共识意见"（中华中医药学会脾胃病分会）、"慢性浅表性胃炎中医诊疗共识意见"（中华中医药学会脾胃病分会，2009年）及《中药新药临床研究指导原则（2002年）》。

（1）主要症状：不同程度和性质的胃脘部疼痛。

（2）次要症状：兼有胃脘部胀满、胀闷、嗳气、吐酸、纳呆、胁胀、腹胀等。

本病可见于任何年龄段，以中老年多见，常反复发作。

2. 西医诊断标准　参照"中国慢性胃炎共识意见"（中华医学会消化病学分会全国第二届慢性胃炎共识会议，2006年）。

慢性胃炎常见上腹部疼痛，腹胀，早饱，食欲减低，饮食减少，或伴有胃灼热、泛酸等。症状缺乏特异性，确诊依赖于胃镜及内镜下病理。

（1）内镜诊断

浅表性胃炎：内镜下可见红斑（点状、条状、片状）、黏膜粗糙不平、出血点或出血斑、黏膜水肿或渗出。

萎缩性胃炎：内镜下可见黏膜红白相间、以白为主，黏膜皱襞变平甚至消失，黏膜血管显露，黏膜呈颗粒状或结节样。

如伴有胆汁反流、糜烂、黏膜内出血等，描述为萎缩性胃炎或浅表性胃炎伴胆汁反流、糜烂、黏膜内出血等。

（2）病理诊断：根据需要可取 2~5 块活检组织，内镜医师应向病理科提供取材的部位、内镜检查结果和简要病史。病理医师应报告每一块活检标本的组织学变化，对 Hp、慢性炎症、活动性炎症、萎缩、肠上皮化生和异型增生应予以分级。

慢性胃炎活检显示有固有腺体的萎缩，即可诊断为萎缩性胃炎，不必考虑活检标本的萎缩块数与程度。临床医师可结合病理结果和内镜所见，做出病变范围与程度的判断。

（二）证候诊断

参照"慢性萎缩性胃炎中医诊疗共识意见"、"慢性浅表性胃炎中医诊疗共识意见"（中华中医药学会脾胃病分会，2009 年）及《中药新药临床研究指导原则（2002 年）》

1. 肝胃气滞证　胃脘胀满或胀痛，胁肋胀痛，症状因情绪因素诱发或加重，嗳气频作，胸闷不舒，舌苔薄白，脉弦。

2. 肝胃郁热证　胃脘饥嘈不适或灼痛，心烦易怒，嘈杂反酸，口干口苦，大便干燥，舌质红苔黄，脉弦或弦数。

3. 脾胃湿热证　脘腹痞满，食少纳呆，口干口苦，身重困倦，小便短黄，恶心欲呕，舌质红，苔黄腻，脉滑或数。

4. 脾胃气虚证　胃脘胀满或胃痛隐隐，餐后明显，饮食不慎后易加重或发作，纳呆，疲倦乏力，少气懒言，四肢不温，大便溏薄，舌淡或有齿印，苔薄白，脉沉弱。

5. 脾胃虚寒证　胃痛隐隐，绵绵不休，喜温喜按，劳累或受凉后发作或加重，泛吐清水，神疲纳呆，四肢倦怠，手足不温，大便溏薄，舌淡苔白，脉虚弱。

6. 胃阴不足证　胃脘灼热疼痛，胃中嘈杂，似饥而不欲食，口干舌燥，大便干结，舌红少津或有裂纹，苔少或无，脉细或数。

7. 胃络瘀阻证　胃脘痞满或痛有定处，胃痛拒按，黑便，面色暗滞，舌质暗红或有瘀点、瘀斑，脉弦涩。

三、治疗方案

（一）中医辨证论治

1. 肝胃气滞证

治法：疏肝理气。

方药：柴胡疏肝散加减，选用柴胡 10g、香附 6g、白术 10g、陈皮 6g、白芨 10g、乌贼骨 10g、甘草 3g。

2. 肝胃郁热证

治法：疏肝清热。

方药：加减清化饮，选用绵茵陈 15g、黄连 6g、大黄 3g、枳实 10g、佩兰 10g、白芨 10g、乌贼骨 10g、三七 3g（冲服）、柴胡 6g。

3. 脾胃湿热证

治法：清热化湿。

方药：黄连温胆汤加减，选用黄连 6g、陈皮 10g、枳实 10g、竹茹 10g、黄芩 10g、滑石 10g、乌贼骨 10g。

4. 脾胃气虚证

治法：健脾益气。

　　方药：抗萎协定方，选用生黄芪 10g，生白术 10g，茯苓 10g，佛手 10g，陈皮 10g，丹参 10g，当归 10g。

　　中成药：香砂六君丸。

　　5. 脾胃虚寒证

　　治法：温中健脾。

　　方药：黄芪建中汤，选用黄芪 15g、干姜 5g、白术 6g、陈皮 10g、党参 10g、三七 3g（冲服）、白芨 10g。

　　6. 胃阴不足证

　　治法：养阴益胃。

　　方药：沙参麦冬汤加减，选用北沙参 6g、麦冬 6g、玉竹 6g、乌药 10g、佛手 10g、生甘草 3g。

　　7. 胃络瘀阻证

　　治法：活血通络，扶正化积。

　　方药：扶正化积方，选用生黄芪 10g，炒白术 10g，绞股蓝 10g，当归 10g，白花蛇舌草 6g，三七 1g（研粉冲服），穿山甲 1g（研粉冲服），生蒲黄（包煎）6g，五灵脂 6g（包煎）。

　　（二）中医外治法

　　根据病情，选择应用体针、腹针、平衡针灸等治疗方法。

　　1. 针灸　针刺取内关、公孙、中脘、足三里等穴。肝气犯胃者加太冲、期门、章门等穴；情志抑郁者加神门穴；食滞者加解溪穴；长期消化不良者加胃俞、脾俞等穴。灸法选用中脘、足三里、胃俞、脾俞等穴，用艾条灸或隔姜灸。

　　2. 推拿　掌摩胃脘部及天枢、气海、关元等穴位，按摩足三里、脾俞、胃俞等穴，拿肩井穴。

　　（三）其他疗法

　　根据病情需要，可选用穴位注射、背腧穴拔罐、中药穴位贴敷、中药 TDP 离子导入、胃肠动力治疗仪等疗法。

　　（四）护理

　　根据不同证型进行辨证施食、饮食指导、情志调摄及健康教育等。

　　四、疾病治疗难点

　　慢性胃炎的难点在于病情迁延、难以根治和药物治疗不易阻断肠上皮化生与非典型增生。

　　（一）难点之一：病情迁延、难以根治

　　慢性胃炎患者往往在服药期间上消化道症状可减轻或缓解，但停药后症状又发作，不少患者认为本病不能根治，有的医生也认为要根治确实困难。分析原因可能是因为饮食不洁、Hp 没有根除或重新感染，精神紧张，胃肠动力障碍，十二指肠液反流没纠正，破坏胃黏膜屏障，这些因素致胃黏膜炎症逐渐加重甚或腺体萎缩、肠上皮化生或非典型增生，病情加重。但临床上有的患者症状的严重程度与胃黏膜炎症的程度并不吻合，症状发作、缓解与炎症程度亦无密切关系，炎症并不是引起临床症状的唯一原因，很大程度还与胃的动力障碍和容纳性张力、对胃内容物敏感性增加等有关。所以在治疗上除了要根除 Hp，保护胃黏膜，制酸减少 H^+ 弥散外，安抚患者情绪、调整胃肠动力也显得非常重要。理论上，多潘立酮（吗丁林）、西沙比利等胃动力药有促胃动力和调整肠胃括约肌作用，临床上也有一定效果。但事实上，不少患者用久了也不奏效，体虚患者用了会有头晕、腹泻不良反应，影响了这部分患者依从性。因此，要发挥中医药的优势，以中医的健脾养胃、行气降逆法调整，守法守方，灵活加减，结合饮食、起居、精神的调理。评价疗效的标准要重视临床症状缓解与消失与否，不应以活检病理中的炎症程度轻重作为唯一标准，这样才能增强患者和医生治愈疾病的信心。经过一段时间的中医药调整，慢性胃炎是可以彻底治愈的。

（二）难点之二：药物治疗不易阻断肠上皮化生与非典型增生

慢性胃炎特别是慢性萎缩性胃炎易伴肠上皮化生与非典型增生，称为胃黏膜癌前病变。肠上皮化生系指胃黏膜及腺管出现肠腺上皮，根据肠化生上皮分泌黏液所含酶的不同，采用生物化学和组织化学染色，可将其分成小肠型化生和大肠型化生。小肠型化生上皮分化好，而大肠型化生上皮分化差，因此大肠型化生上皮与癌的关系更密切，可视为癌前病变。非典型性增生系指胃黏膜上皮细胞及腺管结构偏离了正常状态，增生的细胞向不成熟的方向发展，介于癌前状态。尤其是重度非典型增生，有人认为已近胃癌，宜手术治疗。对于上述两种胃癌前病变，目前尚无能明确阻断其进展的西药，即使找到导致个体慢性胃炎的原因，如针对 Hp 行杀菌治疗，或针对胆汁反流用促胃动力药物治疗，对于已发的胃癌前病变也无济于事。因此，开展中医药逆转胃癌前病变的研究显得非常重要。中医学认为，本病变多因慢性胃炎日久损伤脾胃，在正虚的情况下，气滞血瘀，内毒由生。治疗宜益气养阴，行气活血，祛瘀解毒。正气充中，阴阳调和，气血通畅，癌前病变就会逆转。临床上常用的益气药有黄芪、党参、茯苓、白术等；养阴药有沙参、麦门冬、生地黄、女贞子等；行气药有郁金、延胡索、佛手、木香等；祛瘀药有三棱、莪术、丹参、桃仁等；解毒药有半枝莲、半边莲、白花蛇舌草等。只有不脱离中医辨证论治，在辨证施治的基础上，适当选用上述中药，胃癌前病变是可以预防、阻断和逆转的。

五、疗效评价

（一）评价标准

1. 主要症状疗效评价标准　主要症状（胃脘痛及痞满）的记录与评价：症状改善百分率＝（治疗前总积分－治疗后总积分）/治疗前总积分×100%，计算主要症状改善百分率。

（1）痊愈：症状消失。

（2）显效：症状改善百分率≥80%。

（3）进步：症状改善百分率50%（含）~80%。

（4）无效：症状改善百分率<50%。

（5）恶化：症状改善百分率负值。

用痊愈和显效病例数计算总有效率。

2. 证候疗效评定标准　采用尼莫地平法计算　疗效指数＝（治疗前积分－治疗后积分）/治疗前积分×100%。

（1）临床痊愈：症状、体征消失或基本消失，疗效指数≥95%。

（2）显效：症状、体征明显改善，疗效指数70%（含）~95%。

（3）有效：症状、体征明显好转，疗效指数30%（含）~70%。

（4）无效：症状、体征无明显改善，甚或加重，疗效指数<30%。

3. 内镜下胃黏膜疗效评定　分别对胃镜下红斑、糜烂、出血、胆汁反流、花斑、苍白、血管显露、黏膜结节等情况加以统计，计算各单个镜下表现的改善等级及总积分改善程度。

（1）痊愈：胃黏膜恢复正常。

（2）显效：胃黏膜病变积分减少 2 级以上。

（3）有效：胃黏膜病变积分减少 1 级。

（4）无效：胃黏膜病变无改变或加重。

4. 胃黏膜组织学疗效评定　分别对病理状态下慢性炎症、活动性、肠上皮化生、异型增生的情况加以统计，计算各单个病理表现的改善等级及总积分改善程度。

（1）痊愈：胃黏膜病理恢复正常。

（2）显效：胃黏膜病理积分减少2级。

（3）有效：胃黏膜病理积分减少1级。

（4）无效：胃黏膜炎症程度无改变或加重。

5. 量表评价标准　以所采用量表（如SF-36、PRO量表）的总积分及各领域积分前后变化进行直接比较判定。

（二）评价方法

1. 入院时的诊断与评价　在入院1~7天内完成，内容包括评价标准的各项内容。

2. 治疗过程中的评价　对中医证候学内容进行定期评价，每周进行一次。

3. 出院时的评价　对所有患者进行"评价标准"中"中医证候学"和"生活质量"进行评价，根据需要和实际情况进行"胃镜、病理组织学"评价。

第三节　胃食管反流病的中医诊治

一、概述

胃食管反流病（GERD）是指由于食管下端括约肌（LES）功能失调，或幽门括约肌关闭功能不全，引起胃和（或）十二指肠的内容物非一过性地反流入食管，经过长期、反复的刺激而引起食管黏膜的充血、水肿、糜烂和纤维化等病变。本病以反酸、胃灼热（烧心）、胸骨后或烧灼样疼痛及间歇吞咽困难等为其主要症状，多数患者可与胃炎、十二指肠溃疡或食管裂孔疝等并存。胃食管反流病可分为三种类型：非糜烂性反流病、糜烂性食管炎（反流性食管炎）和巴雷特（Barrett）食管。在中医上，本病属于"吐酸"、"食管瘅"、"胸痞"等范畴。

二、诊断

（一）疾病诊断

1. 中医诊断标准　参照2009年中华中医药学会脾胃病分会《胃食管反流病中医诊疗共识意见》。目前胃食管反流病尚无对应固定中医病名。根据主证归属于"吐酸"、"食管瘅"等范畴。

2. 西医诊断标准　参照中华医学会消化病分会中国胃食管反流病共识意见专家组《中国胃食管反流病共识意见》（2006年）。

（1）临床症状：当患者出现包括反酸、胃灼热、胸骨后疼痛或不适、嗳气等典型症状，或同时出现咽喉不适、咳嗽等食管外症状时，可考虑为胃食管反流病。如能证实存在食管黏膜炎症和（或）反流，则能明确诊断。

（2）内镜检查：内镜检查可明确有无反流性食管炎及巴雷特食管。

反流性食管炎的分级参照1994年美国洛杉矶世界胃肠病大会制订的LA分类法。

A级：食管黏膜有一个或几个黏膜破损，直径小于5mm。

B级：一个或几个黏膜破损，直径大于5mm，但破损间无融合现象。

C级：超过2个皱襞以上的黏膜融合性损伤，但小于75%的食管周径。

D 级：黏膜破损相互融合范围累积至少 75% 的食管周径。

巴雷特食管诊断主要根据内镜检查和食管黏膜活检，内镜检查发现食管远端有明显的柱状上皮化生并得到病理学检查证实即可诊断。

（二）证候诊断

1. 肝胃郁热证　烧心，反酸、胸骨后灼痛，胃脘灼痛，脘腹胀满，嗳气反食，心烦易怒，嘈杂易饥，舌红苔黄，脉弦。

2. 胆热犯胃证　口苦咽干，烧心，脘胁胀痛，胸痛背痛，反酸，嗳气反流，心烦失眠，嘈杂易饥，舌红苔黄腻，脉弦滑。

3. 中虚气逆证　反酸或泛吐清水，嗳气反流，胃脘隐痛，胃痞胀满，食欲不振，神疲乏力，大便溏薄，舌淡苔薄，脉细弱。

4. 气郁痰阻证　咽喉不适如有痰梗，胸膺不适，嗳气或反流，吞咽困难，声音嘶哑，半夜呛咳，舌苔白腻，脉弦滑。

5. 瘀血阻络证　胸骨后灼痛或刺痛，后背痛，呕血或黑便，烧心、反酸，嗳气，胃脘隐痛，舌质紫暗或有瘀斑，脉涩。

以上主症必备，加次症两项以上即可诊断。

三、治疗方案

（一）中医辨证论治

1. 肝胃郁热证

治法：疏肝泻热，和胃降逆。

方药：柴胡疏肝散合左金丸加减，柴胡、枳壳、黄连、吴茱萸、延胡索、白芍、丹皮、煅瓦楞、香附、焦山栀、旋覆花、代赭石、甘草。

2. 胆热犯胃证

治法：清化胆热，降气和胃。

方药：柴芩温胆汤加减，柴胡、黄芩、陈皮、姜半夏、枳实、竹茹、旋覆花、代赭石、龙胆草、白芍、延胡索、甘草。

3. 中虚气逆证

治法：健脾和胃，疏肝降逆。

方药：六君子汤合四逆散加减，党参、白术、茯苓、柴胡、枳实、白芍、半夏、陈皮、旋覆花、代赭石、砂仁、生姜。

4. 气郁痰阻证

治法：开郁化痰，降气和胃。

方药：旋覆代赭汤合半夏厚朴汤加减，旋覆花、代赭石、苏叶、苏梗、半夏、厚朴、枳壳、茯苓、川芎、香附、陈皮、砂仁、甘草。

5. 瘀血阻络证

治法：活血化瘀，行气通络。

方药：血府逐瘀汤加减，桃仁、红花、当归、赤芍、川芎、生地、延胡索、柴胡、枳壳、半夏、陈皮。

（二）其他疗法

根据病情，选择应用针刺治疗、注入式埋线疗法、烫熨疗法、循经重灸、穴位贴敷疗法、药穴指针疗法等治疗方法。

1. 针灸 穴位取足三里、中脘，依次施针补泻，必要时加灸。

2. 穴位注射 足三里，方法选用阿托品注射液穴位注射，每次每穴 1~2ml，每 2 日 1 次，3 次为 1 疗程。

3. 灸法

处方：中脘，足三里，神阙，气海，关元。

方法：艾条温和灸或雀啄灸，每次 30 分钟，关元可施行艾炷隔姜灸，神阙宜隔盐灸，每次每穴 5~7 壮，每日 1 次，适于胃寒、脾气虚。

4. 外治法 磁贴穴位覆贴。

（三）预防调摄

1. 情志调摄 胃食管反流患者往往存在一定程度的肝气郁结之象，所以保持心情舒畅尤为重要，宜疏导患者，保持积极乐观的心态，及时调节好心情，以利疾病早日康复。

2. 饮食宜忌

（1）对于肥胖患者，要控制饮食，平衡营养，尽快减轻体重。

（2）减少高脂肪膳食的摄入。

（3）忌食咖啡、巧克力、薄荷。

（4）禁烟、酒，禁止长期大量摄入乙醇（酒精）。

（5）避免进食过冷、过热及甜酸辛辣等刺激性食物，以防疼痛症状加重，导致病情反复。

3. 用药指导 避免服用降低食管下端括约肌张力的药物。

4. 起居调摄

（1）由于反流易发生在夜间；睡眠时应抬高床头 15~20cm。

（2）睡前不进食，晚餐与入睡间隔应拉长，不得少于 3 小时，以减少夜间食物刺激泌酸。

（3）每餐后让患者处于直立位或餐后散步，借助重力促进食物排空，避免剧烈运动。

四、中医诊疗难点分析

1. 难点之一：复发。

本病经治疗后可暂治愈，但由于引起胃食管反流的基本因素仍存在，故易复发。如何防治本病复发，成为本病的最大难点。理想的治疗是从根本上恢复食管和胃的动力，达到治病求本目的。中医药在这方面具有优越性。西医学已观察到强力抑酸对胃排空及胆囊动力有抑制作用，在顽固重度胃食管反流病患者长期予以质子泵抑制剂，但完全抑酸对胃动力及胃内细菌增生有影响，不宜长期使用。因此目前最理想的治疗是通过中医学辨证施治来改善胃食管的动力。本病中医的病因病机关键是气机升降失调，胃气上逆。故适当选择疏肝解郁、健脾化痰和胃降逆等治法，可逐渐改善食管下端括约肌的动力，达到根治的目的。

2. 难点之二：风、痨、鼓、膈是中医四大顽证，故属于"膈"的胃食管反流病中医治疗也较棘手。

其一，不能见炎消炎，一味使用清热之品，应强调辨证施治。治疗上紧抓脾虚肝郁气滞、脾胃不和的病机关键，着重调理脾胃、疏肝解郁，注意调摄患者情志。其二，在抑制胃内容物反流时，可用旋覆花、代赭石，并配姜竹茹、清半夏等。其三，解除胸骨后疼痛，在于抑制胃酸，可重用煅瓦楞、海螵蛸、白芨等。胸膈不畅，可用威灵仙、鹅管石畅膈。

五、疗效评价

1. 评价标准 参照 2009 年中华中医药学会脾胃病分会《胃食管反流病中医诊疗共识意见》进行评价。

2. 疗效评价标准

（1）主要症状（反酸、胃灼热、胸骨后疼痛或不适、嗳气、反流等典型反流症状）的记录与评价

显效：原有症状消失。

有效：原有症状改善 2 级者。

进步：原有症状改善 1 级者。

无效：原有症状无改善或原症状加重。

（2）主要症状综合疗效评定标准

痊愈：症状消失。

显效：症状改善百分率 80%。

进步：症状改善百分率 50%（含）~80%。

无效：症状改善百分率<50%。

恶化：症状改善百分率负值。

第三章　心脑血管疾病的中医诊治

第一节　脑梗死急性期的中医诊治

一、概述

脑梗死（cerebral infarction，CI）是缺血性卒中的总称，包括脑血栓形成、腔隙性梗死和脑栓塞等，指脑部血液供应障碍，缺血、缺氧引起局限性脑组织缺血性坏死或软化，而出现相应的神经系统症状。相当于中医中风病范围。

二、诊断

（一）疾病诊断

1. 中医诊断标准　参照国家中医药管理局脑病急症科研协作组起草制订的《中风病中医诊断疗效评定标准》（试行，1995 年）。

（1）主要症状：偏瘫、神识昏蒙，言语謇涩或不语，偏身感觉异常，口舌歪斜。

（2）次要症状：头痛，眩晕，瞳神变化，饮水发呛，目偏不瞬，共济失调。

（3）急性起病，发病前多有诱因，常有先兆症状。

（4）发病年龄多在 40 岁以上。

具备 2 个主症以上，或 1 个主症、2 个次症，结合起病、诱因、先兆症状、年龄即可确诊；不具备上述条件，结合影像学检查结果亦可确诊。

2. 西医诊断标准　参照 2010 年中华医学会神经病学分会脑血管病学组制定的《中国急性缺血性脑卒中诊治指南 2010》。

（1）急性起病。

（2）局灶性神经功能缺损，少数为全面神经功能缺损。

（3）症状和体征持续数小时以上。

（4）脑 CT 或 MRI 排除脑出血和其他病变。

（5）脑 CT 或 MRI 有明显梗死病灶。

（二）疾病分期

1. 急性期　发病 2 周以内。

2. 恢复期　发病 2 周至 6 个月。

3. 后遗症期　发病 6 个月以后。

（三）病类诊断

1. 中经络　中风病无意识障碍者。

2. 中脏腑　中风病有意识障碍者。

（四）证候诊断

1. 中脏腑

（1）痰蒙清窍证：意识障碍、半身不遂，口舌歪斜，言语謇涩或不语，痰鸣漉漉，面白唇暗，肢体瘫软，手足不温，静卧不烦，二便自遗，舌质紫暗，苔白腻，脉沉滑缓。

（2）痰热内闭证：意识障碍、半身不遂，口舌歪斜，言语謇涩或不语，鼻鼾痰鸣，或肢体拘急，或躁扰不宁，或身热，或口臭，或抽搐，或呕血，舌质红、舌苔黄腻，脉弦滑数。

（3）元气败脱证：昏愦不知，目合口开，四肢松懈瘫软，肢冷汗多，二便自遗，舌卷缩，舌质紫暗，苔白腻，脉微欲绝。

2. 中经络

（1）风火上扰证：眩晕头痛，面红耳赤，口苦咽干，心烦易怒，尿赤便干，舌质红绛，舌苔黄腻而干，脉弦数。

（2）风痰阻络证：头晕目眩，痰多而黏，舌质暗淡，舌苔薄白或白腻，脉弦滑。

（3）痰热腑实证：腹胀便干便秘，头痛目眩，咳痰或痰多，舌质暗红，苔黄腻，脉弦滑或偏瘫侧弦滑而大。

（4）阴虚风动证：眩晕耳鸣，手足心热，咽干口燥，舌质红而体瘦，少苔或无苔，脉弦细数。

（5）气虚血瘀证：面色㿠白，气短乏力，口角流涎，自汗出，心悸便溏，手足肿胀，舌质暗淡，舌苔白腻，有齿痕，脉沉细。

三、治疗方案

（一）中医辨证论治

中风病（脑梗死）急性期治疗重在祛邪，佐以扶正，以醒神开窍、化痰通腑、平肝熄风、化痰通络为主要治法。

1. 中脏腑

（1）痰热内闭证

治法：清热化痰，醒神开窍。

方药：羚角钩藤汤和温胆汤加减，羚羊角粉冲、生地、钩藤、菊花、茯苓、白芍、赤芍、竹茹、川牛膝、川芎、丹皮、半夏、陈皮、栀子等。

中成药：灌服或鼻饲安宫牛黄丸，口服局方至宝丸、牛黄清心丸、紫雪散等。

（2）痰蒙清窍证

治法：燥湿化痰，醒神开窍。

方药：涤痰汤加减，制半夏、制南星、陈皮、枳实、茯苓、人参、石菖蒲、竹茹、甘草、生姜等。

中成药：灌服或鼻饲苏合香丸，口服复方鲜竹沥液等。

（3）元气败脱证

治法：益气回阳固脱。

方药：急予参附汤加减频频服用，人参另煎兑服、附子先煎半小时等。

2. 中经络

（1）风火上扰证

治法：清热平肝，潜阳息风。

方药：天麻钩藤饮加减，天麻、钩藤后下、生石决明先煎、川牛膝、黄芩、山栀、夏枯草等。

中成药：天麻钩藤颗粒等。

（2）风痰阻络证

治法：熄风化痰通络。

方药：化痰通络方加减，法半夏、生白术、天麻、紫丹参、香附、酒大黄、胆南星等。

中成药：华佗再造丸、通脉胶囊等。

（3）痰热腑实证

治法：化痰通腑。

方药：星蒌承气汤加减，生大黄后下、芒硝冲服、胆南星、瓜蒌等。

中成药：安脑丸、牛黄清心丸等。

（4）阴虚风动证

治法：滋阴息风。

方药：镇肝熄风汤加减，生龙骨先煎、生牡蛎先煎、代赭石先煎、龟板先煎、白芍、玄参、天冬、川牛膝、川楝子、茵陈、麦芽、川芎等。

中成药：大补阴丸、知柏地黄丸等。

（5）气虚血瘀证

治法：益气活血。

方药：补阳还五汤加减，生黄芪、全当归、桃仁、红花、赤芍、川芎、地龙等。

中成药：消栓通络片、脑心通胶囊等。

3. 常见变证的治疗　中风病急性期重症患者出现顽固性呃逆、呕血等变证，需及时救治。

（1）呃逆

1）如呃声短促不连续，神昏烦躁，舌质红或红绛，苔黄燥或少苔，脉细数者，可用人参粳米汤加减（西洋参，粳米），以益气养阴、和胃降逆。

2）如呃声洪亮有力，口臭烦躁，甚至神昏谵语，便秘尿赤，腹胀，舌红苔黄燥起芒刺，脉滑数或弦滑而大者选用大承气汤加减。生大黄后下、芒硝冲服、厚朴、枳实、沉香粉冲服，以通腑泻热、和胃降逆。

3）如烦热症状减轻，但仍呃声频频，可予平逆止呃汤（经验方）治疗。炒刀豆、青皮、枳壳、旋覆花（包）、制半夏、枇杷叶、莱菔子、鲜姜，以和胃理气降逆。兼有气虚者，可加生晒参。

（2）呕血：出现呕血，神识迷蒙，面红目赤，烦躁不安，便干尿赤，舌质红苔薄黄，或少苔、无苔，脉弦数者，可予犀角地黄汤加减。水牛角先煎，生地、赤芍、丹皮以凉血止血，或选用大黄黄连泻心汤，还可用云南白药或三七粉、生大黄粉等鼻饲。如出现高热不退，可给予紫雪散以清热凉血。

（二）静脉滴注中药注射液

1. 中脏腑

（1）痰蒙清窍证：选用醒脑静注射液静脉滴注。

（2）痰热内闭证：选用清开灵注射液静脉滴注。

（3）元气败脱证：选用参麦注射液、参附注射液或生脉注射液等具有扶正作用的中药注射液静脉滴注。

2. 中经络　可选用具有活血化瘀作用的中药注射液静脉滴注。如香丹注射液、川芎嗪注射液、三七总皂苷注射液等可以选择使用。

（三）针灸治疗

1. 应用时机　针灸在病情平稳后即可进行。

2. 治疗原则　按照经络理论，可根据不同分期、不同证候选择合理的穴位配值和适宜的手法进行治疗。治疗方法包括体针、头针、电针、耳针、腕踝针、眼针、梅花针、耳穴敷贴、灸法和拔罐等。

3. 针灸方法 临床可分为中脏腑、中经络，采用传统针刺方法辨证取穴和循经取穴。主穴：肩髃、极泉、曲池、手三里、外关、合谷、环跳、阳陵泉、足三里、丰隆、解溪、昆仑、太冲、太溪；闭证加十二井穴、合谷、太冲；脱证加关元、气海、神阙。在选择治疗方案的同时，根据中风病（脑梗死）急性期常见症状，如吞咽困难、便秘、尿失禁、尿潴留、复视、语言障碍等加减穴位。如吞咽困难可加翳风等，或采用咽后壁点刺等；尿失禁或尿潴留可加针中极、曲骨、关元等，局部施灸、按摩或热敷。

也可按照软瘫期、痉挛期和恢复期不同特点和治疗原则选用不同的治疗方法，如醒脑开窍针刺法、头穴丛刺长留针间断行针法、抗痉挛针法等，可根据临床症状选用项针治疗假性延髓麻痹技术、病灶头皮反射区围针治疗中风失语症技术等。

（1）醒脑开窍针刺法

治则：醒脑开窍，滋补肝肾，疏通经络。

主穴：内关、水沟、三阴交

辅穴：极泉、尺泽、委中

配穴：吞咽障碍加风池、完骨、天柱；手指握固加合谷；语言不利加上廉泉、金津、玉液放血；足内翻加丘墟透照海。肝阳暴亢者，加太冲、太溪；风痰阻络者，加丰隆、合谷；痰热腑实者，加曲池、内庭、丰隆；气虚血瘀者，加足三里、气海；阴虚风动者，加太溪、风池；口角歪斜者，加颊车、地仓；上肢不遂者，加肩髃、手三里、合谷；下肢不遂者，加环跳、阳陵泉、阴陵泉、风市。中脏腑闭证加十二井穴（点刺出血）、太冲、合谷；脱证加灸关元、气海、神阙。

操作：先刺双侧内关穴，直刺0.5~1寸，采用捻转提插相结合的泻法，操作1分钟；再刺水沟，在鼻中隔下向上斜刺0.3~0.5寸，用重雀啄泻法，以眼球湿润或流泪为佳。刺三阴交时，沿胫骨内侧缘与皮肤成45°角，进针1~1.5寸，使针尖刺到三阴交穴，用提插补法，使下肢抽动3次。刺极泉时，在原穴位置下1寸心经上取穴，避开腋毛，直刺1~1.5寸，用提插泻法，以患者上肢抽动3次为度；尺泽屈肘成120°角，直刺1寸，提插泻法，使前臂和手指抽动3次；委中采用仰卧直腿抬高取穴，直刺0.5~1寸，用提插泻法使下肢抽动3次。风池、完骨、天柱均针向喉结，进针2~2.5寸，采用小幅度高频率捻转补法1分钟，使局部产生酸胀感。合谷针向三间穴，进针1~1.5寸，采用提插泻法，使患者第二手指抽动或五指自然展开为度。上廉泉针向舌根1.5~2寸，用提插泻法；金津、玉液用三棱针点刺出血1~2ml。丘墟透照海穴1.5~2寸，局部酸胀为度。每日针刺2次，十天为一个疗程，持续治疗3~5个疗程。

（2）项针治疗假性延髓麻痹

适应证：假性延髓麻痹。

操作方法：患者取坐位，取0.40mm×50mm毫针，取项部双侧风池、翳明、供血，刺入1~1.5寸，针尖稍向内下方，施以每分钟100转捻转手法各约15秒，留针30分钟，期间行针3次后出针。再取颈部廉泉、外金津玉液，用长针向舌根方向刺入1~1.5寸，吞咽、治呛、发音分别直刺入0.3寸，上述各穴均需快速捻转行针15秒后出针，不留针。

注意事项；饥饿、疲劳、精神过度紧张时，不宜针刺。年纪较人、身体虚弱的患者，进行针刺的手法不宜过强。

（3）病灶头皮反射区围针治疗中风失语症

适应证：中风失语症。

操作方法：CT片示病灶同侧头皮的垂直投射区的周边为针刺部位，用28~30号1~1.5寸不锈钢毫针，围针平刺，针数视病灶大小而定，针尖皆刺向投射区中心。得气后以180~200次/分的频率捻转1~2分钟，留针30分钟，中间行针1次。配穴哑门、廉泉、通里穴用平补平泻手法。

注意事项：饥饿、疲劳、紧张时不宜针刺；有自发性出血或损伤后出血不止的患者，不宜针刺；出针按压针孔。

4. 治疗设备　根据病情需要和临床症状，可选用以下设备：多功能艾灸仪、数码经络导平治疗仪、针刺手法针疗仪、特定电磁波治疗仪及经络导平治疗仪、智能通络治疗仪等。

（四）推拿治疗

依据辨证论治原则，根据肢体功能缺损程度和状态进行中医按摩循经治疗，可使用不同手法以增加全关节活动度、缓解疼痛、抑制痉挛和被动运动等。避免对痉挛组肌肉群的强刺激，是偏瘫按摩中应注意的问题。按摩手法常用揉法、捏法，亦可配合其他手法，如弹拨法、叩击法、擦法等。

（五）熏洗疗法

中风病（脑梗死）常见肩-手综合征、偏瘫痉挛状态、瘫侧手部或同时见到瘫侧手、足部肿胀，按之无凹陷，似肿非肿，实胀而非肿。可以辨证论治为原则，予活血通络的中药为主加减局部熏洗患肢，每日1~2次或隔日1次。可选用智能型中药熏蒸汽自控治疗仪。

（六）其他疗法

根据病情可选择有明确疗效的治疗方法，如物理治疗、香疗法、蜡疗法、水疗法等。

（七）内科基础治疗

中经络和中脏腑均采用内科基础治疗，参考中华医学会神经病学分会脑血管病学组制定的《中国急性缺血性脑卒中诊治指南2010》。主要包括呼吸功能维持与并发症的预防和治疗、血压血糖的调整、颅内高压和脑水肿、合并感染及发热的处理原则与方法等。

（八）康复训练

脑梗死患者，在神志清楚，没有严重精神、行为异常，生命体征平稳，不伴有严重并发症、合并症时即可开始康复方法的介入，但需注意康复方法的选择。急性期患者以良肢位保持及定时体位变换为主。对于意识不清或不能进行自我被动运动者，为预防关节挛缩和促进运动功能改善，应进行被动关节活动度维持训练。

（九）护理

1. 体位的选择　中风病急性期患者的头部抬高15°~30°最为合适，切忌无枕仰卧。凡有意识障碍患者宜采用侧卧位，头稍前曲。病初期可注意患者良肢位的保持，病情稳定后即可辅助患者被动活动，而后逐渐增加活动量。

2. 饮食　神志清楚无吞咽障碍者，应予营养丰富、易消化食物。意识障碍早期，禁食1~2天，避免吸入性肺炎，或引起窒息；可通过静脉输液维持营养。3日后，如患者神志仍不清楚，无呕吐及消化道出血者，可鼻饲流质饮食，以保证营养。在拔除鼻饲管后应注意喂食方法，体位应取45°半卧位；以茶匙喂食糊状为妥；喂食中呛咳时应拍背。

3. 口腔护理　急性脑血管患者宜采取侧卧位，可用镊子夹棉球蘸湿淡盐水为患者擦洗口腔及唇部，还可用小纱布蘸湿温开水敷盖于口腔。对有义齿的患者，睡前及饭后将义齿取下，用牙刷将义齿刷洗干净，放在清水杯中浸泡。

4. 呼吸道护理　勤翻身多拍背。能咳嗽者，鼓励患者咳嗽。咳嗽困难而痰多者，应用超声雾化，属于痰热证可鼻饲竹沥水清化痰热。昏迷患者应使患者头偏向一侧，呕吐物及咽部分泌物应及时用吸引器吸出，舌后坠者，可将下颌托起。

5. 皮肤护理 每隔2~3小时翻身一次，翻身后对受压皮肤进行按摩。可应用气垫床。定时检查骨突部位是否有发红、发紫、水疱等现象，尤其是尾骶部、髂骨、大粗隆及足跟、内外踝、肩胛骨等处。卧床患者早晚要洗脸，定期擦净，保持皮肤的清洁卫生。及时更换床单以免发生压疮。发现皮肤有发红现象，应增加按摩次数，并使受压部位皮肤悬空，也可使用复元通络擦剂（草红花、川乌、当归、川芎）按摩受压骨突部，以活血通络，促进气血流通。

四、中医治疗难点分析

中风病（脑梗死）治疗难点如下：

1. 严格的时间窗和可能导致的并发症限制了溶栓疗法的临床广泛应用，不能溶栓的脑梗死早期患者采用的西医治疗方法较单一，中医治疗方法虽在我国应用广泛但缺乏循证医学证据。

2. 对部分并发症缺乏行之有效的治疗方法，如中风病后偏瘫痉挛状态、吞咽障碍、语言障碍等。

3. 虽然临床多按照中国脑血管病防治指南进行脑卒中二级预防，但部分患者仍不能避免复发。

4. 对中风病后认知功能障碍缺乏有效的治疗手段，血管性痴呆的发生难以避免。

为了进一步发挥中医药在治疗脑梗死中的作用，并使其疗效优势得到认可，本专科拟提出如下解决措施和思路：①以提高脑梗死临床疗效，降低病死率，促进神经功能恢复为目标，提高各专科脑梗死早期的中药治疗率，组织专科协作组开展中药早期干预对脑梗死患者预后影响的临床结局评价研究，为形成临床实践指南提供循证医学证据。②针对中风病恢复期偏瘫痉挛状态开展脑梗死康复技术与中医康复方案的研究，规范操作规程，建立可推广的中医综合康复方案，组织专科协作组进行临床验证，客观评价其疗效，提高中医康复方案的可重复性及临床可操作性，以减少偏瘫痉挛的发生或改善偏瘫痉挛状态，降低病残程度。③对中风病后轻度认知损害患者进行早期筛查，建立中医药干预方案，组织专科协作组进行多中心临床验证，评价其安全性和有效性，发挥中医药在控制中风病患者认知障碍进展方面的作用，延缓血管性痴呆的发生或控制痴呆的恶化。

五、疗效评价

（一）评价标准

1. 中医证候学评价 通过《中风病辨证诊断标准》动态观察中医证候的改变。

2. 疾病病情评价 通过Glasgow昏迷量表（GCS）、美国国立卫生研究院卒中量表（NIHSS）评价神经功能缺损程度，如神志、肢体偏瘫、面瘫、失语等；通过Barthel指数评价日常生活能力，如吃饭、穿衣、活动能力等；通过改良Rankin量表评价肢残程度。

3. 神经功能缺损症状与并发症评价 必要时针对患者出现的神经功能缺损症状和并发症进行评价，可通过实验室检查和相关量表进行评价，如通过简短精神状态量表（MMSE）评价认知功能、脑电图评价癫痫、洼田饮水试验评价吞咽障碍等。

（二）评价方法

可在患者不同入院时间，选用不同的评价量表进行评价。

1. 入院当天 可选用《中风病辨证诊断标准》、GCS量表、NIHSS量表等进行评价。

2. 入院15~20天 可选用《中风病辨证诊断标准》、NIHSS量表、Barthel指数等评价。

第二节 头痛（偏头痛）的中医诊治

一、概述

偏头痛是一组常见的血管性头痛，为发作性神经血管功能障碍引起，临床是以反复发作性一侧或双侧剧烈搏动样头痛，常伴有恶心、呕吐为特征。发作前可有视觉、肢体感觉、运动障碍、情绪改变等先兆。多在青春期发病，常有家族史。在头痛间歇期一切正常。中医文献，把偏头痛归于"头风"范畴。

二、诊断

（一）疾病诊断

1. 中医诊断标准 参照《实用中医内科学》（王永炎、严世芸主编. 上海科技出版社，2009年）。

（1）主要症状：头痛，或全头痛，或局部疼痛，性质可为剧痛、隐痛、胀痛、搏动痛等。急性起病，反复发作，发病前多有诱因，部分患者有先兆症状。

（2）辅助检查：应查血常规、测血压，必要时进行颅脑 CT、MRI 检查、脑脊液、脑电图、经颅多普勒彩色超声（TCD）、血液流变学检查，排除器质性疾病。

2. 西医诊断标准 参照 HIS《国际头痛疾病分类》（2004 年）第二版（ICHD-II）原发性头痛（偏头痛）诊断标准。

（1）偏头痛不伴先兆

A. 至少 5 次疾病发作符合标准 B~D。

B. 每次疼痛持续 4~72 小时（未治疗或治疗无效）。

C. 至少具有下列中两个特征：①单侧性；②搏动性；③程度为中度或重度（日常活动受限或停止）；④因日常的体力活动加重，或导致无法进行日常运动（如走路或爬楼梯）。

D. 发作期间至少具有下列的一项：①恶心和（或）呕吐；②畏光和怕声。

E. 不能归因于另一疾病。

（2）偏头痛伴典型先兆

A. 至少 2 次疾病发作符合标准 B~D。

B. 先兆包括以下症状至少一种，但没有运动功能减弱：①完全可逆的视觉症状，包括阳性的表现（如：点状色斑或线形闪光幻觉）和（或）阴性的表现（如视野缺损）；②完全可逆的感觉症状，包括阳性的表现（如针刺感）和/或阴性的表现（如麻木）；③完全可逆的言语困难性语言障碍。

C. 以下标准至少二项：①双侧视觉症状和（或）单侧感觉症状；②至少一种先兆症状逐渐发展历时>5 分钟和（或）不同的先兆症状相继出现历时>5 分钟；③每种症状持续≥5 分钟且≤60 分钟。

D. 头痛符合无先兆偏头痛的标准 B~D，开始时伴有先兆症状发生，或在先兆发生后 60 分钟以内出现。

E. 不能归因于另一疾病。

（3）偏头痛其他类型。

（二）证候诊断

1. 肝阳上亢证 头痛而胀，或抽搐跳痛，上冲巅顶，面红耳赤，耳鸣如蝉，心烦易怒，口干口苦，或有胁痛，夜眠不宁，舌红，苔薄黄，脉沉弦有力。

2. 痰浊内阻证　头部跳痛伴有昏重感，胸脘满闷，呕恶痰涎，苔白腻，脉沉弦或沉滑。

3. 瘀血阻络证　头痛跳痛或如锥刺痛，痛有定处，经久不愈，面色晦黯，舌紫或有瘀斑、瘀点，苔薄白，脉弦或涩。

4. 气血两虚证　头痛而晕，遇劳则重，自汗，气短，畏风，神疲乏力，面色㿠白，舌淡红，苔薄白，脉沉细而弱。

5. 肝肾亏虚证　头痛，颧红，潮热，盗汗，五心烦热，烦躁失眠，或遗精，性欲亢进，舌红而干，少苔或无苔，脉细弦或细弦数。

三、治疗方案

（一）中医辨证论治

1. 发作期治疗、预防性治疗均可辨证选择口服中药汤剂。

（1）肝阳上亢证

治法：平肝潜阳，熄风止痛。

方药：天麻钩藤饮加减，天麻9g、栀子9g、黄芩9g、杜仲9g、益母草9g、桑寄生9g、夜交藤9g、朱茯神9g、川牛膝12g、钩藤12g、后下12g、石决明（先煎）18g。

（2）痰浊内阻证

治法：燥湿化痰，降逆止痛。

方药：半夏白术天麻汤加减，半夏4.5g、白术3g、天麻3g、陈皮3g、茯苓3g、甘草（炙）1.5g、生姜2片、大枣3个、蔓荆子3g。

（3）瘀血阻络证

治法：活血化瘀，行气止痛。

方药：桃红四物汤加味，桃仁9g、红花6g、川芎9g、生地12g、当归9g、白芍9g、羌活10g、独活10g、鸡血藤12g、白芷9g、细辛3g、防风6g、泽泻9g、薏苡仁12g。

（4）气血两虚证

治法：补气养血，缓急止痛。

方药：八珍汤加减，当归（酒拌）10g、川芎5g、白芍药8g、熟地黄（酒拌）15g、人参3g、白术（炒）10g、茯苓8g、炙甘草5g。

（5）肝肾亏虚证

治法：滋养肝肾，育阴潜阳。

方药：镇肝熄风汤加减，枸杞15g、菊花15g、熟地黄30g、山茱萸（制）10g、牡丹皮10g、山药30g、茯苓30g、泽泻10g。

2. 对于病程长、证候要素较多如同时具有风、瘀、痰湿等证的偏头痛患者可选用正天丸等治疗。

3. 辨证选择口服中成药　在头痛缓解后使用中药汤剂或中成药维持治疗，如正天丸（胶囊）、川芎茶调丸（散、颗粒、片）、元胡止痛片（胶囊、颗粒、滴丸）、养血清脑颗粒、镇脑宁胶囊等。

4. 静脉滴注中药注射液　在偏头痛发作期或住院患者辨证选用中药注射液静脉滴注，如杏丹注射液、川芎嗪注射液、脉络宁注射液等。

（二）中医外治

1. 一般头痛可按摩太阳，推印堂，拿风池，点按合谷穴。

2. 根据头痛的轻重缓急，或针、或灸、或点刺放血，或局部取穴、或远道取穴、或两者兼用，方法有耳针、腕踝针、电针等。

主穴：风池、太阳、百会、合谷。

配穴：瘀血头痛可配合阿是穴、血海、三阴交；痰浊头痛可配合头维、丰隆、阴陵泉；肝阳头痛可配太冲、太溪；气血两虚头痛可配心俞、脾俞、胃俞、足三里；阴虚阳亢头痛可配肾俞、肝俞、太冲、太溪。

3. 可选用阿是穴邻点透刺加缠针震颤法、热敏灸疗法、浅针疗法、火针疗法等，用于治疗偏头痛发作期或预防性治疗。

（1）阿是穴邻点透刺加缠针震颤法标出阿是穴，使用 0.30mm 直径，长 40mm 的不锈钢毫针，以 10°~15° 的角度进针，缓慢边捻转边向阿是穴透刺；得气后，向右轻轻捻转针柄 180~360°，使软组织轻轻缠绕针尖，此时，患者针感会增强，然后行 250~500 次/分的震颤法 1 分钟，轻轻回转针柄 180°~360°，留针 5 分钟；如此反复操作 5 次后出针。

注意事项：在针下空松时缓慢出针，按压针孔 1 分钟以防出血。

（2）热敏灸疗法：热敏穴位以头面部、背部及小腿外侧为高发区，多出现在头部局部压痛点、风池、率谷、至阳、肝俞、阳陵泉等区域。每次选取上述 2~3 组穴位。每次治疗以灸至感传消失为度，每天灸 2 次，10 次为 1 个疗程。

（3）浅针疗法：取百会、合谷（双侧）、上星、神庭、太阳（双侧）、列缺，宜先补后泻。久病者，宜补多泻少。若偏头痛，加风池（双侧）、丝竹空（双侧）、足三里（双侧），用平补平泻；痰多，加尺泽（双侧），用平补平泻；风邪外感，加外关（双侧）、风府、大椎，用泻法；湿盛，加脾俞（双侧），用补法，小肠俞（双侧），用泻法。每日 1 次，10 次为一疗程，疗程间隔 1 星期。

（4）火针疗法：取阿是穴（痛点）。局部酒精常规消毒，选用细火针，烧红烧透后，对准阿是穴，速刺疾出。不留针。出针后用消毒干棉球重按针孔片刻，每周治疗 2 次，5 次为一疗程。点刺头部痛点注意速度宜快，避免烧燃头发。

4. 根据病情可选择塞鼻法，选用活血、通络、止痛等中药研细末后，用布袋包少许药末塞鼻。左侧头痛塞右鼻孔，右侧头痛塞左鼻孔，发作时用，如用川芎、白芷、制远志各 50g，冰片 7g，共为细末，和匀，用布袋包少许药末塞鼻。也可采用搐鼻法，将中药研末后，每次用少许药末吸入鼻内。

5. 相关中医诊疗设备　光电治疗仪、疼痛治疗仪可辅助止痛。

（三）内科基础治疗

1. 治疗原则　①积极开展患者教育；②充分利用各种非药物干预手段，包括按摩、理疗、生物反馈治疗、认知行为治疗和针灸等；③药物治疗包括急性发作期治疗和预防性治疗两大类，注意循证使用。

2. 发作期治疗　早期可选用麦角胺制剂，可肌内注射地西泮 10~20mg 或氯丙嗪 25~50mg 以控制症状。可给予 1.0g 利多卡因加入 5% 葡萄糖盐水 500ml 中，以 1ml/min 的速度静滴，同时监测血压。

3. 预防性治疗

（1）抗癫痫药，如丙戊酸钠、托吡酯等。

（2）β 肾上腺受体阻断剂，如普萘洛尔、美托洛尔等。

（3）钙离子通道阻滞剂，如氟桂利嗪、维拉帕米。

（4）抗抑郁药，如阿米替林、氟西汀、丙米嗪等。

（四）护理

护理的内容包括体位选择、饮食、脑科观察、并发症的预防与护理等，并注意做好健康宣教工作。

四、注意事项

1. 并发症处理

（1）脑血管意外：结合病史、神经系统定位及颅脑 CT、MRI 检查结果，及时予以相应的治疗，必要时请神经科诊治。

（2）高血压脑病：应及时给予降压治疗。

2. 生活要有规律，避免过度劳累，应戒烟、酒，保持情绪稳定。

3. 头痛剧烈者，宜卧床休息，环境宜清静，光线不宜过强。

4. 饮食，宜清淡，忌辛辣、肥甘之品。

五、中医治疗难点分析

难点分析：顽固性偏头痛的止痛。

偏头痛发作期的治疗以控制症状为目的，在发作先兆期迅速给予药物以阻止发作，在发作期给予药物以减轻头痛程度和缩短发作持续时间，临床上尚能达到一定疗效。但顽固性偏头痛痛性剧烈，需多次重复使用镇痛药物，或长期使用预防性治疗药物，这些药物都不同程度的存在着一些不良反应：①血管收缩剂可使患者更易发生心肌梗死、肾动脉狭窄、脑梗死，外周小动脉闭塞引起坏疽，部分患者可发生纤维化疾病；②前列腺素抑制剂——阿司匹林，主要有胃肠道刺激症状，长期大量应用可引起慢性中毒；③若使用可待因、吗啡、哌替啶等镇痛剂，镇痛效果较好但易成瘾，导致其使用受到限制。

发掘中医药参与治疗的优势，关键在于合理运用中西医治疗方法，早期先用镇痛药控制病情，同时施以辨证论治，这样既可以见效快，又可巩固疗效，减少镇痛药的剂量及减轻不良反应。中医药治疗不可拘泥于使用镇痛药，而应以中医整体观念对本病辨证论治，辨经用药，坚持整体与局部相结合，辨证与辨病相结合，内治与外治相结合，长期与短期治疗相结合，以能全面调整人体阴阳、气血、脏腑、经络之间的平衡，使人处于最佳状态。

对偏头痛目前尚缺少高效、速效的中药镇痛剂，应采用中成药口服、针灸、外治等综合疗法进行镇痛（参照"治疗"部分的内容）。其中针灸治疗可调理经络气血及脏腑功能，达到迅速镇痛的效果。外治法可通过敷、熨、滴鼻、塞鼻或蒸熏使药物迅速起效以镇痛。

六、疗效评价

发作期疗效评价参照以下标准. 欧洲神经学会（European Federation of Neurological Societies, EFNS）2006 年指南、2009 年指南。

1. 治愈　用药 24 小时内疼痛消失，其后 48 小时内头痛无再次发作。

2. 有效　用药 24 小时内头痛症状从中度、重度减轻到轻度，其后 48 小时内并维持疼痛减轻。

3. 无效　用药 72 小时内头痛无明显缓解。

第二节　心律失常的中医诊治

一、概述

心脏在正常情况下冲动起源于窦房结，以一定范围内的频率发生有规律地搏动并传布于心房与心室，引起收缩。心律失常是指心律起源部位、心搏频率与节律以及冲动传导等任何一项异常。心律失常，包括心动过缓、心动过速、心律不齐及异位心律等。心律失常临床表现多种多样，十分复杂。本病常见症状有心悸、乏力、头晕、晕感等，亦可无症状。我国中医药学的古典著作中，类似心律失常证候的描述很多，散见于"心悸"、"怔忡"、"眩晕"、"晕厥"、"虚劳"以及有关脉律失常（数、疾、迟、缓、促、涩、结、代以各种怪脉）等病篇中。

二、诊断

（一）疾病诊断

1. 中医诊断标准　参照中华中医药学会发布《中医内科常见病诊疗指南》（ZYYXH/T19-2008）与《中药新药临床研究指导原则》（中国医药科技出版社，2006年）。

（1）自觉心中跳动，惊慌不安，不能自主。

（2）可见结脉、代脉、促脉等脉象。

（3）常有情志刺激、惊恐、紧张、劳倦、烟酒等诱发因素。

2. 西医诊断标准　参照《室性心律失常的治疗指南》（ACC/AHA/ESC制定，2006年）。

（1）临床表现

症状：最常见的症状是心悸不适，部分患者还可以出现心前区重击感、头晕、乏力、胸闷，甚至晕厥，较轻的室性期前收缩常无临床症状。

体征：心脏听诊有提前出现的心搏，其后有较长的间歇，提前出现的室性期前搏动的第一心音增强，第二心音减弱或消失，有时仅能听到第一心音。桡动脉搏动有漏搏现象。

（2）心电图特征

1）提前出现的宽大畸形的QRS波，时限>0.12秒，其前无P波，其后常有完全性代偿间期，T波方向与QRS波主波方向相反。

2）室性期前收缩的类型：室性期前收缩可孤立或规律出现。每个窦性搏动后跟随一个室性期前收缩，并有规律出现两次以上者称为室性期前收缩二联律：每2个窦性搏动后出现一个室性期前收缩，并有规律出现两次以上者称为室性期前收缩三联律；连续发生2个室性期前收缩称成对室性期前收缩；连续3个以上室性期前收缩称短阵室性心动过速。位于两个窦性心律之间的室性期前收缩称为间位性室性期前收缩。若室性期前收缩在同一导联内形态相同，且偶联间期固定者，称为单形性室性期前收缩。若同一导联中室性期前收缩的形态不同，但配对间期相等者称多形室性期前收缩。若室性期前收缩在同一导联内出现两种或两种以上形态，且偶联间期存在差异者，称为多源性室性期前收缩。

（3）病情分类

1）按发作频率分类：偶发室性期前收缩：心电图示<5次/分，动态心电图示<30次/时；频发室性期前收缩：ECG示>5次/分，DCG示>30次/时。

2）按形态分类

单源（单灶）：同一导联中室性期前收缩的形态及配对间期均相同。

多源（多灶）：同一导联中室性期前收缩的形态及配对间期均不相同。

多形（联律间期相同，形态迥异）：同一导联中室性期前收缩的形态不同，但配对间期相等。

（4）病情分级：Myerburg室性期前收缩危险程度分级（表1-3）。

表 1-3　室性期前收缩的频率分级室性期前收缩的形态分级

0　无	A. 单形、单源
1　少见（≤1 次/时）	B. 多形、多源
2　偶发（≤9 次/时）	C. 连发、成对（2 次连发）
3　常见（10~29 次/时）	成串或连发（3~5 次连发）
4　频发（≥30 次/时）	D. 非持续性室性心动过速（6~30 次连发）
	E. 持续性室性心动过速（>30 次连发）

（二）证候诊断

1. 气阴两虚证　心悸，气短，体倦乏力，少寐多梦，心烦，自汗盗汗，口干，舌质红少苔，脉细数无力。

2. 心脾两虚证　心悸气短，头晕乏力，面色不华，腹胀纳呆，舌淡苔薄白，脉细弱结代。

3. 阴阳两虚证　心悸，怔忡，胸闷气短，面色苍白，头晕乏力，自汗或盗汗，舌质淡红或嫩红，舌苔薄白，脉结代。

4. 痰瘀互阻证　心悸怔忡，胸闷痛，形体肥胖，痰多气短，伴有倦怠乏力，纳呆便溏，口黏，恶心，咯吐痰涎，舌质淡紫或紫暗，苔白腻，脉弦滑或结代。

5. 气滞血瘀证　心悸、胸闷，胸痛阵发，痛无定处，时欲太息，遇情志不遂时容易诱发或加重，或兼有脘胀闷，得嗳气或矢气则舒，苔薄或薄腻，脉细弦。

6. 痰火扰心证　心悸，呕恶，口苦尿赤，痰多气短，舌暗红，苔黄腻，脉滑数。

三、治疗方案

（一）中医辨证论治

1. 气阴两虚证

治法：益气养阴，安神定悸。

方药：生脉散加味，生晒参、麦门冬、五味子、黄精、百合、天门冬、生地、茯神、远志、石菖蒲、龙齿（先煎）、炙甘草。

中成药：稳心颗粒等。

2. 心脾两虚证

治法：健脾益气，养心安神。

方药：归脾汤加减，党参、黄芪、当归、龙眼肉、白术、茯神、远志、木香、炒枣仁、石菖蒲、浮小麦、炙甘草。

中成药：归脾丸、补心气口服液、安神补心胶囊等。

3. 阴阳两虚证

治法：滋阴补血，通阳复脉。

方药：炙甘草汤加减，炙甘草、西洋参、麦冬、五味子、生地、阿胶（烊化）、桂枝、当归、黄芪、元胡、甘松、炒枣仁。

4. 痰瘀互阻证

治法：化痰泄浊，活血化瘀。

方药：二陈汤合桃红四物汤加减，陈皮、半夏、茯苓、桃仁、红花、生地、川芎、当归、赤芍、

瓜蒌、元胡、甘松、苍术。

5. 气滞血瘀证

治法：活血祛瘀，理气通脉。

方药：血府逐瘀汤加减，柴胡、当归、生地、牛膝、桔梗、赤芍、桃仁、红花、川芎、枳壳、酸枣仁、鸡血藤、丹参。

6. 痰火扰心证

治法：清热化痰，宁心定悸。

方药：黄连温胆汤加味，黄连、半夏、陈皮、茯苓、枳实、竹茹、丹皮、郁金、远志、石菖蒲、焦山楂、全瓜蒌、胆南星。

（二）辨证选择静脉滴注中药注射液

根据病情，可辨证选择参附注射液、生脉注射液、川芎嗪注射液、复方丹参注射液等。

（三）针灸治疗

1. 体针疗法

主穴：内关、神门、心俞、膻中、厥阴俞，每次选用2~3个穴位。

配穴：气虚加脾俞、足三里、气海；阴虚加三阴交、肾俞；心脉痹阻加膈俞、列缺；阳虚加关元、大椎；痰湿内蕴加丰隆、脾俞：阴虚火旺加厥阴俞、太冲、太溪。患者取卧位，用平补平泻法，得气为度，留针20~30分钟。

2. 耳针疗法

选穴：心、交感、神门、皮质下、肝、内分泌、三焦、肾。

方法：每次选3~4穴。中度刺激，留针30~40分钟。留针期间捻针3~4次，每日1次。

（四）护理

1. 起居　居室环境安静；生活起居规律，适当休息，避免过劳。

2. 饮食　应适当的饮食调养，可辨证选用红枣、莲子、银耳、黑木耳、牛奶等食。水肿者，低盐或无盐饮食，适当限制水的摄入量。戒烟忌酒，限制茶、咖啡的饮入量，忌食辛辣刺激性食品。体胖者应清淡饮食，忌肥甘厚腻之品。

3. 调整心态，减轻紧张情绪，避免精神刺激。心悸发作时，患者常心情恐惧，最好有人陪护，使患者心情放松，情绪稳定。

四、中医治疗难点分析

心律失常变化往往比较迅速。在猝死患者中，大多数由于心律失常所致。怎样防止心律失常者突发情况的发生，是临床工作者最重要的问题，尤其是从事中医心血管专业工作者，对此更为关注。我们的对策是：①提高认识水平；②掌握应急本领，做好应急准备；③发挥中西医特长，治疗难治性心律失常。对无器质性心脏病患者的室性期前收缩，如无明显症状，无需治疗。有症状时，应先向患者解释，减轻其顾虑，并避免过度吸烟、饮酒及喝浓茶、咖啡等。对伴发器质性心脏病的室性期前收缩，应针对原发病治疗，有诱发心律失常的因素存在时，应采取措施消除。对有潜在危险性的室性早搏，应积极治疗。急需控制的室性期前收缩可静脉给药，首选利多卡因。

五、疗效评价

（一）评价标准

1. 中医证候疗效评价标准　参照2002年《中药新药临床研究指导原则》。

（1）显效　临床症状、体征明显改善，证候积分减少≥70%。

（2）有效　临床症状、体征均有好转，证候积分减少≥30%。

（3）无效　临床症状、体征无明显改善，甚或加重，证候积分减少<30%：

2. 西医疗效判断标准　参照1979年全国中西结合防治冠心病、心绞痛、心律失常研究座谈会修订的《常见心律失常病因、严重程度及疗效判断标准》制定。

（1）显效：室性期前收缩完全不发作或偶有发作（心电图示<5次/分，动态心电图示<30次/小时）。

（2）有效：室性期前收缩发作减少60%以上（时间和次数）。

（3）无效：达不到显效或有效标准者。

（二）评价方法

1. 中医证候评价　按照中医证候积分量表进行积分评价。

2. 西医疗效评价　按照西医疗效评价标准以自身症状积分及动态心电图的结果评价。

3. 生活质量评价　基于患者结局报告的PRO量表及生活质量量表（SF-36健康简表）评分进行评价。

第四节　心绞痛的中医诊疗

一、概述

心绞痛是由于冠状动脉粥样硬化和冠状动脉功能性改变（痉挛）导致心肌需氧和供氧之间暂时失去平衡而发生心肌缺血或功能障碍，但无心肌坏死的临床症候群。心绞痛临床上可分为劳累型心绞痛（包括初发劳累型心绞痛、稳定劳累型心绞痛、恶化劳累型心绞痛、卧位性心绞痛）、自发性心绞痛（包括变异型心绞痛、单纯自发性心绞痛）、混合型心绞痛和梗死后心绞痛。心绞痛按其症状表现相当于中医学"胸痹"等范畴。

二、诊断：

（一）疾病诊断

1. 中医诊断依据　《中医内科学》第六版教材。

（1）左侧胸部或胸骨中段突发憋闷而痛，疼痛性质为隐痛、胀痛、刺痛、绞痛、灼痛。疼痛常可窜及肩背、前臂、咽喉、胃脘部等，甚者可沿手少阴、手厥阴经循行部位窜至中指或小指，呈发作性或持续不解。常伴有心悸、气短、自汗，甚则喘息不得卧。

（2）突然发病，时作时止，反复发作。持续时间短暂，一般几秒至数十分钟，经休息或服药后可迅速缓解。

（3）多见于中年以上，常因情志波动，气候变化，多饮暴食，劳累过度等而诱发。亦有无明显诱因或安静时发病者。

（4）心电图应列为必备常规检查，白细胞总数、红细胞沉降率（血沉）、血清酶学检查，以进一步明确诊断。

2. 西医诊断依据　《内科学》第六版

（1）症状

部位：主要在胸骨体上段或中段之后可波及心前区，手掌大小范围，甚至横贯前胸，界限不很清楚。常放射至左肩，左臂内侧达环指和小指或至颈、咽或下颌部。

性质：胸痛常为压迫、发闷或紧缩性，也可有烧灼感，但不尖锐，不像针刺或刀扎样痛，偶伴濒死的恐惧感觉。发作时，患者往往不自觉地停止原来活动，直至症状缓解。

诱因：发作常由体力劳动或情绪激动（如愤怒、焦虑、过度兴奋等）所激发，饱食、寒冷、吸烟、心动过速、休克等亦可诱发。疼痛发生于劳力或激动时，而不是在一天劳累之后。典型心绞痛常在相似的条件下发生，但有时同样的劳力只在早晨而不在下午引起心绞痛，提示与晨间痛阈较低有关。

持续时间：疼痛出现后常逐步加重，然有在 3~5 分钟内逐渐消失，一般在停止原来诱发症状的活动后即缓解。舌下含用硝酸甘油也能在几分钟内缓解。可数天或数星期发作一次，亦可一日内多次发作。

（2）体征：平时一般无异常体征。心绞痛发作时常见心率增快，血压升高，表情焦虑，皮肤冷或出汗，有时出现第四或第三心音奔马律，可有暂时性心尖部收缩期杂音，第二心音可有逆分裂或出现交替脉。

（3）实验室及其他检查

心脏 X 线检查：无异常发现或见心影增大，肺充血等。

静息时心电图：约半数患者在正常范围，也可能有陈旧性心肌梗死的改变或非特异性 ST 段或 T 波异常，有时出现房室或束支传导阻滞或室性、房性期前收缩等心律失常。

心绞痛发作时心电图：可出现暂时性心肌缺血引起的 ST 段移位，T 波倒置等。

心电图负荷试验。

心电图连续监测。

放射性核素检查。

冠状动脉造影。

超声心动图。

冠状动脉内超声显像。

血管镜。

（二）证候诊断

1. 气虚血瘀证　胸痛胸闷，心悸气短，神倦乏力，面色紫暗。舌淡紫，脉弱而涩。

2. 气滞血瘀证　胸痛胸闷，胸胁胀满，心悸。唇舌紫暗，脉涩。

3. 痰阻心脉证　胸闷如窒而痛，或痛引肩背，气短喘促，体胖多痰，身体困重。舌苔浊腻或滑，脉滑。

4. 阴寒凝滞证　胸痛彻背，感寒痛甚，胸闷气短，心悸，畏寒，四肢欠温，面白。舌苔白，脉沉迟或沉紧。

5. 气阴两虚证　胸闷隐痛，时作时止，心悸气短，倦怠懒言，头晕，失眠多梦。舌质红薄苔，脉弱而细数。

6. 心肾阴虚证　胸痛胸闷，心悸盗汗，心烦不寐，腰膝酸软，头晕耳鸣。舌质红少津，脉沉细数。

7. 阳气虚衰证　胸闷气短，甚则胸痛彻背，心悸汗出，畏寒，肢冷，下肢水肿，腰酸无力，面色苍白，唇甲淡白或青紫。舌淡白或紫暗，脉沉细或沉微欲绝。

三、治疗方案

（一）中医辨证论治

1. 气虚血瘀证

治法：益气活血。

方药：人参养荣汤合桃红四物汤加减，白芍药、当归、陈皮、黄芪、桂心（去粗皮）、人参、白术（煨）、甘草（炙）、熟地黄（制）、五味子、茯苓、远志、桃仁、红花。

2. 气滞血瘀证

治法：活血化瘀，行气通络。

方药：血府逐瘀汤加减，桃仁、红花、当归、地黄、川芎、赤芍、川牛膝、柴胡、枳壳、炙甘草、桔梗。

加减：气滞血瘀者加沉香、檀香；寒凝血瘀加细辛、桂枝；阳虚血瘀者加人参、附子（先煎）；气虚血瘀加人参、黄芪；瘀血闭阻重证，胸痛剧烈，可加乳香、没药、郁金、降香、丹参等，加强活血理气之功。

静脉用药：丹参注射液。

中成药：血府逐瘀片、复方丹参片、地奥心血康胶囊。

此类证候在老年冠心病患者中较为常见。老年患者久病耗伤气阴，久病入络，故多兼有血瘀之证候，临床中辨证论治过程中可酌情加以活血化瘀药物，或静点活血化瘀之中成药（如注射用血栓通或注射用血塞通）以加强疗效。

3. 痰阻心脉证

治法：宣痹豁痰，散结止痛。

方药：栝蒌薤白半夏汤加味，全瓜蒌、薤白、半夏、厚朴、枳实、桂枝、茯苓、炙甘草、干姜、细辛。

加减：痰浊郁而化热者，用黄连温胆汤加郁金，以清化痰热、理气活血；痰热甚加黄连、海浮石、竹沥、竹茹；大便干结加桃仁、大黄。

4. 阴寒凝滞证

治法：辛温通络，开痹散结。

方药：栝蒌薤白白酒汤加减，全瓜蒌、薤白、枳实、桂枝、炙甘草、白酒。

加减：重证可加乌头（另包先煎1小时）、附子（另包先煎1小时）、干姜、蜀椒等。

中成药：速效救心丸、麝香保心丸。

5. 气阴两虚证

治法：益气养阴，滋养心脉。

方药：生脉散加减，天冬、麦冬、地黄、麦冬、五味子、人参。

6. 心肾阴虚证

治法：滋肾益心，活血通络。

方药：左归饮加减，熟地、山药、枸杞、炙甘草、茯苓、山茱萸。

7. 阳气虚衰证

治法：振奋心阳，温煦心脉。

方药：参附汤合桂枝甘草汤，人参、附片（先煎）、桂枝、炙甘草。

加减：心肾阳虚，可合肾气丸；水饮上凌心肺可用真武汤；虚阳欲脱用四逆加人参汤；阳虚寒凝心脉加鹿茸片、川椒、高良姜、细辛;兼气滞血瘀者加薤白、沉香、川芎、桃仁、红花。

静脉用药:参附注射液。

(二)其他治疗

临证中在辨证论治的基础上,结合穴位贴敷常可收到满意疗效。

1. 敷贴药物 白芷、赤芍、川芎各2份,桃仁、红花、乳香、没药、附子、白鲜皮、地肤子各1份。

2. 操作方法 上药共研细末,贮瓶备用。每次取适量加入冰片,用生姜汁和清醋调成稠糊状,每取蚕豆大药糊,置于1cm×1.5cm敷料中间敷贴穴上。每次敷贴4~6小时,每日1次,至疼痛缓解改为每周1~2次,连续贴敷1个月为一疗程。

3. 取穴

(1) 主穴:膻中、心俞、至阳、内关。

(2) 辨证取穴

气阴两虚兼血瘀:气海、足三里、肾俞、三阴交、关元。

气虚血瘀:气海、足三里。

痰瘀互结:中脘、丰隆。

心肾阳虚:气海、足三里、肾俞、三阴交、关元。

心血瘀阻:膈俞、通里。

4. 配合选用川芎嗪注射液、丹参注射液、生脉注射液、参附注射液静滴。

5. 发作时可予以硝酸甘油制剂;缓解期间可以硝酸酯制剂、β受体阻断剂、钙通道阻滞剂、冠状动脉扩张剂。

6. 外科手术治疗。

四、注意事项

1. 并发症处理

(1) 急性心肌梗死:临床上如果出现心前区疼痛持续不减,达数十分钟或数小时,含苏合香丸、麝香保心丸或抗心绞痛药后疼痛依然,应严密监测心电图、心肌酶谱的变化。若诊断为急性心肌梗死,应及时采用中西医综合抢救。

(2) 厥脱证:如出现胸痛剧烈,心悸怔忡,伴大汗淋漓,四肢厥逆,面色㿠白或滞暗,口唇青紫,溲少,脉微欲绝等心阳欲脱症状时,为危重症象,宜速投益气固脱、回阳救逆类药物,并参照"休克"、"厥证"、"脱证"诊疗常规处理。

2. 应去除冠心病危险因素 如戒烟,控制高血压,降血脂和治疗糖尿病,减轻体重并保持理想体重,进低脂肪、低胆固醇饮食。

3. 平时注意避免受寒、劳累及情绪激动。

五、中医诊治难点分析

(一)难点分析

1. 胸痹心痛发作时,舌下含服速效救心丸、麝香保心丸等药物,有时不能完全控制病情,甚至出现真心痛等急症。

2. 老年人胸痹心痛症状不甚典型,有误诊、漏诊的可能。

3. 老年患者常伴有多种疾症，如夜尿频多、不寐，均可导致胸痹心痛复发。

4. 对于不稳定型心绞痛的老年患者，目前单用中药难以控制病情，需找准中药治疗的切入点。

5. 中医特色疗法开展过程中患者依从性较差，影响疗效。

6. 胸痹病因复杂，而目前可用的中成药注射液种类有限，疗效不确定，故尚需配合西药方可治愈疾病。

（二）优化方案

1. 根据病情需要应用西药或介入治疗。

2. 老年人出现颈肩痛、背痛、腹痛、牙痛、身体不适等情况，应进行全面理化检查以明确诊断，为治疗提供依据。

3. 治疗时应突出重点，解决主要矛盾，对症应用中药汤剂或中成药，如天王补心丹，待病情稳定后再整体调整。

4. 发作期，应考虑减少硝酸酯类药物用量（因其易引起头身疼痛等不良反应）作为切入点，应用中医特色疗法，如予以静滴舒血宁注射液或（和）注射用血塞通达到活血化瘀、缓急止痛的疗效。注意：血常规中血小板减少者禁用活血类药物。

5. 缓解期，减少发作频率、减轻发作时疼痛程度将作为切入点，研制分别适合四季服用的膏方，预防发作。为患者建立病情档案，长期观察疗效，以便进行疗效评价。

6. 进一步开发患者更加接受的剂型，如将贴敷药物制成贴膏；增加特色疗法的种类，如穴位注射，使患者有更多的疗法选择。

7. 胸痹患者多有心悸（心律失常），辨证为气阴两虚后可予以静滴生脉注射液（伴有汗出不止者尤可选用）或参麦注射液。注意：舌苔厚腻或痰多者禁用。

六、疗效评定

评价标准：1997年中西医结合治疗冠心病及心绞痛及心律失常座谈会《冠心病心绞痛及心电图疗效评定标准》。

（一）心绞痛疗效标准

1. 显效　治疗后心绞痛症状分级降低2级。原为轻、中、较重者，心绞痛基本消失，不用硝酸甘油。

2. 有效　治疗后心绞痛症状分级降低1级，硝酸甘油用一半。原为轻度者，心绞痛基本消失，不用硝酸甘油。

3. 无效　症状和硝酸甘油用量无改变，或虽有减少，但未达到有效程度者。

（二）心电图疗效标准

1. 显效　心电图恢复至"大致正常"或达到"正常心电图"。

2. 有效　ST段的减低，治疗后回升0.05mV，但未达到正常水平，在主要导联倒置T波变浅25%以上者，或房内或室内传导阻滞改善者。

3. 无效　心电图基本上与治疗前相同。

（三）症状疗效标准

1. 显效　原有症状完全消失。

2. 有效　原有症状明显减轻。

3. 无效　原有症状无明显好转。

（四）总疗效评定

1. 显效　3项均为显效或两项显效1项有效。

2. 有效　1项显效，其他两项有效或有效无效各1项，或2项显效1项无效，或3项均有效。

3. 无效　未达到显效和有效标准。

第四章　妇科儿科常见疾病的中医诊治

第一节　盆腔炎的中医诊治

一、概述

盆腔炎指女性生殖器官及周围结缔组织、盆腔腹膜等处发生的炎症。可分为急性、慢性两种。急性盆腔炎继续发展可引起弥漫性腹膜炎、败血症、感染性休克，严重者危及生命。若在急性期未能得到彻底治愈，可转为慢性盆腔炎。中医的热入血室、带下症亦属于该病范畴。

二、诊断

（一）疾病诊断

1. 中医诊断标准　参照全国高等中医药院校规划教材《中医妇科学（第7版）》（张玉珍主编. 中国中医药出版社，2002 年）。

本病临床症状包括下腹疼痛，腰骶部酸胀疼痛，常在劳累、性交、经期加重，可伴月经不调、白带增多、低热、疲乏或不孕。根据盆腔慢性炎症体征，结合 B 超检查、血常规、红细胞沉降率（血沉），阴道分泌物常规检查即可诊断。

2. 西医诊断标准　参照《临床诊断指南》（中华医学会编. 人民卫生出版社，2007 年）、《妇产科学（第7版）》，（乐杰主编. 人民卫生出版社，2008 年）。

（1）症状：下腹疼痛，腰骶部酸胀疼痛，常在劳累、性交、经期加重，可伴月经不调、白带增多、低热、疲乏或不孕。

（2）体征：子宫常呈后位，活动受限或粘连固定，子宫肌炎时，子宫可有压痛；若为输卵管炎，则在子宫一侧或两侧触及条索状增粗输卵管，并有压痛；若为输卵管积水或输卵管卵巢囊肿，则在盆腔一侧或两侧触及囊性肿物，活动多受限，可有压痛；若为盆腔结缔组织炎，子宫一侧或两侧有片状增厚、压痛，或有子宫骶韧带增粗、变硬、触痛。

上述体征至少需同时具备下列 2 项：子宫活动受限（粘连固定）或压痛；一侧附件区压痛。

（3）实验室检查

1）妇科超声检查：可探及附件炎性包块、输卵管积液或增粗，或子宫直肠凹陷积液。

2）血常规、红细胞沉降率（血沉）检查：可有白细胞数增高，或中性粒细胞增高，或红细胞沉降率（血沉）加快。

3）阴道分泌物检查：可有阴道清洁度异常。

4）宫颈管分泌物检测：可发现衣原体、支原体、淋球菌等病原菌。

（二）证候诊断

参照《中药新药临床研究指导原则》（中国医药科技出版社，2002 年）。

1. 湿热瘀结证

主症：①下腹胀痛或刺痛，痛处固定；②腰骶胀痛；③带下量多，色黄质稠或气臭。

次症：①经期腹痛加重；②经期延长或月经量多；③口腻或纳呆；④小便黄；⑤大便溏而不爽或大便干结。

舌脉：舌质红或暗红，或见边尖瘀点或瘀斑，苔黄腻或白腻，脉弦滑或弦数。

以上主症具备 2 项或以上，次症 2 项或以上，结合舌脉，即可辨证为本证。

2. 气滞血瘀证

主症：①下腹胀痛或刺痛；②情志抑郁或烦躁；③带下量多，色黄或白质稠。

次症：①月经先后不定，量多或少；②经色紫暗有块或排出不畅；③经前乳房胀痛；④情志不畅则腹痛加重；⑤脘腹胀满。

舌脉：舌质暗红，或有瘀斑、瘀点，苔白或黄，脉弦。

以上主症具备 2 项或以上，次症 2 项或以上，结合舌脉，即可辨证为本证。

3. 寒湿瘀滞证

主症：①下腹冷痛或刺痛；②腰骶冷痛；③带下量多，色白质稀。

次症：①形寒肢冷；②经期腹痛加重，得温则减；③月经量少或月经错后；④经色紫黯或夹血块；⑤大便溏泄。

舌脉：舌质黯或有瘀点，苔白腻，脉沉迟或沉涩。

以上主症具备 2 项或以上，次症 2 项或以上，结合舌脉，即可辨证为本证。

4. 肾虚血瘀证

主症：①下腹绵绵作痛或刺痛；②腰骶酸痛；③带下量多，色白质清稀。

次症：①遇劳累下腹或腰骶酸痛加重；②头晕耳鸣；③经量多或少；④经血黯淡或夹血块；⑤夜尿频多。

舌脉：舌质黯淡或有瘀点瘀斑，苔白或腻，脉沉涩。

以上主症具备 2 项或以上，次症 2 项或以上，结合舌脉，即可辨证为本证。

5. 气虚血瘀证

主症：①下腹疼痛或坠痛，缠绵日久；②痛连腰骶，经行加重；③带下量多，色白质稀。

次症：①经期延长或月经量多；②经血淡黯或夹块；③精神萎靡；④体倦乏力；⑤食少纳呆。

舌脉：舌淡黯，或有瘀点瘀斑，苔白，脉弦细或沉涩无力。

以上主症具备 2 项或以上，次症 2 项或以上，结合舌脉，即可辨证为本证。

三、治疗方案

（一）中医辨证论治

1. 湿热瘀结证

治法：清热除湿，化瘀止痛。

方药：银蒲四逆散、四妙散、失笑散加减，银花藤、蒲公英、柴胡、枳壳、赤芍、苍术、黄柏、薏苡仁、川牛膝、生蒲黄、炒五灵脂、延胡索、炒川楝子。

银甲丸（《王渭川妇科经验选》），金银花、连翘、桔梗、生黄芪、红藤、生鳖甲、蒲公英、紫花地丁、生蒲黄、琥珀粉（冲服）、砂仁、蛇床子。

中成药：妇科千金胶囊、金刚藤胶囊、花红片、妇康口服液等。

2. 气滞血瘀证

治法：疏肝行气，化瘀止痛。

方药：膈下逐瘀汤（《医林改错》），五灵脂、当归、川芎、桃仁、丹皮、赤芍、乌药、玄胡索、甘草、香附、红花、枳壳。

血府逐瘀汤（《医林改错》），桃仁、红花、当归、生地、川芎、赤芍、牛膝、桔梗、柴胡、枳壳、甘草。

3. 寒湿瘀滞证

治法：祛寒除湿，化瘀止痛。

方药：少腹逐瘀汤（《医林改错》）合桂枝茯苓丸（《金匮要略》），小茴香、干姜、延胡索、当归、川芎、肉桂、赤芍、生蒲黄、五灵脂、制没药、桂枝、茯苓、丹皮、桃仁。

暖宫定痛汤（《刘奉吾妇科经验》），橘核、荔枝核、小茴香、葫芦巴、延胡索、五灵脂、蒲黄、制香附、乌药。

中成药：桂枝茯苓胶囊等。

4. 肾虚血瘀证

治法：补肾活血，化瘀止痛。

方药：杜断桑寄失笑散加减，杜仲、川续断、桑寄生、生蒲黄、五灵脂、川牛膝、大血藤、没药、延胡索、丹参、三棱、川芎。

宽带汤（《辨证录》）加减，白术、巴戟天、补骨脂、肉苁蓉、党参、杜仲、莲肉、熟地、当归、白芍、川芎、川续断。

中成药：妇宝颗粒（冲剂）等。

5. 气虚血瘀证

治法：益气健脾，化瘀止痛。

方药：理冲汤（《医学衷中参西录》）加减，黄芪、党参、白术、山药、知母、三棱、莪术、鸡内金、川芎、当归、丹参、广木香。

举元煎（《景岳全书》）合失笑散（《素问·病机气宜保命集》）加减，党参、黄芪、白术、升麻、炙甘草、生蒲黄、五灵脂、川芎、当归、丹参、莪术、香附。

中成药：丹黄祛瘀片（胶囊）等。

（二）外治法

1. 直肠给药

（1）中医灌肠或直肠滴注：大血藤、败酱草、丹参、赤芍、延胡索、三棱、莪术，随证加减。上药水煎取液，适宜温度，保留灌肠。可选用结肠透析机或电脑结肠灌注仪灌肠。

（2）直肠纳药：康复消炎栓等。

2. 中药外敷　下腹或腰骶部。

（1）中药封包外敷：败酱草、大血藤、丹参、赤芍、乳香、没药、透骨草、苍术、白芷、三棱、莪术、细辛，随证加减。

（2）中药药渣外敷：辨证口服中药两煎后药渣外敷。

（3）中药研粉调敷：败酱草、大血藤、丹参、赤芍、乳香、没药、透骨草、苍术、白芷、三棱、莪术、细辛，随证加减。

（4）中药穴位敷贴：三七、血竭、蒲黄、白芷、沉香、羌活。可根据证型酌加减，研末或制成丸剂，贴敷于三阴交、气海、神阙、血海、归来、子宫、太冲、关元等穴位。

3. 中药离子导入　大血藤、丹参、赤芍、乳香、没药、红花、三棱、莪术、延胡索、透骨草、苍术、白芷、川芎，随证加减。上述药物亦可应用经皮给药治疗仪进行治疗。

4. 中药熏蒸治疗　败酱草、大血藤、丹参、赤芍、乳香、没药、透骨草、苍术、白芷、三棱、莪术、细辛，随证加减。

（三）灸法

根据病情和证型，选择应用艾灸、温盒灸、雷火灸等疗法。可应用多功能艾灸仪治疗。

（四）物理治疗

根据病情和证型，选择应用盆腔炎治疗仪、微波治疗仪、光子治疗仪等。

四、注意事项

1. 急性盆腔炎应中西医结合治疗，应彻底、及时，以防转为慢性。应用抗生素应足量、有效，如高热不退、有脓肿形成应切开引流。治疗应彻底、及时，补充每日所需热量与水分，注意电解质及酸碱平衡。高热时采取物理降温措施。必要时给予镇静剂及镇痛剂。

2. 热毒炽盛，邪入营血或热入心包，急服安宫牛黄丸，参照感染性休克的防治原则积极治疗。

3. 治疗期间应注意发热、腹痛、带下、实验室检查及盆腔体征等情况，及时采取相应治疗措施。

4. 保持外阴、阴道清洁，必要时床边隔离，防止反复交叉感染。注意经期卫生，积极治疗邻近器官炎症，预防炎症蔓延，继发盆腔炎。加强锻炼，增强体质，防止盆腔炎复发和促进盆腔炎消退。

5. 本病急性期为妇科危重病，须彻底治疗。本病慢性期病程长，可反复发作。

五、治疗难点解析

难点：防治慢性盆腔炎。

慢性盆腔炎病程缠绵，反复发作，影响患者的身体健康。对于慢性盆腔炎，西医治疗往往难以奏效，中医中药治疗有其独特的优势。中药内服有按辨证分型遣方用药的，有制成专方成药如冲剂、丸剂、片剂、颗粒剂等长期服用的。除中药内服外，用药途径应多样化，如中药针剂静脉滴注、肌内注射及中药保留灌肠、中药外敷、中药离子导入等。总之，中医综合治疗比单一疗法效果好。应用盆腔炎方内服，配合毛冬青液保留灌肠、四黄水蜜外敷下腹，治疗慢性盆腔炎效果良好。

"久病多瘀"，慢性盆腔炎患者无论哪一证型，多有瘀滞存在，故治疗上多选用赤芍、丹皮、丹参、当归等活血化瘀药。"久病多虚"，慢性盆腔炎到一定程度，多有体虚表现，故临床上选用茯苓、白术、怀山药、炙甘草、桑寄生等健脾补肾药以增强体质。

预防慢性盆腔炎的复发，亦是治疗本病的关键，对急性盆腔炎的治疗应及时、彻底。慢性盆腔炎的患者应注意生活调摄，注重个人卫生，尤其是经期、孕期、产褥期，卫生用品要清洁，避免不节或不洁的性生活。饮食上注意营养，避免过食肥甘辛辣，诸如虾、蟹等品。注意情志调节，避免忧怒过度，保持心情舒畅，积极锻炼身体，提高机体抵抗力，"正气存内"，则"邪不可干"。

六、疗效评价

（一）评价标准

1. 主要指标疗效标准　缓解盆腔疼痛疗效。

临床痊愈：治疗后下腹疼痛和（或）腰骶疼痛消失。

显效：治疗后下腹疼痛和（或）腰骶疼痛明显减轻，疼痛程度积分降低两个等级。

有效：治疗后下腹疼痛和（或）腰骶疼痛有所减轻，疼痛程度积分降低一个等级。

无效：治疗后下腹疼痛和（或）腰骶疼痛无减轻或加重。

2. 次要指标疗效标准

（1）中医证候疗效标准：中医证候疗效通过证候疗效率进行判定。

证候疗效率=（治疗前证候积分和-治疗后证候积分和）/治疗前证候积分和×100%

痊愈：治疗后各症状消失，证候积分值减少≥95%。

显效：治疗后各症状明显减轻，证候积分值减少70%（含）~95%。

有效：治疗后各症状有所减轻，证候积分值减少30%（含）~70%。

无效：治疗后各症状无减轻或加重，证候积分值减少<30%。

（2）局部体征疗效标准

临床痊愈：治疗后局部体征消失，积分值减少≥95%。

显效：治疗后局部体征明显减轻，积分值减少70%（含）~95%。

有效：治疗后局部体征有所减轻，积分值减少30%（含）~70%。

无效：治疗后局部体征无改善或加重，积分值减少<30%。

（二）评价方法

参照《中药新药临床研究指导原则》（2002年版）"中药新药治疗盆腔炎的临床研究指导原则"制定。依据分级量化标准，包括症状及体征分级量化标准，对患者的症状及体征进行评分。采用症状、体征积分法，分临床痊愈、显效、有效、无效4个级别进行疗效评价。

在患者进入路径的不同时间对主观症状下腹痛、腰骶痛、带下情况和局部体征情况进行评价。

1. 进入路径当天，按照疾病的症状和体征分级量化标准进行病情程度分级。

2. 结束路径时，按照疾病主要指标疗效和次要指标疗效标准进行评判。主要疗效指标主要为缓解盆腔疼痛疗效，次要疗效指标包括中医证候疗效和局部体征疗效。

（三）分级量化标准

1. 症状分级量化标准

（1）湿热瘀结证

（2）气滞血瘀证

（3）寒湿瘀滞证

（4）肾虚血瘀证

（5）气虚血瘀证

2. 体征分级量化标准——盆腔体征轻重分级

3. 病情程度分级标准　综合上述症状、体征评分，以判定病情程度。

轻度：症状、体征积分和10~18分。

中度：症状、体征积分和19~27分。

重度：症状、体征积分和≥28分。

第二节　痛经的中医诊治

一、概述

痛经是因情志所伤，六淫为害，导致冲任受阻，或因精血不足，胞脉失于濡养所致，以经期或经行前后周期性出现小腹疼痛或痛引腰骶，甚至剧痛晕厥为主要表现的疾病。分为原发性痛经和继发性痛经两类。前者是痛经不伴有盆腔器质性病变；后者常伴器质性病变，如子宫内膜异位症、子宫腺肌病、盆腔炎等。

二、诊断

（一）疾病诊断

1. 中医诊断标准　参照全国高等中医药院校研究生规划教材《中医妇科临床研究》（肖承悰主编. 人民卫生出版社，2009 年）。

（1）病史：有随月经周期规律性发作的以小腹疼痛，呈现继发性、渐进性痛经的特点。

（2）临床表现：继发性、渐进性痛经。腹痛多发生在经前 1~2 天，行经第 1 天达高峰，可呈阵发性痉挛或胀痛伴下坠感，严重者可放射到腰骶部、肛门、阴道、股内侧，甚至可见面色苍白、出冷汗，手足发凉等晕厥之象。

（3）妇科检查：盆腔检查发现内膜异位症病灶和（或）子宫增大、压痛。

2. 西医诊断标准　参照《临床诊疗指南—妇产科学分册》（中华医学会编著. 人民卫生出版社，2009 年）。

（1）子宫内膜异位症

1）症状：痛经、不孕。

2）妇科检查及辅助检查：盆腔检查发现内膜异位症病灶；影像学检查（盆腔超声、盆腔 CT 及 MRI）发现内异症病灶；血清 CA125 水平轻、中度升高。

3）腹腔镜检查：腹腔镜检查是目前诊断子宫内膜异位症的通用方法。在腹腔镜下见到大体病理所述典型病灶或对可疑病变进行活组织检查即可确诊。

（2）子宫腺肌病

1）症状：痛经；月经异常（可表现为月经过多、经期延长及不规则出血）。

2）妇科及辅助检查：子宫增大、压痛等；影像学检查（盆腔 B 超）、血清 CA125 等。

（二）疼痛程度评分

采用视觉模拟评分法（VAS 评分）

轻度疼痛：1~3 分；中度疼痛：4~6 分；重度疼痛：7~10 分。

（三）证候诊断

1. 寒凝血瘀证

主症：①经前或经期小腹冷痛、得热痛减；②形寒肢冷。

次症：①经色紫黯有块；②月经量少或错后；③经行呕恶；④经行大便溏泄；⑤带下量多，色白。

舌脉：舌质紫黯，或有瘀斑、瘀点，或舌底络脉迂曲，苔白；脉弦、涩或沉紧。

2. 气滞血瘀证

主症：①经前或经期小腹胀痛或刺痛；②情志抑郁或烦躁易怒。

次症：①经色黯红有块，或经行不畅；②经前或经期乳房胀痛；③肛门坠胀；④月经先后不定期；⑤经量或多或少。

舌脉：舌质黯红，或有瘀斑、瘀点，或舌底络脉迂曲，苔薄白或薄黄；脉弦或弦涩。

3. 肾虚血瘀证

主症：①经行小腹坠痛；②腰膝酸软。

次症：①经色淡黯或夹块；②月经量少或错后；③头晕、耳鸣；④夜尿频多；⑤性欲减退。

舌脉：舌质淡黯，或有瘀斑、瘀点，苔薄白；脉沉细或沉涩。

4. 湿热瘀阻证

主症：①经前或经期小腹胀痛或灼痛；②带下量多，色黄质稠。

次症：①经色暗红或酱红，质稠或夹黏液；②月经量多或经期延长；③口腻或纳呆；④大便溏而不爽或干结；⑤小便色黄或短赤。

舌脉：舌质红或暗红，苔黄腻；脉弦数或弦滑。

主症必备，次症具备 2 项以上，参考舌象、脉象即可作出证候诊断。

三、治疗方案

（一）中医辨证论治

1. 寒凝血瘀证

治法：温经散寒，化瘀止痛。

方药：少腹逐瘀汤（《医林改错》）加减，小茴香、干姜、延胡索、五灵脂、没药、川芎、当归、生蒲黄、官桂、赤芍、乌药、巴戟天。

中成药：少腹逐瘀颗粒、桂枝茯苓胶囊、艾附暖宫丸等。

2. 气滞血瘀证

治法：疏肝行气，化瘀止痛。

方药：膈下逐瘀汤加减，枳壳、乌药、香附、当归、川芎、赤芍、桃仁、红花、牡丹皮、延胡索、五灵脂、甘草。

中成药：丹莪妇康煎膏、散结镇痛胶囊等。

3. 肾虚血瘀证

治法：补肾益气，化瘀止痛。

方药：仙灵化瘀汤（经验方）加减，仙灵脾、肉苁蓉、菟丝子、首乌、牛膝、丹参、赤芍、黄芪、党参、莪术、川楝子、延胡索。

4. 湿热瘀阻证

治法：清利湿热，化瘀止痛。

方药：清热调血汤加减，生地黄、黄连、牡丹皮、当归、川芎、红花、桃仁、莪术、延胡索、香附、白芍、败酱草、薏苡仁。

（二）针灸治疗

1. 体针　根据病情，辨证选取中极、关元、气海、三阴交、阴陵泉、隐白等穴位，采用平补平泻法进行治疗。经前或经行期治疗。或选用火针疗法。

2. 耳针　根据病情，辨证选取耳穴子宫、卵巢、交感、内分泌、神门、肝、肾、庭中。毫针捻转中强刺激，或在上述穴位埋豆。经前或经行期治疗。

3. 灸法　根据病情，可选用热敏灸、雷火灸、温盒灸、中国灸等疗法。

（二）外治法

1. 中药保留灌肠

方药：三棱、莪术、当归、延胡索、川芎、赤芍、桃仁、红藤、牛膝。根据病情，适当加减，水煎取液，适宜温度，保留灌肠，经期停用。

2. 中药外敷　可选用活血化瘀止痛中药研末，随证加减，进行穴位贴敷、脐疗等疗法。

四、注意事项

1. 经期保暖，避免受寒及经期感冒。

2. 经期禁食冷饮及寒凉食物，经期禁游泳、盆浴、冷水浴。

3. 保持阴道清洁，经期卫生。

4. 调畅情志，保持精神舒畅，气机畅达，消除恐惧心理。

5. 如出现剧烈性痛经，甚至晕厥，应先保暖，使经血通畅，再予解痉镇痛剂。

6. 多喝热牛奶。如每晚睡前喝一杯加一勺蜂蜜的热牛奶就可以缓解痛经。

7. 练习瑜伽，弯腰、放松等动作更能松弛肌肉及神经，且体质增强有助改善经痛。

8. 积极正确地检查和治疗妇科病，月经期应尽量避免做不必要的妇科检查及各种手术，防止细菌上行感染。患有妇科疾病，要做到积极治疗，祛除引起痛经的隐患。

五、中医诊疗难点解析

（一）难点之一：如何尽快制止疼痛

痛经患者病发之际相当痛苦，如何尽快缓解疼痛是治疗的难点之一。而解除疼痛关键一环是调气血、通经络。运用传统的内痛外治的中医特色疗法——针灸，在疼痛发作时，针刺对机体是一种良性刺激，通过循经感传，气至病所，能迅速发挥理气调血通经的作用，常可收到明显的镇痛效果。针刺治疗，通常以关元、三阴交为主穴，痛经的即刻镇痛有效率为97.37%。实证用泻法，虚证用补法，可于针后加灸，一般治疗5~30分钟内疼痛可缓解甚至消失。

（二）难点之二：如何预防和减少复发

临床上，相当一部分患者痛经的治疗远期疗效欠满意，疗效不能巩固，甚至成宿疾，所以预防和减少复发是治疗的关键之一。

1. 重视非经期治疗　疼痛发作之时，应以治标为主，调理气血、疏导血脉以镇痛为法。但这仅是权宜之计，关键还是治本，只有治本，才能达到根治的目的。故痛经的治疗时间，一般主张连续3个月经周期。非经期，侧重于治本，调整脏腑功能，结合素体情况，辨证求因，或调肝，或益肾，或扶脾，经前一周，则在治本的基础上兼以治标，以祛除病因而调和气血。

2. 注意生活调摄　除接受药物治疗外、痛经患者的生活调护也是预防和减少复发的重要因素之一。

（1）女子以血为本，以肝为先天，故应给予必要的精神安慰及经期知识教育，调情志，使患者勿事先畏惧疼痛发生，保持精神愉快，加强心理治疗。

（2）注意经期卫生，经期禁房事、盆浴，不宜游泳、涉水及剧烈运动，避免过劳。

（3）少吃寒凉生冷或刺激性食物，起居生活应有常度。

六、疗效评价

（一）评价标准

1. 痛经疗效评定

痊愈：治疗后经行腹痛消失，痛经程度评价评分积分减少≥90%；停药后3个月经周期未复发。

显效：治疗后经行腹痛明显减轻，痛经程度评价评分积分减少70%（含）~90%。

有效：治疗后经行腹痛减轻，痛经程度评价评分积分减少30%（含）~70%。

无效：治疗后经行腹痛无改善或加重，痛经程度评价评分积分减少<30%。

2. 中医证候疗效评定

痊愈：治疗后经行腹痛消失，证候积分减少≥90%。

显效：治疗后经行腹痛明显减轻，证候积分减少70%（含）~90%。

有效：治疗后经行腹痛减轻，证候积分减少30%（含）~70%。

无效：治疗后经行腹痛及其症状无改变或加重，证候积分减少<30%。

（二）评价方法

1. 疼痛程度评分　采用视觉模拟评分法（VAS 评分）。

2. 证候疗效评价方法　参照《中医病症诊断疗效标准》（国家中医药管理局，1995 年），计算疗效指数=（治疗前证候评分-治疗后证候评分）÷治疗前证候评分×100%。

3. 观察时间　治疗前及治疗开始后1、2、3、6 个月经周期时，于月经干净后3~5 天行妇科检查，并进行相关症状评分。盆腔超声、血清 CA125 检查只在治疗前、治疗结束后第 1 个月经周期时各做一次。

（三）分级量化标准　病情程度分级标准

综合上述症状、体征评分，以判定病情程度。

轻度：症状、体征积分和 10~18 分。

中度：症状、体征积分和 19~27 分。

重度：症状、体征积分和 ≥28 分。

第三节　小儿肺炎的中医诊治

一、概述

小儿肺炎是由不同病原体或其他因素（吸入或变态反应等）所致的肺部炎症。以发热、咳嗽、气促、呼吸困难和肺部固定湿啰音为共同临床表现。小儿肺炎中以支气管肺炎最为常见。本病多见于 3 岁以下婴幼儿。小儿肺炎属于中医学的"肺痹"、"肺胀"、"肺炎喘嗽"等证的范畴。

二、诊断

（一）疾病诊断

1. 中医诊断标准　参照中华人民共和国中医药行业标准《中医病证诊断疗效标准》（ZY/T001.4-94）肺炎喘嗽的诊断依据。

（1）起病较急，有发热，咳嗽，气促，鼻扇，痰鸣等症，或有轻度发绀。

（2）病情严重时，喘促不安，烦躁不宁，面色灰白，发绀加重，或高热持续不退。

（3）禀赋不足患儿，常病程迁延。新生儿患本病时，可出现不乳，口吐白沫，精神萎靡等不典型临床症状。

（4）肺部听诊：肺部有中、细湿啰音，常伴干啰音，或管状呼吸音。

（5）血象：大多数白细胞计数增高，中性粒细胞增多。若因病毒感染引起者，白细胞计数可减少、稍增或正常。

（6）X 线透视或摄片检查：肺部显示纹理增多、紊乱，透亮度降低，或见小片状、斑点状模糊阴影，也可呈不均匀大片阴影。

2. 西医诊断标准　参照儿童社区获得性肺炎管理指南（试行）（中华医学会儿科学分会呼吸学

组、《中华儿科杂志》编辑委员会，2006 年 10 月）。

（1）有外感病史或传染病史。

（2）起病较急，轻者发热咳喘，喉间痰多，重者高热不退、呼吸急促、鼻翼扇动，严重者出现烦躁不安等症状，发展为变证可出现面色苍白、青灰或唇甲青紫，四肢不温或厥冷，短期内肝脏增大。或持续壮热不已，神昏谵语，四肢抽搐。初生儿、素体气阳不足的小婴儿上述部分症状可不典型。

（3）肺部听诊可闻及中细湿啰音。

（4）实验室检查

1）胸部 X 线检查：肺纹理增多、紊乱，可见小片状、斑片状阴影，或见不均匀的大片状阴影。

2）周围血象检查：细菌性肺炎白细胞计数及中性粒细胞增多；病毒性肺炎白细胞计数正常或降低，淋巴细胞可增多。

3）病原学检查：细菌培养、呼吸道病毒检测、肺炎支原体检测等，可获得相应的病原学诊断，病原特异性抗原或抗体检测常有早期诊断价值。

（二）证候诊断

1. 风热闭肺证　咳嗽，喘急，鼻扇，或伴发热重，恶风，鼻塞流涕，咽红；舌质红，苔薄白或薄黄，脉浮数或指纹紫红于风关。

2. 痰热闭肺证　咳嗽痰多，喉间痰鸣，呼吸急促，发热，胸闷纳呆，泛吐痰涎；舌红苔黄厚，脉滑数或指纹紫于风关。

3. 毒热闭肺证　高热不退，咳嗽剧烈，气急喘憋，便秘溲赤，面赤唇红，烦躁口渴；舌红而干，舌苔黄腻，脉滑数或指纹青紫。

4. 正虚邪恋证（肺脾气虚证与阴虚肺热证）　在肺炎病程恢复期症状减轻，体温趋于正常，但表现有多汗、胃肠功能紊乱、体质虚弱或肺部啰音经久不消者。

（1）阴虚肺热证可有低热不退，咳嗽少痰，盗汗，面色潮红，唇红；舌红少津，舌苔花剥、苔少或无苔，脉细数或指纹紫。

（2）肺脾气虚证可有咳少痰多，神疲倦怠，面色少华，自汗食少，大便稀溏；唇舌淡红，脉细弱无力或指纹淡红。

三、治疗方案

（一）中医辨证论治

1. 中药汤剂

（1）风热闭肺证

治法：疏风清热，宣肺开闭。

方药：银翘散合麻杏石甘汤加减，炙麻黄、生石膏、杏仁、甘草、银花、连翘、薄荷、牛蒡子。

（2）痰热闭肺证

治法：清热涤痰，泄肺开闭。

方药：五虎汤合葶苈大枣泻肺汤加减，炙麻黄、石膏、杏仁、甘草、葶苈子、鱼腥草、瓜蒌皮、桑白皮。

（3）毒热闭肺证

治法：清热解毒，泄肺开闭。

方药：黄连解毒汤合三拗汤加减，炙麻黄、杏仁、枳壳、黄连、黄芩、栀子、石膏、甘草、知母。

（4）正虚邪恋证（肺脾气虚证）

治法：健脾益气，宣肺化痰。

方药：人参五味子汤加减：人参、白术、云苓、五味子、麦冬、炙甘草。

（5）正虚邪恋证（阴虚肺热证）

治法：清热宣肺，养阴益胃。

方药：沙参麦冬汤合养阴清肺汤加减，北沙参、玉竹、麦冬、天花粉、扁豆、桑叶、玄参、贝母、生甘草。

2. 中药煮散剂（根据病情需要选择）　针对肺炎喘嗽的常证，以宣肺开闭、清热化痰为基本原则，选用儿科院内制剂中药煮散剂，再结合患儿临床表现、舌象、脉象，根据不同证型随证加减。每日 2~3 次，水煎滤渣服。

3. 中成药　辨证选择小儿肺热咳喘口服液、金振口服液、猴枣散等。

（二）中药注射液

热毒宁注射液、喜炎平注射液等，根据说明书按儿童年龄及体重计算用量。

（三）外治法

1. 药物敷胸疗法　适用于肺炎喘嗽（肺炎轻症）各证型。

2. 药物穴位敷贴疗法　适用于肺炎喘嗽（肺炎轻症）咳嗽或气喘症明显者。

3. 肺炎贴经皮治疗　适用于咳嗽气促，或痰多难咯，或肺部听诊有明显的湿啰音者。

4. 雾化吸入疗法　适用于咳嗽气促或痰多难咯者。

5. 药物敷脐疗法　适用于肺脾气虚证者。

6. 中药灌肠法　口服中药困难者可选择中药灌肠法，根据不同证型配取相应的中药液体（辨证汤剂）。

7. 拔罐疗法　用于肺炎后期痰多，肺部啰音难消者。

8. 天灸疗法（冬病夏治穴位贴敷疗法）　适用于慢性肺炎与反复肺炎患者。

（四）护理

1. 室内通风，保持安静，尽力避免患儿烦躁、哭闹。

2. 保持呼吸道通畅，必要时吸痰。

3. 必要时吸氧，一般采用 40%~50% 氧气湿化后经鼻管或面罩给氧。

4. 给予容易消化且富有营养的食物。

5. 密切观察病情变化，做好出入量、体温、脉搏、呼吸、血压等记录。

6. 控制钠、水摄入，输液时避免速度过快、液体量过多，防止增加心脏负担。

四、中医诊治难点解析

小儿肺炎是小儿临床常见病，一般小儿肺炎经过及时恰当的治疗，适宜的调护，大多数可以痊愈。但是，如果患儿体质较差，原已患有佝偻病、贫血、肺结核等慢性消耗性疾病，而又罹患肺炎，则易在患病过程中，发生心力衰竭等变证而危及患儿生命，或使病情迁延难愈。

（一）难点之一：小儿肺炎变证的防治

在小儿肺炎发病过程中，由于失治、误治，或由于调护失宜，则使轻病转重、重病转危，甚则危及患儿的生命。

小儿体禀"少阳"。具有少阳之气初升，其气方胜，阳气偏亢，生机旺盛；而又少阳之气初升，尚未强盛，体质嫩弱的双重性生理特点。表现在病理上，一方面具有体质嫩弱，卫外不固，易为外邪所侵，易寒易热，易虚易实，变化莫测；另一方面则具有易于康复、修复能力极强的特点。因此，防止小儿肺炎变证的发生，应了解小儿生理病理特点，利用有利一面，避免不利的一面，尽量减少小儿肺炎变证的发生。

1. 针对同时患有佝偻病、贫血、营养不良等疾病的患儿心阳虚衰等变证的发生率较高的特点。在积极治疗小儿肺炎的同时，还应发挥中医药标本兼顾、扶正祛邪的优势，积极治疗佝偻病、贫血等疾病。

2. 毛细支气管炎、喘憋性肺炎等发生心阳虚衰变证可能性较大，应提高警惕，注意及时采取给氧、吸痰等措施，控制喘憋的程度，减少心阳虚衰变证的发生。

3. 小儿肺炎的静脉输液应注意控制输液速度和液体量，防止加重心脏负担而引发心阳虚衰等变证。

4. 高热的患儿，注意采用物理降温等措施，防止因体温过高发生抽搐、动风等变证的发生。

5. 加强护理，做到勤翻身，及时清理呼吸道分泌物。

6. 注意饮食调理，保证营养和水分的供给。

（二）难点之二：小儿肺炎迁延的预防

绝大多数小儿肺炎经过合理的治疗和适宜的调护，可以较快康复。但是，也有相当一部分患儿病情迁延，有的甚至经年累月不愈，影响小儿健康。要解决这个问题，应注意：

1. 驱邪要彻底，除恶务尽，不留有遗患。

2. 注重恢复期治疗，肺阴虚者养阴清肺；肺脾气虚者培土生金；痰浊未清者清化余痰；邪热羁留者继续清解余热。应使患儿体质恢复到健康状态。

3. 治疗小儿肺炎选方用药，在极期要当机立断，用药宜精，药量要足，以求速效，免生它变。恢复期药性宜平，既要防止过热、过燥伤阴耗液；又要防止苦寒伤阳损气，脾胃受损，痰涎内生而使病情迁延。

4. 在患病过程中，应注意节戒饮食，不食冷饮、鱼肉、辛辣厚味，饮水要适量。

五、疗效评价

（一）评价指标

1. 主要症状　发热、咳嗽、痰鸣、喘促四大主症的改善情况。

2. 体征　肺部啰音改善情况。

3. 理化指标　X线全胸片阴影吸收情况。

（二）疗效判断

1. 临床痊愈　体温恢复正常，咳嗽、咳痰、喘促主症消失，其他临床症状消失或明显好转；肺部体征消失或X线全胸片阴影明显吸收。

2. 显效　体温恢复正常，咳嗽、咳痰、喘促主症及其他临床症状明显好转，肺部体征明显好转。

3. 有效　发热、咳嗽、咳痰、喘促主症减轻及肺部体征好转。

4. 无效　发热、咳嗽、咳痰、喘促主症及肺部体征无明显查化或加重，其他临床症状也多无改善或加重。

第四节　小儿哮喘的中医诊治

一、概述

支气管哮喘是由多种细胞，特别是肥大细胞、嗜酸性粒细胞和 T 淋巴细胞以及细胞组分参与的气道慢性炎症。临床上以反复发作呼气性呼吸困难伴哮鸣音为特点。发病以秋冬气候改变时多见，属于中医学的"哮证"范畴。

二、诊断

（一）疾病诊断

1. 中医诊断标准　参照中华人民共和国中医药行业标准《中医病症诊断疗效标准·中医儿科病症（哮喘）诊断疗效标准》（1994 年）。

（1）发作前有喷嚏、咳嗽等先兆症状，或突然发作。发作时喉间痰鸣，呼吸困难，伴呼气延长；咳痰不爽，甚则不能平卧，烦躁不安等。

（2）常因气候转变、受凉，或接触某些过敏物质等因素诱发。

（3）可有婴儿期湿疹史，或家族过敏史。

（4）两肺布满哮鸣音，呼气延长，或闻及湿啰音，心率增快。

（5）实验室检查白细胞计数正常，嗜酸性粒细胞可增多，可疑变应原皮肤试验常呈阳性。大部分患儿特异性 IgE 水平明显升高。伴肺部感染时，白细胞计数及中性粒细胞可增多。

2. 西医诊断标准　参照中华医学会儿科分会呼吸学组制定的《儿童支气管哮喘诊断与防治指南》（2008 年）。

（1）反复发作喘息、咳嗽、气促、胸闷，多与接触变应原、冷空气、物理、化学性刺激、呼吸道感染以及运动等有关，常在夜间和（或）清晨发作或加剧。

（2）发作时在双肺可闻及散在或弥漫性、以呼气相为主的哮鸣音，呼气相延长。

（3）上述症状和体征经抗哮喘治疗有效或自行缓解。

（4）除外其他疾病所引起的喘息、咳嗽、气促和胸闷。

（5）临床表现不典型者（如无明显喘息或哮鸣音），应至少具备以下 1 项：

1）支气管激发试验或运动激发试验阳性。

2）证实存在可逆性气流受限：①支气管舒张试验阳性：吸入速效 β_2 受体激动剂，如沙丁胺醇后 15 分钟第一秒用力呼气量（FEV_1）增加 ≥12%；②抗哮喘治疗有效：使用支气管舒张剂和口服（或吸入）糖皮质激素治 1~2 周后，FEV_1 增加 ≥12%。

3）最大呼气流量（PEF）每日变异率（连续监测 1~2 周）≥20%。

符合第 1~4 条或第 4、5 条者，可以诊断为哮喘。

3. 分期标准　参照中华医学会儿科分会呼吸学组制定的《儿童支气管哮喘诊断与防治指南》（2008 年）将哮喘分为三期：急性发作期、慢性持续期和临床缓解期。

（1）急性发作期：突然发生喘息、咳嗽、气促、胸闷等症状，或原有症状急剧加重，两肺听诊闻及哮鸣音。

（2）慢性持续期：近 3 个月内不同频度和（或）不同程度地出现过喘息、咳嗽、气促、胸闷等症状。

（3）临床缓解期：经过治疗或未经治疗症状、体征消失，肺功能恢复到急性发作前水平，并维持 3 个月以上。

4. 哮喘急性发作严重度分级　参照中华医学会儿科分会呼吸学组制定的《儿童支气管哮喘诊断与防治指南》（2008 年）。只要存在某项严重程度的指标（不必全部指标），就可归入该严重程度。

（二）证候诊断

1. 急性发作期

（1）寒性哮喘　咳嗽气喘，喉间哮鸣，痰多白沫，鼻流清涕，面色淡白，形寒肢冷。舌淡苔白，脉浮滑。

（2）热性哮喘证　咳嗽气喘，喉间哮鸣，痰稠色黄，鼻流浊涕，发热面红，口干咽红。舌红苔薄黄或黄腻，脉滑数。

（3）外寒里热证　咳嗽气喘，喉间哮鸣，痰黏色黄，鼻流清涕。舌红苔薄白或薄黄，脉浮紧或滑数。

（4）虚实夹杂证：咳喘持续发作，喘促胸满，端坐抬肩，不能平卧，面色晦滞带青，畏寒肢冷，神疲纳呆，小便清长。舌淡苔薄白，脉无力。

2. 慢性持续期和临床缓解期

（1）痰瘀内伏证：喘息、气促、胸闷等症状缓解，咳嗽减轻，痰液减少，面色如常，二便调，纳增，夜寐安。舌淡或淡暗，苔薄腻，脉弦滑。

（2）肺气亏虚证：乏力自汗，易于感冒，面色淡白。舌淡苔薄白，脉细无力。

（3）脾气亏虚证：食少便溏，倦怠乏力，面色少华。舌淡苔少，脉缓无力。

（4）肾气亏虚证：动则气促，面色淡白，形寒畏冷，下肢欠温，小便清长。舌淡苔薄，脉细无力。

三、治疗方案

（一）中医辨证论治

1. 急性发作期

（1）寒性哮喘证

治法：温肺化痰，降气平喘。

方药：小青龙汤加减，炙麻黄、桂枝、干姜、细辛、五味子、苏子、制半夏、白芍、甘草等。

（2）热性哮喘证

治法：清肺化痰，降气平喘。

方药：麻杏石甘汤加减，炙麻黄、杏仁、生石膏、地龙、葶苈子、甘草等。

中成药：咳喘宁口服液等。

（3）外寒里热证

治法：解表清里，止咳定喘。

方药：大青龙汤加减，炙麻黄、桂枝、生姜、生石膏、白芍、黄芩、五味子、甘草等。

（4）虚实夹杂证

治法：温肺平喘，补肾纳气。

方药：参附龙牡汤加减，党参、制附子、细辛、煅龙骨、煅牡蛎、苏子、甘草等。

2. 慢性持续期和临床缓解期

（1）痰瘀内伏证

治法：化痰止咳。

方药：二陈汤加桃仁，陈皮、姜半夏、茯苓、桃仁、甘草等。

（2）肺气亏虚证

治法：益肺固表。

方药：玉屏风散加减，生黄芪、白术、防风、甘草等。

中成药：玉屏风颗粒或玉屏风冲剂等。

（3）脾气亏虚证

治法：健脾化痰。

方药：六君子汤加减，党参、白术、茯苓、陈皮、制半夏、甘草等。

（4）肾气亏虚证

治法：补肾益气。

方药：金匮肾气丸加减，制附子、肉桂、熟地、山药、山茱萸、茯苓、泽泻、丹皮、甘草等。

中成药：金匮肾气丸等。

（二）特色疗法

1. 急性发作期　针灸疗法，主要取定喘、天突、内关等穴位。

2. 慢性持续期和临床缓解期

（1）穴位敷贴

适应证：3~16周岁；未合并其他病症；对治疗药物或治疗仪不过敏。

操作方法：取白芥子、细辛、甘遂等中药按一定比例加工粉碎，用生姜汁调制成干湿适中的稠糊状，做成直径为 2~3cm、厚度为 0.5mm 左右的药饼，敷在患者双侧定喘、肺俞、膏肓等穴位上，每次数十分钟至数小时，每周治疗 1~2 次，治疗 3~6 次。可加用经络导平治疗仪等仪器。

注意事项：治疗时避免电扇、空调直吹；治疗当日忌食酸冷、辛辣、油腻等食物。敷药后，有些患儿会出现麻木、温、热、痒、针刺、疼痛等感觉，也有些无明显感觉，这些均属于药物吸收的正常反应。如果感觉特别剧烈、达到难以忍受的程度，应及时取下药物，用温水冲洗局部。

（2）膏方（冬至时开展）

方药：玉屏风散、人参五味子汤、四君子汤、补肾地黄丸、二陈汤等。胶类主要用阿胶，配料主要为冰糖、料酒等。

制作方法（可由定点的中药店代为制作）：将药浸一宿，武火煎取三汁，沉淀沥清；文火收膏，加入料酒烊化的阿胶、冰糖，熬至滴水成珠为度。

服用方法：一般在冬至前 2 周开出膏方，冬至后开始服用，每次一汤匙，2 次/天，用温开水调服。每料膏方约服 2 个月。

注意事项：期间如遇感冒、食滞、腹泻等需暂停数天。

（三）预防调护

1. 避免接触过敏原，如花粉、尘螨、应用阿司匹林药物及摄入含添加剂的食物等；避免各种诱发因素，如被动吸烟、漆味，饮用冰冷饮料等。

2. 注意预防呼吸道感染，尤其是呼吸道合胞病毒感染和小儿哮喘密切相关。积极治疗和清除感染病灶，如及时治疗鼻窦炎、鼻息肉、扁桃体炎、龋齿等。

3. 避免过劳、淋雨、剧烈运动及精神情绪方面的刺激。

4. 注意气候变化，居室宜空气流通，保证适宜湿度，阳光充足。冬季要保暖，夏季要凉爽通风。

5. 饮食宜清淡而富有营养，忌食生冷、油腻、辛辣酸甜及鱼虾等海鲜食物。

四、中医诊治难点分析

支气管哮喘是儿科常见性疾病，更是难证、顽证。它虽然很早被人们所认识，并积累了不少防治经验，但是由于哮喘起病突然，发病迅速，很快出现呼吸困难，而小儿又预感性差、耐受性弱，不能正确表述病情变化。因此，不仅给患儿及其家庭带来极大的痛苦和负担，而且给临床正确诊治本病造成了很多的难题。有关对本病的早期认识、预防、减少复发和如何进行中西医结合治疗等一系列问题成为治疗上的难点。

（一）难点之一：如何早发现，早诊断

哮喘发病率有逐渐升高的趋势，而且有的是隐匿性的，有的是以顽固性咳嗽为主要症状发病的，这些都给临床早确诊、早治疗带来很大困难。要如何才能做到早发现、早确诊？应该注意：

1. 仔细询问病史，"哮证大都感于幼稚之时"，说明本病多从幼时起病，故当注意年龄，同时，本病多夜间症状，还必须细问患儿的夜间睡眠质量。

2. 注意是否有过敏史，当注意患儿是否有湿疹史以及家族哮喘史。若有过敏史，当高度重视，四诊合参。

3. 借助西医学诊断方法可作小儿肺功能检测、峰流速仪测试以及药物诊断性治疗等。

（二）难点之二：如何预防哮喘的发作

关于小儿哮喘的管理，如何积极治疗缓解期，预防本病再次发作已为公认的一大难题。根据众多医家的临证经验总结，要较好地预防本病的发作，必须做好以下工作：

1. 提高患儿及其家长对于哮喘的自我管理能力　目前，关于小儿哮喘病的防治，不是既往单一依赖临床医师的治疗，更重要的是如何提高哮喘患儿及其家长的自我防治意识，如何帮助他们提高对哮喘实质的认识，指导他们如何合理地进行饮食及生活起居的调护，如何识别过敏原并及时避开过敏环境，使他们认识到过度运动、过度兴奋、饮食不调、过吃肥厚生冷及家庭吸烟等因素正是引致小儿哮喘发作的主要诱因，并在日常生活中能加以重视。同时，还需帮助患儿树立战胜疾病的信心。

2. 积极治疗缓解期　过去的治疗都是把重点放在发作期上，结果是，每一次发作都是或迟或早得以控制，但是，绝大多数患儿在第1次发作缓解以后，再碰到诱发病因，就会有第2次、第3次……发作，给患儿及其家庭和社会造成极大压力和负担。但随着人们对本病性质认识的不断深入，认识到缓解期患儿气道高反应性仍然存在，气道炎症没有完全消除，这就是本病反复发作的根本原因，所以必须加强对缓解期治疗。积极治疗缓解期比对发作期的控制更重要。中医在这方面有较大的优势，可以根据肺、脾、肾三脏的不足程度运用中医辨证施治理论进行施治，同时还可以配合饮食进行调治。

3. 积极消除病源　哮喘病因极其复杂，患儿体质各异，既有外源性哮喘，又有内源性哮喘和混合性哮喘，故预防上消除病源和控制感染也是关键一环。

外源性（过敏性）哮喘，儿童多见，与接触过敏原有关，对于由鱼、肉、虾、蟹、蛋、奶引起者，应停止摄入相应食品；对于由细菌、花粉、屋尘、工业粉尘、动物粪便、毛屑等引起者，要设法搞好卫生，改善或转换居住环境，避免接触过敏原；对于由螨、蟑螂或真菌孢子等引起者，可用相应菌苗，作脱敏治疗。内源性（感染性）哮喘，婴幼儿多发，与感染有关，外源性哮喘虽然不是

由感染引起，但很容易并发肺部感染。亦有不少混合性哮喘本身就存在着肺部感染，因此控制感染实属必要。

一般的感染源通常有细菌和病毒两种，中药控制病毒感染方面有较好的疗效。辛温解表药中的麻黄、桂枝、防风、荆芥、紫苏叶、升麻以及辛凉解表药中的金银花、连翘、桑叶、香薷、薄荷等对消除呼吸道病毒感染有一定效果。若病毒感染表现为风寒束肺者也可选用辛温解表药，若表现为风热犯肺者选用辛凉解表药。

病毒感染后通常接踵而来的是细菌感染，黄芩、蒲公英、鱼腥草、败酱草对革兰阳性菌有较好疗效，但小儿为稚阴稚阳之体，阳气未充，慎用苦寒之剂；射干、秦皮、木香、厚朴、百部、白芷、丁香、乌梅对革兰阴性菌亦有一定效果；对于慢性感染而身体虚弱的患者可选用黄芪、当归、川芎、白芍、天门冬、麦门冬、黄精等补益抗菌中药，如果感染能得到及时有效的控制，将会有效减少内源性哮喘和混合性哮喘的发病率。

五、疗效评价

（一）评价标准

1. 临床痊愈　哮喘症状完全缓解，平时基本不发作，即使偶有轻度发作也不需用药即可缓解，两肺听诊无喘鸣音。

2. 显效　哮喘发作次数明显减少，发作时症状较前明显减轻，两肺听诊偶闻及喘鸣音。

3. 有效　哮喘发作次数有所减少，发作时症状较前有所减轻，两肺听诊可闻及少许喘鸣音。

4. 无效　哮喘发作次数及发作时症状均无改善，两肺听诊时闻及喘鸣音。

（二）评价方法

小儿哮喘是一种反复发作性疾病，临床疗效评价主要以发作次数、病情程度等方面为依据，相关实验室检查和辅助检查作为参考。

第五节　小儿腹泻的中医诊治

一、概述

泄泻是以排便次数增多，粪质稀薄或如水样为特征的一种小儿常见病。本病一年四季均可发生，夏秋季节发病率高。不同季节发生的泄泻，其证候表现有所不同。2岁以下小儿发病率高，因婴幼儿脾常不足，易感受外邪、伤于乳食或脾肾阳气亏虚，均可导致脾虚湿盛而发生泄泻。轻者治疗得当，预后良好；重者下泄过度，易见气阴两伤，甚至阴竭阳脱；久泻迁延不愈者，则易转为疳证。

二、诊断

（一）诊断标准

1. 中医诊断标准　参照中华人民共和国中医药行业标准《中医病证诊断疗效标准》（ZY/T001.4-94）。

（1）病史：有乳食不节。饮食不洁或感受时邪的病史。

（2）主要症状：排便次数增多，每日3~5次，多达10次以上，呈淡黄色，如蛋花样，或色褐而臭，可有少量黏液，或伴有恶心、呕吐、腹痛、发热、口渴等症。

（3）主要体征：腹泻及呕吐较严重者，可见小便短少，体温升高，烦渴萎靡，皮肤干瘪，囟门凹陷，目珠下陷，啼哭无泪，口唇樱红，呼吸深长。

（4）辅助检查：粪便镜检可有脂肪球，少量红、白细胞；粪便病原体检查可有致病性大肠杆菌等生长，或分离出轮状病毒等；重症腹泻伴有脱水、酸碱平衡失调及电解质紊乱。

2. 西医诊断标准　参照《诸福棠实用儿科学（第7版）》（胡亚美、江载芳主编，人民卫生出版社，2002年）。

（1）粪便性状有改变，呈稀便、水样便、黏液便或脓血便。

（2）排便次数比平时增多。

（二）疾病分期

1. 急性期　病程2周以内。

2. 迁延性期　病程2周~2个月。

3. 慢性期　病程大于2个月。

（三）疾病分型

1. 轻型　无脱水，无中毒症状。

2. 中型　轻至中度脱水或有轻度中毒症状。

3. 重型　重度脱水或有明显中毒症状（烦躁、精神萎靡、嗜睡、面色苍白、体温不升，白细胞计数明显增高）。

（四）证候诊断

1. 风寒泄泻证　大便色淡，带有泡沫，无明显臭气，腹痛肠鸣。或伴鼻塞，流涕，身热。舌苔白腻，脉滑有力。

2. 湿热泄泻　下利垢浊，稠黏臭秽，便时不畅，似痢非痢，次多量少，肛门赤灼，发热或不发热，渴不思饮，腹胀。面黄唇红，舌红苔黄厚腻，指纹紫滞，脉濡数。

3. 伤食泄泻证　大便酸臭，或如败卵，腹部胀满，口臭纳呆，泻前腹痛哭闹，多伴恶心呕吐。舌苔厚腻，脉滑有力。

4. 寒湿泄泻证　大便稀薄如水，淡黄不臭，腹胀肠鸣，口淡不渴，唇舌色淡，不思乳食或食入即吐，小便短少，面黄腹痛，神疲倦怠。舌苔白厚腻，指纹淡，脉濡。

5. 脾虚泄泻证　久泻不止，或反复发作，大便稀薄，或呈水样，带有奶瓣或不消化食物残渣。神疲纳呆，面色少华，舌质偏淡，苔薄腻，脉弱无力。

6. 脾肾阳虚泄泻证　大便稀溏，完谷不化，形体消瘦，或面目虚浮，四肢欠温。舌淡苔白，脉细无力。

三、治疗方案

（一）中医辨证论治

1. 中药汤剂

（1）风寒泄泻证

治法：疏风散寒，化湿和中。

方药：藿香正气散加减。藿香、厚朴、苏叶、陈皮、大腹皮、白芷、茯苓、白术、半夏曲、桔梗、甘草、大枣、生姜。

中成药：藿香正气口服液等。

（2）湿热泄泻证

治法：清肠解热，化湿止泻。

方药：葛根芩连汤加减，葛根、甘草、黄芩、黄连。

中成药：儿泻停颗粒等。

（3）伤食泄泻证

治法：运脾和胃，消食化滞。

方药：保和丸加减，神曲、山楂、茯苓、半夏、陈皮、连翘、莱菔子。

中成药：保和丸等。

（4）寒湿泄泻证

治法：温脾燥湿，渗湿止泻。

方药：桂枝加人参汤合五苓散加减，桂枝、党参（或人参）、炒苍术、炙甘草、猪苓、茯苓、泽泻、陈皮、厚朴、藿香、诃子、炮姜。

中成药：小儿止泻散等。

（5）脾虚泄泻证

治法：健脾益气，助运止泻。

方药：参苓白术散加减，人参、茯苓、白术、桔梗、山药、甘草、白扁豆、莲子肉、砂仁、薏苡仁。

中成药：醒脾养儿颗粒等。

（6）脾肾阳虚泄泻证

治法：温补脾肾，固涩止泻。

方药：附子理中丸合四神丸加减，制附子、党参、炒白术、干姜、甘草、补骨脂、肉豆蔻、五味子、吴茱萸、生姜、大枣。

中成药：附子理中丸、四神丸等。

2. 中药煮散剂　针对小儿腹泻的常证，以健脾化湿为基本原则，根据不同证型随症加减。采用儿科散剂治疗，散剂服用方法：每日 2~3 次，水煎去渣服。

（二）推拿治疗

1. 小儿推拿法

（1）伤食泻：补脾经，清大肠，摩腹，揉板门，运内八卦等，每日 1 次。或顺运八卦，清胃，补脾，清大肠，运土入水，利小便，顺揉长强，推上七节骨，揉足三里，推上承山，推揉止泻灵。

（2）寒湿泻：补大肠，补脾经，推三关，揉外劳宫，揉一窝风，揉龟尾，推上七节骨，拿肚角等，每日 1 次。

（3）湿热泻：清脾经，清大肠，推下七节骨，清小肠，推箕门，按揉足三里，摩腹，揉脐，揉天枢等，每日 1 次。

（4）脾虚泻：补脾土，补大肠，捏脊，摩腹，推三关，运内八卦，按揉足三里，推上七节骨等，每日 1 次。或揉腹：顺时针方向揉 3 分钟，逆时针方向揉 2 分钟；揉气海：顺时针方向揉 3 分钟；揉百会：顺时针方向点揉 2 分钟；揉龟尾：揉 250~300 次。或捏脊叩督法：从长强穴上 2cm 至大椎穴反复捏提 3~6 遍，从大椎穴向下到腰俞沿督脉及两侧华佗夹脊穴叩击 3~5 遍，频率为 160~180 次/分。

2. 三字经流派推拿法

（1）风寒泄泻：揉一窝风、揉外劳宫、清补大肠等。

（2）湿热泄泻：平肝、清胃、清天河水、清小肠等。

（3）伤食泄泻：清胃、清天河水、运八卦等。

（4）脾虚泄泻：揉外劳宫、清补大肠、清补脾、补脾等。

（5）脾肾阳虚泄泻：揉二马、揉外劳宫、清补脾、平肝等。

手法频率 150~200 次/分，每日操作 1 次。

（三）外治法

1. 中药灌肠法　根据不同证型，配取相应的中药汤剂，药物温度控制在 36~37℃，药量按每次 1~2ml/kg，保留灌肠。

禁忌证：肛周及直肠疾病患者。

2. 敷贴疗法

（1）风寒泻方：藿香、防风、苍术、茯苓、炮姜。

（2）湿热泻方：葛根、黄连、黄芩、黄柏、车前子。

（3）伤食泻方：丁香、焦山楂、焦神曲、鸡内金。

（4）脾虚泻方：党参、茯苓、白术、吴茱萸。

（5）脾肾阳虚泻方：党参、吴茱萸、肉桂、丁香、茯苓。

将以上药物分别按一定的比例配制成糊状药饼，根据患儿证型取一人份，放置于患儿脐部，外以医用胶贴固定，每次贴敷 6~8 小时，每日 1 次。

3. 针灸疗法

（1）针法

常规取穴：止泻穴、足三里、三阴交。发热加曲池；呕吐加内关、中脘；腹胀加天枢；伤食加刺四缝。

具体手法：实证用泻法，虚证用补法，每日 1 次。

（2）灸法：患儿取仰卧位，点燃灸条，距离皮肤 2~3cm，灸至皮肤红热为度，为 15~20 分钟。分别灸神阙、中脘、天枢及足三里等穴，如食滞明显，可加脾俞、胃俞等穴；脾肾阳虚者加肾俞，每日 1 次。或选用多功能艾灸仪治疗。

4. 电磁波疗法　脾虚泻、脾肾阳虚泻可选用特定电磁波治疗仪治疗。

（四）基础治疗

1. 轻度脱水者给予口服补液盐（ORS），中度以上脱水者给予静脉补液。

2. 体温超过 38.5℃者给予口服对布洛芬混悬剂或乙酰氨基酚滴剂以降温。

3. 合并细菌感染者给予抗生素治疗。

（五）护理

1. 适当控制饮食，减轻脾胃负担。对吐泻严重及伤食泄泻患儿暂时禁食，随着病情好转，逐渐增加饮食量。忌食油腻、生冷、污染及不易消化的食物。

2. 保持皮肤清洁干燥，勤换尿布。每次排便后，要用温水清洗臀部，防止发生红臀。

3. 密切观察病情变化，及早发现泄泻变证。

四、注意事项

1. 并发症处理

（1）脱水（伤阴）：在中医或综合治疗前提下，正确掌握补液疗法，轻症口服补液盐，重症借助实验室检查判断脱水性质和程度，及时纠正水、电解质紊乱。中药可用连梅汤以酸甘敛阴。

（2）酸中毒：根据血气分析，纠正酸中毒。根据相关公式计算使用适量碳酸氢钠或乳酸钠。

（3）低血钾症：及时补钾。

2. 泄泻除治疗外，饮食控制非常重要　轻症患儿适当减少乳食，重症患儿初起需禁食 6～12 小时，以后随病情好转可恢复母乳喂养、进食米汤和易消化食物。保持臀部皮肤清洁、干燥，以免产生红臀。红臀者可用黄连油外用。

3. 感染性腹泻　应合理使用抗感染药物。

五、中医诊疗难点分析

小儿肠炎是一个常见病，很早被人们所认识，并积累了不少治疗经验，但小儿为"稚阴稚阳"之体，感邪后"易虚易实、易寒易热"且小儿泄泻易于耗伤气液，如果病情严重或治不及时者，可发生伤阴、伤阳之重证，甚则产生阴阳两伤的危候。因此预防、减少并发症等问题成为治疗上的难点。

（一）难点之一：如何预防

世界卫生组织（WHO）在科学研究的基础上，结合各国具体情况，最后推荐以下 7 项预防儿童腹泻：母乳喂养、合理添加辅食、使用清洁水、饭前洗手、不随地便溺、正确处理小儿粪便和麻疹免疫接种。我国原卫生部借鉴 WHO 的研究成果，结合我国多年来腹泻病防治的经验，已制定了较完备的防治小儿泄泻的措施。同时积极发挥祖国医学的优势，是本病防治的关键一环。中医认为，泄泻之生，多由饮食不当，调护失宜，如过食生冷、油腻、煎炸之品导致脾胃受损，在小儿为突出，即"饮食自倍，脾胃乃伤"。脾胃为后天之本，为机体纳运之重器，而小儿"脏腑娇嫩、形气未充"。为"稚阴稚阳"之体更易受损，故顾护中焦脾胃，诚为治疗小儿泄泻之第一要旨，古方保济丸、藿香正气丸为防治小儿伤食致泻之良方，而参苓白术散、补中益气丸、七味白术散为顾护中焦脾胃之妙剂。另外，提高家长科学育儿意识，积极开展科学育儿科普教育，纠正不科学的育儿习惯和做法，全民动员，共同防止本病发生。

（二）难点之二：如何减少并发症

主要是预防和纠正脱水，给患儿口服足够的液体以预防脱水。①米汤加盐溶液：配制方法：米汤 500ml（500g 装酒瓶）+细盐 1.75g（一瓶啤酒瓶盖的一半）或米粉 215g（约 2 个满瓷汤勺）+细盐 1.75g+水 500ml 煮 2～3 分钟。预防脱水：20～40ml/kg，4 小时内服完，以后随时口服，能喝多少给多少。②糖盐水：配制方法：白开水 500ml（500g 装酒瓶）+蔗糖 10g（2 小勺）+细盐 1.75g 剂量服法同上。ORS 溶液（新生儿慎用），可根据年龄（岁）及每次腹泻的量（ml）来提供 ORS 量（具体参考临床治疗）。如无上述液体，可进食加盐的稀粥菜汤。脱水患儿应根据脱水程度、脱水性质进行补液（具体参考临床治疗）。对于营养不良或有活动性佝偻病的患儿应予足够重视，并及时补钙。

六、疗效评价

1. 评价标准　参照原国家卫生部药政局 2002 年版《新药（中药）治疗小儿腹泻疗效评定标准》。

临床痊愈：排便次数、粪便性状及症状、体征完全恢复正常，异常理化指标恢复正常，主症积分减少≥90%。

显效：排便次数明显减少（减少至治疗前的 1/3 或以下），性状好转，症状、体征及异常理化指标明显改善，主症积分减少<90%、≥67%。

有效：排便次数减少至治疗前的 1/2 以下，性状好转，症状、体征及异常理化指标有所改善，主症积分减少 33%（含）~67%。

无效：不符合以上标准者，主症积分减少<33%。

2. 评价方法　疗程结束时对疾病、证候及安全性指标等进行评价，评价方法参照原国家卫生部药政局 2002 年版《新药（中药）治疗小儿腹泻疗效评定标准》。

第五章　其他常见疾病的中医诊治

第一节　糖尿病的中医诊治

一、概述

糖尿病是一种常见的内分泌代谢性疾病，基本生理病理的改变是由于胰岛素分泌绝对或相对不足，或伴有外周组织对胰岛素不敏感，引起以糖尿病代谢紊乱为主，包括脂肪和蛋白质代谢紊乱的全身性疾病。主要特点是高血糖和糖尿，临床表现为多尿、多饮、多食、消瘦、衰弱等症状。糖尿病是一种慢性疾病，病变过程中容易并发酮症酸中毒、糖尿病高渗性昏迷等急性病变，并发心血管、肾、视网膜及神经等慢性病变更是普遍。由于当今许多传染病、感染性疾病得到控制，而糖尿病发病率高，其死亡率、致残率亦高，故在发达国家已将其列为继心血管疾病及肿瘤之后的第三大疾病。

古代关于糖尿病的记载，最先见于世界文明古国古中国、古埃及、古希腊、古罗马及古印度，有一千余年至数千年的历史。在这些古代文献中，以中国古代对糖尿病知识的记载极为丰富。祖国医学称糖尿病为消渴病，亦有"消瘅"、"肺消"、"三消"、"消中"、"上消"、"中消"、"下消"等名称，但以消渴病最为通用。

二、诊断

（一）疾病诊断

1. 中医诊断标准　参照中华中医药学会《糖尿病中医防治指指南》（ZYYXH/T3.1～3.15-2007）。

多饮、多食、多尿、形体消瘦，或尿糖增高等表现，是诊断消渴病的主要依据。有的患者"三多"症状不明显，但若干年之后发病，且嗜食膏粱厚味，形体肥胖，以及伴发肺痨、水肿、眩晕、胸痹、中风、雀目、痈疽等病症，应考虑消渴病的可能。

2. 西医诊断标准　采用中华医学会糖尿病分会《中国2型糖尿病病防治指南》（2007年）。

空腹血糖（FPG）≥7.0mmol/L（126mg/dl）；糖耐量试验（OGTT）中服糖后2小时血糖（2HPG）≥11.1mmol/L（200mg/dl）；随机血糖≥11.1mmol/L（200mg/dl）。

（二）证候诊断

1. 主证

（1）肝胃郁热证：脘腹痞满，胸胁胀闷，面色红赤，形体偏胖，腹部胀大，心烦易怒，口干口苦，大便干，小便色黄，舌质红，苔黄，脉弦数。

（2）胃肠实热证：脘腹胀满，痞塞不适，大便秘结，口干口苦，或有口臭，或咽痛，或牙龈出血，口渴喜冷饮，饮水量多，多食易饥。舌红，边有瘀斑，舌下络脉青紫，苔黄，脉滑数。

（3）脾虚胃热证：心下痞满，胀闷呕恶，呃逆，水谷不消，纳呆，便溏，或肠鸣下利，或虚烦不眠，或头眩心悸，或痰多。舌淡胖，舌下络脉瘀阻，苔白腻，脉弦滑无力。

（4）上热下寒证：心烦口苦，胃脘灼热，痞满不痛，或干呕呕吐，肠鸣下利，手足及下肢冷甚，舌红，苔黄根部腐腻，舌下络脉瘀阻，脉弦滑。

（5）阴虚火旺证：五心烦热，急躁易怒，口干口渴，渴喜冷饮，易饥多食，时时汗出，少寐多梦，溲赤便秘。舌红赤，少苔，脉虚细数。

（6）气阴两虚证：消瘦，倦怠乏力，气短懒言，易汗出，胸闷憋气，脘腹胀满，腰膝酸软，虚浮便溏，口干口苦。舌淡体胖，苔薄白干或少苔，脉虚细无力。

（7）阴阳两虚证：小便频数，夜尿增多，浑浊如脂如膏，甚至饮一溲一，五心烦热，口干咽燥，耳轮干枯，面色黧黑；畏寒肢凉，面色苍白，神疲乏力，腰膝酸软，脘腹胀满，食纳不香，阳痿，面目浮肿，五更泄泻，舌淡体胖，苔白而干，脉沉细无力。

2. 兼证

（1）瘀证：胸闷刺痛，肢体麻木或疼痛，疼痛不移，肌肤甲错，健忘心悸，心烦失眠，或中风偏瘫，语言謇涩，或视物不清，唇舌紫暗，舌质暗，有瘀斑，舌下脉络青紫迂曲，苔薄白，脉弦或沉而涩。

（2）痰证：嗜食肥甘，形体肥胖，呕恶眩晕，口黏痰多，食油腻则加重。舌体胖大，脉滑。

（3）湿证：头重昏蒙，四肢沉重，遇阴雨天加重，倦怠嗜卧，脘腹胀满，食少纳呆，便溏或黏滞不爽。舌胖大，边齿痕，苔腻，脉弦滑。

（4）浊证：腹部肥胖，实验检查血脂或血尿酸升高，或伴脂肪肝。舌胖大，苔腐腻，脉滑。

三、治疗方案

（一）中医辨证分型治疗

1. 主证

（1）肝胃郁热证

治法：开郁清热。

方药：大柴胡汤加减，柴胡、黄芩、清半夏、枳实、白芍、大黄、生姜等。

（2）胃肠实热证

治法：通腑泄热。

方药：大黄黄连泻心汤加减，大黄、黄连、枳实、石膏、葛根、元明粉等。

（3）脾虚胃热证

治法：辛开苦降。

方药：半夏泻心汤加减，半夏、黄芩、黄连、党参、干姜、炙草等。

（4）上热下寒证

治法：清上温下。

方药：乌梅丸加减，乌梅、黄连、黄柏、干姜、蜀椒、附子、当归、肉桂、党参等。

（5）阴虚火旺证

治法：滋阴降火。

方药：知柏地黄丸、白虎汤加减，知母、黄柏，山萸肉、丹皮、山药、石膏、粳米、甘草、天花粉、黄连、生地黄、藕汁等。

（6）气阴两虚证

治法：益气养阴。

方药：参芪麦味地黄汤加减，人参、黄芪、麦冬、五味子、熟地黄、山药、茯苓、丹皮、泽泻、山茱萸等。

（7）阴阳两虚证

治法：阴阳双补。

方药：金匮肾气丸加减，偏阴虚，左归饮加减；偏阳虚，右归饮加减。桂枝、附子、熟地黄、山萸肉、山药、茯苓、丹皮、泽泻、枸杞子、甘草、杜仲、菟丝子、肉桂、当归、鹿角胶等。

2. 兼证

（1）瘀证

治法：活血化瘀。

方药：桃红四物汤加减，地黄、川芎、白芍、当归、桃仁、红花等。

（2）痰证

治法：行气化痰。

方药：二陈汤加减，偏痰热，黄连温胆汤加减，半夏、陈皮、茯苓、甘草、枳实、竹茹、黄连、大枣等。

（3）湿证

治法：健脾燥湿。

方药：三仁汤加减，杏仁、蔻仁、薏苡仁、厚朴、半夏、通草、滑石、竹叶等。

（4）浊证

治法：消膏降浊。

方药：大黄黄连泻心汤加味，大黄、黄连、枳实、石膏、葛根、元明粉、红曲、生山楂、五谷虫、西红花、威灵仙等。

（二）辨证选择中成药

1. 主证

（1）肝胃郁热证：开郁清热。可选用大柴胡颗粒。

（2）胃肠实热证：通腑泄热。可选用牛黄清胃丸、一清胶囊、新清宁片、复方芦荟胶囊。

（3）上热下寒证：清上温下。可选用乌梅丸。

（4）阴虚火旺证：滋阴降火。可选用知柏地黄丸。

（5）气阴两虚证：益气养阴。可选用消渴丸、参芪降糖颗粒。

（6）阴阳两虚证：阴阳双补。可选用金匮肾气丸、右归胶囊、左归丸。

2. 兼证

（1）瘀证：活血化瘀。渴乐宁胶囊。

（2）湿证：健脾燥湿。可选用二陈丸。

（3）痰证、湿证：健脾燥湿。可选用参苓白术颗粒。

（4）浊证：消膏降浊。可选用加味保和丸。

（三）辨证选择静脉滴注中药注射液

如香丹注射液、黄芪注射液、川芎嗪注射液等。

（四）基础治疗

1. 降糖治疗　根据《中国 2 型糖尿病诊疗指南》选择治疗方案，配合使用"双 C 方案"即动态血糖监测加胰岛素泵治疗。

2. 并发症治疗　根据《中国 2 型糖尿病诊疗指南》选择治疗方案。

（五）中医外治

1. 中药泡洗　下肢麻和（或）凉和（或）痛和（或）水肿者，可采用汤剂泡洗，可选用腿浴治疗器和足疗仪。

2. 中药外敷　可选用芳香辟秽，清热解毒中药研末加工，双足底贴敷。

3. 中药离子导入　可根据具体情况，辨证使用中药离子导入。可配合选用智能型中药熏蒸汽自控治疗仪。

4. 针灸疗法　可根据病情选择体针、耳针、穴位贴敷、穴位注射、穴位磁疗、激光穴位照射等。

（1）阴虚热盛证：鱼际、太渊、心俞、肺俞、脾俞、玉液、金津、承浆。

（2）气阴两虚证：内庭、三阴交、脾俞、胃俞、中脘、足三里。

（3）阴阳两虚证：太溪、太冲、肝俞、脾俞、肾俞、足三里、关元。

根据病情需要和临床症状，可选用以下设备：多功能艾灸仪、数码经络导平治疗仪、针刺手法针疗仪、特定电磁波治疗仪及经络导平治疗仪、智能通络治疗仪等。

（六）其他疗法

1. 膳食与药膳调配　做到个体化，达到膳食平衡。尽可能基于中医食物性味理论，进行药膳饮食治疗。

原则："五谷为养，五果为助，五畜为益，五菜为充"，应做到合理搭配，食养以尽，勿使太过。谨和五味，膳食有酸、苦、甘、辛、咸等五味以入五脏。五味调和，水谷精微充足，气血旺盛，脏腑调和。

食应有节：一日三餐应做到定时定量，合理安排。主食量分配：早餐占全日量的25%、午餐为40%、晚餐35%，或全日主食分为5等份，早餐为1/5，中餐和晚餐各2/5。并提倡适量膳食纤维、优质蛋白、植物脂肪。戒烟限酒，烟可促进患者大血管病变的发生加重。乙醇（酒精）可诱发使用磺酰脲类药或胰岛素患者低血糖。可限量1~2份标准量/日（每份标准量啤酒285ml、白酒30ml等约含10g乙醇）。限盐，每天限制食用盐摄入在6g内，高血压患者应更严格。

2. 运动治疗　运动治疗的原则是适量、经常性和个体化。保持健康为目的的体力活动包括每天至少30分钟中等强度的活动，运动时注意安全性。日常选择散步、中速或快速步行、慢跑、广播操、太极拳、游泳、打球、滑冰、划船、骑自行车等。提倡比较温和的有氧运动，避免过度激烈。运动量可按心率衡量。有效心率计算：男性最高心率=205-年龄/2；女性最高心率=220-年龄/2。最适合运动心率范围，心率应控制在最高心率的60%~85%。运动必须个体化，尤其老年或有较严重并发症者，量力而行。

3. 气功疗法　可根据病情选择八段锦、六字诀、易筋经、五禽戏、丹田呼吸法等。可配合中医心理治疗仪、中医音乐治疗仪和子午流注治疗仪。

4. 心理疗法　人的心理状态、精神情绪对保持健康、疾病发生、病情转归等发挥重要作用。情志过激，超越生理调节限度，使脏腑、阴阳、气血功能失调，气机升降失司，可诱发疾病或使疾病加重或恶化。"喜则气和志达，营卫通利"精神愉悦，正气旺盛以利战胜疾病。

5. 根据病情　需要选择骨质疏松治疗康复系统治疗糖尿病合并的骨质疏松症，三部推拿技术治疗糖尿病合并难治性失眠，结肠透析机治疗糖尿病肾病肾功能不全等，可配合使用糖尿病治疗仪。

6. 糖尿病健康教育　教育内容非常广泛，贯穿糖尿病整个防治过程。通过教育使患者了解治疗不达标的危害性，掌握饮食和运动的方法和实施，了解口服降糖药与胰岛素的合理实用及调节，急性并发症临床表现、预防、处理、慢性的危险因素及防治。血糖的监测、自我保健的重要性及必要性等。

7. 西医治疗

（1）口服降糖药：促胰岛素分泌剂，双胍类药物，α-糖苷酶抑制剂，噻唑烷二酮类药物。

（2）胰岛素应用。

（3）其他治疗：如胰腺移植、胰岛细胞移植及外科手术治疗等。

四、注意事项

1. 注意鉴别 1 型和 2 型糖尿病。

2. 注意防范低血糖的发生。

3. 筛查对象　如年龄≥45 岁者，特别是≥45 岁有其他危险因素；肥胖、糖尿病的一级亲属、高危种族、巨大婴儿生产史或妊娠高血糖、高血压、血脂紊乱或曾为 IGT 或 IFG 者应进行生活方式的干预或药物干预。

五、中医治疗难点分析

消渴患者具有病变初期临床症状不突出，主观痛苦症状不明显，所以患者依从性比较差，病变中期，并发症主要涉及临床其他系统，容易被其他专业分流，故消渴病在中医药治疗上存在一定难度。为了进一步发挥中医药在治疗消渴病中的作用，并使其疗效优势得到认可。

为了进一步发挥中医药在治疗消渴中的作用，并使其疗效优势得到认可，拟订如下解决措施与思路：

1. 开展消渴病的监测与中医药治疗方案的优化研究，提高中医消渴专科对消渴患者的救治水平，发挥中医药的作用，从整体上提高消渴病的疗效，降低病死率。

2. 开展消渴病二级预防方案的研究。

3. 开展消渴病患者并发症有效康复技术的研究。

六、疗效评价

（一）评价标准

糖尿病疗效判定包括疾病疗效判定标准、主要指标疗效（降糖疗效）评价和疗效判定标准。

1. 疾病疗效判定标准

（1）显效：中医临床症状、体征明显改善，证候积分减少≥70%；空腹血糖及餐后 2 小时血糖下降至正常范围，或空腹血糖及餐后 2 小时血糖下降超过治疗前的 40%，糖化血红蛋白水平下降至6.5%以下，或下降超过治疗前的 30%。

（2）有效：中医临床症状、体征均有好转，证候积分减少≥30%；空腹血糖及餐后 2 小时血糖下降超过治疗前的 20%，但未达到显效标准，糖化血红蛋白水平下降超过治疗前的 10%，但未达到显效标准。

（3）无效：中医临床症状、体征均无明显改善，甚或加重，证候积分减少不足 30%；空腹血糖及餐后 2 小时血糖无下降，或下降未达到有效标准，糖化血红蛋白值无下降，或下降未达到有效标准。

2. 主要检测指标（血糖）疗效判定标准

（1）显效：空腹血糖及餐后 2 小时血糖下降至正常范围，或空腹血糖及餐后 2 小时血糖值下降超过治疗前的 40%，糖化血红蛋白水平下降至正常，或下降超过治疗前的 30%。

（2）有效：空腹血糖及餐后 2 小时血糖下降超过治疗前的 20%，但未达到显效标准，糖化血红蛋白水平下降超过治疗前的 10%，但未达到显效标准。

（3）无效：空腹血糖及餐后 2 小时血糖无下降，或下降未达到有效标准，糖化血红蛋白水平无下降，或下降未达到有效标准。

空腹血糖、餐后 2 小时血糖应分别进行疗效评估。

3. 中医证候疗效判定方法

（1）显效：临床症状、体征明显改善，积分减少≥70%。

（2）有效：临床症状、体征均有好转，积分减少≥30%。

（3）无效：临床症状、体征均无明显改善，甚或加重，积分减少不足 30%。

按照尼莫地平法计算：疗效指数（n）=［（疗前积分—疗后积分）÷疗前积分］×100%。

（二）评价方法

1. 采用证型的半定量量表对单项症状疗效评价方法

（1）消失：治疗前的症状消失，积分为零。

（2）好转：治疗前的症状减轻，积分降低，但不为零。

（3）无效：治疗前的症状未减轻或加重，积分未降低。

2. 代谢控制目标评价方法　按 1999 年亚洲-西太平地区 2 型糖尿病政策组控制目标评价。

第二节　糖尿病肾病的中医诊治

一、概述

消渴病肾病，继发于"消渴病"的肾脏疾病，包括"消渴病"继发的"水肿"、"肾劳"、"关格"等，与古代文献中的"肾消"密切相关，相当于现代医学的糖尿病肾病。早期症状不突出，仅表现为尿蛋白排泄率增加；中期可以表现为尿多泡沫、水肿等，实验室检查肾功能指标尚正常，尿蛋白阳性；晚期肾功能损害不断加重，失代偿期可以表现为乏力、腰腿酸痛、夜尿频多、水肿、食欲减退、面色无华、爪甲色淡等，甚至可以表现为恶心、呕吐、尿便不通，出现多器官、多系统损害，酸碱平衡失调，水电解质乱，终成中医"关格"危候。

二、诊断

（一）疾病诊断

参照《肾脏病学（第三版）》（王海燕主编. 人民卫生出版社，2009 年）。

1. 有确切的糖尿病病史。

2. 尿蛋白排泄率（UAER）　3 个月连续尿检查 UAER20~200μg/min，排除其他引起 UAER 增加的原因者，可诊断为早期糖尿病肾病。

3. 持续性蛋白尿　尿蛋白>0.5g/24 小时，连续两次以上，并能排除其他引起蛋白尿的原因，可诊断为临床期糖尿病肾病。

临床上凡糖尿病患者，尿蛋白排泄率、尿蛋白定量异常增高，或出现水肿、高血压、肾功能损害，或伴糖尿病视网膜病变，都应考虑糖尿病肾病。同时应注意排除泌尿系感染和多种原发性、继发性肾脏疾病及心力衰竭、高血压引起的尿蛋白排泄率和尿蛋白增高的原因。

（二）疾病分期

参考丹麦学者 Mogenson 提出的糖尿病分期方案。

一期：肾小球滤过率增高，肾体积增大，尿无清蛋白，无组织病理学损害。肾血流量及肾小球毛细血管灌注压均增高，初期改变为可逆性。

二期：正常白蛋白尿期。尿蛋白排泄率正常。GBM增厚，系膜基质增加，多高于正常。

三期：早期糖尿病肾病。尿蛋白排泄率持续在 20~200μg/min 或 30~300mg/24h。GBM增厚，系膜基质明显增加，出现肾小球结节型和弥漫型病变及小动脉玻璃样变，肾小球荒废开始出现。

四期：临床糖尿病肾病或显性糖尿病肾病。尿蛋白排泄率持续 200μg/min 或尿蛋白>0.5g/24h，水肿出现。肾小球荒废明显，肾小球滤过率开始下降。

五期：终末期肾衰竭。肾小球滤过率<15ml/min。肾小球广泛荒废，血肌酐、尿素氮增高，严重高血压、低蛋白血症和水肿等。

消渴病肾病临床上可划分为早、中、晚三期。早期：西医早期糖尿病肾病，相当于 Megenson 糖尿病肾病三期；中期，西医临床糖尿病肾病，显性蛋白尿期肾功能在正常范围，相当于 Mogenson 糖尿病肾病四期肾功能正常者；晚期，临床糖尿病肾病存在，肾功能损害者，相当于 Mogenson 糖尿病肾病四期肾功能不全和五期患者。

（三）中医证候诊断

参照 1992 年山东明水中华中医药学会糖尿病分会第三次大会通过的《消渴病中医分期辨证与疗效评定标准——消渴病辨证诊断参考标准》和《糖尿病及其并发症中西医诊治学（第二版）》（吕仁和、赵进喜主编，人民卫生出版社，2009 年）进行。

1. 气虚证　神疲乏力，少气懒言，自汗易感，舌胖有印，脉弱。具备两项可诊断。

2. 血虚证　面色无华，唇甲色淡，经少色淡，舌胖质淡，脉细。具备两项可诊断。

3. 阴虚证　怕热汗出，或有盗汗，咽干口渴，大便干，手足心热或五心烦热，舌瘦红而裂，脉细数。具备两项可诊断。

4. 阳虚证　畏寒肢冷，腰膝怕冷，面足水肿，夜尿频多，舌胖苔白，脉沉细缓。具备两项可诊断。

5. 血瘀证　定位刺痛，夜间加重；肢体麻痛或偏瘫；肌肤甲错；口唇舌紫，或紫暗、瘀斑、舌下络脉色紫怒张。有一项可诊断。

6. 痰湿证　胸闷脘痞，纳呆呕恶，形体肥胖，全身困倦，头胀肢沉，舌苔白腻。具备三项可诊断。

7. 湿浊证　食少纳呆，恶心呕吐；口中粘腻，口有尿味；神识呆钝或烦闷不宁；皮肤瘙痒；舌苔白腻。具备三项可诊断。

消渴病肾病临床常见证候：

早中期：

气阴虚血瘀证（气虚证、阴虚证、血瘀证同见）

阳气虚血瘀证（气虚证、阳虚证、血瘀证同见）

阴阳俱虚血瘀证（气虚证、阴虚证、阳虚证、血瘀证同见）

晚期：

气阴虚血瘀湿浊证（气虚证、阴虚证、血瘀证、湿浊证同见）

阳气虚血瘀湿浊证（气虚证、阳虚证、血瘀证、湿浊证同见）

气血阴阳俱虚血瘀湿浊证（气虚证、血虚证、阴虚证、阳虚证、血瘀证、湿浊证同见）

三、治疗方案

（一）中医辨证论治

1. 早中期消渴病肾病　要求在饮食治疗、降糖、降压治疗的基础上，采用中医药辨证论治措施。

可以根据本虚证表现分为三型辨证论治，同时可以根据具体标实兼证，随证加减。

（1）气阴虚血瘀证（表现为气虚证、阴虚证、血瘀证同见）：神疲乏力，腰膝酸软，四肢困倦，气短声低，平素易感，口燥咽干，五心烦热，心烦失眠，或午后低热，尿频色黄，或有水肿，或视物模糊，或有胸痛，或有肢体麻木疼痛，或有半身不遂，肌肤甲错，自汗、盗汗，尿频量多，口渴欲饮，大便偏干，舌质暗红，或舌暗红体瘦，舌苔薄黄或少苔，脉沉细或数。

治法：益气养阴，补肾化瘀。

方药：参芪地黄汤、清心莲子饮、生脉散加减，生黄芪 15～30g、沙参 12～15g、麦冬 12～15g、生地 12～30g、山茱萸 12～15g、地骨皮 15～30g、桑白皮 15～30g、鬼箭羽 12～15g、丹参 15～30g、葛根 15～25g、土茯苓 15～30g。每日 1 剂，水煎服；或作颗粒剂，分 2 次温水冲服。

中成药：可用六味地黄丸（水蜜丸、颗粒剂）、生脉胶囊等。

（2）阳气虚血瘀证（气虚证、阳虚证、血瘀证同见）：神疲乏力，心悸气短，自汗易感，夜尿频多色清，或有水肿，腰膝冷痛，畏寒肢冷，阳痿早泄，或视物模糊，或有胸痛，或有肢体麻木疼痛，或有半身不遂，肌肤甲错，手足背冷凉，大便溏稀，舌体胖大，舌质暗淡，有齿痕，舌苔白或灰腻水滑，脉沉细无力。

治法：益气温阳、补肾化瘀。

方药：参苓白术散、胃苓汤、水陆二仙丹加减，炙黄芪 15～30g、太子参 12～15g、苍术 12～15g、白术 12～15g、山药 12～15g、莲子 12～15g、芡实 12～15g、金樱子 9～12g、砂仁 6～9g（后下）、肉桂 3～9g、姜黄 12～15g、川芎 12～15g、炒薏苡仁 15～30g、茯苓 12～15g。每日 1 剂，水煎服；或作颗粒剂，分 2 次温水冲服。

中成药：可用参苓白术丸（水丸）、阿魏酸哌嗪片等。

（3）阴阳俱虚血瘀证（气虚、阴虚、阳虚证、血瘀证同见）：神疲乏力，气短懒言，口干咽燥，腰膝冷痛，夜尿频多，或有水肿，怕冷怕热，阳痿早泄，妇女月经不调，或手足心热而手足背冷凉，或视物模糊，或有胸痛，或有肢体麻木疼痛，或有半身不遂，肌肤甲错，大便时干时稀，舌体胖大，舌质暗淡，或暗红，有齿痕，舌苔白或黄腻，或灰腻，脉沉细无力。

治法：补肾培元，滋阴助阳，益气固本。

方药：玉屏风散、肾气丸、五子衍宗丸加减，生黄芪或炙黄芪 15～30g、太子参 12～15g、山茱萸 12～15g、山药 12～15g、枸杞子 12～15g、菟丝子 12～15g、肉桂 3～9g、姜黄 12～15g、当归 9～12g、川芎 12～15g、生薏苡仁或炒薏苡仁 15～30g、土茯苓 12～15g。每日 1 剂，水煎服；或作颗粒剂，分 2 次温水冲服。

中成药：可用玉屏风颗粒、金匮肾气丸、五子衍宗丸、阿魏酸哌嗪片等。

2. 晚期消渴病肾病辨证

（1）气阴虚血瘀湿浊证：气虚、血虚、阴虚、血瘀、湿浊证同见。

治法：滋肾护元，益气养血，祛瘀化湿，泄浊解毒。

方药：当归补血汤、生脉散、左归丸、黄连温胆汤、升降散加减，生黄芪、当归、沙参、麦冬、生地、鬼箭羽、丹参、葛根、土茯苓、黄连、陈皮、竹茹、姜半夏、枳壳、生大黄。

中成药：金水宝胶囊、百令胶囊、新清宁片、尿毒清颗粒等。

（2）阳气虚血瘀湿浊证：气虚、血虚、阳虚、血瘀、湿浊证同见。

治法：温肾护元，益气养血，祛瘀化湿，泄浊解毒。

方药：当归补血汤、香砂六君子汤、大黄附子汤加减，炙黄芪、当归、太子参、苍术、白术、山药、莲子、芡实、金樱子、木香、砂仁、陈皮、姜半夏、姜黄、川芎、炒薏苡仁、茯苓、土茯苓、熟大黄。

中成药：金水宝胶囊、百令胶囊、新清宁片、尿毒清颗粒等。

（3）气血阴阳俱虚血瘀湿浊证：气虚、血虚、阴虚、阳虚、血瘀、湿浊证同见。

治法：补肾培元，益气养血，祛瘀化湿，泄浊解毒。

方药：当归补血汤、右归丸、温胆汤、温脾汤加味，炙黄芪、太子参、山茱萸、陈皮、姜半夏、枳壳、茯苓、当归、川芎、姜黄、生薏苡仁、土茯苓、熟大黄。

中成药：金水宝胶囊、百令胶囊、新清宁片、尿毒清颗粒等。

3. 根据标实兼证加减用药

（1）兼气滞证：情志抑郁，胸胁脘腹胀满，嗳气，善太息，腹满痛得矢气则舒，舌暗苔薄白，脉弦。

治法：理气解郁。

方药：配合四逆散、四磨汤、香苏散等，可酌用香附 9~12g、枳壳 9~12g、陈皮 9~12g、荔枝核 12~15g。

（2）兼痰阻证：形体肥胖，胸脘满闷，或呕吐痰涎，或咳嗽有痰，肢体困重，舌苔白腻，脉滑。

治法：化痰除湿。

方药：配合二陈汤、温胆汤等，可酌用陈皮 9~12g、制半夏 9~12g、荷叶 9~12g。

（3）兼热结证：口渴多饮、多食、大便干结、小便频多、喜凉、舌红苔黄干，脉滑数而实。

治法：清泄结热。

方药：配合大黄黄连泻心汤、调胃承气汤等，可酌用大黄 6~12g、黄连 9~12g、黄芩 6~9g、知母 12~15g、桑白皮 15~30g、夏枯草 9~15g。

（4）兼郁热证：口苦、咽干、头晕目眩、心烦眠差、恶心欲呕，食欲不振，胸胁苦满、嗳气，舌略红，舌苔略黄，脉弦或数。

治法：清解郁热。

方药：配合丹栀逍遥散、小柴胡汤等，可酌用柴胡 9~12g、黄芩 6~9g、赤芍药 15~30g、白芍药 15~30g、丹皮 9~12g、山栀 6~9g、夏枯草 12~15g。

（5）兼湿热证：头晕沉重，脘腹痞闷，四肢沉重，口中黏腻，大便不爽，小便黄赤，舌偏红，舌苔黄腻，脉滑数或濡数滑、弦滑。

治法：清化湿热。

方药：配合四妙丸、葛根芩连汤、平胃散等，可酌用苍术 12~15g、薏苡仁 15~30g、制半夏 9~12g、地肤子 15~30g、石韦 15~30g、萆薢 12~15g。

（6）兼水湿证：面目及肢体水肿，或小便量少，四肢沉重，舌体胖大有齿痕，苔水滑，脉弦滑，或沉。

治法：利水渗湿。

方药：配合五苓散、五皮饮等，可酌用猪苓 12~15g、茯苓 12~15g、陈皮 9~12g、大腹皮 12~15g、桑白皮 15~30g、冬瓜皮 15~30g、石韦 15~30g、土茯苓 15~30g。

（7）兼饮停证：背部恶寒，咳逆倚息不得卧，或胸膺部饱满，咳嗽引痛，或心下痞坚，腹胀叩之有水声，舌苔水滑，脉沉弦或滑。

治法：通阳化饮。

方药：配合苓桂术甘汤、导水茯苓汤、葶苈子大枣泻肺汤等，可酌用猪苓 12~15g、茯苓 12~15g、桂枝 6~9g、白术 12~15g、车前子（包煎）12~15g、炒葶苈子 12~15g、桑白皮 15~30g。

3. 辨证选择静脉滴注中药注射液　酌情选用补气和活血化瘀作用的中药注射液静脉滴注，如黄芪注射液、川芎嗪注射液等。

（二）中医外治法

根据病情可选择有明确疗效的治疗方法，如传统针灸、推拿技术，应用经络导平治疗仪、腿浴治疗器，或采用中药穴位注射、红光照射法、中药离子导入法、中药药浴疗法等。

药浴疗法，通过医用智能汽疗仪等。药浴方，可用升散透达之剂，如荆芥、防风、麻黄、桂枝、地肤子等，有利于排泄浊毒。中药离子导入技术，方药可选用桂枝、小茴香、乌药、陈皮、枳壳、桃仁、红花等透达温通、理气导滞、活血化瘀之剂，适用于腰痛、腹胀症状突出的患者。

（三）内科基础治疗

主要参考《肾脏病学（第三版）》（王海燕主编. 人民卫生出版社，2009 年），主要包括并发症的预防和治疗、血压、血糖的调整、合并感染、发热、心衰的处理原则与方法等。

（四）护理

1. 饮食护理　优质低蛋白饮食，低盐、低脂、低磷饮食。
2. 生活护理　适当休息，劳逸结合。
3. 情志护理　保持心情舒畅，避免烦躁、焦虑等不良情绪。

四、中医诊治难点分析

消渴病肾病的难点，一是如何有效延缓其病程进展，早期糖尿病肾病进展到临床糖尿病肾病，临床糖尿病肾病肾功能不全不断加重，引起终末期肾衰竭；二是临床糖尿病肾病大量蛋白尿、低蛋白血症、难治性水肿的患者，如何有效治疗。

针对以上难点问题，我们提出了以下解决思路。

1. 基于"治未病"和"防治结合，寓防于治，分期辨证，综合治疗"的思路，以提高糖尿病肾病临床疗效、降低糖尿病肾病终末期肾衰竭发生率、改善糖尿病肾病患者生存质量为目标，提高糖尿病肾病各期的中药治疗率，推广应用中医化瘀散结，全程干预糖尿病肾病综合治疗方案，以降低早期糖尿病肾病发展到临床糖尿病肾病，临床糖尿病肾病进展到终末期肾衰的危险性。

2. 针对临床糖尿病肾病大量蛋白尿患者，加强古今文献和名医经验发掘，开展糖尿病肾病病机和治法理论，如"微型癥瘕形成"和化瘀散结治法、"毒损肾络"和搜风解毒治法理论等，并发挥中医药辨证论治内服中药与中药药浴、中药离子导入、中药注射液静脉点滴等多种疗法相结合的综合治疗优势，提高中医药控制糖尿病肾病尿蛋白的疗效，提高患者生存质量。

五、疗效评价

（一）评价疗效

1. 疾病判定标准　参照《糖尿病及其并发症中西医诊治学（第二版）》（吕仁和、赵进喜主编，人民卫生出版社，2009 年）。

显效：临床主要症状及体征减轻≥50%，尿微量白蛋白排泄率或尿蛋白定量减少 50%，或正常。

有效：临床主要症状及体征减轻 30%～50%，尿微量白蛋白排泄率或尿蛋白定量减少30%～50%。

无效：未达到上述有效标准者。

2. 症状疗效判定标准

显效：症状明显好转或消失，临床主要症状积分减轻≥50%。

有效：临床主要症状积分减轻 30%~50%。

无效：临床主要症候积分减轻<30%，症状无改善或加重。

（二）评价方法

用中医症候学评价与实验室理化指标相结合的方法。必要时引入终点事件评价和质量评估。

第 2 部分

慢性病的社区管理

第一章　慢性病预防与控制概述

慢性非传染性疾病（慢性病）是一类与不良行为和生活方式密切相关的疾病，如心脑血管疾病、肿瘤、糖尿病、肥胖、慢性阻塞性肺疾病等。慢性病具有病程长、病因复杂、迁延性、无自愈和极少治愈、健康损害和社会危害严重等特点。慢性病是全球一个重要公共卫生问题，是全球致死和致残的首位原因，导致了全球疾病负担加重。2011 年报告表明，北京市居民死因位于前三位的是恶性肿瘤、心血管系统疾病和脑血管疾病。慢性病患病率呈上升趋势，2008 年调查结果显示北京市高血压患病率已达 30.3%，且发病年龄提前。人群中与慢性病相关的主要行为危险因素暴露水平升高，成年男性吸烟率保持在较高水平，初次吸烟年龄有低龄化趋势，人们对被动吸烟有害健康还没有足够的认识，膳食结构不合理，谷物类食品摄入减少，动物类食品摄入增加，成年在职人员参加体育锻炼少，生活中半数以上的人静坐时间在 5 小时以上，人群中超重、肥胖检出率逐年上升等都是慢性病的危险因素。因此，在日常生活中，只要改变不良行为，选择健康的生活方式，戒烟、限酒、合理膳食、进行适当的体力活动，保持心理健康，就能防止或减少多种慢性病的发生。

一、慢性病的危害因素

健康的发展受到众多因素的影响，其中慢性病的危险因素可归为三类：不可变的（年龄、性别、遗传基因）、行为危险因素（吸烟、膳食、饮酒、缺乏运动）和社会危险因素（包括互相影响的社会经济、文化和其他环境变量的非常复杂的混合因素）。但造成慢性病的主要共同危害因素是膳食因素、缺乏体力活动以及过量饮酒和抽烟等不良的生活方式。

1. 膳食因素　不合理膳食作为慢性病的危险因素起着关键的作用。20 世纪后半叶以来，在世界范围内膳食结构发生了重要的改变，传统的、主要以植物为基础的膳食很快被有相当多动物性食物的高脂肪、高热能膳食所取代。在我国城市，与传统的膳食模式相比，尤其是人们摄入富含高能量的动物性脂肪和蛋白质增多，而谷类食物明显减少，富含膳食纤维和微量营养素的新鲜蔬菜和水果的摄入量也偏低。作为膳食的重要部分——蔬菜水果的低摄入是每年几乎 300 万人死于慢性病的原因。

目前我国居民平均每标准人日食盐的摄入量为 12g，城市 10.9g，农村 12.4g，大大超过 WHO 建议的每天不超过 6g 的标准。加上蔬菜水果摄入量不足，钾的摄入量平均每天仅 2000mg 左右。又由于中国传统膳食中奶类的摄入量少，致使钙摄入量普遍较低。调查表明，过多食用脂肪、糖和含盐食品与高血压和高胆固醇有关，高脂肪、高热能膳食与吸烟和过度饮酒相结合成为更具致死性的原因。

2. 缺乏体力活动　越来越引起人们重视的另一个健康的危害因素是缺乏运动。据 WHO 统计资料，现代工业社会里，普遍存在着运动不足的问题，增加了发生高血压、糖尿病、肥胖症及体能欠佳等文明病的危险性。

体力活动缺乏和许多慢性疾病的发生及其引起的死亡密切相关，缺乏体力活动至少会引起 26 种非健康状态或疾病的发生，包括心绞痛、心肌梗死、心律失常、心力衰竭、2 型糖尿病、关节疼痛、乳腺癌、结肠癌、抑郁症、消化不良、胆结石、高血压、高血脂、认知能力下降、高密度脂蛋白胆固醇降低、停经综合征、过度肥胖、骨质疏松、胰腺癌、外周血管疾病、体力不支、早逝、前列腺癌、呼吸不畅、睡眠性呼吸暂停和脑卒中等。2002 年 WHO 报告：缺乏运动和体力劳动引起约 15%的癌症、糖尿病和心脏病。静坐生活方式和缺乏体力活动者的高血压、超重、血脂异常、空腹血糖受损等患病率分别是重体力活动者的 2~4 倍。

3. 吸烟　吸烟是心脑血管疾病、癌症、慢性阻塞性肺疾病等多种疾患的行为危险因素，严重危害着人民健康。吸烟不仅危害吸烟者本人健康，还会因为非吸烟者被动吸入大量环境烟草烟雾而危害其健康。约 80%以上的肺癌与吸烟（包括被动吸烟）有关，有效的控烟干预可明显遏制肺癌发病率和死亡率的上升，并使之下降。研究还显示，吸烟者即使中年戒烟，也会减少患肺癌的危险。对吸烟者来说，任何时候戒烟都不晚，当然越早越好。

二、慢性病对健康的危害

1. 循环系统疾病和肿瘤　目前我国肿瘤流行谱发生变化：与生活方式密切相关的肺癌、乳腺癌、结肠癌上升；与动脉粥样硬化等有关的缺血性脑卒中事件发生率呈上升趋势。

慢性病是城乡居民的主要死因，在全球范围内慢性病约占总死亡数的 80%，而且这种趋势还在增加。慢性病总死亡中约 50%为心脑血管病。慢性病已成为主要的疾病负担。在我国城市地区依次为恶性肿瘤，心脏病，脑血管病；农村地区依次为脑血管病，恶性肿瘤，心脏病。按照这些死亡率和城乡人口估计的每年死亡人数：恶性肿瘤 150 万，脑血管病 145 万，心脏病 108 万。预测到 2020年，慢性病的死亡将占总死亡数的 75%，其中 71%的缺血性心脏病，75%的脑卒中。

2. 超重和肥胖　超重与肥胖是重要的健康危险因素，导致不利的代谢变化，包括血压升高，低密度脂蛋白胆固醇水平和胰岛素抵抗增加。它们增加冠心病、脑卒中、糖尿病和许多类型癌症的危险。超重和肥胖症在一些发达国家和地区人群中的患病情况已呈流行趋势，我国目前体重超重者已达 22.4%，肥胖为 3.01%。超重和肥胖可能是许多慢性病的重要危险因素。早在 1948 年 WHO 已将肥胖列入疾病名单，并认为是 2 型糖尿病、心血管病、高血压、卒中（中风）和多种癌症的危险因素。当肥胖人群迅速增加时，肥胖常在慢性病患者中共存。近 30 年间，在肥胖增加的同时，糖尿病增加了 30 倍以上。

国际上通常用 WHO 制定的体质指数（BMI）界限值［BMI = 体重（kg）÷身高（m）的平方］，即 BMI 在 24.0~27.9 为超重，≥28 为肥胖。

三、慢性病的综合防治与干预措施

（一）大力倡导平衡膳食

生活方式中膳食的改变是重要的，这些改变能有利于消费者的健康，而且最终能迅速发生可见的效果。

我国制订的《中国膳食指南》共 8 条：①食物多样，谷类为主；②多吃蔬菜、水果和薯类；③每天吃奶类、豆类或其制品；④经常吃适量鱼禽蛋瘦肉，少吃肥肉和荤油；⑤食量与体力活动要平衡，保持适宜体重；⑥吃清淡少盐的膳食；⑦如饮酒应限量；⑧吃清洁卫生、不变质的食物。

1. 多吃蔬菜水果和全谷类食物　在选择食物时，摄入多种蔬菜、水果和全谷类食物以补充钾和膳食纤维的摄入量，特别是天然谷物中的燕麦和大麦含有水溶性膳食纤维。燕麦水溶性膳食纤维 β-葡聚糖具有调节血糖、血脂，软化血管，预防高血压，增强机体免疫力，预防心脑血管病，控制体重等作用；玉米、小麦膳食纤维以及豆渣和薯类可以预防和改善便秘。

摄入含有蔬菜、水果丰富的饮食可以预防冠心病，因为蔬菜、水果是抗氧化剂的源泉，如维含有生素 E、类胡萝卜素和维生素 C 等。还含有非营养性抗氧化剂，典型的是黄酮醇，它存在于茶叶、苹果和洋葱中。研究证明，多吃蔬菜水果的人，血压水平普遍比少吃蔬菜、水果的人低，对冠心病患者保护作用的健康饮食应该是大量摄入水果蔬菜，并适量选用含 η-3 多不饱和脂肪酸（PUFAs）的饮食。

食用健康饮食的冠心病患者，心源性死亡可减少 42%，总死亡可减少 45%。

2. 适量增加不饱和脂肪酸的摄入量　限制摄入含有高脂肪、高胆固醇、高糖、高盐和酒精的食物，通过合理营养，平衡膳食达到所需能量的推荐摄入量。脂肪摄入量占总热量的比例应控制在 20%~30%，使其中大多数的脂肪来自多不饱和脂肪酸和单不饱和脂肪酸，如鱼、坚果、植物油。选择瘦肉类、家禽、豆类、低脂肪或不含脂肪的牛奶或奶制品。限制总能量和脂肪摄入量是控制体重的基本措施。研究表明：全麦面包、水果、蔬菜和大豆油含有多不饱和脂肪酸，其中的 α-亚麻酸对冠心病具有预防作用，食用 α-亚麻酸的急性心肌梗死患者，经 27 个月观察，总死亡率减少 70%，心源性死亡率减少 76%。另外，鱼油也含有不饱和脂肪酸。研究显示，人们每周食用鱼油 2~3 次，总死亡率降低 29%，心源性死亡率降低 33%，表明，合理膳食结构是预防和控制慢性病发生和发展的有效措施。

（二）选择适合自己身体的体力活动，控制体重

在合理营养、平衡膳食的同时，还必须注意有规律地参加体力活动，控制体重，减少静坐时间来增进身体健康、心理健康和健康的体重。对于成年人，为降低慢性非传染性疾病发病率，除了日常生活活动外，每周的大多数天里，至少参加 30 分钟的体力活动，促进健康的身体活动应该适度，主要指运动的形式、强度、时间、频率和注意事项。

运动基本内容包括：

1. 以各种有氧运动和耐力运动为常见的运动形式，同时鼓励各种形式的体力活动。

2. 运动强度推荐为中等强度运动，中等强度指每分钟消耗 4~7kcal（1kcal=4.184kJ）的运动。

3. 运动时间每天 30 分钟以上或每周 180 分钟。如果运动强度大时，运动时间可相应缩短；如果运动强度小时，则运动时间应相应延长。

4. 运动频率为每周 3~5 次为宜。

有氧运动可以改善心脏功能，防止心脏病发生，经常锻炼者活动时心排出量迅速增加，安静时心率下降，使心脏有较多休息机会，经常锻炼有助于消除血中三酰甘油、胆固醇、低密度脂蛋白和各种代谢毒素，脂质不容易在血管壁沉积。每天 30 分钟的中等强度的运动，可使患 2 型糖尿病的危险降低 58%，体重降低 5%~7%。有氧运动对减轻体重很有价值，由于有氧代谢采取了"长、远、慢"的原则，即时间长、速度慢、距离远，直接动用了体内的脂肪储备。

第二章　高血压的预防与控制

高血压是最常见的慢性病，也是心脑血管病最主要的危险因素，脑卒中、心肌梗死、心力衰竭及慢性肾脏病等主要并发症，不仅致残、致死率高，而且严重消耗医疗和社会资源，给家庭和国家造成沉重负担。国内外实践证明，高血压可以预防和控制的疾病，降低高血压患者的血压水平，可明显减少脑卒中及心脏病事件，显著改善患者的生存质量，有效降低疾病负担。目前我国高血压患病率为29.6%，知晓率、治疗率和控制率分别为42.6%、34.1%与9.3%，接受降压治疗的患者中血压达标率为27.4%。

第一节　高血压预防与控制的基本知识

高血压是指未服抗高血压药物的情况下，经测量达到收缩压≥140mmHg和（或）舒张压≥90mmHg为高血压。高血压是"由多种病因相互作用所致、复杂的、进行性的心血管综合征"。原发性高血压的病因至今尚不完全清楚，一般认为同遗传、长期精神紧张、肥胖、食盐摄入过量、吸烟等因素有密切关系。

一、高血压的主要临床表现

高血压的临床表现因人不同。高血压患者常有的症状是头痛、头晕、头重、失眠等。还有些人常有手指麻木和僵硬感，也有的人在手臂上有像蚂蚁爬行一样的感觉或小腿对寒冷特别敏感等。长期血压升高损害全身各器官，可出现相应临床表现。

二、高血压的主要危害

血压水平升高的主要危害：增加冠心病、脑卒中、心力衰竭发病和死亡，增加肾脏疾病、大动脉及周围动脉病变发生危险。血压从115/75mmHg升到185/115mmHg，收缩压每升高20mmHg或舒张压每升高10mmHg，心、脑血管并发症发生的风险翻番。我国人群监测数据显示，心脑血管死亡占总死亡人数的40%以上，其中高血压是首位危险因素，每年300万心血管死亡中至少一半与高血压有关，是我国居民的头号杀手。对高血压患者而言，治疗的主要目标是最大程度地降低心血管事件的危险性。

三、我国人群高血压发病的重要危险因素

多种生活方式因素与高血压患病相关，包括体育运动不足、习惯性饮酒、非甾体类抗炎药的使用者、较高体质指数和腹型肥胖。

1. 高钠、低钾膳食　氯化钠（钠盐）摄入量与血压水平和高血压患病率呈正相关，而钾盐摄入量与血压水平呈负相关。膳食钠/钾比值与血压相关性甚至更强。我国研究表明，膳食钠盐摄入量平均每天增加2g，收缩压和舒张压分别增高2.0mmHg和1.2mmHg。据2002年中国居民营养与健康调查显示，平均每人每天摄入食盐12.0g，北方、西北一些高摄入量地区可达到15～20g。人均每天食盐的摄入量，WHO建议<5g，《中国居民膳食指南》（2007）建议为6g。目前摄入量是推荐摄入量的

2 倍。

2. 超重和肥胖　体质指数（BMI）与血压水平呈正相关。BMI 每增加 $3kg/m^2$，4 年内发生高血压的风险，男性增加 50%，女性增加 57%。我国 BMI$\geqslant24kg/m^2$ 者发生高血压的风险是体重正常者的 3~4 倍。身体脂肪含量与血压水平呈正相关，身体脂肪的分布与高血压发生也有关，腹部脂肪聚集越多，血压水平就越高。腰围：男性$\geqslant90cm$ 或女性$\geqslant85cm$，发生高血压的风险是腰围正常者的 4 倍以上。

3. 饮酒　高血压患病率随饮酒量增加而升高。如果每天平均饮酒>3 个标准杯（1 个标准杯相当于 12g 乙醇，约合 360g 啤酒，或 100g 葡萄酒，或 30g 白酒），收缩压与舒张压分别平均升高 3.5mmHg 与 2.1mmHg，且血压上升幅度随着饮酒量增加而增大。饮酒还会降低降压的疗效，而过量饮酒可诱发急性脑出血或心肌梗死发作。

4. 精神紧张　长期精神过度紧张也是高血压发病的危险因素，长期从事高度精神紧张工作的人群高血压患病率增加。

5. 其他危险因素　高血压发病的其他危险因素包括缺乏体力活动等。除了高血压外，心血管病危险因素还包括吸烟、血脂异常、糖尿病、肥胖等。

四、血压测量

血压值（BP）通过 3 次血压计测量获取，每次测量相隔 5 分钟。在临床和人群防治工作中，主要采用诊室血压、动态血压以及家庭血压三种方法。

1. 血压测量的方式　诊室血压测量（OBPM）、动态血压测量（ABPM）和家庭血压测量（HBPM）是目前主要的血压测量方式。

（1）诊室血压测量最常用的血压测量方式，也是目前高血压诊断、评估疗效的传统的基本标准方法。诊室血压也有局限性，诊室血压为偶测血压，无法一天内多次测量；测量质量受测压人血压测量的误差影响。

（2）动态血压测量可测量 24 小时血压，了解血压节律，既可更准确地测量血压，也可评估血压短时变异和昼夜节律。

（3）家庭的血压测量是患者在家庭测量的血压，可反映患者清醒状态下白天血压，也可鉴别白大衣高血压和隐蔽性高血压等，还可用于评估数日、数周，甚至数月、数年血压的长期变异或降压治疗效应，而且有助于增强患者参与意识，改善患者治疗依从性。这是经济的易于操作的血压测量方式，建议积极推广，所有高血压患者积极进行家庭血压测量。

2. 血压测量的要点

（1）诊室血压：患者至少安静休息 5 分钟以上；环境舒适安静；一般取坐位；裸上臂，袖带绑缚于上臂；触及肱动脉搏动，听诊器置肱动脉位置；充气至动脉搏动消失，再升高 20~30mmHg，然后缓慢放气；听到柯氏音第一音为收缩压，消失音为舒张压。休息 1 分钟。重复测量。测量 2~3 次。注意点：袖带与心脏水平一致；如实记录血压值，尾数以 0，2，4，6，8mmHg 表示；测压时安静，不讲话。

（2）动态血压：由医务人员或技术人员按规程给患者佩戴动态血压计；指导患者动态血压测量方法及注意事项；设置定时测量，白天每 15~30 分钟一次，夜间睡眠时 30~60 分钟一次。充气时尽量保持安静，尤其佩戴袖带的上肢。动态血压测量可获得多个血压参数；了解晨峰血压、短时血压变异，昼夜节律；评估降压疗效等。

（3）家庭血压：患者在家里测量血压，反映清醒日常生活状态下血压水平。有储存功能或可打印的电子血压计在家庭测量的血压是真实、可靠的。推荐仪器：国际标准认证的上臂式电子血压计；

一般不推荐指式或手腕式电子血压计，肥胖或寒冷地区可用手腕式电子血压计。家庭血压测量方法：初诊，血压未达标，血压不稳定的高血压患者：推荐连续自测血压 7 天，仅计算后 6 天血压平均值，最少连续测量 3 天，计算后 2 天血压平均值。早 6：00~9：00，晚 18：00~21：00；每次测量 2~3 遍，取平均值，如两次相差>5mmHg，再测一次。

血压达标且稳定的高血压患者，每周测 1~2 天，每 3 个月重复；初诊时血压测量 7 天，调整药物时或难治性高血压，可连续测血压 2 周；对易患高血压的高危人群，建议每 3~6 个月测一次血压。

五、高血压的诊疗

一般情况下，居民到诊室测量血压，如发现血压轻中度升高，可预约患者隔 1~2 周复查一次，如三次血压均≥140/90mmHg，可诊断为高血压。如诊室血压升高，伴靶器官损害等高危情况，立即开始治疗；如未伴靶器官损害或多个危险因素，则建议进行家庭血压测量，家庭血压≥135/85mmHg，则开始治疗。如<125/70mmHg 则继续随访，如 125/76~134/89mmHg 则行 24 小时动态血压测量，24ABPM≥130/80mmHg，则开始治疗。

第二节 高血压的社区管理

一、高血压社区（基层）管理流程（图 2-1）

高血压基层管理流程图

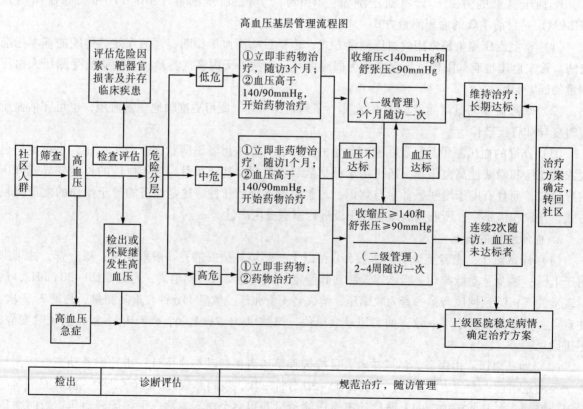

图 2-1 高血压控制达标为导向的管理流程图

二、血压水平的定义和分类（表 2-1）

表 2-1　血压分类分级

分类	收缩压（mmHg）		舒张压（mmHg）
理想血压	<120	和	<80
正常血压	120~129	和（或）	80~84
正常高值	130~139	和（或）	85~89
1 级高血压	140~159	和（或）	90~99
2 级高血压	160~179	和（或）	100~109
3 级高血压	≥180	和（或）	≥110
单纯收缩期高血压（ISH）	≥140	和	<90

注：当收缩压与舒张压属不同级别时，应该取较高的级别分类

三、高血压患者临床评估

1. 实验室检查

（1）基本项目：包括血常规（全血细胞计数、血红蛋白和血细胞比容）、尿常规（尿蛋白、糖和尿沉渣镜检）、胆固醇、血糖、尿素氮血钾、钠、肌酐、低密度脂蛋白胆固醇、高密度脂蛋白胆固醇、三酰甘油、尿酸、肝功能等。

（2）推荐项目：24 小时动态血压监测（ABPM）、超声心动图、颈动脉超声、餐后血糖（当空腹血糖≥6.1mmol/L 时测定）、同型半胱氨酸、尿清蛋白定量（糖尿病患者必查项目）、尿蛋白定量（用于尿常规检查蛋白阳性者）、眼底、胸片、脉搏波传导速度（PWV）、踝臂血压指数（ABI）。

2. 高血压患者心血管风险水平分层（表 2-2）　所有患者不仅应根据高血压的分级，而且还应根据总的心血管危险进行分层；治疗方案的选择依据初始危险水平；建议将总的危险分层为危险低度、中度、高度和极度增加；总的危险通常以 10 年心血管事件的绝对危险表示，而年轻患者以相对危险（与人群的平均危险相比增加的程度）指导治疗可能更好；如果患者血压一直很高，而且没有心血管疾病的病史，这时就需要和患者商量，需要系统地检查潜在的心血管危险性。这些检查可能会发现糖尿病、高血压对心脏和肾脏造成伤害的证据，还有可能检查出高血压的继发因素，如肾脏疾病。对症状和体征提示存在继发因素的高血压患者，认为有进一步特异检查的需要；如果是急进型（恶性）高血压和嗜铬细胞瘤，就需要立即安排转诊。

表 2-2　高血压患者心血管风险水平分层

其他危险因素和病史	血压（mmHg）		
	1 级	2 级	3 级
	SBP 140~159 或 DBP 90~99	SBP 160~179 或 DBP 100~109	SBP≥180 或 DBP≥110
I　无其他危险因素	低危	中危	高危
II　1~2 个危险因素	中危	中危	很高危

续　表

其他危险因素和病史	血压（mmHg）		
	1 级	2 级	3 级
	SBP 140～159 或 DBP 90～99	SBP 160～179 或 DBP 100～109	SBP≥180 或 DBP≥110
Ⅲ　≥3 个危险因素或靶器官损害	高危	高危	很高危
Ⅳ　并存临床情况（含糖尿病）	很高危	很高危	很高危

注：心血管危险因素

·高血压（1～3 级）

·男性>55 岁；女性>65 岁

·吸烟

·糖耐量受损（2 小时血糖 7.8～11.0mmol/L）和/或空腹血糖异常（6.1～6.9mmol/L）

·血脂异常：TC≥5.7mmol/L（220mg/dl）或 LDL-C>3.3mmol/L（130mg/dl）或 HDL-C<1.0mmol/L（40mg/dl）

·早发心血管病家族史（一级亲属发病年龄<50 岁）

·腹型肥胖（腰围：男性≥90cm，女性≥85cm）或肥胖（BMI≥28kg/m²）

·高同型半胱氨酸>10μmol/L

靶器官损害（TOD）

·左心室肥厚：心电图电轴左偏 $R_I+S_{Ⅲ}≥2.5mV$；$R_{aVL}≥1.2mV$；$R_{aVF}≥2.0mV$；$R_{V5}+S_{V1}≥3.5～4.0mV$；$R_{V5}≥2.5mV$；超声心动图 LVMI：男 125g/m²，女 120g/m²

·颈动脉超声 IMT>0.9mm 或动脉粥样斑块

·颈-股动脉脉搏波速度>12m/s

·踝臂血压指数<0.9

·估算的肾小球滤过率降低 [eGFR<60ml/(min·1.73m²)]

或血清肌酐轻度升高：男性 115～133mmol/L（1.3～1.5mg/dl），女性 107～124mmol/L（1.2～1.4mg/dl）

·微量清蛋白尿 30～300mg/24h 或白蛋白/肌酐比≥30mg/g（3.5mg/mmol）

并存的临床情况（ACC）

·脑血管病：脑出血、缺血性脑卒中、短暂性脑缺血发作

·心脏疾病：心肌梗死史、心绞痛、冠状动脉血运重建史、充血性心力衰竭

·肾脏疾病：糖尿病肾病、肾功能受损、血肌酐：男性>133mol/L（1.5mg/dl）；女性>124mol/L（1.4mg/dl）、蛋白尿（>300mg/24h）

·外周血管疾病

·视网膜病变：出血或渗出，视盘水肿

·糖尿病：空腹血糖：≥7.0mmol/L（126mg/dl）、餐后血糖：≥11.1mmol/L（200mg/dl）、糖化血红蛋白：（HbA1c）>6.5%

四、高血压的治疗

（一）基本原则

1. 高血压是一种以动脉血压持续升高为特征的进行性"心血管综合征"，常伴有其他危险因素、靶器官损害或临床疾患，需要进行综合干预。

2. 抗高血压治疗包括非药物和药物两种方法，大多数患者需长期，甚至终身坚持治疗。

3. 定期测量血压；规范治疗，改善治疗依从性，尽可能实现降压达标；坚持长期平稳有效地控制血压。

（二）生活方式干预

在最开始，就应该给予患者生活方式的建议，并在对高血压进行评估和治疗时周期性的给予生

活方式的建议（图2-2）。

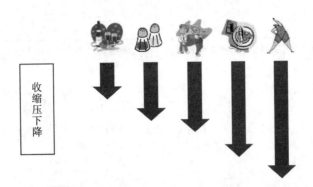

图 2-2　控制高血压：生活方式干预是前提

限制饮酒使收缩压下降 2～4mmHg；限盐使收缩压下降 2～
8mmHg；规律运动使收缩压下降 4～9mmHg；合理膳食使收缩压下降
8～14mmHg；减轻体重（10kg）使收缩压下降5～20mmHg

（三）药物治疗

药物治疗可以降低患心血管疾病的危险和死亡。

1. 降压药物应用的基本原则

（1）小剂量：初始较小有效治疗剂量，逐步增加剂量。药物的安全性和患者的耐受性很重要。

（2）尽量应用长效制剂：建议一天一次给有持续 24 小时降压作用的长效药物，以有效控制夜间血压与晨峰血压，更有效预防心脑血管并发症发生。

（3）联合用药：2 级以上高血压为达到目标血压常需联合治疗。对血压≥160/100mmHg 或中危及以上患者，起始即可采用小剂量两种药联合治疗，或用小剂量固定复方制剂。

（4）个体化：根据患者具体情况和耐受性及个人意愿或长期承受能力，选择适合患者的降压药物。

2. 常用降压药种类的临床选择（表2-3）

表 2-3　常用降压药种类的临床选择指导

分类	适应证	禁忌证	
		绝　对	相　对
CCB（二氢吡啶类）	老年高血压、周围血管病、单纯收缩期高血压、稳定性心绞痛、颈动脉粥样硬化、冠状动脉粥样硬化	无	快速快心律失常、心力衰竭
CCB（非二氢吡啶类）	心绞痛、颈动脉粥样硬化、室上性心动过速	二～三度房室传导阻滞	心力衰竭
ACEI（血管紧张素转化酶抑制剂）	心力衰竭、心绞痛、心肌梗死后、左心室肥厚、左心室功能不全、颈动脉粥样硬化、非糖尿病肾病、糖尿病肾病、蛋白尿/微量清蛋白尿、代谢综合征	妊娠、高血钾、双侧肾动脉狭窄	
ARB（血管紧张素Ⅱ受体阻滞剂）	糖尿病肾病、蛋白尿/微量清蛋白尿、冠心病、心力衰竭、左心室肥厚、心房颤动预防、ACEI引起的咳嗽、代谢综合征	妊娠、高血钾、双侧肾动脉狭窄	

续　表

分类	适应证	禁忌证	
		绝　对	相　对
袢利尿剂	心力衰竭、老年高血压、高龄老年高血压、单纯收缩期高血压		
利尿剂（醛固酮拮抗剂）	心力衰竭、心肌梗死后	肾衰竭、高血钾	
β受体阻断剂	心绞痛、心肌梗死后、快速性心律失常、稳定型充血性心力衰竭	二～三度房室传导阻滞、哮喘	慢性阻塞性肺疾病、周围血管病、糖耐量低减、运动员
α受体阻滞剂	前列腺增生、高血脂	直立性低血压	心力衰竭

注：CCB：二氢吡啶类钙通道阻滞剂

（四）特殊人群降压治疗（表2-4）

表2-4　特殊人群降压治疗

特殊人群	降压目标	理想降压药物
老年高血压	<150/90mmHg	平稳、有效；安全，不良反应少；服药简便，依从性好。常用的5类降压药物均可以选用
高血压伴卒中	<140/90 mmHg	常用的5种降压药物均能通过降压而发挥预防脑卒中或TIA作用。利尿剂及某些降压药物可能效果更好些
高血压伴心房颤动	<140/90 mmHg	主张使用以RAAS阻断剂为主的药物进行治疗。有研究提示ARB可能有降低房颤患者心力衰竭住院的作用
高血压伴冠心病	<130/80 mmHg	β受体阻断剂是基石，CCB可代之（ST段抬高心肌梗死不宜使用），ACEI/ARB和利尿剂亦有证据
高血压合并心衰	<130/80 mmHg	RAAS抑制剂及β受体阻断剂，或二者联合
高血压伴肾脏疾病	<130/80 mmHg	ACEI或ARB为首选，可加用长效钙通道阻滞剂和利尿剂
高血压合并糖尿病	一般<130/80mmHg；老年或伴严重冠心病<140/90mmHg	首先考虑使用ACEI或ARB；当需要联合用药时，也应当以其中之一为基础
代谢综合征	<130/80 mmHg	主要推荐ACEI或ARB，也可应用二氢吡啶类钙通道阻滞剂和保钾利尿剂，慎用β受体阻断剂和噻嗪类利尿剂
外周血管病的降压治疗	<140/90 mmHg	β受体阻断剂，ACEI

（五）基层高血压防控简化方案

基层高血压防控简化方案见图2-3、图2-4。

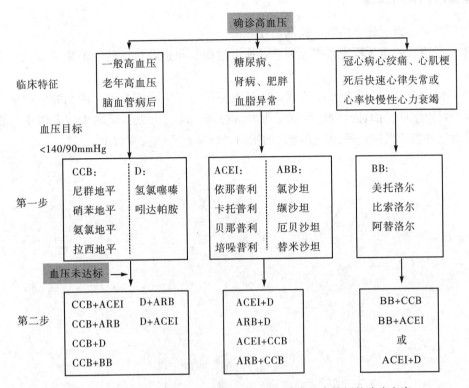

图 2-3 基层高血压防控简化方案——基于患者临床特征的治疗方案

D. 利尿剂、BB. β 受体阻断剂

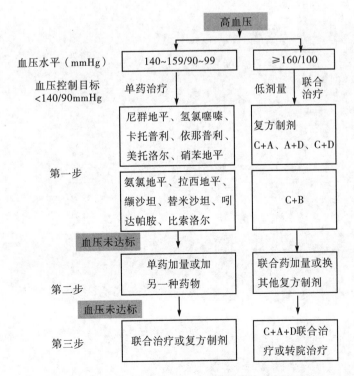

图 2-4 基层（乡村）高血压的简化治疗方案

五、高血压的长期管理

1. 给每例高血压患者建立档案，长期治疗随访。

2. 每年回顾患者的血压检测数据，为患者提供帮助，和患者讨论他们的生活方式、症状和药物治疗的方案。

3. 患者可能积极要求改变生活的方式，并且想要停止使用治疗高血压的药物。如果这些患者患心血管疾病的风险很低，而且血压也得到了很好的控制，那么可以尝试减少或者停止药物治疗，但是还要继续为这些患者提供合理的生活方式的指引，以及血压的检测数据。

第三章　糖尿病的预防与控制

一、糖尿病的发病率与危害

糖尿病是目前威胁全球人类健康最重要的慢性非传染性疾病（NCD）之一，根据国际糖尿病联盟（IDF）统计，2011 年全球糖尿病患者人数已达 3.7 亿，其中 80% 在发展中国家，估计到 2030 年全球将有近 5.5 亿糖尿病患者。

随着经济水平的提高、生活方式的改变、肥胖人群的增加及人口老龄化，我国糖尿病发病率已由 20 世纪 80 年代的 0.67%，增至目前 9.7%，糖尿病前期的比例为 15.5%。保守估计全国现有糖尿病患者近 1 亿，而其中仅有 40% 获得诊断，坚持治疗及达标的比例则更少。

糖尿病不仅给患病个体带来了肉体和精神上的损害并导致寿命的缩短，还给个人、国家带来了沉重的经济负担。中华医学会糖尿病学分会（CDS）在 2007—2008 年开展的糖尿病经济负担调查发现，与正常血糖人群相比，糖尿病患者住院的天数增加 1 倍，就诊次数增加 2.5 倍，医疗花费增加了 2.4 倍。病程超过 10 年的糖尿病患者与病程在 5 年之内者相比，医疗费用增加了近 3 倍。

二、糖尿病的主要表现

糖尿病的典型症状：多尿、多饮、多食及不明原因的体重减轻。当反复出现餐前易饥、心悸、出汗、手抖，烦渴、口干、视物模糊、疲劳，反复的皮肤疖肿、呼吸道感染、尿路感染及阴道炎难以治愈时，应考虑到医院进行糖尿病的相关筛查。

三、糖尿病的诊断

我国目前采用 WHO（1999 年）糖尿病诊断标准（表 2-5）。

表 2-5　糖代谢分类　WHO 1999（mmol/L）

糖代谢分类	FBG	2hPBG
正常血糖（NGR）	<6.1	<7.8
空腹血糖受损（IFG）	6.1~<7.0	<7.8
糖耐量减低（IGT）	<7.0	≥7.8~<11.1
糖尿病（DM）	≥7.0	≥11.1

注：IFG 或 IGT 统称为糖调节受损（IGR，糖尿病前期）

糖尿病的诊断标准：

1. 有典型的三多一少症状（多尿、多饮、多食及难以解释的体重减轻）加以下中一项即可诊断：

（1）任意时间血浆葡萄糖≥11.1mmol/L（200mg/dl）。

（2）空腹血糖≥7.0mmoL/L（126mg/dl）。

（3）葡萄糖负荷后 2 小时血糖≥11.1mmol/L（200mg/dl）。

2. 无糖尿病症状者，需另日重复，不同时间两次达标即可诊断。

四、糖尿病的分型

我国目前采用 WHO（1999 年）糖尿病分型方法。

1. 1 型糖尿病。

2. 2 型糖尿病。

3. 其他特殊类型糖尿病。

4. 妊娠期糖尿病（GDM）包括糖尿病妊娠和妊娠期 IGT。

在我国患病人群中，2 型糖尿病占 90%以上，1 型糖尿病约占 5%，其他类型糖尿病仅占 0.7%；城市妊娠糖尿病的患病率接近 5%。

五、糖尿病的综合防治

糖尿病的综合治疗常被称为"五架马车"，包括饮食、运动、药物、监测、教育。

（一）糖尿病的饮食治疗

目的：①维持合理体重：超重/肥胖者 3~6 个月减轻体重的 5%~10%，消瘦者恢复并维持理想体重；②提供均衡营养的膳食；③达到并维持理想的血糖水平；④减少心血管疾病的危险因素，包括控制血脂异常和高血压；⑤减轻胰岛素抵抗，降低胰岛 B 细胞负荷。

科学方法：①控制每日摄入总热量；②平衡膳食，选择多样化、营养丰富的食物；③限制脂肪摄入；④适量选择优质蛋白；⑤放宽主食的限制，减少或禁止单糖及双糖的食物；⑥高纤维膳食；⑦减少食盐摄入；⑧坚持少食多餐，定时定量定餐；⑨多饮水，限制饮酒。

1. 控制每日摄入总热量　在体力活动相对恒定时，饮食要做到定时、定量，不暴饮暴食，食物种类齐全，营养素比例合理，不挑食偏食。三餐热量分配：早餐 1/5、中餐 2/5、晚餐 2/5。

2. 食物烹饪方法　提倡多采用蒸、煮、烧、凉拌等烹饪法，要少吃油炸的食物。因油炸食品中脂肪含量较多，产生过多热量，对预防和控制糖尿病不利。

3. 营养素的选择

（1）脂肪：占总热量 30%，应限制饱和脂肪酸和反式脂肪酸摄入，增加不饱和脂肪酸的摄入，烹饪宜选用豆油、菜油、花生油、芝麻油、玉米油、红花油等植物油，每日用量 25g，含维生素 E 和较多亚油酸，对机体有益。每天饮食中胆固醇应控制在 300mg 左右。

（2）蛋白质：提供的热能占全天总热能的 10%~15%，成人：标准体重－每天（0.8~1.2）g/kg，可选择 3 份动植物蛋白，如瘦肉、鸡蛋、牛奶、鱼虾等。

常用食物蛋白质含量（每 100 克食物）：肉类含蛋白质 10~20 克、鱼类含 15~20 克、全蛋含 13~15 克、豆类含 20~30 克、谷类含 8~12 克、蔬菜、水果含 1~2 克。

（3）碳水化合物：应占总热量的 50%~60%，谷类 200~300g/d，主食量过少易诱发酮症酸中毒和低血糖；低升糖指数食物有助于血糖的控制，可适当吃些粗粮、杂粮，少油炸、少甜食。

应增加膳食纤维的摄入，提示注意维生素及微量元素的平衡，限盐，每人每天的盐量应控制在 6g 以下，高血压患者应控制在 4g/d。不推荐糖尿病患者饮酒。若饮酒应计算酒精中所含的总能量。女性每天饮酒的乙醇量不超过 15g，男性不超过 25g（15g 乙醇相当于 450ml 啤酒、150ml 葡萄酒或 50ml 低度白酒）。每周不超过 2 次。

（二）糖尿病的运动治疗

如果每天都进行规律的体育运动，糖尿病发病的相对危险性下降 15%~60%。每周至少运动 5

天，每次 30 分钟，若时间有困难，平均每次 10 分钟分三次也是有益的。可选择有氧运动，如快走、打拳、跳舞等，每周最好有 2 次轻中度阻力性肌肉运动；可以获得更多程度的代谢改善。柔韧运动：每次 5~10 分钟。

（三）糖尿病的药物治疗

糖尿病的药物主要分口服降糖药、胰岛素及并发症治疗药物，病情需要应尽早起始胰岛素治疗，对所服药品的功效、副作用应当了解，知道低血糖的处理方法，应在专科医生的指导下调整用药方案，切忌使用一个治疗方案后不再进行血糖监测，一用数年，同时不道听途说，不偏信广告。

（四）糖尿病的教育

糖尿病是终身疾病，患者应积极学习糖尿病相关知识，掌握血糖监测技术、胰岛素注射技术及低血糖的识别及处理方法，认真记录患者饮食、运动、药物调整情况，协助医生控制好体重、血糖、血压、血脂水平。

（五）糖尿病的综合防治

糖尿病的三级预防

1. 一级预防　预防 2 型糖尿病的发生。

在 18 岁以上成年人中，具有下列任何一个及以上危险因素者即为糖尿病高危人群，这类人群应每年检测空腹及餐后血糖，有条件者应行 OGTT 检查，尽早确诊并治疗。

（1）年龄 ≥40 岁。

（2）有糖调节受损史。

（3）超重（BMI ≥24 kg/m^2）或肥胖（BMI ≥28 kg/m^2）和（或）中心型肥胖（男性腰围 ≥90 cm，女性腰围 ≥85 cm）。

（4）静坐生活方式。

（5）一级亲属中有 2 型糖尿病家族史。

（6）有巨大儿（出生体重 ≥4kg）生产史或妊娠糖尿病史的妇女。

（7）高血压［收缩压 ≥140 mmHg 和（或）舒张压 ≥90 mmHg］，或正在接受降压治疗。

（8）血脂异常［高密度脂蛋白胆固醇（HDL-C）≤0.91mmol/L（≤35mg/dl）、三酰甘油 ≥2.22mmol/L（≥200mg/dl）］，或正在接受调脂治疗。

（9）动脉粥样硬化性心脑血管疾病患者。

（10）有一过性类固醇糖尿病病史者。

（11）多囊卵巢综合征（PCOS）患者。

（12）长期接受抗精神病药物和（或）抗抑郁药物治疗的患者。

2. 二级预防　已确诊的 2 型糖尿病患者中预防糖尿病并发症的发生。

病情稳定患者每周应检测 3~5 次手指血糖，血糖控制差或病情危重而住院治疗者应每天监测 4~7次血糖，直到血糖得到控制。

每 2~3 个月完善 HbA1c 检查，达到治疗目标可每 6 个月检查一次。

每 3~6 个月应进行尿微量清蛋白或尿蛋白/肌酐比的检查，每半年应进行眼底的检查。

患者应采用个体化治疗进行的血糖、血压、血脂控制，同时注意阿司匹林的使用。

3. 三级预防　是延缓已发生的糖尿病并发症的进展，降低致残率和病死率，并改善患者的生存质量。

有明确的糖尿病慢性病发症的患者，如眼病、肾病、血管病变、神经病变、糖尿病足等，应在相应专科接受治疗，同时合并心脑血管病的患者亦应积极治疗相关疾病（表 2-6）。

（六）糖尿病社区防治的基本流程（图2-5）

1. 准备工作，建立组织机构和社区动员；在当地疾病控制中心的指导下，充分利用当地资源和加强多部门的合作，建立社区糖尿病防治网络和管理队伍。在此基础上，在社区进行宣传和动员，取得社区居民的认可，创造良好的社区支持性环境。

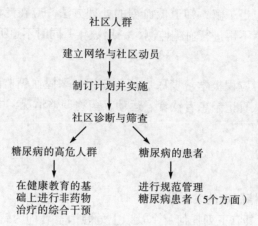

图2-5   糖尿病社区防治的基本流程

表2-6   中国2型糖尿病综合控制目标

	目标值
末梢血糖（mmol/L）	空腹 4.4~7.0 mmol/L
	非空腹<10 mmol/L
HbA1c（%）	<7.0
血压（mmHg）	<140/80
总胆固醇（TC）	<4.5 mmol/L
高密度脂蛋白胆固醇（HDL-C）	男性>1.0 mmol/L
	女性>1.3 mmol/L
三酰甘油（TG）	<1.7 mmol/L
低密度脂蛋白胆固醇（LDL-C）	未合并冠心病 <2.6 mmol/L
	合并冠心病 <1.8 mmol/L
体重指数（BMI）	<24 kg/m²
尿清蛋白/肌酐比值	男性<2.5（mg/mmol）（22mg/g）
	女性<3.5（mg/mmol）（31mg/g）
尿白蛋白排泄率	<20μg/min（30mg/d）
主动有氧活动（分/周）	≥150

2. 制订社区防治工作计划，落实实施计划。

3. 通过社区诊断，确定危险因素和高危人群、患病人群等。

4. 开展以高危人群干预为中心的综合预防。

5. 通过机会筛查、重点人群筛查如>35 岁居民免费测血糖、现场调查等找出社区糖尿病的高危人群。对高危人群在健康教育的基础上进行非药物，即采取健康的生活方式，包括减轻精神压力、保持平衡心理、控制体重、减少食盐摄入量、注意补充钾和钙、多吃蔬菜水果、避免过量饮酒，同时要适量运动、不吸烟等。对筛查中发现的糖尿病患者则纳入规范化患者管理。

6. 开展以规范管理糖尿病患者为中心的系统管理。管理中包括药物治疗和非药物治疗的综合干预。

总之对于糖尿病应该本着以下五个要点：

多懂点儿：健康教育和健康促进。

少吃点儿：避免热量过多、肥甘厚味。多吃粗粮和青菜，戒烟限酒。

勤动点儿：加强体育锻炼，避免超重或肥胖。

放松点儿：平常心态，避免应激。

药用点儿：必要时用调脂药、降压药、降黏药、降糖药。

第四章　心脑血管疾病的预防与控制

第一节　脑卒中的社区管理

一、定义

脑卒中又称急性脑血管病，中医称"中风"，指急性起病，迅速出现局限性或弥漫性脑功能缺失的脑血管性临床事件。临床上常见偏瘫、失语等表现。

二、分类

1. 缺血性脑卒中　可以是脑梗死，亦可为短暂性脑缺血发作（TIA），大约占所有脑卒中的75%。脑梗死是指局部脑组织因血液循环障碍，缺血、缺氧发生的软化坏死。病因分为大动脉粥样硬化型、小动脉闭塞、心源性脑栓塞、其他明确病因（如动脉夹层、动脉炎或烟雾病等）、原因不明型卒中。大动脉粥样硬化型发病机制又可分为载体动脉堵塞穿支动脉口，动脉到动脉栓塞，低灌注栓子清除率下降或混合性机制。不同的病因分型对缺血性卒中的二级预防有着重要的意义。

2. 出血性脑卒中　分为两种亚型：颅内出血（ICH）和蛛网膜下隙出血（SAH）。出血量及部位决定了脑卒中的严重程度。

三、流行情况

目前心脑血管病已成为我国城市和农村人口的第一位致残和第一位死亡原因，且发病有逐年增多的趋势。流行病学研究表明，中国每年有超过200万新发卒中的病例，每年死于脑卒中人数超过150万，目前我国现存脑血管病患者700余万，约70%以上为缺血性卒中患者，他们有相当的比例伴有多种危险因素，是复发性卒中的高危个体。脑卒中发病率、患病率和死亡率随年龄增长而增加，45岁后明显增加，75岁以上发病率是45~54岁的5~8倍。脑卒中发病率还与环境、饮食习惯和气候等因素有关，冬春季多发。我国脑卒中总体呈北高南低、西高东低的特征。

四、危险因素

脑卒中的危险因素包括不可干预的和可干预的危险因素。

1. 不可干预的危险因素包括性别、年龄、遗传因素。在女性绝经期前，男性发病率明显高于女性。随着年龄的增长，脑卒中的发病率也有所增高，研究表明，55岁以后年龄每增加10岁，卒中风险增加一倍以上。遗传因素在脑卒中发病中起到了重要作用，是独立的危险因素。

2. 可干预的危险因素　包括高血压、主动或被动吸烟、糖尿病、心房颤动和某些其他心脏病、血脂异常、颈动脉狭窄、缺乏体力活动、肥胖、酗酒。其中高血压为脑卒中各危险因素之首。血压，尤其是收缩压随年龄增长而增高。血压越高发生卒中的风险就越大。吸烟可使缺血性卒中风险增高近1倍，出血性卒中风险增高2~4倍。

五、早期识别及转诊

如果患者有脑血管危险因素，突然出现偏侧肢体无力、偏侧肢体麻木、言语障碍等要考虑急性脑血管病诊断，及时转往上级医院，因为时间即是生命，缺血性脑卒中在 4.5 小时内可以静脉溶栓，而且时间越早效果越好。

六、缺血性脑卒中的二级预防

社区脑血管患者，做好二级预防尤其重要（以下参考 2014AHA/ASA 缺血性卒中二级预防指南）。

1. 控制血压　是最重要的二级预防措施。

（1）降压治疗适用于先前未治疗的高血压患者在缺血性卒中/TIA 发病数日后 SBP≥140 mmHg 或 DBP≥90 mmHg；但对于血压<140/90 mmHg 患者，启动降压治疗的获益尚不明确。

（2）既往已知高血压并接受药物治疗的患者，本次缺血性卒中或 TIA 发病数天后，为预防卒中复发或其他血管事件，应恢复降压治疗。

（3）目标血压值或血压降幅尚未确定，应遵循个体化原则，但应使 SBP<140 mmHg 和 DBP<90 mmHg；对于近期有腔隙性脑梗死患者，SBP<130 mmHg 可能比较合理。

（4）生活方式的改变与血压降低有关，并且是降压综合治疗中比较有意义的一种策略，包括严格限制盐的摄入，减轻体重，多食用水果、蔬菜及低脂奶制品，规律的有氧运动，少喝酒。

（5）由于不同降压方案之间的直接比较有限，达到推荐降压水平的理想给药方案尚不确定。现有数据表明：利尿剂或利尿剂与 ACEI 的联合使用是有效的。

（6）基于药物的药理性质、作用机制的不同，且一些患者（颅外脑血管闭塞性疾病、肾损害、心脏病、糖尿病）对药物反应不同，药物的选择和治疗目标应该个体化。

2. 降脂治疗

（1）对于有动脉粥样硬化病因、LDL-C≥2.6mmol/L（100 mg/dl）、伴或不伴其他临床动脉粥样硬化心血管疾病（ASCVD，包括动脉粥样硬化导致的卒中或 TIA 患者，也包括有急性冠状动脉综合征、心肌梗死、稳定或不稳定型心绞痛、冠状动脉或其他血管重建病史的患者）证据的缺血性卒中/TIA 患者推荐强化他汀治疗，以降低卒中和心血管事件风险。

（2）对于有动脉粥样硬化病因、无其他临床动脉粥样硬化性心血管病证据但 LDL-C <2.6mmol/L（100 mg/dl）的缺血性卒中/TIA 患者，为降低卒中和心血管事件风险，推荐强化他汀治疗。

（3）对于缺血性卒中/TIA 和其他并发动脉粥样硬化性心血管病患者，还应遵循 2013 年 ACC/AHA 指南有关生活方式改变、饮食调整和药物治疗的建议。

3. 糖代谢紊乱　包括 1 型糖尿病、糖尿病前期和 2 型糖尿病。

糖尿病前期：空腹血糖调节受损，空腹血糖 5.6~6.9 mmol/L；糖耐量异常，餐后 2 小时血糖 7.8~11.0 mmol/L；糖化血红蛋白中度偏高（HbA1c5.7%~6.4%）。

（1）所有 TIA 或缺血性卒中患者均应经空腹血糖、HbA1c 或口服葡萄糖耐量试验筛查糖尿病。医生应综合临床情况确定筛查方法、检查时机，并充分认识到疾病急性期可诱发短暂性血糖异常。通常情况下，HbA1c 较其他筛查试验在发病后短期内更为准确。

（2）推荐对糖尿病或糖尿病前期伴缺血性卒中或 TIA 的患者按照已有的 ADA 指南进行血糖控制和心血管危险因素管理。

4. 超重和肥胖　BMI≥30 kg/m^2 是心血管疾病和过早死亡的一个明确危险因，BMI 达到 20 kg/m^2 时，卒中风险与 BMI 呈线性关系增长：BMI 增加 1 kg/m^2，则卒中风险增加 5%。

推荐：

（1）所有缺血性卒中/TIA 患者均应使用 BMI 筛查肥胖（Ⅰ，C）。

（2）减重对心血管事件危险因素存确切获益，但对缺血性卒中/TIA 伴肥胖患者的价值尚未确定。

5. 代谢综合征　超重、高三酰甘油血症、低高密度脂蛋白胆固醇、高血压和高血糖。

（1）对卒中患者进行代谢综合征筛选的有用性尚不明确。

（2）对于代谢综合征患者建议通过改变生活方式（饮食、锻炼和减轻体重）降低血管事件的风险。

（3）对于代谢综合征患者的预防措施应当包括对综合征的每项疾病进行合理控制。它们也是卒中的危险因素，尤其是血脂紊乱和高血压。

6. 缺乏运动

（1）对于能够参加体力活动的缺血性卒中或 TIA 患者，每周至少 3~4 次中~高强度的有氧运动，有益于降低卒中的危险因素。每次运动平均时间为 40 分钟。中等强度的运动是指能够出汗或明显提高心率的运动（如快走、使用健身车），高强度运动包括慢跑等运动方式。

（2）对于能够并愿意增加体力活动的缺血性卒中或 TIA 患者，推荐综合的、行为导向的运动方案。

7. 营养

（1）有缺血性卒中/TIA 史患者需接受营养评估，判断有无营养过剩或营养不良征象。

（2）有缺血性卒中/TIA 史的营养不良患者应推荐个体化营养咨询。

（3）不建议常规单一或联合补充维生素。

（4）建议有缺血性卒中/TIA 史患者减少钠盐摄入（<2.4 g/d），也可考虑减至 1.5 g/d，后者可产生更明显的降压效果。

（5）有缺血性卒中/TIA 史患者应予地中海式饮食取代低脂饮食，地中海式饮食注重蔬菜、水果、全谷物，包含低脂乳制品、家禽、鱼类、豆类、橄榄油和坚果，并限制甜食和红肉摄入、

8. 阻塞性睡眠呼吸暂停

（1）由于缺血性卒中/TIA 患者的睡眠呼吸暂停的高发病率，且对普通人群进行睡眠呼吸暂停进行治疗后可显著改善预后，因此应对该人群进行睡眠检测。

（2）对于有缺血性卒中/TIA 史伴睡眠呼吸暂停患者，可予持续气道正压通气治疗，可改善临床预后。

9. 吸烟、饮酒

（1）患有缺血性卒中、TIA 或出血性卒中的大量饮酒者应该戒酒或减少乙醇的摄取量。

（2）尽管不应鼓励不饮酒者开始饮酒，但轻度或中度饮酒（男性最多 2 次/天；非妊娠女性，最多 2 次/天）可能是合理的。

（3）强烈建议有吸烟史的卒中/TIA 患者戒烟。建议缺血性卒中/TIA 患者避免接触烟雾环境（被动吸烟）。咨询、尼古丁产品和口服戒烟产品有助于吸烟者戒烟。

10. 高同型半胱氨酸

（1）对近期患缺血性卒中/TIA 的患者，不推荐常规筛查高同型半胱氨酸血症。

（2）对伴轻、中度高同型半胱氨酸血症的缺血性卒中/TIA 患者，补充叶酸、维生素 B_6 和维生素 B_{12} 能降低同型半胱氨酸水平，但并未证明能预防卒中。

七、脑卒中风康复训练方法

脑卒中突然发病后，根据脑组织受损程度的不同，临床上可出现相应中枢神经受损的表现，常见的功能障碍有偏侧运动障碍、感觉障碍、偏盲，可合并吞咽困难、交流功能障碍、认知功能障碍、心理障碍等。脑卒中的康复主要是针对上述功能障碍进行相应的处理，只有早期康复介入，采取综合有效的措施，令患者主动参与，才能最大程度地减轻中枢神经系统功能受损，为提高脑卒中患者的生存质量创造条件。

1. 言语治疗　脑血管病患者中有 20% 左右有言语障碍，主要表现为听理解、阅读理解、口语表达、书写障碍等。都会严重影响患者的日常生活能力，因此对语言障碍的康复训练十分必要。无论是医护人员还是患者家属，都应该积极、耐心、有计划地帮助患者恢复说话能力。

对不会说话的患者，首先教他用喉部发"啊"音，也可以让他用嘴吹火柴诱导发音，因唇音最易恢复。能发音的患者，先随训练者念字和词汇，然后独立练习，由易而难、由短而长。还可以给患者一面镜子，让他看别人的口型，对着镜子随时矫正。当患者的读音基本独立时，让患者听常用词句的前半，让他说出后半。

对语言辨别、理解困难的患者，要做言语刺激训练，可在患者面前摆些图片，让患者按训练者的口令指图，一张图片一张图片地进行，当指误率仅为 30% 时，再增加图片数目和词汇。同时做命名练习，给患者看图片，让其说出名称；还可以做听语指字练习，训练者念字或词汇，让患者指出图片上的字或词汇。对于失读的患者，则让他读卡片上的字；对失写的患者，则要教他抄写、听写和自己书写。

有的患者病情复杂，如伴有视觉障碍者看不见东西，就让他接触实物，再叫出物名；对伴有构音障碍的患者，由于言语器官无力、肌张力异常或失调，就要进行呼吸训练，使患者说话时能保持一定的呼气压时间（男 15 秒，女 10 秒）。还要进行发音训练，使呼气与声带运动和振动能够协调，以便自然发音；调音器官的运动训练也是必要的，使下腭舌、唇的运动功能恢复。

2. 心理护理　人的心理活动，是脑神经功能活动的表现。突如其来的中风，会使脑神经功能骤然受到损伤，常常带来不同程度的心理反应。

（1）支持性心理治疗：通过对患者指导、劝解、鼓励、安慰和疏导的方法支持和协助患者处理问题，使其适应现实环境，度过心理危机，为支持性心理治疗。对改善患者情绪和促进健康十分有益。治疗者应倾听患者陈述，协助患者分析发病及症状迁延的主客观因素，调动患者主观能动性，鼓励患者通过自身努力改善功能，避免过分依赖。

（2）行为疗法和技术：脑卒中后行为问题很常见，不适当的行为过多，包括冲动、自我为中心、进攻言语、脾气暴躁等；适当的行为过少，表现为淡漠、缺乏动力，在督促和哄骗下才能完成日常生活活动。治疗上，需强化良好行为，加强对良性行为的刺激，对每一点进步给予精神及物质的奖励。抑制不良行为，惩罚可以作为阴性强化刺激达到目的。

（3）认知疗法：要让脑血管病患者，接受"既来之则安之"，既不要自怨自艾，也不要怨天尤人，要让患者了解适应能力可通过锻炼来改善，激发斗志、克服困难，争取各项功能的最佳效果。

（4）社会技能训练：社会技能是指一个人能有效地应付日常生活中的需求和挑战的能力。包括处理问题的能力、思维技能、人际交往技能、自我定向技能、控制情感及行为技能。社会技能训练用于矫正各种行为问题，增进社会适应能力，以训练对象的需求和问题为中心，强调主动性、积极性、参与性、操作性相结合，强调训练对象对社会技能的掌握程度。

3. 肢体康复训练　康复治疗是在神经科常规治疗的基础上，病情稳定 48 小时候开始进行。在发病急性期，其目标是通过被动活动和主动参与，促进偏瘫肢体肌张力的恢复和主动活动的出现，以及肢体正确摆放和体位的转换，预防各种并发症，包括体位与良肢位摆放、偏瘫肢体的被动活动及适当的理疗及针灸治疗。

恢复早期，即发病后 3~4 周，患者肢体的屈伸肌共同运动到痉挛明显，能主动活动患肢。其目标是抑制肌肉痉挛，促进分离运动恢复，加强患侧肢体的主动活动，并与日常生活活动相结合，注意偏瘫侧肌痉挛的程度，避免加强异常运动模式（上肢屈肌痉挛模式和下肢伸肌痉挛模式）。主要包括床上与床边活动、坐位活动、站位活动、减重步行训练、平行杠内行走、室内行走、作业治疗、理疗与针灸等治疗方法。为确保安全，下肢瘫痪较重、无独立步行能力的患者可用轮椅代步，以扩大活动范围。

恢复中期一般指发病后的 4~12 周，此期目标是加强患者的协调性和选择性随意运动为主，并结合日常生活活动进行上肢和下肢实用功能的强化训练，同时抑制异常的肌张力，训练重点放在正常运动模式与运动控制能力的恢复上。

恢复后期指发病后 4~6 个月，此期患者大多数肌肉活动为选择性的，能自主运动，由不受肢体共同运动影响到肢体肌肉痉挛消失，分离运动平衡，协调性良好，但速度较慢。治疗目的是抑制痉挛，纠正异常运动模式，改善运动控制能力，促进精细运动，提高运动速度和实用性步行能力，掌握日常生活活动技能，提高生活质量。适当地进行锻炼，日常生活尽量做到自理，并力所能及地进行一些家务、学习、娱乐及社交活动，逐渐恢复对社会的适应，这对患者的心理有着积极的影响。

第二节　冠心病的社区管理

一、概念

冠状动脉粥样硬化性心脏病是冠状动脉血管（图 2-6）发生动脉粥样硬化病变或者痉挛而引起血管腔狭窄或阻塞，造成心肌缺血、缺氧或坏死而导致的心脏病，常常被称为冠心病。

二、危险因素与诱因

冠心病的危险因素包括可改变的危险因素和不可改变的危险因素。

可改变的危险因素：高血压、血脂异常（总胆固醇过高或低密度脂蛋白胆固醇过高、三酰甘油过高、高密度脂蛋白胆固醇过低）、超重/肥胖、高血糖/糖尿病、不良生活方式（包括吸烟）、不合理膳食（高脂肪、高胆固醇、高热量等）、缺少体力活动、过量饮酒，以及社会心理因素。

不可改变的危险因素：年龄和性别（45 岁以上的男性，55 岁以上或者绝经后的女人）、家族史（父兄在 55 岁以前，母亲/姐妹在 65 岁前死于心脏病）；此外，与感染有关，如巨细胞病毒、肺炎衣原体、幽门螺杆菌等。

冠心病的发作常常与季节变化、情绪激动、体力活动增加、饱食、大量吸烟和饮酒等有关。

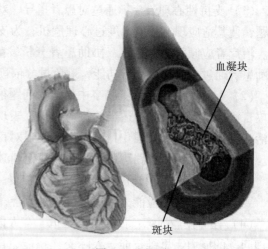

图 2-6　冠心病

三、疾病分类

1. **隐匿型**　患者有冠状动脉硬化，但病变较轻或有较好的侧支循环，或患者痛阈较高因而无疼痛症状。

2. **心绞痛型**　在冠状动脉狭窄的基础上，由于心肌负荷的增加引起心肌急剧、短暂的缺血与缺氧的临床综合征。

3. **心肌梗死型**　在冠状动脉病变的基础上，发生冠状动脉供血急剧减少或中断，使相应的心肌严重而持久地急性缺血导致心肌坏死。

4. **心力衰竭型**　又称缺血性心肌病，心肌纤维化、心肌血供长期不足、心肌组织发生营养障碍和萎缩，或大面积心肌梗死后，纤维组织增生所致。

5. **猝死型**　在动脉粥样硬化的基础上，发生冠状动脉痉挛或栓塞，导致心肌急性缺血，造成局部电生理紊乱，引起暂时的严重心律失常所致。

四、临床表现

1. **症状**

（1）典型胸痛：因体力活动、情绪激动等诱发，突感心前区疼痛，多为发作性绞痛或压榨痛，也可为憋闷感。疼痛从胸骨后或心前区开始，向上放射至左肩、臂，甚至小指和环指，休息或含服硝酸甘油可缓解。胸痛放散部位也可涉及颈部、下颌、牙齿、腹部等，胸痛也可出现在安静状态下或夜间，由冠状动脉痉挛所致，也称变异型心绞痛。如胸痛性质发生变化，或新近出现的进行性胸痛，痛阈逐步下降，稍事体力活动或情绪激动甚至休息或熟睡时亦可发作，常常要考虑不稳定型心绞痛；疼痛逐渐加剧、变频，持续时间延长，祛除诱因或含服硝酸甘油不能缓解，应怀疑心肌梗死。

心绞痛的分级：国际上一般采用加拿大心血管协会分级（CCSC）法。

Ⅰ级：日常活动，如步行，爬梯，无心绞痛发作。

Ⅱ级：日常活动因心绞痛而轻度受限。

Ⅲ级：日常活动因心绞痛发作而明显受限。

Ⅳ级：任何体力活动均可导致心绞痛发作。

（2）不典型胸痛：部分患者的症状并不典型，仅仅表现为心前区不适、心悸或乏力，或以胃肠道症状为主。某些患者可能没有疼痛，特别是老年人和糖尿病患者。

（3）猝死：有少部分患者首次发作冠心病表现为猝死。

（4）其他：可伴有全身症状，如发热、出汗、忧虑、惊恐、恶心、呕吐等，合并心力衰竭的患者可出现发绀、血压下降、休克等。

2. **体征**　心绞痛患者未发作时无特殊。患者可出现心音减弱，并发室间隔穿孔、乳头肌功能不全者，可于相应部位听到杂音。合并心律失常时可听诊到心律不规则。

五、辅助检查

1. **心电图**　心电图是诊断冠心病最简便、常用的方法，尤其是患者症状发作时是最重要的检查手段，还能够发现心律失常。心绞痛发作时 ST 段异常压低，变异型心绞痛患者出现一过性 ST 段抬高；不稳定型心绞痛多有明显的 ST 段压低和 T 波倒置。穿壁性缺血时 ST 段抬高，与之相对应的导联 ST 段压低。如局限性内膜下缺血则 ST 段压低。心肌梗死时的心电图表现（图 2-7）：①急性期有异常 Q 波、ST 段抬高；②亚急性期仅有异常 Q 波和 T 波倒置（梗死后数天至数星期）；③慢性或陈旧性期（3~6 个月）仅有异常 Q 波。若 ST 段抬高持续 6 个月以上，则有可能并发室壁瘤。

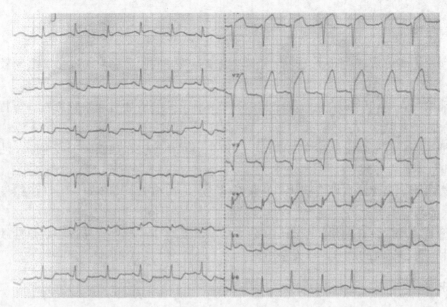

图 2-7　心电图

2. **动态心电图**　又称 Holter，是一种可以长时间连续记录并分析在活动和安静状态下心电图变化的方法。该方法可以记录患者在日常生活状态下心电图的变化，如一过性心肌缺血导致的 ST-T 变化及心律失常等。动态心电图具有无创、方便的特点，患者容易接受。

3. **心电图负荷试验**　包括运动负荷试验和药物负荷试验，对于安静状态下无症状或症状很短难以捕捉的患者，可以通过运动或药物增加心脏的负荷而诱发心肌缺血，通过心电图记录到 ST-T 的变化而证实心肌缺血的存在。运动负荷试验最常用，结果阳性为异常。怀疑心肌梗死的患者禁忌行负荷试验。

4. **核素心肌显像**　根据病史、心电图检查不能排除心绞痛，以及某些患者不能进行运动负荷试验时可做本项检查。核素心肌显像可以显示缺血区、明确缺血的部位和范围大小。

5. **超声心动图**　超声心动图可以对心脏形态、结构、室壁运动以及左心室功能进行检查，是目前最常用的检查手段之一。对室壁瘤、心腔内血栓、心脏破裂、乳头肌功能等有重要的诊断价值。

6. **血液学检查**　通常需要测定空腹血糖、血脂包括总胆固醇（TC）、高密度脂蛋白胆固醇（HDL-C）、低密度脂蛋白胆固醇（LDL-C）及三酰甘油（TG），必要时查糖耐量试验，评估是否存在冠心病的危险因素，血常规了解有无贫血（可能诱发心绞痛），必要时检查甲状腺功能。心肌损伤标志物特别是血心肌肌钙蛋白（cTnT/cTnI）、肌酸激酶（CK）及同工酶（CK-MB）的升高是急性心肌梗死诊断和鉴别诊断的重要手段之一。

7. **冠状动脉 CT 成像（CCTA）（图 2-8）**　是一项无创、低危、快速的检查方法，已逐渐成为一种重要的冠心病早期筛查和随访手段。CCTA 显示冠状动脉病变有较高阴性预测价值，若 CCTA 未见狭窄病变，一般可不进行有创检查。但 CCTA 对狭窄病变及程度的判断仍有一定限度，特别当钙化存在时会显著影响狭窄程度的判断，而钙化在冠心病患者中相当普遍，仅作为参考。

CCTA 适用于：①不典型胸痛症状的患者，心电图、运动负荷试验或核素心肌灌注等辅助检查不能确诊；②冠心病低风险患者的诊断；③可疑冠心病，但不能进行冠状动脉造影；④无症状的高危冠心病患者的筛查；⑤已知冠心病或介入及手术治疗后的随访。

8. **冠状动脉造影及血管内成像技术**　是目前冠心病诊断的"金标准"，可以明确冠状动脉有无

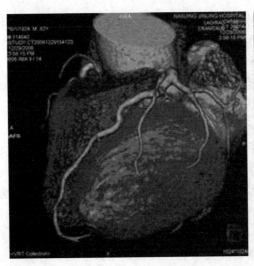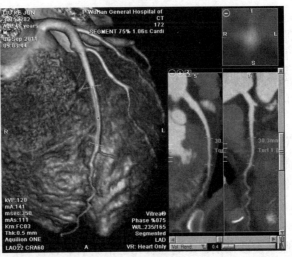

图 2-8　冠状动脉 CT 成像（CCTA）

狭窄，狭窄的部位、程度、范围等，并可据此指导进一步治疗，左心室造影可以对心功能进行评价。冠状动脉造影的主要适应证：①对内科治疗下心绞痛仍较重者，明确动脉病变情况以考虑介入手术或旁路移植手术诊疗；②胸痛似心绞痛而不能确诊者。

冠状动脉造影对冠状动脉痉挛有确诊的价值，符合以下条件即可确诊：①正常冠状动脉出现一过性狭窄或完全闭塞，或者冠状动脉粥样硬化性狭窄部位出现一过性进一步狭窄或完全闭塞；②硝酸盐类或钙拮抗剂类及其他扩冠药物使上述狭窄或闭塞迅速消失或自行消失。

另外，血管内超声（IVUS）可以明确冠状动脉内的管壁形态及狭窄程度。光学相干断层成像（OCT）是一种高分辨率断层成像技术，可以更好地观察血管腔和血管壁的变化。

六、诊断

冠心病的诊断主要依赖典型的临床症状，还应了解冠心病相关的危险因素等，再结合辅助检查发现心肌缺血或冠状动脉阻塞的证据，以及心肌损伤标志物判定是否有心肌坏死。通常，首先进行无创、方便的辅助检查，发现心肌缺血最常用的检查方法包括常规心电图、动态心电图和心电图负荷试验、核素心肌显像，CCTA 越来越被有条件的医院使用，特别是用于冠心病冠状动脉造影前的筛查和复查。有创性检查有冠状动脉造影和血管内超声等，但是冠状动脉造影正常不能完全否定冠心病。

七、治疗

冠心病的治疗目的是缓解症状，减少心绞痛的发作及心肌梗死；延缓冠状动脉粥样硬化病变的发展，并减少冠心病死亡。对于患者的教育至关重要，有效的教育可以使患者全身心参与治疗和预防，减轻对病情的担心与焦虑，了解疾病过程、预后、治疗方案、心肌缺血恶化的信号，以便更好地依从治疗方案和控制危险因素，从而改善和提高患者的生活质量，降低病死率，在必要和适当时寻求医疗援助。治疗方案包括①一般处理：冠心病多发生在冠状动脉粥样硬化的基础上，因此，积极防治高血压病、高脂血症和糖尿病极其重要，要避免过度劳累、寒冷和精神刺激，要改变不良生活习惯：戒烟限酒、低脂低盐饮食，要适当体育锻炼、控制体重等，保持情绪稳定和充足睡眠，及早戒烟、戒酒；②药物治疗：抗血栓（抗血小板、抗凝），减轻心肌氧耗（β 受体阻断剂），缓解心绞痛（硝酸酯类），调脂稳定斑块（他汀类调脂药）；③血运重建治疗：包括经皮冠状动脉内扩张成形术（PCI）或主动脉冠状动脉旁路移植手术（CABG），中等或严重冠状动脉病变，内科药物治疗无效时可考虑，但术后仍应持续服用扩冠药物。

1. 药物治疗　药物治疗是所有治疗的基础，介入和外科手术治疗后也要坚持长期的标准药物治疗。对于以冠状动脉痉挛为主的患者，基本上应采用药物治疗。规范药物治疗可以有效降低冠心病患者的死亡率和再缺血事件的发生率，并改善临床症状。而对于部分血管病变严重甚至完全阻塞的患者，在药物治疗的基础上，血管重建治疗可进一步降低患者的死亡率。

（1）硝酸酯类药物：主要有硝酸甘油、硝酸异山梨酯（消心痛）、5-单硝酸异山梨酯、长效硝酸甘油制剂（硝酸甘油油膏或橡皮膏贴片）等。硝酸酯类药物是稳定型心绞痛患者的常规用药。心绞痛发作时硝酸甘油 0.5mg 或使用硝酸甘油气雾剂，或硝酸异山梨醇酯 5~10mg 舌下含化可有效解除症状。对于急性心肌梗死及不稳定型心绞痛患者，先静脉给药，可用硝酸甘油静脉滴注：由 10~15μg/min 开始，迅速增量，直到缓解（对某些变异型心绞痛效果较差），病情稳定、症状改善后改为口服或皮肤贴剂，疼痛症状完全消失后可以停药。硝酸酯类药物持续使用可发生耐药性，有效性下降，可间隔 8~12 小时服药，以减少耐药性；有时可与钙通道阻滞剂或 β 受体阻断剂合用。

（2）抗血栓药物：包括抗血小板和抗凝药物。抗血小板药物主要有阿司匹林、氯吡格雷（波立维）、替罗非班等，可以抑制血小板聚集，避免血栓形成而堵塞血管。阿司匹林为首选药物，维持量为 75~100mg/d，所有冠心病患者没有禁忌证应该长期服用。阿司匹林的不良反应是对胃肠道刺激，胃肠道溃疡患者要慎用。氯吡格雷主要用于支架植入以后及有阿司匹林禁忌证的患者，冠脉介入治疗术后应坚持每日口服氯吡格雷 75mg，通常 6~12 个月。

抗凝药物包括普通肝素、低分子肝素、璜达肝癸钠、比伐卢定等。通常用于不稳定型心绞痛和心肌梗死的急性期，以及介入治疗术中。

（3）纤溶药物：溶血栓药主要有链激酶、尿激酶、组织型纤溶酶原激活剂等，可溶解冠脉闭塞处已形成的血栓，开通血管，恢复血流，用于急性心肌梗死发作时。

（4）β 受体阻断剂：β 受体阻断剂既有抗心绞痛作用，又能预防心律失常，在无明显禁忌时，β 受体阻断剂是冠心病的一线用药。推荐使用无内在拟交感活性的 β 受体阻断剂，使用剂量应个体化，从较小剂量开始，逐级增加剂量，以能缓解症状，常用药物有美托洛尔、比索洛尔、阿替洛尔和兼有 α 受体阻断作用的卡维地洛等，剂量应该以将心率降低到目标范围（55~60 次/分）内，但不低于 50 次/分。β 受体阻断剂禁忌和慎用的情况有哮喘、二度 Ⅱ 型以上房室传导阻滞及外周血管疾病等。

（5）钙通道阻滞剂：可用于稳定型心绞痛的治疗和冠脉痉挛引起的心绞痛。常用药物有维拉帕米、硝苯地平控释剂、氨氯地平、非洛地平、地尔硫䓬等。当稳定型心绞痛合并心力衰竭必须应用长效钙拮抗剂时，可选择氨氯地平或非洛地平，地尔硫䓬或维拉帕米可作为对 β 受体阻断剂有禁忌的患者的替代治疗。

硝苯地平啶：扩张血管作用较强，能降低冠状动脉阻力、增加血流量、减轻心肌耗氧量、防止冠状动脉痉挛。每日 30~60mg，分 3~4 次口服。可与硝酸盐类或 β 受体阻滞剂合用。不主张使用短效钙通道阻滞剂，如硝苯地平普通片。

地尔硫䓬：能扩张冠状动脉，预防和治疗冠状动脉痉挛效果较好。每日剂量 90~240mg，分 3~4 次口服。与硝苯地平合用能提高疗效，窦房结及房室传导阻滞以及心功能不全者禁用。

维拉帕米：抗心律失常作用明显，扩张冠状动脉作用较弱，合并房性期前收缩及室上性心动过速时可用。剂量为每次 40~80mg，每日 3 次。有哮喘、心力衰竭、传导阻滞及心源性休克时禁用。

（6）肾素血管紧张素系统抑制剂：包括血管紧张素转换酶抑制剂（ACEI）、血管紧张素 Ⅱ 受体阻断剂（ARB）以及醛固酮阻滞剂。对于急性心肌梗死或近期发生心肌梗死合并心功能不全的患者，尤其应当使用此类药物。所有合并糖尿病、心力衰竭、左心室收缩功能不全、高血压、心肌梗死后左室功能不全的冠心病患者，应使用 ACEI。常用 ACEI 类药物有：依那普利、贝那普利、雷米普利、福辛普利等。如出现明显的干咳不良反应，可改用 ARB。ARB 包括氯沙坦、缬沙坦、替米沙坦、厄贝沙坦等。用药过程中要注意防止血压偏低。

（7）调脂治疗：所有冠心病在改变生活习惯基础上给予他汀类药物，常用药物有阿托伐他汀、辛伐他汀、普伐他汀、洛伐他汀、氟伐他汀等。冠心病患者 LDL-C 的目标值<2.60mmol/ L（100 mg/ dl），对于极高危患者（冠心病合并糖尿病或急性冠状动脉综合征），治疗目标为 LDL-C<2.07mmol/ L（80 mg/dl）也是合理的。高危或中度高危者接受降 LDL-C 水平药物治疗时，治疗的强度应 LDL-C <2.60mmol/L（100mg/dl）或使 LDL-C 水平至少降低 30%~40%。为达到更好的降脂效果，在他汀类治疗基础上，可加用胆固醇吸收抑制剂依扎麦布。高甘油三酯血症或低高密度脂蛋白血症的高危患者可考虑联合服用降低 LDL-C 药物和一种贝特类药物（非诺贝特）或烟酸。

（8）其他治疗药物：①曲美他嗪：通过调节心肌能源底物，抑制脂肪酸氧化，优化心肌能量代谢，能改善心肌缺血及左心功能，缓解心绞痛。可与 β 受体阻断剂等抗心肌缺血药物联用；②尼可地尔：是一种钾通道开放剂，与硝酸酯类制剂具有相似药理特性，对稳定型心绞痛治疗可能有效，常用剂量为 6mg/d，分 3 次口服；③伊伐布雷定（ivabradine）：推荐用于不能耐受 β 受体阻断剂的患者，或者使用 β 受体阻断剂后心率>60 次/分的患者，常用剂量为 10mg/d，每天 2 次，3~4 周后改为 15mg/d，每天 2 次。

2. 经皮冠状动脉介入治疗（PCI）　经皮冠状动脉腔内成形术（PTCA）及支架植入术，可结合

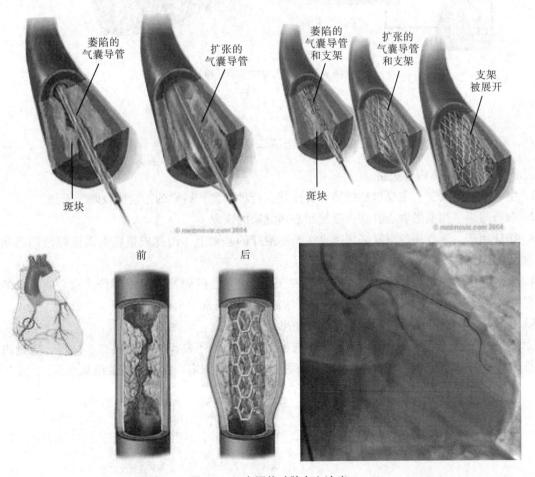

图 2-9　经皮冠状动脉介入治疗

血栓抽吸术、旋磨术等，适用于药物控制不良的稳定型心绞痛、不稳定型心绞痛和心肌梗死患者。心肌梗死急性期首选急诊介入治疗，时间非常重要，越早越好。

3. 冠状动脉旁路移植术（CABG）　CABG逐渐成为治疗冠心病最普通的手术。冠状动脉旁路移植术通过恢复心肌血流的灌注，缓解胸痛和局部缺血、改善生活质量，并可以延长患者的生命。适用于严重冠状动脉病变的患者，不能接受介入治疗或治疗后复发的患者，以及心肌梗死后心绞痛，或出现室壁瘤、二尖瓣关闭不全、室间隔穿孔等并发症时，在治疗并发症的同时，应该行冠状动脉旁路移植。手术的选择应该由心内、心外科医生与患者共同决策。

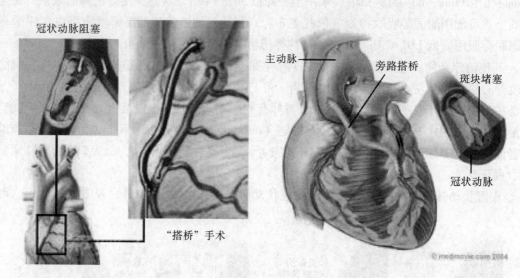

图 2-10　冠状动脉旁路移植术

八、冠心病运动康复及日常生活指导，坚持二级预防

冠心病康复的具体内容包括

1. 生活方式的改变　主要包括指导患者戒烟、合理饮食、科学的运动以及睡眠管理。

2. 双心健康　注重患者心脏功能康复和心理健康的恢复。

3. 循证用药　冠心病的康复必须建立在药物治疗的基础上，因此根据指南循证规范用药是心脏康复的重要组成部分。

4. 生活质量的评估与改善　生活质量评估与改善也是心脏康复的组成部分。冠心病康复的目的是提高患者生活质量，使患者尽可能恢复到正常或者接近正常的生活质量水平。

5. 职业康复　冠心病康复的最终目标是使患者回归家庭、回归社会。

6. 坚持二级预防用药，个体化调整药物剂量，注意药物不良反应，并教育、监督、鼓励患者坚持用药，及时发现患者的心理、生理和经济问题，适当调整方案，提高用药的依从性。

第五章　肿瘤的预防与控制

恶性肿瘤是严重危害人民生命、人类健康的常见病、多发病，在我国，恶性肿瘤已超过心脑血管病成为致死原因的第一位。为此，恶性肿瘤的预防与控制正成为全球科学家日益关注的课题。

一、肿瘤的三级预防

1. 一级预防　一级预防是消除致癌因素，提高机体防癌能力，防患于未然。
2. 二级预防　二级预防是筛查癌前病变或早期癌症病例，做到早发现、早诊断、早治疗。
3. 三级预防　三级预防是对癌症患者减少其并发症，防止致残，提高生存率、健康率，以及减轻由癌症引起的疼痛。

二、肿瘤高危人群

1. 有家族史（乳腺癌、家族性结肠息肉病）。
2. 职业接触（石棉、铝业、橡胶制造业等）。
3. 不良嗜好（重度吸烟、嚼槟榔）。
4. 特殊人群（慢性肝炎、肝硬化、艾滋病、长期肺结核患者）。
5. 有异型性增生（食管、胃、宫颈）。
6. 肿瘤治愈患者的复发

三、肿瘤早期预警信号

1. 异常肿块　颈部、乳房、腋窝和腹股沟处等身体浅表部位出现经久不消或逐渐增大的肿块，并迅速增大。
2. 疣痣增大　体表黑痣或疣在短期内迅速增大、渗液、溃烂，特别是在足底、足趾经常摩擦的部位。
3. 异常感觉　吞咽食物的哽噎感、食管内异物感等症状进行性加重。
4. 溃疡不愈　皮肤或黏膜经久不愈的溃疡、有鳞屑、脓苔覆盖、出血和结痂等。
5. 持续性消化不良和食欲减退。
6. 排便习惯改变　便秘、腹泻交替出现，粪便变形、带血或黏液。
7. 持久性声音嘶哑、干咳，痰中带血。
8. 耳鸣、听力减退、鼻出血、鼻咽部分泌物带血和头痛。
9. 阴道不规则出血　月经期外或绝经后阴道出血，特别是接触性出血。
10. 无痛性血尿。
11. 不明原因的发热、进行性体重减轻。

四、肿瘤的防控

研究表明与癌症相关的行为和环境危险因素，主要包括慢性感染、吸烟、饮酒等方面，倡导健康生活方式，减少社会和环境的致癌因素，包括吸烟、肥胖、不健康饮食、过度饮酒，缺乏体育锻炼和其他已知的致癌因素。至少 1/3 的癌症可以通过减少饮酒、健康饮食和加强体育锻炼得到预防。如果减少吸烟，50% 的癌症可以预防。另外，职业暴露和环境暴露，如石棉，也是重要的致癌因素，应加强防护。紫外线防护也是预防皮肤癌的关键。注重癌症的早期预警，做到早发现、早诊断、早治疗。

1. 慢性感染防控建议 根据我国人群的感染率以及感染与癌症的相关程度研究发现，中国人群中 29% 的癌症死亡归因于慢性感染。男性和女性慢性感染导致癌症死亡的比例相差不大，分别为 32% 和 25%。肝癌是中国人群中最常见的与感染相关的癌症，半数以上的肝癌是由 HBV 慢性感染引起的，所以肝癌的一级预防主要是预防 HBV 的感染。我国主要通过对新生儿接种 HBV 疫苗预防其感染，效果显著。目前，我国正在进行 HPV 疫苗的 III 期临床试验，未来可通过预防性疫苗和筛查以预防宫颈癌。对于其他感染因素，疫苗尚未研制成功，必须使用抗生素或其他中西医结合的抗炎、抗感染制剂治疗已被感染的人群，同时采取公共卫生措施改善集体和个人卫生状况来降低各种炎症感染的危害。未来需要进一步加强基础研究，继续研发其他相关的预防疫苗。

2. 吸烟防控建议 吸烟是男性人群中主要的癌症死因，约占 33%；而在女性人群中占 5%，相对较小；但女性被动吸烟不容忽视。非吸烟女性中，11% 的肺癌死亡归因于被动吸烟。虽然我国人群的吸烟率有所下降，但未来吸烟导致的癌症负担将会增加。目前我国控烟形势非常严峻，许多控烟的措施受到烟草业的干扰，未来仍需要加大控烟力度，彻底履行《世界卫生组织烟草控制框架公约》，贯彻执行世界卫生组织提出扭转烟草流行的 6 项系列政策。

3. 饮酒防控建议 中国人群中约 4.4% 的癌症死亡由饮酒引起，从癌症预防的角度来说，最好不饮酒。中国膳食指南推荐对于当前不饮酒者，建议以后避免饮酒；对于饮酒者，建议限制酒精的摄入量（成年男性 1 天酒精摄入量不超过 25g，成年女性不超过 15g）。

4. 饮食：蔬菜和水果摄入不足 2009 年，WCRF-AICR 发表的报告估计，中国癌症负担有 20% 归因于饮食、营养和身体活动。研究发现，水果摄入不足可导致 13.0% 的癌症死亡（男性为 13.7%，女性为 11.7%）。蔬菜摄入不足可引起 3.6% 的癌症死亡（男性为 3.9%，女性为 3.1%）。世界癌症研究基金会和美国癌症研究公布的报告指出，蔬菜和水果摄入不足可增加口腔癌、喉癌、咽癌、食管癌、胃癌和肺癌的发病和死亡风险。目前，我国人群蔬菜和水果平均摄入量较低。WHO 建议每天至少需要摄入 400g 水果和蔬菜才能预防癌症和其他慢性疾病。

5. 超重、肥胖和体力活动缺乏防控建议 研究发现，癌症死亡归因于超重和肥胖、体力活动缺乏的比例较小，均为 0.3% 左右。若根据 2002 年的超重和肥胖率计算，未来 15 年癌症死亡归因于超重和肥胖的比例将增加 2 倍。我国人群中肥胖的流行形势严峻，肥胖控制需要从儿童做起，加强对学生的健康教育。同时，确保健康的饮食、改变不良的生活方式和增加体力活动等。

6. 生殖因素、激素替代治疗和口服避孕药防控建议 生殖因素、绝经期后激素替代治疗和口服避孕药与乳腺癌或卵巢癌的关联已明确。预防乳腺癌或卵巢癌的措施包括母乳喂养、生育期妇女避免采用口服避孕药、避免摄入过量雌激素等。

7. 职业因素防控建议 职业性肿瘤的预防措施包括降低职业性致癌因素的暴露水平、减少工人的接触机会、替代某些强致癌物、进行医学监护和药物预防等。

第六章　社区常见精神疾病的护理与管理

第一节　精神分裂症

精神分裂症（schizophrenia）是一组病因未明的常见精神疾病，多起病于青壮年，常缓慢起病，可以引起感知觉、思维、情感、行为等多方面的精神活动障碍及精神活动本身的不协调并与周围环境脱离。病程多迁延，呈反复加重或恶化，并可以导致精神残疾；部分患者痊愈或基本痊愈。

一、病因及流行病学特点

（一）病因

病因尚不明确，是多因素综合作用的结果。

1. 遗传因素　遗传因素在精神分裂症发病中有一定的作用。家系调查发现亲属中的患病率比一般居民高约 10 倍，与患者血缘关系越近患病率越高。双生子研究报告单卵双生比双卵双生患病率高 4～6 倍。

2. 心理社会因素　大多数患者在发病前都受到不同程度的精神刺激，如失恋、失业、破产、家庭纠纷、升学受挫、丧失亲人等，还有部分患者可能在躯体疾病后诱发。

3. 病前的个性特征　部分患者有分裂性人格如孤僻少语、怕羞胆怯、敏感、内向、好幻想、思维缺乏逻辑性等。

（二）流行病学特点

大多数国家对精神分裂症的流行病学调查发现，患病率为 1.4%～4.6%。美国，精神分裂症的终身患病率为 1.0%～1.5%；我国本病的发病率约为 70/10 万，终生患病率为 1%。我国现有精神分裂症患者约 800 万，且呈逐年增长趋势。

二、主要健康问题

（一）特征性症状

本病的临床症状复杂，不同类型、不同阶段可有很大区别，但均有特征性的思维、情感、行为的不协调和脱离现实环境的特点。

1. 思维联想障碍　思维联想过程缺乏连贯性和逻辑性，是精神分裂症最具有特征性的障碍。患者在意识清楚的情况下，思维联想缓慢或分裂，缺乏具体性和现实性。临床可见思维松弛、思维中断、思维云集、病理性象征性思维、语词新作等，严重者出现破裂性思维。

2. 情感障碍　情感淡漠、情感反应与思维内容以及外界刺激不配合，是精神分裂症的重要特征。此外，可见情感反应在本质上的倒错，如患者笑着叙述自己的痛苦和不幸，称为情感倒错。

3. 意志行为障碍　患者活动减少、主动性缺乏，行为被动、退缩，即意志活动减退。临床还可见意向倒错、矛盾意向、违拗、被动服从、模仿言语、模仿动作，严重者可出现蜡样屈曲。

（二）其他常见症状

1. 幻觉和感知综合障碍　最常见是幻听，主要是言语性幻听，如评论性幻听、思维鸣想。幻听可以是真性的，较常见的是假性幻觉。幻视常常与其他幻觉一起存在。人格解体在精神分裂症有一定特点，如患者感到脑袋离开了自己的躯干、走路感觉不到下肢的存在等。

2. 妄想　妄想是精神分裂症最常见的症状之一。内容以关系妄想、被害妄想和影响妄想最为常见。内容离奇、荒谬，发生突然；有扩大和泛化趋势，或具有特殊意义；且对妄想内容不愿暴露。

3. 紧张综合征　表现为紧张性木僵：患者缄默、不动、违拗，或呈被动性服从，并有肌张力增高，出现空气枕头（患者卧床后，头与枕头之间保持一定距离）、蜡样屈曲。有时突然出现冲动行为，即紧张性兴奋。

（三）慢性精神分裂症的主要症状

临床主要是以思维贫乏、情感淡漠、意志缺乏、孤僻内向为主，又称阴性症状。

三、治疗原则

（一）抗精神病药物治疗

又称神经阻滞剂，能有效控制精神症状。

1. 急性期系统药物治疗　首次发病或缓解后复发的患者，抗精神病药物治疗力求系统和充分，疗程为 8~10 周。常用药物有氯丙嗪、奋乃静、氯氮平、舒必利、利培酮、奥氮平等，以及长效针剂氟癸酯等。

2. 继续治疗和维持治疗　继续治疗是在治疗剂量持续 1 个月左右，逐渐减量维持治疗。维持治疗的时间一般在症状缓解后不少于 2 年。如果患者是复发，维持治疗的时间要更长一些。

3. 合并治疗　原则上尽可能使用一种抗精神病药，必要时可低效价和高效价神经阻滞剂合并使用，但宜以一种为主。

（二）心理治疗和心理社会康复

精神分裂症的发生是在易感素质和环境中的不良影响、生活中的应激因素相互作用下发生的，心理应激在引起疾病复发中的作用尤为明显。要了解与发病有关的生活和工作中的应激，了解患者在病情好转阶段对疾病的态度、顾虑，协助患者解除家庭生活中的急慢性应激，并给予支持性心理治疗。患者返回社会应重视日常生活能力和社交能力的训练，对患者及其家庭成员进行心理教育，以提高患者的应对技能，改善家庭环境中的人际关系，减少复发。

四、家庭与社区护理干预

（一）基础护理

1. 饮食护理　营养失调是精神分裂症患者护理中经常面临的问题。护理人员首先要评估患者拒绝进食的原因，对受幻觉、妄想支配拒食的患者，耐心解释，鼓励集体进餐、自选品种或现场示范食物无毒后督促患者进餐，必要时予以鼻饲或静脉输液；对兴奋躁动患者宜单独进食或喂食，避免干扰；对吞咽困难的患者，宜进半流食或容易消化的食物，并有专人守护以防噎食。

2. 睡眠护理　睡眠障碍是精神分裂症初发、复发最常见的症状之一。护理人员首先要评估患者失眠的原因，并给予相应的处理。如为患者创造良好的睡眠环境，减少不良刺激；减少白天的睡眠时间；睡前避免过度兴奋；对紧张恐惧的患者做好心理疏导，消除不良情绪等。必要时可给予催眠药物或调整抗精神病药物剂量。

3. 个人卫生的护理　精神分裂症患者生活懒散，不关心、不料理个人卫生，导致感染增多，对健康造成危害，因此是护理的重点之一。首先评估患者的自理程度，制订生活计划，督促指导患者按时洗漱、定时更衣、沐浴，培养良好的卫生习惯。必要时做好口腔护理及皮肤护理。女患者要注意做好经期卫生的宣教。

4. 做好排泄护理　每日观察患者尿便情况，12 小时无尿者可采取诱导方法刺激排尿，必要时遵医嘱给予导尿。应鼓励患者多饮水、多活动、多进食蔬菜水果，预防便秘。对于便秘者，给予缓泻剂或灌肠。

（二）特殊症状的护理

1. 幻觉　观察患者的言语、情绪和行为表现，评估患者幻觉出现的时间、次数和内容，以及引起的相应情感和行为上的反应，加强安全护理。有意识地组织患者参加娱乐活动，转移注意力。

2. 妄想　与患者接触尽量不触及妄想内容，不与患者争辩也不反驳妄想内容，防止加重妄想，增加对护士的敌意。在患者面前不可交头接耳，以免引起猜疑。不可从背后拍打患者，避免由此产生的冲动。注意患者妄想有无泛化，防止与他人发生冲突。

3. 兴奋躁动　尽量避免激惹患者，将患者与他人分开以减少伤害事故。与患者接触时要和颜悦色，安抚其烦躁情绪，尽量满足患者的合理要求，办不到的及时解释。缩短兴奋过程，配合医生应用抗精神病药物控制症状，必要时给予约束。

4. 自伤、自杀、木僵患者的护理　参阅第一节"特殊状态的家庭护理"。

（三）心理护理

与患者建立良好的护患关系是进行心理护理的关键。

1. 鼓励患者说出对疾病和症状的认识及感受，做好支持性和认知性心理护理。

2. 耐心倾听患者的主诉，对诉说做适当的限制，不要与患者争辩，适时对其病态体验提出合理解释，并注意患者的反应。

3. 对病情好转的患者，提高其对疾病的认识，促进自知力恢复，纠正不良行为。

4. 对恢复期患者，应耐心安慰，解除其自卑心理，协助患者维持心身平衡，达到维护健康、预防复发、促进康复的目标。

（四）健康教育

1. 患者　向患者介绍疾病的有关知识，指导患者掌握症状复发的先兆、预防复发及发现药物不良反应的方法。帮助患者明确坚持服药、定期门诊复查的必要性，强化患者对纠正不良生活习惯、提高综合性自我护理能力重要性的认识。

2. 家属　指导家属学习有关疾病知识及如何预防疾病复发的常识。教会家属为患者创造良好的家庭护理环境、改善患者在家庭环境中人际关系的方法。指导家属学会简单的观察、识别、判断症状复发的方法，同时向家属宣教，督促患者服药、监护患者行为变化的意义。

五、预防

预防的重点应放在早期发现、早期治疗和预防复发上。

1. 在群众中普及精神疾病防治知识，消除对精神疾病患者的歧视，定期进行家访，了解本社区精神疾病患者的情况，使患者能及早发现和早期得到治疗。

2. 动员家庭和社会力量为患者制订社区康复计划，创造康复条件。

3. 指导训练患者，提高患者的社会适应能力，减少心理应激，坚持服药，避免复发，减轻残疾。

4. 遗传素质是精神分裂症发生的因素之一，建议处于生育年龄的患者，在精神症状明显时，不宜生育子女。

5. 对高危人群的家庭及时进行咨询，做好母孕期和分娩过程的保健，为子女成长发育创造良好的心理健康发育环境。

第二节　帕金森病

帕金森病（Parkinson disease，PD）又称震颤麻痹，是一种原发性中枢神经系统变性疾病，病理变化主要是中脑黑质和脑桥蓝斑等的色素细胞变性、减少、脱失，使作用于纹状体的多巴胺（DA）减少，产生纹状体功能障碍，出现运动减少、缓慢，肌强直，僵直，静止性震颤和姿势障碍等一系列症状。

一、病因及流行病学特点

（一）病因

PD 的病因和发病机制尚未十分清楚。有研究认为遗传因素、遗传易感基因与环境因素结合致病。主要病因和发病机制是与黑质神经元变性，多巴胺能递质减少、功能降低相关。

1. 遗传因素　部分病例（10%~15%）为常染色体显性遗传模式。

2. 自由基损伤和氧化磷酸化缺失　线粒体复合体 I 氧化磷酸化缺陷。

3. 环境危险因素　1-甲基-4-苯基-1, 2, 3, 6-四氢吡啶（MPTP）中毒与帕金森病发病有关。

（二）流行病学特点

PD 是中老年人常见的变性病，随着年龄增长，男性比女性患病多，其比率为 3：2，发病年龄为 55~61 岁，欧美国家发病率为 20/10 万，年患病率 160~200/10 万。该病起病缓慢，病程长，平均病程 13 年，最长可达 30 年。

二、主要健康问题

1. 运动缓慢和运动不能　是 PD 常见症状之一，多从单肢或一侧肢体开始。表现为动作减少，动作缓慢，患肢笨拙不灵活，精细动作困难如用筷困难；书写缓慢、字越写越小（小写症），起立困难，卧床翻身困难；行走起步困难；行走时上肢协同摆动减少，起步缓慢，越走越快呈慌张步态，行走中停步困难呈前冲步态，转弯困难，不灵活和转弯动作分解；随病程进展逐渐出现口齿不清、流涎，病情加重出现说话不清，构音吞咽障碍。

2. 肌强直、僵硬　姿势异常和姿势反射障碍也是 PD 常见症状。动作减少，运动缓慢，肢体被动活动，肌张力增高，呈"铅管样"强直，患肢被动活动时呈"齿轮样"阻抗感，面部表情减少、呆板，呈面具脸，严重肌强直使头稍向前倾，躯干俯屈，前臂内收，肘关节屈曲，呈弯曲前倾姿势，成为 PD 特有的姿势。

3. 震颤　PD 的三主征之一。从单肢或一侧肢体开始，以上肢远端，特别是手的震颤最具特征性，多在安静时出现，称为静止性震颤。手指震颤明显，呈搓丸样。主动随意动作时震颤减轻或消失，睡眠时震颤消失，情绪激动时震颤加重，病情加重时可见头、舌、唇和下颌等震颤。

4. 其他症状和体征　肩背胀痛，刺痛，安静或睡眠时小腿肌肉疼痛，伴有不规则的小腿运动，呈不安腿综合征表现。偶有腱反射活跃和亢进者。自主神经功能障碍，多汗、面部潮红、肢体皮温过低、顽固性便秘和膀胱排空不全、脂溢性皮炎等。

5. 精神症状　动作减少、言语缓慢、情绪低沉、注意力不集中、生理错觉乃至视空间感知障碍。少数人人格改变：性格孤僻、胆怯、萎靡、犹豫、抑郁、焦虑。15%~20% 患者发展成全面认知障碍，智能衰退，记忆力、计算力、定向力、判断力丧失，发展成痴呆。

三、治疗原则

1. 抗胆碱类药物　常用药物为苯海索（安坦）、东莨菪碱、金刚烷胺。
2. 多巴胺替代疗法　常用药物为左旋多巴、多巴胺受体激动剂。
3. 精神症状的治疗　可选用抗抑郁药或抗精神病药对症治疗。
4. 手术治疗　近年微电极引导 CT、MRI 立体定向内侧苍白球胶原部毁损术获得成功，疗效较好。

四、家庭与社区护理干预

（一）一般护理

轻者可下地活动，严重者和肌强直者卧床休息。给予低胆固醇、高维生素、高营养的饮食。如果患者吞咽困难，给予鼻饲或静脉输液，以保证营养摄入。避免进食刺激性食物，充分供给水果、蔬菜，以防便秘。大量流涎者应保持口腔清洁，防止口腔炎。做好生活护理，防跌伤和坠床。晚期卧床的患者应定时翻身，按摩受压部位，肢体被动运动，防止关节固定畸形，预防压疮。

（二）症状护理

1. 抑郁　掌握患者的情绪变化及言语、行为等有无异常，发现问题，及时采取措施。确保患者生活环境无危险物品存留，对自杀行为的患者一对一守护，防止意外。保证良好的睡眠环境，鼓励患者参加娱乐活动，如看电视、听音乐，以分散患者对疾病的注意力，提高生活兴趣，有利于康复。
2. 幻觉　观察患者幻觉出现的时间、内容、频率，以及幻觉支配下出现的情感及行为反应，如焦虑、恐惧、紧张冲动、伤人毁物时，加强安全护理，必要时可给予保护性约束，确保患者安全。

（三）心理护理

熟悉患者的病情，观察患者的心理变化，分析其心理状态，鼓励患者倾诉自己内心的痛苦，减轻其不良情绪，尽量满足其合理要求。

（四）药物治疗护理

患者应用抗乙酰胆碱药物，可引起口干、嗜睡、多汗、恶心、呕吐、视物模糊，如出现上述症状应及时告知医生调整药量。应饭后服用左旋多巴，并观察不良反应如恶心、呕吐、血压下降、期前收缩、幻觉等情况，如不良反应严重则应立即报告医生。

第三节　脑血管病所致精神障碍

脑血管病所致精神障碍是指脑血管病影响脑部血液供应引起的精神障碍。脑血管病主要是指在血管病变的基础上，发生血液成分或血流动力学的改变，造成缺血或出血性疾病。

本病一般进展缓慢，常因脑卒中引起急性加剧，病情波动，最终发展为痴呆。

一、病因及流行病学特点

（一）病因

1. 脑出血　最常见的病因是高血压、动脉硬化。少数病因是继发性脑梗死出血、先天性脑血管畸形或动脉瘤、血液病、抗凝或溶血栓治疗、脑动脉炎、淀粉样血管病或肿瘤侵袭血管壁破裂出血等。

2. 脑梗死　是由于脑供血障碍使脑组织缺血、缺氧而引起脑软化。临床上最常见的类型有脑血栓形成和脑栓塞。

（1）脑血栓：常见的病因是脑动脉粥样硬化，常伴有高血压，高血压、高血脂或糖尿病可加速动脉硬化的发展。少数病因是各种脑动脉炎、结缔组织疾病、先天性血管畸形、真性红细胞增多症、血高凝状态等。

（2）脑栓塞：根据栓子的来源不同，分为心源性、非心源性及来源不明三种。

脑血流量降低的程度与痴呆的严重程度呈正相关。如多发性梗死数量对痴呆发生有重要作用。

（二）流行病学特点

随着脑血管疾病发病率的不断增高，脑血管病所致精神障碍患病率也不断增高。我国部分地区抽样调查表明，总体患病率约为 0.45‰，城市患病率明显高于农村，城市为 0.68‰，农村为0.21‰；在 60 岁以上人群中患病率为 3.24‰，城市为 4.28‰，农村为 1.42‰。

二、主要健康问题

1. 早期症状　潜伏期长，不易早期发现。

（1）脑衰弱综合征：①情感障碍：情绪不稳定、情感脆弱、易伤感、易激惹、易怒、克制能力减弱。②躯体症状：头痛，以枕部、双颞部、额部为主，转头、用力憋气时加重；头晕，突然左右转头部或后仰时出现眩晕，伴耳鸣及听力减退；肢体麻木，走路向一侧倾倒感；眼花，肌肉震颤，睡眠障碍，以失眠为主，入睡困难，少数白天昏昏欲睡。③轻度注意力不集中，思维迟钝，工作效率下降，主动性下降，记忆力下降，学习新知识困难，近事遗忘明显。

（2）轻度认知障碍：记忆损害，注意力障碍，推理和抽象思维能力降低，语言运用能力下降，视觉空间功能障碍。

2. 局灶性神经系统症状及体征

（1）左大脑半球病变可出现失语、失用、失读、失写、失算。右大脑半球病变可出现视觉空间障碍。神经核团及传导束病变出现相应的运动、感觉及锥体外系障碍，强制性哭笑，假性球麻痹症，可伴有幻觉、自语、缄默或木僵等精神病性症状。

（2）Binswanger 型脑病可出现假性球麻痹症，动作迟缓，共济失调，言语不清，伴抽搐及强制性哭笑等，轻度锥体系征、锥体外系征或小脑病变。

（3）大面积脑梗死抢救后可遗有严重的神经症状和体征，如卧床不起、瘫痪、丧失生活自理能力、痴呆。脑血管病每次发作后，一次比一次症状加重，痴呆从局限性直至全面性痴呆。

3. 智能损害（痴呆）　早期表现为记忆障碍，以近记忆障碍为主；晚期表现为远记忆障碍；病理性赘述；流利型失语。

4. 精神病性症状　脑血管病的进展呈现明显的波动性，阶梯样病程，一部分病人可产生精神病性症状，如偏执症状、被害妄想、关系妄想及疑病妄想等。在记忆障碍的基础上可产生被偷窃妄想、贫穷妄想、嫉妒妄想、性欲的复苏。从早期情感脆弱、焦虑、抑郁等情感障碍发展为情感冷淡、无所谓、迟钝、欣快、情感失控、强制性哭笑等。行为和人格发生改变，自私、吝啬、收集废物、无目的徘徊，生活不能自理，尿便不能自理，不知冷暖，不会料理家务，不认识家人，不认识镜中的自我等。

三、治疗原则

无法根治脑血管病所致的精神障碍，治疗能延缓病情进展，改善脑血流，预防脑梗死，促进大脑代谢，达到阻止恶化，改善及缓解症状。

1. 大脑代谢调节药　改善认知功能。常用药有氢化麦角碱（喜得镇）、吡拉西坦（脑复康）、茴拉西坦（三乐喜）、吡硫醇（脑复新）、石杉碱甲、甲氯芬酯。

2. 血管扩张药　增加脑血流量。常用药有桂利嗪、环扁桃酯（抗栓丸）、长春胺、盐酸氟桂嗪（西比灵）。

3. 抗精神障碍治疗

（1）脑衰弱及认知障碍：常用药有苯二氮䓬类（劳拉西泮、阿普唑仑等）及氟哌噻吨。

（2）失眠：常用药有苯二氮䓬类（几种药物交替使用，防止形成耐药性、依赖性）、唑吡坦、依匹克隆、曲唑酮等。

（3）重型精神病性症状常用药有小剂量抗精神病药、抗抑郁剂。

四、家庭与社区护理干预

1. 安全和生活护理

（1）提供安全舒适的居住环境，无危险物品，家具放置以方便病人行动为宜，日常用品放在固定处，便于使用。给病人提供轻便、防滑、合脚的软底鞋。

（2）不要突然改变病人原有生活习惯，作息时间相对固定，以便记忆。

（3）鼓励病人自理生活，料理日常生活要给予充足的时间，切忌催促。自理困难者给予全面照顾。

（4）对表述困难者，要全面仔细观察病情变化，及时发现情绪变化、精神症状及记忆障碍、早期痴呆症状。

（5）保证营养的摄入，提供无骨刺、易吞咽、易消化、营养丰富的低盐低脂饮食，进餐时有专人观察，敦促细嚼慢咽。必要时给予鼻饲。禁止吸烟、饮酒。

（6）鼓励病人参加集体活动，满足其兴趣爱好和合理要求。病人外出时可佩戴身份识别卡（姓名、地址、联系人、电话等），一旦走失，便于寻找。

（7）养成良好的睡眠习惯，减少白天睡眠和卧床的时间，密切观察睡眠情况，指导放松疗法，帮助入睡。

2. 心理护理

（1）尊重病人，耐心倾听病人诉说，如病人记忆力减退，护士要不厌其烦，提供正确信息，谈话时声音要大，简短清晰，重复重点，可借助辅助器材。

（2）帮助病人确认现实与环境的地点、人物、时间，以维持对现实的辨识能力。

（3）主动关心病人，请家属配合，给予精神和物质方面的支持，增强病人的信心。

（4）引导和帮助病人诉说引起焦虑、抑郁、愤怒的原因和内心感受，鼓励病人回忆往日的经历、成功的业绩，并表示赞誉和敬重。

3. 特殊护理

（1）对收藏废物的病人要经常检查。对有自杀、自伤或攻击性的病人要有专人守护，可给予暂时的约束。

（2）病人出现幻觉及妄想时，可设法转移病人的注意力，引导病人到感兴趣的现实事物上，给予适当的安慰和解释。

（3）帮助病人了解自己的病情，改善自知力和自控力。

（4）陪伴病人参加简便工娱、体育活动和老年康复活动；对各种失语和认知障碍者，应尽早进行语言、认知功能和肢体活动的康复训练。

4. 健康教育

（1）向病人和家属宣传、讲解预防外伤的措施. 并使其明白脑卒中复发的危害性。

（2）注意调节饮食，以清淡、低脂、低胆固醇、低盐、低糖饮食为宜，忌烟酒。

（3）脑出血病人维持正常血压，避免情绪激动和不良刺激，不可用力过猛。

（4）晨间睡醒时，最好安静 10min 后缓慢起床，以防止直立性低血压。

五、预防

1. 预防高血压病、糖尿病、肥胖症、高脂血症。对已患有上述疾病的中老年人，要及时进行系统的积极的治疗，更要进一步注意对心房纤颤的防治。

2. 重视血糖增高者，应积极进行饮食控制，这是及早预防脑血管疾病的重要环节。

3. 监测血清脂蛋白，及时发现高密度及低密度脂蛋白的变化，进行早期干预，对预防脑血管疾病具有重要意义。

4. 吸烟对脑血管疾病有危害作用，在青少年中严格控制吸烟，对吸烟者进行科普、疾病知识的宣传教育，促使其戒烟是十分重要的。

5. 尽早发现脑血管疾病患者在记忆、智力方面的变化，及时诊断、及时治疗，抓住早期诊治的时机。

第四节　抑　郁　症

抑郁症是以明显而持久的心境低落为主的一组精神障碍，并有相应的思维和行为改变。病情严重者可有精神病性症状。

一、病因及流行病学特点

（一）病因

目前还不十分清楚，可能与遗传、生化和心理社会多种因素有关。

1. 心理社会因素　创伤性生活事件与抑郁症发病关系密切。有报道近 6 个月内有重大生活事件者，抑郁发作的危险率可增加 6 倍，自杀危险率增加 7 倍。生活事件的严重程度与发病时间有关，如意外灾害、亲友亡故、经济损失等，一年内抑郁发作危险性比正常人群高。慢性心理刺激如失业、慢性病等也会导致抑郁发作。但应指出并非所有遭受重大事件者都发病，本病的发生还需从遗传、生理、生化等生物因素的综合作用全面考虑。

2. 遗传因素　与遗传因素有关，但遗传方式尚不肯定，家系调查结果表明：患者亲属患病率比一般人群高 10~30 倍，血缘关系越近则患病率越高，单卵双生比双卵双生的患病率高。

3. 生化因素　生化、生理的改变，可能仅仅是一种状态的标志或素质的标志，是否具有意义尚无定论。①第二信使平衡失调假说：cAMP 系统功能减退导致抑郁；②5-HT：5-HT 功能活动降低与抑郁患者的抑郁心境、食欲减退、失眠、昼夜节律紊乱、内分泌功能异常、性功能障碍、焦虑不安、不能处理应激、运动减少等症状密切相关，③胆碱能 肾上腺素能平衡假说：抑郁症者可能是胆碱能占优势。

（二）流行病学特点

抑郁症的患病率女性高于男性，但男性抑郁症自杀率高。平均年龄为 40 岁，起病年龄有年轻化的趋势。1982 年我国 12 个地区流行病学调查中发现抑郁症的患病率为 3.11‰，而且农村（4.12‰）

高于城市（2.09‰）。20世纪80年代初期，中国精神科医生诊断为"神经衰弱"的患者如采用DSM-Ⅲ标准进行诊断，87%为抑郁症，6%为心境恶劣。抑郁症发病多见于秋冬季，病程较长，一般预后较好，不留人格缺陷，少部分可有残留症状或转为慢性。

二、主要健康问题

（一）核心症状

心境或情绪低落、兴趣缺乏以及乐趣丧失，是抑郁的关键症状，诊断抑郁状态至少应包括此三种症状中的一种。

1. 情绪低落　患者体会到情绪低、悲伤，在抑郁发作的基础上患者感到绝望、无助、无用。

2. 兴趣缺乏　原有的兴趣爱好如打球、唱歌、郊游、下棋、打牌等变得索然无味，享受不到生活的乐趣，无所爱，更无所求。

（二）心理症状群

可分为心理学伴随症状和精神运动性症状。

1. 焦虑　抑郁症的主要症状之一，可伴发一些躯体症状，如胸闷、心搏加快、尿频、出汗等，躯体症状可以掩盖主观的焦虑体验而成为临床主诉。

2. 自责自罪。

3. 精神病性症状　主要是妄想或幻觉，如罪恶妄想、无价值妄想、嘲弄性或谴责性的听幻觉等、被害或自我援引妄想、没有情感色彩的幻听等。妄想不具有精神分裂症妄想的特征，如原发性、荒谬性。

4. 认知症状　注意力和记忆力下降，认知扭曲也是重要特征之一。如对各种事物均作出悲观的解释，将周围的一切看成灰色的。

5. 自杀观念和行为　抑郁症患者50%左右出现自杀观念，最终有10%～15%死于自杀。偶尔出现"扩大性自杀"患者可在杀死数人后再自杀，导致极严重的后果。

6. 精神运动性迟滞或激越　多见于"内源性"抑郁患者，思维迟缓，动作迟缓，工作效率下降，严重者出现抑郁性木僵。激越患者相反，反复思考无目的的事情，思维内容无条理，思维效率下降，烦躁不安、紧张激越，不能控制自己的动作。

7. 自知力　部分自知力完整，主动求治。有明显自杀倾向者，失去求治愿望。有精神病性症状者自知力不完全，甚至完全丧失自知力。

（三）躯体症状群

1. 睡眠紊乱　早醒，少数患者可出现贪睡的情况。

2. 食欲下降，体重明显减轻。

3. 性功能减退　有些勉强维持有性行为，但无乐趣体验。

4. 精力丧失　无精打采，疲乏无力。

5. 晨重夜轻　情绪在晨间加重，极易出现自杀行为。

6. 非特异性躯体症状　各种自主神经功能紊乱，如头痛或全身疼痛，周身不适，胃肠道功能紊乱，心慌、气短及胸前区痛、尿频、尿意等，因而长期在综合医院门诊游荡。

三、治疗原则

（一）药物治疗

抗抑郁药如阿米替林、氯丙帕明、马普替林等。新型抗抑郁药如氟西汀、帕罗西汀、氟伏沙明、舍曲林、西泰普立等。也可使用抗焦虑药、抗精神病药。

（二）心理治疗

1. 认知治疗　目的在于转变患者消极的认知，用接近现实的解释替代消极的认识，使患者更好地面对现实，处理好现实问题。

2. 人际关系治疗　目的在于解决患者的人际关系问题。这种问题可能来源于个人早期的不良人际关系，当前的人际关系会加速抑郁症的发展，延长持续时间。治疗重点不涉及防卫机制和内心冲突等内在心理结构问题，而处理歪曲的思维和社会功能损害对人际关系的不良影响。

（三）行为治疗

重点在于对患者进行反复训练。达到矫正适应不良的目的。给予患者积极的支持和反复训练，使之学习重新适应环境。

（四）心理分析治疗

目的在于改变患者的人格结构和特征。增强人际信任与合作，提高应对悲伤等负性情绪的能力。治疗时间长，持续几年。

（五）家庭治疗

目的在于帮助患者减少负性情绪和妥善应对各种条件引发的负性情绪，降低疾病复发机会。

四、家庭与社区护理干预

（一）环境适宜

提供安静舒适的居住环境。墙壁以明快色彩为主，辅以适量艳丽的小束花，以利于调动患者积极良好的情绪，焕发对生活的热爱。

（二）安全护理

1. 患者生活的环境中杜绝危险物品的存留，如刀、剪、绳、玻璃器皿、有毒物品，生活设施应安全，不能成为自杀工具。

2. 药品必须有专人管理，每次服药后仔细检查口腔确认药物服下。严防患者藏药，一次大量吞服造成自杀，并将注意事项告知家属，以取得家属的配合。

3. 严密观察病情变化及异常言行，患者有无流露厌世的想法。警惕突然"症状好转"的消极患者，伪装痊愈。抑郁症患者情绪有晨重夜轻的特点，尤其要严密监视早醒的患者，严防自杀。

（三）严重自伤、自杀行为患者的护理

1. 患者不可以独居，应进行一对一的守护。活动范围应在护士或家人的视线范围内。清查各种危险物品，并经常检查患者身上或床单位有无危险物品或遗书和字条等。

2. 连续评估自杀危险。对有自杀计划的患者，详细询问方法、地方、时间，如何获得自杀工具和发生自杀行为的可能性大小。

3. 保证患者遵医嘱服药，确保治疗的顺利进行。

4. 一旦发生自杀、自伤，应立即隔离患者实施抢救。对自伤、自杀后的患者要做好自伤、自杀后的心理疏导，了解心理变化，制订进一步防范措施。

（四）饮食及生活护理

1. 保证营养摄入　向患者宣传摄取营养的重要性，给予高蛋白、高热量、高维生素饮食，选择患者喜爱的食物，少食多餐。对严重拒食者采取喂食、鼻饲、静脉输液等。

2. 生活护理　协助患者做好个人卫生及口腔护理。严重抑郁长期卧床的患者，应注意受压部位的皮肤血液循环情况，协助患者定时变换体位，按摩局部受压部位，防止压疮。

（五）心理护理

1. 建立治疗性关系　在尊重、接纳、同情和支持的基础上，建立良好的治疗性护患关系，了解患者的感受。

2. 心理支持　鼓励患者表达思想、情感，应专心倾听，允许哭泣，对患者所表现的抑郁与痛苦心理给予理解和同情，设法帮助患者找出排泄压抑的途径，给予积极的心理支持，并注意尊重患者的隐私权。

3. 教会患者掌握心理自助的 6 种方法　①改变认识，让其意识到接受有痛苦的感觉是正常的事情；②允许自己去感受自己的情绪，包括痛苦的感觉，不要用自我批评方式否认或压抑它，避免过分压制导致自卑、自责和情感压抑；③鼓励患者至少向一个人表达自己的感觉，与他人共同分享自己的感受，可减轻 5% 的心理压力；④与家人和朋友保持紧密的联系，取得良好的社会支持；⑤引导患者正确地面对自己的生活和自我，无论是正面的或负面的，不要用悲观失望的情绪蒙蔽自己的心态，要实事求是地看待世界、现实生活和自己；⑥学会促进发展的解决问题方法，用发展的眼光看待目前和未来，理智地选择消除抑郁情绪的途径。

4. 社会支持系统的援助　充分动员和利用社会支持系统，帮助患者战胜痛苦，增强对抗自杀的内外资源，如对患者家属进行与自杀干预有关的健康教育，让家属参与干预治疗。

五、预防

1. 定期对重点人群进行巡访，建立有效的沟通渠道，了解其心理动态，有效减少负性情绪。

2. 对社区的人口现状应做到心中有数，对高危人群及早干预，提供心理援助，使其正视现实，处于良好的应激状态。

第五节　酒依赖和酒精中毒性精神障碍

酒精中毒性精神障碍由饮酒引起，可在一次饮酒后发生，也可由长期饮酒成瘾后逐渐出现，或突然停饮后急剧产生症状。除精神障碍外，往往有躯体症状和体征。

一、病因及流行病学特点

（一）病因

1. 乙醇代谢基因对酒精滥用和酒依赖的影响　乙醇主要在肝脏中由两种活性酶顺序代谢。乙醇脱氢酶（ADH）将乙醇转换为乙醛，乙醛脱氢酶（ALDH）将乙醛转换为乙酸，最后氧化为二氧化碳和水。体内的酒精 90% 被氧化，10% 经呼吸与肾脏排泄。

2. 遗传因素　家系研究发现与酒依赖者有血缘关系者患病率高于一般人群，一级亲属患酒依赖的危险性比一般人群高 4~7 倍。寄养子研究表明与血缘父母嗜酒关系密切，与寄养父母嗜酒关系不密切。双生子研究发现酒精中毒的同病率单卵双生明显高于双卵双生。

3. 心理因素　有学者指出，嗜酒者病前人格特征常为被动、依赖、自我中心、易生闷气、缺乏自尊、对人疏远、有反社会倾向。嗜酒者中反社会人格可高达 50%。

（二）流行病学特点

据美国三个城市调查，发现一般人口中酒瘾终生患病率平均为 13.6%，慢性酒精中毒的终生患病率男性约为5%，女性约为1%。1998年在我国六个地区的调查显示，84%的男性和3%的女性有过饮酒行为。其中16%的男性和2.5%的女性每日饮酒，男女酒精依赖总患病率为3.43%。

二、主要健康问题

（一）酒依赖

酒依赖是由于饮酒所致的对酒渴求的一种心理状态，可连续或周期性出现，以体验饮酒的心理效应，有时也为了避免不饮酒所致的不适感，这种渴望很强烈。

1. 酒依赖综合征　是指在完全或部分停止饮酒后所出现的一组症状，包括震颤、一过性幻觉、癫痫发作和震颤谵妄等。

（1）精神依赖性：是指对酒的渴求。严重的躯体依赖时，患者恐惧戒断症状，则出现强烈和强制的饮酒渴求，导致不可抑制地搜寻酒的行为。

（2）躯体依赖性：是指反复饮酒使中枢神经系统发生了某种生理、生化变化，以致需要酒精持续存于体内，避免发生戒断综合征。

2. 戒断综合征

是指一旦断酒即可出现一定的躯体症状和精神症状。早期戒断症状为焦虑、不愉快、抑郁情绪，伴有恶心、呕吐、食欲不振、恶寒、出汗、心悸、脉频和不整、高血压等自主神经症状。还可有睡眠障碍如噩梦、睡眠浅、入睡困难等。

震颤是典型症状之一，常发生于停酒后7~8小时，表现为晨起手指及眼睑震颤，严重者可出现不能咀嚼和站立不稳。

震颤谵妄常发生于戒酒后72~96小时，是后期戒断症状之一。

3. 耐受性　是指饮用原有的酒量达不到期待的饮酒效果，为达到期待的饮酒效果必须增加用量，这是长期酒依赖患者常见的临床表现。

（二）酒精中毒性精神障碍

1. 急性酒精中毒性精神障碍　又分为普通醉酒和异常醉酒。

（1）普通醉酒：是指一次大量饮酒后出现的中毒状态。绝大多数醉酒属于此种情况。症状轻重与血液中酒精含量和代谢速度密切相关。表现为情绪兴奋、言语动作增多、自制力减弱、易激惹、好发泄；或有行为轻佻、无事生非、不顾后果，类似轻躁狂状态；或者情绪抑郁、少语、悲泣。有的患者可有眼球震颤、面部潮红、吐词不清、共济失调、步态不稳等。严重者意识清晰度下降或意识范围狭窄.如嗜睡、昏睡，甚至昏迷。

（2）异常醉酒：是指酒精急性作用于异常个体的结果，包括病理性醉酒及复杂性醉酒。病理性醉酒多是指饮用一定量酒，突然醉酒，表现为意识障碍（蒙眬或谵妄）、紧张恐惧或惊恐、极度兴奋，或有攻击行为；病理性错觉、幻视或幻觉和被害妄想较常见。急剧发生，一般持续数十分钟至数小时，常以深睡结束，醒后对发作不能回忆。

复杂性醉酒是大量饮酒过程中迅速产生非常强且急速加深的意识混浊。特点为急速出现的强烈的精神运动性兴奋、正常礼仪紊乱、易激惹和冲动，多出现激惹性报复行为，可有妄想观念，也有处于抑郁状态，号啕大哭或绝望、暴怒发作、自责自罪，易出现自杀行为。

2. 慢性酒精中毒性精神障碍

（1）慢性酒精中毒是导致自杀的重要因素，此类患者可有人格改变、性功能障碍和各种精神症状。

（2）酒精中毒所致幻觉症，多为幻听、幻视。后者常为原始性或各种小动物幻视。多在突然停饮或显著减量后 48 小时内发生，也可在持续饮酒的情况下出现。可继发妄想及相应的情绪障碍和冲动行为。病程数小时、数天或数周，不超过 6 个月。

（3）酒精中毒所致妄想症，患者意识清晰，以嫉妒妄想或被害妄想较常见，常伴有相应的情感反应和行为。起病较慢，病程迁延。

（4）柯萨可夫精神病，多数是震颤、谵妄的后遗症，也是酒精中毒性幻觉症的后遗症。以严重近记忆力障碍、遗忘、错构及虚构、定向力障碍为基本症状。

（5）韦尼克（Wernicke）脑病，是在震颤、谵妄后出现的三联症：嗜睡、眼肌麻痹及共济失调，有时出现瞳孔反射障碍、痉挛发作。

（6）酒精中毒性痴呆，长期（一般 5 年以上）或大量饮酒引起的脑器质性痴呆，急性或慢性进行性人格改变、智力低下、记忆力障碍的痴呆状态。

（7）人格衰退，患者对饮酒的需要超过一切，自我中心、自私、行为标准下降，好欺骗，甚至偷窃和诈骗，丧失对家庭和社会的责任感。

三、治疗原则

1. 苯二氮䓬类药物　缓解戒酒过程出现的颤抖、抽搐、焦虑不安，甚至震颤、谵妄。常用药包括地西泮、氯氮䓬、阿普唑仑、氯硝西泮。

2. 支持疗法　大量补充维生素 B 族和维生素 C，并及时补充营养，维持水、电解质平衡，促大脑代谢。

3. 支持性心理治疗　帮助患者重建人格与行为模式，维持长久疗效。

4. 抗精神病药物治疗　精神症状可选择小剂量氟哌啶醇；抑郁症状可给予抗抑郁药；痉挛发作肌注或静脉注射地西泮等。

5. 综合治疗　常采用两种或两种以上的治疗，如采用断酒、支持疗法、对症治疗。

6. 淡化对酒的渴求

（1）厌恶治疗：戒酒硫。

（2）递减戒酒法：用于躯体症状严重的酒精所致精神障碍。

7. 康复治疗　形式有多种，如戒酒组织、戒酒会、家庭治疗。

四、家庭与社区护理干预

（一）症状护理

1. 急性醉酒　注意保暖，密切观察病情变化。若出现脉细数、呼吸过慢或不规则、发绀、尿便失禁，应进行急救处理，可诱导患者呕吐，或温水洗胃，以免酒精继续吸收。洗胃后，经胃管灌入浓茶，吸氧，补充液体。必要时，应用呼吸兴奋剂。

2. 震颤、谵妄　首先要保护好患者的安全，设专人护理，环境要安静，言语温和，避免刺激。当患者意识障碍严重时，按昏迷护理常规进行护理；伴有发热者给予物理降温或解热镇痛药物；对恐惧紧张的患者可给予小剂量氟哌啶醇肌内注射，以控制兴奋症状。

3. 戒断状态　严密观察病情变化和戒酒反应，戒断症状严重者，要有专人守护，备齐抢救器械和药物。发现戒断症状时，可给予心理疏导，告诉其戒断过程中难以避免躯体症状，消除其紧张、恐惧、焦虑，并给予对症处理做好基础护理，如呕吐时注意头偏向一侧，防止误吸发生吸入性肺炎。痉挛发作时，就地平卧，取下义齿，放牙垫（可用毛巾或被角代替）于上下臼齿之间，用手托起下颌，防止舌咬伤和下颌脱臼。保证呼吸道通畅，迅速松解衣领和腰带；保护好四肢，防止骨折、脱白。

4. 幻觉、妄想　护理人员要帮助患者认清这些症状是在戒酒或饮酒过程中出现的，随着病情得到控制，症状便会消失，适时动摇患者对症状的坚信程度，切忌在患者面前窃窃私语，以免强化症状。同时要防止患者因受症状支配而出现冲动、伤人、毁物，严重者可给予保护性约束。

5. 韦尼克脑病　对患者态度要和蔼，关心患者的衣食住行，指导和照顾生活，督促患者参加一些有益的工娱活动，避免激惹患者，严重者要有专人守护。

（二）心理护理

1. 帮助患者自我检讨，了解自己的行为及可能导致的恶果。

2. 正确对待和处理患者的心理防御机制，协助患者采取适当对策，解决有关问题，并提供多种选择，鼓励进行尝试。

3. 对患者无能或无用的想法不争辩，指导患者进行有效的情绪控制，并强调其在治疗中的重要意义，表扬其每个进步。

4. 倾听患者的叙述，弄清心理症状与某些事件的关系，判断患者自我惩罚的可能，适当的干预。

（三）健康教育

1. 向患者讲明酒精中毒的原因、危害及患者所表现的戒断症状，使患者意识到患的是一种疾病，并不存在过失问题，他有接受治疗的责任；同时使其认识到饮酒对自己生活质量、家庭、社会的影响；说明戒酒治疗的大体过程，以减轻或解除患者对戒酒治疗的顾虑，甚至对立情绪，取得患者的合作是治疗成功的关键。

2. 帮助患者建立不饮酒的生活模式，制订不饮酒的社会娱乐活动计划，帮助患者应对对酒的渴求，帮助其度过可能再饮的不利状态。

3. 加强对家庭成员的宣教，酒依赖问题是整个家庭的问题。教育家庭成员要理解酒精滥用是一种疾病，家庭对患者的支持很重要。同时教会家属应对技巧，了解滥用者的心理状态，帮助其克服困难，持续戒酒。

五、预防

1. 重视和加强酒精危害的精神卫生宣传工作特别是文明饮酒，不劝酒、不酗酒、不空腹饮酒、不喝闷酒，以饮料代酒，减少职业之便所致的酒依赖者。

2. 早期干预　通过家庭巡访，早期筛选出有酒精依赖问题的人群，向其讲解有关酒的卫生知识，如酒量与酒的躯体损害和社会家庭问题的关系，并发放简单的有关知识的小册子。

3. 加强对未成年人饮酒的控制，健全并加强有关法律的宣传和检查力度。

4. 及时治疗某些躯体疾病或精神疾病，避免以酒代药导致酒精依赖。

第六节　老年痴呆

痴呆是由于脑功能障碍而产生的获得性、全面性、持续性智能损害综合征，即在无意识障碍的情况下，在记忆、认知、语言、时空间功能和人格五项心理活动中，至少有记忆、认知和另一项明显缺损，且已持续 6 个月以上者。根据发病机制不同可将痴呆分为：阿尔茨海默病（Alzheimer disease，AD）、血管性痴呆（vascular dementia，VD）、混合性痴呆（mixed dementia）和其他痴呆。临床上由于多数痴呆发生在老年期，故笼统地称做老年痴呆。随着社会老龄化进程的加快，老龄人口比例迅速增加，老年痴呆已成为危害老年人身心健康、致残严重的公共卫生和社会问题。老年痴呆等人口老龄化问题给老年人、家庭和社会均带来了巨大的压力，是影响国民经济持续发展的重要因素，全社会和政府部门都应给予更多的关注。

一、病因及流行病学特点

（一）病因

老年痴呆是老年人因不同疾病引起的脑功能障碍而产生的智能损害综合征，是由多源性因素引起的，病因十分复杂，而且涉及多种病理机制和病理过程，目前的研究尚未完全阐明。

老年痴呆中，AD 和 VD 最为常见，这两类占痴呆的 80%~90%。VD 是脑血管病变（包括出血和缺血）引起脑组织供血障碍，导致脑功能衰退的结果。产生脑出血最常见的原因有高血压、动脉粥样硬化，以及脑梗死、先天性脑血管畸形或动脉瘤、血液病、抗凝或溶血栓治疗等；产生脑缺血的主要原因是脑血栓形成与脑栓塞，而脑血栓形成的重要原因是脑动脉粥样硬化。关于 AD 的病因目前尚不明确，但近年来研究进展较快，主要有以下几种学说：

1. 遗传因素　AD 具有一定的家族聚集性，呈常染色体显性遗传及多基因遗传。流行病学研究发现，有痴呆家族史的人群 AD 的患病率是无痴呆家族史人群的 4 倍。目前认为至少有 4 个基因与老年痴呆有关，即 APP 基因、载脂蛋白 E（apoE）基因、早老素-1（PS-1）和早老素-2（PS-2）基因。

2. 感染因素　病理学研究提示，AD 患者脑组织的病理学改变与慢病毒感染引起的 Scrapies 病十分相似。动物实验中，患 Scrapies 病的小鼠的遗传基因发生了变化，进而导致蛋白质的结构发生了变化。由此推测，AD 患者脑组织中老年斑的形成也可能是病毒感染后基因变化并导致蛋白质构成发生变化的结果。然而迄今尚未有从 AD 患者脑组织中分离出病毒的报告。

3. 免疫功能异常　一些临床观察及免疫学研究提示，AD 患者可能存在着体液免疫及细胞免疫功能异常。研究者在老年痴呆患者脑组织中发现自身抗体，而在正常老人中未发现。

4. 微量元素　研究表明，铝和硅与 AD 的发病有关。饮用高铝水的地区，AD 的患病率和死亡率较其他地区高；尸体解剖发现 AD 患者脑组织中铝和硅的含量增高，AD 患者脑组织中铝的含量较正常人高 10~30 倍。钙代谢紊乱在 AD 患者中表现得尤为突出，研究显示 AD 患者海马神经元的钙沉积高于正常人。还有研究者提出铁的累积也是 AD 的发病因素之一。

另外，AD 发病还与高龄、性别、文化程度等有关。流行病学研究表明，AD 患者大多在 60 岁以上，且每增加 1 岁，患病率将增加 5%；女性患病的危险程度高于男性；文化程度越低，发生 AD 的危险性越高；离异独居老人较与亲属同居老人患病率高；性格内向的老人较性格外向者发病率高。

（二）流行病学特点

人口老龄化是全世界面临的一个严峻问题。到 2000 年，我国 60 岁以上的老年人已达 1.32 亿，占人口比例的 10.5%。据初步估计，我国现在至少有痴呆老人 500 万以上，每年平均还有 30 万老人加入这个行列。流行病学调查表明，我国北方地区 65 岁以上居民痴呆患病率为 6.9%，其中 AD 为 4.2%，VD 为 1.9%；南方地区 65 岁以上居民痴呆患病率为 3.9%，其中 AD 为 2.8%，VD 为 0.9%。国外资料报道，65 岁以上老年人中痴呆的患病率为 4.6%~8.6%，且随着年龄的增长，老年痴呆的患病率呈上升趋势；在美国等西方国家，痴呆已成为老年人继心脏病、肿瘤和脑血管疾病之后的第 4 位死亡原因。据估计，目前全球的老年痴呆患者已达到 2000 万~2500 万人。

二、主要健康问题

（一）认知功能障碍

认知功能障碍是老年痴呆患者最常见的健康问题之一，主要包括记忆障碍、定向力障碍，以及语言、判断、理解、分析等能力的下降，其中常以记忆障碍为最初表现。认知功能障碍在老年痴呆早期就存在，中晚期则更加明显，从而影响患者的自理能力，使患者的日常生活需要依赖他人照顾。

1. **记忆障碍** 记忆障碍常常是老年痴呆最早出现的临床症状，早期患者可能仅有记忆困难或轻度健忘，由于患者能保持一定的社交能力往往被家属忽视，甚至认为是老年人的正常表现。痴呆患者的记忆障碍表现在三个方面，首先是注意力不集中，对事物（特别是过去不熟悉的事物）丧失了主动的注意，以致不能把这些事物、信息加以输入，所以立即发生的事情，马上就忘；其次是近记忆力下降，干活丢三落四，经常自己放的东西找不到放在什么地方；远记忆力下降在中度甚至严重痴呆时较为明显，如记不起自己经历的重要事情、说不清自己的出生年月等。记忆力逐渐下降影响患者的生活自理能力，患者甚至会忘了如何洗澡、如何穿脱衣服、如何使用筷子吃饭等。患者越来越依赖别人照顾，晚期则生活完全不能自理。

2. **定向力障碍** 老年痴呆患者在记忆障碍的同时，对时间、地点和人物的定向力也逐渐下降。例如不清楚自己现在在什么地方，走在熟悉的路上也会迷路；分不清哪年哪月哪日，现在是什么时间，严重的甚至连白天和夜间也分不清楚；不认识原来熟悉的人，经常产生误认的现象，严重时可能不认识自己的家人，不知道自己是谁。

3. **思维障碍** 思维是人类认知活动的最高形式，人们通过各种感觉器官感知到各种事物，通过思维活动，即对事物的分析、比较、综合、抽象化以及概念化得出事物的本质以及各种事物之间的内在联系，并推测历史或预测未来。痴呆患者的思维障碍的内容很多，有理解力、判断力、抽象概括能力、语言方面的障碍以及思维逻辑、思维内容，甚至还可以产生感知障碍，例如发生幻觉等明显精神失常的症状。

（二）行为和心理症状

在老年痴呆的不断进展过程中，约有80%以上的患者会出现各种精神症状和异常行为，如幻觉、妄想、情绪变化、无目的走动、藏东西、反复问问题、骂人、打人等。1996年国际老年精神病协会（IPA）在学术会议上把这组症状命名为痴呆的行为和心理症状（behavioral and psychological symptoms of dementia，BPSD）。

1. **情绪异常** 一般来说，多数痴呆老人因为不能意识到自己已经逐渐痴呆了，不会发生情绪的低落。中度痴呆患者可以表现为：终日无忧无虑，对周围的人及事物毫不关心，什么都不过问，严重时患者明显表现出傻笑的样子。部分早期痴呆的患者会有焦虑及抑郁心境，尤其是对记忆下降有自知之明者，感到无原因的记忆力下降太快，许多事情都干不了，因此感到焦虑不安，心情欠佳。

2. **行为异常** 痴呆患者的行为异常早期就可发生，部分患者终日无所事事，在房间里不停地来回踱步、徘徊，反复走来走去，毫无目的，可持续很长时间；有的患者会到处捡拾废品并收藏起来；有的患者到处乱翻乱找东西；有的患者在照顾人员为其洗澡或更衣等过程中会表现出拒绝，甚至打人、踢人、乱扔东西等。有的患者在衣着方面表现出异常，会把多件衣服穿在一起或者把外衣穿在里面、内衣穿在外面。总之，痴呆患者的异常行为因病情的轻重程度不同各异，也因病情内容的不同而各异，只有少数痴呆患者表现比较安静，异常行为较少。

3. **精神症状** 随着病情的发展，痴呆患者经常伴随出现各种精神方面的症状，如幻觉、妄想等。痴呆患者常见的妄想有嫉妒妄想、被窃妄想、被害妄想、贫穷妄想等；少数痴呆患者可有幻觉，如幻听或幻视。另外，痴呆患者有抑郁情绪者也不在少数，近年研究显示，抑郁可能是老年痴呆的早期症状之一，痴呆患者的抑郁情绪可表现为自觉心情不愉快，情绪低落，对什么事都不感兴趣，注意力不集中，做事犹豫不决，缺乏主动，还经常卧床不起，懒于梳洗等，严重抑郁者容易自责，并产生自残和自杀行为。

（三）日常生活能力下降

痴呆患者日常生活能力下降，包括基本生活能力（排尿便，吃饭，穿衣，个人卫生等）和应用工具的生活能力（打电话、购物、管理钱财、烹调、坐车、洗衣等）下降。早期阶段，痴呆患者的生活自理活动大致是正常的，如进食、穿衣、按季节冷热更换衣服等都完全可以自理，仅仅在灵活性上较差，显得迟钝一些，需有人提醒督促。中期阶段，痴呆患者的生活自理能力有较明显的下降，学习和工作基本无法正常进行，在日常生活方面，除了一般的简单生活可以自理外，大部分生活方面需要别人帮助。如穿衣问题，虽然可以自己穿上衣服，但按季节气温选择合适的衣服常需要家人帮忙。晚期阶段，痴呆患者生活完全不能自理，吃饭需要他人喂食，穿衣需要他人帮助，甚至尿便失禁；有的患者可以自己独立行走，但毫无目的，甚至乱摸乱动，发生放水、点火等危险行为；有的患者肢体挛缩，无法站立，终日卧床不起，无法与人交流。

三、治疗原则

1. 治疗引起痴呆的病因——病因治疗　首先必须明确痴呆的病因，治疗原发病。例如，VD 患者应治疗脑血管病；CO 中毒导致的痴呆是由于缺氧引起，应进行高压氧治疗；脑积水引起的痴呆可进行脑脊液的分流术等。

2. 早期发现、早期诊断、早期治疗　只有早期治疗才会取得理想的疗效。例如，对于血管性痴呆来说，如能在脑卒中发作之后，在恢复期阶段进行扩张血管及促进脑代谢药物的治疗，就可以起到预防发生痴呆的作用，如果痴呆已达晚期，则无法获得理想的疗效。

3. 治疗与痴呆合并存在的躯体疾病　许多老年人身体都会患有疾病，如高血压、冠心病、糖尿病等。虽然有时这些疾病并不是痴呆的病因，但在治疗痴呆的过程中，可能发生一些药物不良反应以及其他问题，甚至在痴呆不会导致生命危险时，其他病会带来一些危及生命的问题。因此在治疗痴呆的同时，必须同时重视老人身体的其他疾病，并应同时给予治疗。

4. 治疗痴呆伴发的行为和心理症状　约有 80% 左右的痴呆患者会伴有行为和心理症状，如幻觉、妄想、攻击行为等，行为和心理症状不仅影响患者的生活，而且对照顾者产生极大的心理压力，使得照顾者无法对患者加以照顾，因此对此症状的治疗极其重要。

5. 治疗用药的个体化　由于老年人代谢缓慢，加之不同老年人的体质不同，伴有的躯体疾病不同，用药产生的不良反应变异很大。因此不仅给老年人用药要剂量小，加药缓慢，经常注意观察药物的不良反应，还要在选择用药以及药量等方面因人而异。

6. 药物必须由照料者管理　由于痴呆老人的记忆力下降，无法正常按时按量服用各种药物，如让患者自己服药，可能会发生忘记服药、服错药物、服错药量等情况，甚至会因用错药发生危险，因此药物必须由照料者妥善保管，在服药时送入患者口中，照料其服下为妥。

四、家庭和社区护理干预

（一）家庭护理要点

1. 细心观察　由于痴呆老人不善于表达自己的意见，也很难清楚地描述自己的感受和要求，因此照顾者应细心观察患者各方面的情况，如检查身体有无疼痛、发热、便秘及血压、情绪的变化等，还可通过老人的表情和动作来分析。总之，应细心观察患者，做到及时发现问题、解决问题。

2. 保障安全　由于痴呆患者的记忆力下降，定向力障碍，生活无法自理，因此在许多方面会发生意外的危险，所以必须在生活各方面注意安全，尽量不要让患者单独外出，以免迷失方向；在患者经常活动的范围内不要放置危险物品，以免患者拿到后伤人伤己；患者居住和活动空间内，要少放置东西，保持简单够用，杂物越少越好，以免绊倒患者；房间内光线充足，并有足够的空间使老人有活动的场地；老人的床边应有栏杆防止坠床；地面要防滑，必要的地方装有扶手；房屋的门锁要选患者不易打开的为宜；煤气、电源开关等都应改装，使患者不能随意打开。要从注意小事做起，尽可能减少不安全因素，防止意外的发生。

3. 加强训练　注意帮助痴呆患者尽可能维持现有的功能非常重要，照顾者要重视不断指导患者进行功能训练，延缓其衰退速度。如随着病情发展，患者会忘记自己的姓名、住址等，但若能每天给予多次训练和刺激患者的记忆，则能减慢记忆功能的丧失。

4. 减少刺激　痴呆患者对环境改变的适应能力差，应尽量减少刺激，避免加重痴呆症状。如搬家后患者会产生陌生感，易发生急躁和加重精神症状，故应尽量使患者处于相对固定的环境，生活规律和减少意外刺激，包括照顾者也不宜经常更换。

5. 耐心照顾　痴呆老人常常动作缓慢，甚至迟钝，且适应环境能力差，故要求照顾者不能着急，多注意配合患者的节奏，要有耐心，不能勉强或强迫患者做力所不能及的事情，这样反而会使老人感到压力，影响病情。照顾者的态度对患者的影响是很大的，充分理解和心平气和地对待患者，会使患者感到平静和产生信赖感。

6. 注意沟通　照顾者与患者的良好沟通可使患者感到安全，沟通时应注意选择正面语句，如"你现在想洗澡吗?"。另外，要注意沟通用词，选患者习惯和熟悉的乡音和用词来交流，如患者习惯用"厕所"、"澡堂"等用词时，就不要用"洗手间"、"浴室"等词语，反而使患者听不懂。总之，经常保持和患者接触，会使沟通更容易些。

（二）重视减轻照顾者的负担

目前我国绝大多数的痴呆患者仍与家人同住，由家庭负责对患者的看护。患者住在自己家里，对环境和看护者都很熟悉，对患者是有利的。但由于患者的种种表现，也会给家人和照顾者带来长期的身心压力和时间、精力的大量投入。因此，在社区卫生服务中，如何减轻照顾者的负担和痴呆老人的护理一样也是十分值得重视和深入探讨的问题。

1. 正确对待痴呆患者和照顾者　首先，照顾者和家属要注意了解有关痴呆症状发生的原因和护理技巧方面的知识，因为患者的表现不是故意的，所以照顾者要有耐心和正确地对待患者。其次，照顾者应注意照顾好自己，使自己保持良好的身心健康，这样才能承担起长期照顾痴呆患者的辛苦。

2. 积极寻求社会支持　有痴呆患者需要照顾的家庭之间，最好建立相互联系和支持，或向外寻找协助，这些都能起到减轻照顾者的压力作用。社会支持来源除家人、亲友外，还有社区服务机构、日间托老所、临时托老站、老人福利院、到家看护或专门收留痴呆老人的医疗单位等，都可加以利用并获得帮助，使照顾者得以放松，甚至恢复正常工作，心理也得到平衡。

3. 成立痴呆患者家属协会　发挥互助功能，定期举办讲座，增加照顾者对疾病和护理工作的知识，传递新信息，提供电话咨询，照顾者在一起交流照顾中的困难也可获得抒发压抑情绪的场所。

（三）社区规范管理的方法

1. 建立痴呆患者健康档案，定期进行家访　为加强社区老年痴呆患者的规范化管理，首先应为辖区的所有老年痴呆患者建立健康档案，掌握社区内老年痴呆患者的患病情况，了解和记录痴呆患者的发病时间、主要健康问题、疾病严重程度、病情进展情况、家居环境和照顾需求等，并定期对痴呆患者进行家访，以为患者和家庭提供合理和适时的咨询和服务。

2. 预防知识的健康教育　对社区居民举办老年痴呆预防知识的健康教育讲座，使居民正确看待痴呆患者和有患者的家庭，并认识到老年痴呆的预防应尽早做起，帮助他们改善不良生活方式，预防老年痴呆的发生。

3. 成立痴呆照顾者支持小组　社区卫生服务机构应作为组织者帮助成立痴呆照顾者支持小组，为痴呆患者照顾者提供交流信息和知识经验、缓解照顾压力的场所。

五、预防

老年痴呆是一种慢性进行性疾病，目前使用的药物只能改善患者的临床症状，尚无特效的治疗措施，所以针对病因和危险因素进行有效预防，迫在眉睫。积极的预防措施对减少和延缓疾病的发生发展、减轻家庭和社会的负担非常重要。近年来的研究表明，预防老年痴呆的措施主要有以下几个方面。

1. 合理饮食　在饮食上，主张结构合理、营养均衡和低脂饮食，控制总热量的摄入。三餐规律，每餐最好七分饱。多吃含胆碱、维生素 B、卵磷脂的食物，少吃腌制、油炸和含铝、铅等的食物。

2. 保持心情愉快，避免精神刺激　进入老年或离退休是人生的一个大转折，这一转折可能会给老年人的心理状态、生理功能、生活规律、饮食起居、人际关系、社会交往等带来很大变化，其中以心理变化较为突出。失落、孤独、悲观等不良情绪长期存在将导致食欲减退、睡眠不好、免疫功能下降、老年性疾病加重等，因此老年人一定要保持心态平衡，情绪稳定，避免精神过度刺激。

3. 勤动手，多用脑　大脑皮质的运动区中支配手指运动的区域远大于支配其他器官运动的区域，而且手上分布着很多经络和穴位。通过活动手指、刺激手掌，在改善手部血液循环的同时，有助于刺激大脑皮质神经，促进大脑血液循环，可以起到延缓脑神经细胞老化、预防老年痴呆的作用。而加强脑力活动能改善大脑功能，有利于智力的发展。老年人要主动寻找学习、思考的机会，为防止记忆减退可利用一些丰富多彩的休闲活动，如益智游戏、扑克牌、拼图、书法练习等来锻炼记忆力。但老年人也要注意脑的保健，不要用脑过度，注意休息，加强营养。

4. 生活规律，睡眠充足，从事适当的体育锻炼　坚持健身锻炼活动，可以增加大脑的供血供氧量，保持大脑神经细胞的生理功能。老年人坚持健身锻炼活动的原则是：全身锻炼、量力而行、因人而异、形式多样、持之以恒。

5. 有效控制和治疗心脑血管疾病　高血压、脑动脉硬化、高脂血症不仅是 VD 的危险因素，也是 AD 以及混合性痴呆的危险因素，还是促进痴呆发生和发展的重要因素。因此，从中年起能够较好地控制高血压、高血脂、高胆固醇对预防老年痴呆具有重要意义。

第 3 部分

口 腔 医 学

第一章　常见口腔黏膜病的诊治

第一节　口腔黏膜溃疡类疾病

一、复发性口腔溃疡

复发性口腔溃疡（recurrent oral ulcer，ROU），亦称复发性阿弗他溃疡（recurrent apthous ulcer，RAU）或复发性阿弗他口炎（recurrent apthous stomatitis，RAS）是专指一类原因不明、具有周期反复发作但又有自限性的局限性的口腔黏膜溃疡性损害。

该病是最常见的口腔黏膜病，患病率居口腔黏膜病的首位，流行病学调查显示一般人群中该病的发病率为5%~25%，而在特定人群中可高达50%~60%。本病发生不受年龄、性别限制，但以青壮年居多，女性略多于男性。发病部位多以非角化黏膜如唇、颊、舌、口底、软腭等为主。溃疡发生频率、大小、数目有较大个体差异，溃疡愈合期一般为7~10天，重者时间较长，可达1个月以上甚至数月之久。

（一）病因

本病病因复杂，至今仍不清楚，有各种不同观点及看法，目前尚无统一一致的看法。国内外已报道的病因研究包括病毒、细菌、免疫学异常、精神神经因素、遗传因素、营养缺乏、氧自由基变化、微循环障碍等。

1. 病毒学说　20世纪60年代~70年代间，大量学者研究了单纯疱疹病毒与本病的关系，发现单纯疱病毒可在动物引起类似RAU的疾病，同时RAU的临床表现尤其是口炎型的表现与单纯疱疹病毒感染引起口炎相似。近年来，有学者研究了人类巨细胞病毒（HCMV），水痘-带状疱疹病毒（VZV）及人类疱疹病毒6型（HHV-6）与RAU的关系，在患者体内发现了抗病毒的特异抗体，但未能检测出病毒。用抗病毒药物治疗症状减轻，但复发未能得到控制。因而一些学者认为目前还不能完全排除病毒与本病的关系。认为病毒感染不会直接导致溃疡的发生，可能作为一种诱因参与了RAU的发病过程，引起患者体内免疫调节紊乱。

2. 细菌学说　20世纪60年代有学者从RAU病损部位用纯培养方法分离出L型链球菌，且发现其繁殖周期与RAU复发周期一致，将这种培养液注入实验动物的口腔黏膜亦能形成类似RAU的改变，因而认为 L 型链球菌与本病损害有关。近年来，有学者研究幽门螺杆菌（HP）与 RAU 关系，26 例 RAU 患者活检标本中，14 例有螺杆菌，其中 6 例 HPDNA 原位杂交呈阳性。但因样本量较小，尚不能据此确定 HP 为 RAU 病因，仍有待进一步研究。

3. 免疫学因素　近年来大量研究认为免疫因素是造成 RAU 发病的关键因素，主要表现为细胞免疫异常、体液免疫异常及自身免疫现象三个方面。

（1）细胞免疫异常：不同学者对 RAU 溃疡各期的 T 淋巴细胞亚群研究发现：在溃疡各期 CD3 均有下降，恢复期以 CD4（T 辅助细胞）为主，而溃疡期含有大量 CD8 抑制细胞及少许 CD4 细胞，提示 RAU 患者细胞介导的免疫反应存在失衡和缺陷。RAU 患者不仅存在免疫活性细胞数量上不足及细胞间的不平衡，同时还存在功能缺陷。有作者发现 RAU 患者急性发病期淋巴细胞转化率及外周血淋巴细胞特异性的玫瑰花环形成明显低于正常人，恢复期上升，接近或达到正常人水平。

（2）体液免疫异常：不少学者对 RAU 患者体液免疫反应作了测定，发现 RAU 患者 IgA、IgG 水平升高，但结果不甚一致。国内研究显示 RAU 患者有半数左右各项体液免疫测定值正常，其余的测定结果因人而异，有的升高，有的降低，缺少共同规律，因而认为抗体水平升高或降低在 RAU 中较少出现，致病作用有限。此外，研究发现 RAU 患者体内存在抗口腔黏膜自身抗体，但这些抗体针对上皮细胞哪一部分，是原因还是结果，仍不清楚。

（3）自身免疫现象：有人以家兔的口腔黏膜匀浆作为抗原，经过一系列处理后免疫注射于家兔皮下，经 4~5 个月，观察到与 RAU 相似的溃疡出现，其组织病理也相似。在免疫注射后不同时间测定抗体效价，结果在溃疡逐渐增多时，抗体效价明显升高，表明抗体效价与溃疡程度一致，对照组均无溃疡。提示复发性口腔溃疡与自身免疫有关。但其他研究显示在 RAU 患者身上尚未发现特异抗原，绝大多数免疫反应均为非特异性的，不具备典型的自身免疫疾病的特征。

总之，RAU 患者存在全身或局部免疫调节功能的紊乱，表现为免疫细胞亚群的不平衡及免疫活性细胞的功能缺陷，使免疫细胞之间或免疫细胞与非免疫细胞之间协调失控，发生异常免疫反应，导致局部组织坏死，溃疡形成。

4. 遗传因素　早在 20 世纪初，有学者对 RAU 家族发病情况进行了报道。以后有众多学者对此进行深入研究。目前对 RAU 的遗传方式尚无定论，现多认为 RAU 的发生是受多基因遗传控制，但特定个体的发生可能有其遗传基础。如发现父母双方均有 RAU 史，子女患病频率达 80%~90%；如父母有一方患病，则子女患病率为 30%~60%；如双亲均无溃疡史，则子女患病率只有 23%。另外，同卵双生子间 RAU 的发生有高度的相关性，而异卵双生则无。因而从遗传学角度揭示了子女患病与其父母患病间的关系。另有研究表明 RAU 的发生与特定的主要组织相容性抗原有密切关系，如不同人种 RAU 患者 HLA-A2，B5，12，W29 抗原频率高于正常人，提示 RAU 发病可能有免疫遗传因素作用。

5. 内分泌变化　临床上 RAU 患者中以 18~48 岁女性居多，这些患者往往在月经前发病，妊娠期及哺乳期病情好转，更年期复发或加重。其发病规律与女性激素水平的变动有着密切的关系。而黄体激素的变化则为本病发生的主要原因之一，临床上对女性 RAU 患者给予黄体制剂后，症状好转或消失。

6. 精神神经因素　RAU 患者在精神紧张、情绪波动、睡眠不佳等情况下往往发病。有研究发现 RAU 患者《A 型行为类型问卷》得分高于正常人。认为 RAU 发病在一定程度上受环境的影响，即与工作环境变化，体力和脑力负荷加重有关。提出改善工作和生活环境从心理学角度来预防 RAU 发病有着十分重要的意义。

7. 超氧化物歧化酶（SOD）活性下降　国内黄涌谦研究发现 RAU 患者外周血 SOD 活性下降，即使在溃疡缓解期也低于正常人，而脂质过氧化物（LPO）含量明显升高。陈谦明等的动物实验研究也表明氧自由基在体内蓄积可造成动物黏膜的急性非特异性坏死性炎症。认为SOD活性下降，大量氧自由基的产生是造成局部组织破坏，溃疡发生的一个重要环节。用SOD药膜治疗RAU患者，可加速溃疡愈合。

8. 微循环障碍　许多学者对RAU患者甲皱、唇、舌尖微循环及血液流变学检测结果显示：毛细血管丛数减少，全血黏度增高，血浆黏度增高，血流速度减慢，血流量减少，毛细血管静脉管径扩张，表明RAU存在微循环障碍。

9. 其他　有人发现血浆锌，铁水平或叶酸，维生素B_1、B_2、B_6、B_{12}等低于正常。另外流行病学调查及临床实践发现约10%患者有消化道紊乱如腹胀、腹泻或便秘等症状。

总之，RAU发病机制错综复杂，不同个体、不同发病阶段或不同类型患者偏重不同。

（二）病理变化

复发性口腔溃疡组织病理变化为非特异性炎症。表现为上皮水肿、坏死形成溃疡，表面有纤维素渗出形成的假膜，巨型溃疡病变深达黏膜下层，腺泡可被破坏，腺导管上皮增生变性，周围可有小范围坏死。固有层及黏膜下层有淋巴细胞、浆细胞为主的炎细胞浸润，另可见胶原纤维断裂毛细血管扩张、充血等现象。

（三）临床表现

有关RAU临床分型目前尚未统一，现多采用Lehner（1968年）分型方法，即将RAU分为以下三型：

1. 轻型溃疡　占RAU总数的70%~87%，在一般人群中的发病率为17.7%。

溃疡主要出现于非角化口腔黏膜；溃疡呈圆形或椭圆形，直径1.5~6mm，边缘清楚，呈浅碟状，表面被覆有纤维素渗出形成的灰黄色假膜，周围绕以红晕，伴有疼痛感；溃疡数目较少，一般1~5个不等，散在分布；病程7~14天不等，愈后不留瘢痕；间歇期长短不一，有报道50%患者每隔1~3个月发作一次，而30%患者无明显间歇期。

2. 口炎型溃疡（疱疹样溃疡）　占RAU总数的7%~10%。溃疡发生部位、病程及溃疡表现基本与轻型口疮相似，但此型溃疡数目明显增多，为十几个~几十个不等，多达100余个。溃疡比较表浅，直径1~3mm，散在分布于口腔黏膜任何部位呈口炎形式；周围黏膜充血水肿范围广泛；自觉症状较轻型溃疡明显，可伴有不同程度全身反应，如淋巴结肿大、低热、头痛。

3. 重型溃疡　巨型溃疡或称为复发性坏死性黏膜腺周围炎（腺周口疮），占7%~20%。溃疡面积大，直径0.5~2cm；可发生于口腔黏膜各个部位，多见于口角内侧黏膜，舌腭弓、软腭、腭垂等部位。溃疡深在，可达黏膜下层的腺体或黏膜腺周围组织；故溃疡底部高低不平，边缘隆起，表面有假膜，似"弹坑状"，周围充血水肿；愈合时间长，可持续数周或数月；愈合后在局部有坚韧而高低不平的瘢痕组织。

（四）诊断

根据病史及临床表现即可诊断。口腔黏膜出现圆形、散在有自限性的溃疡，呈周期性反复发作，无身体其他部位的病损。

（五）鉴别诊断

1. 贝赫切特综合征（白塞病）　又称口、眼、生殖器综合征（详见有关章节）。

2. 疱疹性口炎　为病毒感染性疾病（详见有关章节）。

3. 创伤性溃疡　无口腔溃疡反复发作史，存在明显的局部刺激因素，溃疡形状多不规则，去除刺激后溃疡好转或愈合。

4. 癌性溃疡　溃疡多呈菜花状，边缘及基底有浸润，触诊硬，病变进展迅速，无愈合迹象。活检可见癌细胞。

5. 结核性溃疡　慢性病程，溃疡形态不规则，边缘呈浅掘状，溃疡底部有暗红色桑椹状的肉芽组织增生。病理学检查可见特征性的结核结节。病变部位取材涂片或培养结核杆菌阳性。

（六）治疗

由于口疮的病因尚未明确，因此，虽然治疗的药物和方法较多，但尚无特效的疗法，尤其是长期疗效不够理想。另外在防止复发方面也较为困难。目前临床以消除致病诱因，增强机体健康，减轻局部症状，促进溃疡愈合为治疗原则，即采取以内外治并进，中西药结合为主的综合治疗方法。

1. 局部治疗　必不可少，可防止继发感染，减少疼痛，促进溃疡愈合。

（1）漱口液：

1）0.05%~0.12%洗必泰液：有较强的广谱抑菌杀菌作用，对革兰阴性和阳性均有抗菌作用，味苦，长期使用可使舌、牙染色。用法：每次含漱1~2分钟，一日三次，有促进溃疡愈合及镇痛的作用。

2）0.1%利凡诺：具有抗菌消炎等作用。用法：每日三次，每次10~15ml，含漱1~2分钟。

3）0.25%金霉素液：对革兰阳性球菌有效，可用于溃疡合并感染时，可缩短病程，减轻疼痛。用法：每日三次，每次10~15ml，含漱1~2分钟。

（2）镇痛剂：常用1%~2%普鲁卡因液，临床常用于溃疡糜烂引起的疼痛者。该药对黏膜的穿透力较弱，用于饭前含漱镇痛。儿童不易接受。

（3）散剂、膜剂、膏剂、喷雾剂等：可保护创面，镇痛，促愈合。散剂，如锡类散、冰硼散及养阴生肌散等；膜剂，如利福平溃疡膜、洗必泰溃疡膜等；膏剂，溃疡膏、素高捷疗口腔膏等；喷雾剂，如口腔炎喷雾剂、金喉健等。

（4）控释系统：是近年来药物治疗研究中一活跃领域。他可以固定的速率在较长时间内持续释放，具有药物作用时间长、黏附力强、不良反应小等特点。

（5）其他疗法：

1）氦氖激光照射：输出功率12~28mW，波长633nm，每次照射5~10分钟，可以镇痛并促进溃疡愈合。

2）皮质激素局部封闭：对持久不愈或疼痛明显或范围较大的口腔溃疡。可用2%普鲁卡因1ml加入地塞米松2mg于溃疡基底部注射。

2. 全身治疗　对于反复频繁发作且病情较重者或长期不愈的溃疡，可辅以全身治疗，以减少复发，促进愈合或增强免疫功能，提高疗效。

（1）免疫抑制剂

1）皮质类固醇激素：复发性口腔溃疡患者虽然应用皮质激素可起到一定的效果，但同时可造成严重的不良反应。因此不主张全身用药。对顽固性口疮或腺周口疮患者可局部封闭激素。对于减轻症状，促进溃疡愈合有一定作用。用法：可每周注射一次，连用2~3次。

2）沙利度胺：原为中枢镇静剂或抗麻风反应药。现发现有免疫抑制作用。可用于发作频繁且病情较重者。用法：每片25mg，5~100mg/d。因有致畸作用，孕妇禁用。

3）昆明山海棠：有明显的免疫抑制效果及良好的抗炎作用，可减少渗出抑制增生。但有不良反应。用法：每次2~3片，每日3次。

（2）免疫增强剂

1）转移因子：为一种免疫增强剂，可将细胞免疫活性转移给受体以提高受体的细胞免疫功能。

可用于腺周口疮及溃疡频发者。用法：上臂内侧或腹股沟内侧皮下注射，每周1~2次，每次2mg。该药不良反应小，局部有酸胀感，瘙痒感。

2）左旋咪唑（levamisole）：原为驱虫药，现认为有调节免疫功能作用。大剂量（长期每日服用）有免疫抑制作用；小剂量（间歇服用）起免疫增强作用。用法：每日150mg，每周或每两周连服3天，停4~11天。3~6个月为一个疗程，可减少复发，减轻症状。不良反应有头晕、恶心、胃部不适、白细胞数下降、味觉障碍、荨麻疹等。有报道该药治疗RAU的平均有效率为69.4%。用药前或用药中须查白细胞数，如低于$4.0×10^9/L$则不考虑用药或停药。

3）胸腺肽：有增强细胞免疫功能的作用，对T辅助性细胞及抑制细胞有激活作用。可用于有细胞免疫功能低下的溃疡患者。用法：肌内注射，每次5~20mg，隔日一次。用药前须先做皮试，过敏者禁用。

4）干扰素：为人体主要的巨噬细胞刺激因子，可调节和增强机体的免疫功能。近年来，国外有学者采用重组干扰素-α口内局部低剂量含漱或全身注射治疗复发性口腔溃疡患者，每日1200IU/ml，用药后病损愈合，58%患者6个月无新病损出现。干扰素常见的不良反应有注射局部红肿、轻微疼痛。全身可有畏寒、发热等流感样症状，同时可出现可逆行骨髓抑制、转氨酶升高等现象。

5）聚肌胞：为人工合成的双链核苷酸聚合物，能使机体产生内源性的干扰素，具有广谱抗病毒作用，还能提高机体免疫功能。有报道聚肌胞治疗复溃的有效率为60%。

6）厌氧棒状杆菌菌苗：为非特异性免疫激活剂，作用于单核巨噬细胞，增强吞噬功能。可由人的牙槽骨、骨髓中提取，培养分离出此种菌属后灭活用于临床。对腺周口疮有较好的疗效。用法：开始0.5ml/次，上臂三角肌注射，每周一次，耐受后渐增至0.75ml/次，最多可达1.5ml/次。每疗程1~3个月。不良反应有局部红肿、硬结及一过性发热。但因该药市场上很难买到，现临床少用。

（3）其他药物

1）锌制剂：如葡萄糖酸锌、硫酸锌、甘草锌等，可用于缺锌的复发性口腔溃疡患者，有促进溃疡上皮愈合及修复的功能。

2）维酶素：含人体所需的多种维生素、微量元素、辅酶等，具有保护细胞呼吸链，增强代谢解毒，保护口腔黏膜，改善消化功能等作用。无不良反应，可用于复发性口腔溃疡的治疗，每次1g，每日3次。

3）碱性成纤维细胞生长因子（BFGF）：是一种多功能的生物活性物质，分子量为17~24kD，其多肽由146~154个氨基酸组成。具有促进血管生长，加速创伤愈合，促进神经损伤后修复等功能。

（七）预后

本病预后良好，很少有严重的并发症。但因本病发病率高，复发难以控制，给患者生活带来痛苦与不便。探讨本病病因，达到控制复发根治的目的，是目前及今后应该研究的课题。因此治疗本病，不因只限于局部对症处理，全身状况长期调节也是非常重要的。

1. 治愈标准　各型溃疡经治疗后，间歇期延长，半年至一年不复发。

2. 好转标准　溃疡愈合时间加快，间歇期延长，疼痛程度减轻，溃疡数目减少、直径变小。

二、贝赫切特综合征

贝赫切特综合征（Behcet syndrome）旧称白塞综合征，也称口-眼-生殖器综合征（aphthousis oraloculo genital syndrome），是土耳其皮肤科医生Hulusi Behcet于1937年首先报道的。目前已明确本病是一种以血管炎性改变为主的慢性全身性自身免疫性疾病，以口腔黏膜和外阴部阿弗他样疼痛性溃疡，虹膜睫状体炎伴前方积脓为病变基本特征。以20~40岁青壮年多见，占77.77%，男多于女，老年人及儿童少见。病程长，从数月到数十年不等，最长达 49 年，其中病程 14 年者占 85.5%，呈现周期性迁延性病程。

（一）病因及发病机制

病因目前尚不清楚，为多因素综合作用所致。病毒感染、自身免疫因素、微循环障碍及遗传因素是本病发生的重要因素。

1. **病毒感染** 有学者先后从患者口腔黏膜和生殖器溃疡的病变组织中发现病毒的包涵体。认为病毒感染后引起的变态反应或形成的免疫复合物可引起本病，但未被证实。

2. **自身免疫学说** 患者血清中免疫复合物及免疫球蛋白 IgA、IgG、IgM 水平均增高；唾液中 IgA 显著减少；有抗口腔黏膜抗体、抗动脉壁抗体等多种自身抗体；用皮质激素治疗可使 IgG 水平下降，临床症状缓解。国内华红等曾检测贝赫切特综合征患者外周血 T 淋巴细胞亚群的变化，发现患者 CD8 数目下降，CD4/CD8 比值升高。

3. **微循环障碍** 纤维蛋白溶解系统功能低下，同时血液中血小板和凝血因子活性增高，导致微循环障碍，使血管内膜损伤、血流缓慢、循环淤滞、血栓形成，致组织缺血坏死。国内魏克立、胡碧琼等观察贝赫切特综合征患者手甲皱、舌菌状乳头及眼球结膜的微循环变化，发现 2/3 均有微循环障碍。

4. **遗传因素** 本病的遗传特征属多基因遗传，即发病无显性与隐性区别，为各对基因积累作用结果，受遗传及环境两种因素共同作用。DEMAN 曾检测 38 例贝赫切特综合征患者的染色体，16 例有染色体异常，其中 4 例染色体出现特殊类型的损害：16Q 区断裂。国外学者及国内胡碧琼等研究发现本病患者 HLA-B5 抗原阳性率增高，达 57.5%，而对照组仅为 10.1%。

（二）诊断

1. **临床表现**

（1）基本症状

1）口腔损害：90%~100% 患者均可出现口腔表现，且往往是本病的首发症状。为反复发生的口腔溃疡，与复发性口腔溃疡特征相同，病变多在唇、颊、舌等部位出现单个或多个，直径在 1~10mm 不等的圆形或椭圆形的疼痛性溃疡，周边有红晕，表面有黄白色假膜被覆。一般 10 天左右愈合。

2）眼部病损：约 2/3 患者发生眼部损害，常见的有结膜炎、角膜炎、视网膜炎，严重者有虹膜睫状体炎、前房积脓，脉络膜炎及视神经萎缩等，导致视力下降，甚至失明。常伴有剧烈疼痛、畏光、流泪等刺激症状。

3）生殖器溃疡：约见于 70% 的患者，男性以阴囊、龟头多见；女性多在阴唇部或会阴部发生；少数患者发生在肛门周围或直肠黏膜上。病变特征与口腔黏膜相似，但溃疡深大、持续时间长，发作频率低于口腔黏膜。

4）皮肤损害：可出现结节性红斑（占 32%），毛囊炎、疖肿、脓肿（44%），痤疮 7%，脓疱 36%，针刺反应阳性占 40%~70%，即在注射后 24~48 小时内，针眼处出现红斑、丘疹和脓疱，以后结痂，1 周左右自愈。

（2）特殊症状

1）关节症状：国内报道关节症状的发生率为 26%~62%。表现为关节疼痛，以肘、膝、踝等大关节为主，呈游走性，一般 1~2 周消退。另可发生多关节炎和关节腔积液等病变。关节液中的白细胞数可增至 $25×10^9$/L，细菌培养阴性，免疫球蛋白及补体水平增高。

2）心血管病变：病变可发生于各种血管包括动、静脉及中小血管。以血栓性静脉炎多见，另可出现闭塞性脉管炎、动脉内膜炎、主动脉炎等。因侵及部位不同，可导致心脏扩大、心肌炎、心包炎、假性动脉瘤或引起大咯血、肾性高血压等。

3）神经系统病变：主要表现有头痛、颈项强直、感觉及语言障碍、癫痫等。若并发脑膜脑炎综合征、脑干综合征或迫害妄想、自杀倾向、反应性抑郁症等器质性神经错乱综合征。预后不良，多在 1 年内死亡。

4）消化系统病变：从口至肛门均可有病变，其中以回肠、盲肠病变最多见，可出现非特异性消化道溃疡、腹痛、腹胀、腹泻、腹内肿块、便血等症状。

5）呼吸系统：因肺血管病变可引起肺间质纤维化、肺梗死、肺内血管血栓形成等，导致咳嗽、大咯血等可致死。

6）全身症状：部分患者可有不同程度的发热，热型不定，多为午后热或间日热，发热前有寒战，一般无持续高热。另可有头痛、乏力、食欲减低等。

2. 实验室检查

（1）白细胞总数可增高，分类左移。抗"O"升高，红细胞沉降率加快，血清黏蛋白增加。α_1、α_2、γ 球蛋白增高，清蛋白/球蛋白比值下降，免疫球蛋白 IgA、IgG、IgM 水平升高，补体 C_3、C_9 增多。T 淋巴细胞亚群分布异常。外周血出现抗口腔黏膜抗体等。

（2）血液流变学检查：各项指标均增高。

（3）微循环检查：甲皱、舌尖黏膜可见微血管轮廓模糊、异形微血管袢，微血管有渗出，红细胞聚集、血流缓慢、出血，也可见微血管内血流加速成线状。

3. 诊断标准　目前国际上尚无统一的诊断标准，各国使用的标准均不一致，如我国的张孝骞标准、英国 Mason 和 Barnes 诊断标准、日本修订标准、土耳其 Dilson 诊断标准等。由于标准众多，不利于国际间相互交流。1989 年有国际贝赫切特综合征研究学会提出了贝赫切特综合征国际分类新标准（ISG）。新标准如下：

（1）反复发生的口腔溃疡：有医师观察到或患者很肯定述说有阿弗他样溃疡，1 年至少发作 3 次。

（2）反复发生的生殖器溃疡：有医师观察到或患者很肯定述说有阿弗他样溃疡或瘢痕。

（3）眼损害：包括前或中层色素膜炎，裂隙灯检查玻璃体内有细胞或有视网膜血管炎。

（4）皮肤损害：有医生或患者发现的结节性红斑、假性毛囊炎、脓性丘疹或未用激素出现痤疮样皮疹。

（5）针刺反应阳性：以无菌针头斜刺入皮内，24~48 小时内有医师判定结果。

（6）其他症状：与本病密切相关的其他有利于诊断的症状，包括关节炎、皮下栓塞性静脉炎、消化道溃疡、中枢神经病变等。

出现第 1 条，并伴有其他 4 项中的 2 项者，可诊断本病。出现 1~4 条者，称为完全型贝赫切特综合征。4 条中出现 2 或 3 条者，称为不完全型。

（三）鉴别诊断

1. 多形渗出性红斑　为一种变态反应性疾病，也可在口、眼、生殖器、皮肤出现病变，但与贝赫切特综合征表现不同，起病急，伴有发热等明显的全身症状。口腔表现大面积糜烂、渗出，眼睛病变主要在结膜。典型皮损为靶型红斑。

2. 莱特尔（Reiter）综合征　主要见于男性，也可出现眼、口、生殖器、皮肤病变。口腔病变为红斑或白条纹，生殖器病变为尿道炎。

（四）治疗

1. 西药治疗

（1）皮质激素：能迅速控制缓解症状，停药或减量后易复发。长期应用有不良反应。主要适用于病情严重者如高热不退或眼部病变进展迅速；伴有中枢神经系统特别是有器质性精神错乱者。开始剂量 30~60mg/日，病情控制后减量至维持量。

（2）免疫抑制剂：皮质激素治疗无效时，可改用或加用此类药物，常用的有硫唑嘌呤，每日 2mg/kg，疗效为 60%；环磷酰胺，每日 2mg/kg，疗效为 50%；

（3）环孢菌素 A：为一种免疫抑制剂，可用于耐受皮质激素的病例，一般不作为首选药。国外报道用该药治疗贝赫切特综合征，疗效较好，前景广阔，可全面预防和减少病情的复发，尤其是患者视力明显提高，但远期效果不确切，短期治疗有致感染的危险。剂量为每日 5mg/kg。

（4）非甾体类抗炎药：吲哚美辛、阿司匹林、保泰松等，对发热、关节痛、结节红斑有效，和激素同用效果更佳。

（5）胸腺肽：为一种活性多肽蛋白质，治疗自身免疫病效果良好。国内林仲民等报道用胸腺肽治疗 12 例贝赫切特综合征患者，有效率为 88.9%，而对照组仅为 50%，且患者的免疫指标大部分均有改善。

（6）左旋咪唑：为一种免疫调节剂，150mg/d，每周或每两周 服药 2~3 天。对皮肤和黏膜损害，2/3 患者有效；对眼损害只有 1/3 病例有效；本药对神经和关节病变无任何作用。

（7）干扰素：Zouboulis 回顾了 1986~1997 年发表在各国杂志、会议论文等刊物上有关全身应用干扰素治疗贝赫切特综合征的文章，共 144 例，为皮下或肌内注射，每天 1 次或每周 3 次。其中干扰素 α_{2a} 剂量为 $(3~18)\times10^6U$（70 例），干扰素 α_{2b} 剂量为 $(3~5)\times10^6U$（74 例），使用周期 1~60 个月。治疗皮肤黏膜损害及眼病变干扰素 α_{2a} 效果优于 α_{2b}，治疗 1~4 个月后起效。作者建议在治疗头 3 个月内采用大剂量疗法，9×10^6U，每周 3 次，后改为维持量 3×10^6U，每周 3 次。常见不良反应为流感样症状及可复性白细胞数降低。

（8）沙利度胺：国外学者 Forras 和 Saylan 等用沙利度胺治疗贝赫切特综合征患者，开始剂量 300mg/d，逐渐减少到每天或隔天 100mg，治疗后口腔、生殖器黏膜病损很快愈合，间歇期延长。认为本药在控制患者皮肤、黏膜损害方面很有潜能，值得进一步研究。

（9）改善微循环制剂：可用低分子右旋糖酐、双嘧达莫、阿司匹林等，但使用抗凝剂须注意不良反应和变态反应。有报道用纤溶治疗 10 例贝赫切特综合征患者，随访 3~36 周，9 例临床症状有改善。

2. 中医中药治疗

（1）雷公藤：具有清热解毒、消积消肿的作用，实验室研究显示该药具有多方面的抗非特异性炎症和免疫抑制作用，因而对于禁用激素患者，可作为首选药。国内郑际烈、谢道孚、姚锋等学者曾用雷公藤或雷公藤加丹参治疗贝赫切特综合征，每次口服 3 片（每片含生药 0.25g），一日 3 次。疗程 2~3 个月，能有效控制贝赫切特综合征各系统的症状，其中对口腔损害以轻型、口炎型疗效最好，腺周口疮应加大剂量。上述患者随访半年未复发。显示该药具有疗效快、确切、作用强，增减方便，停药后无反跳及戒断现象，可较长时间的中剂量服用。不良反应为消化道反应、白细胞数下降、皮疹等。由于可致月经异常，对男子的精子生成有抑制作用，因而儿童及育龄男女慎用。上述症状停药即可恢复。

（2）中西医结合治疗：国内学者工淑珠、卢君健、张志礼等采用中西医结合方法治疗贝赫切特综合征，有效率达 95%，优于单纯中药或西药，特别是口腔溃疡治疗后复发率明显降低，间歇期延长，且无明显的不良反应，值得临床推广使用。

3. 支持治疗 局部对症治疗：口腔局部用消炎、镇痛和促进病损愈合的药物，基本与复发性口腔溃疡相同。而对有各系统症状的患者应与各有关科室配合治疗。

三、理化性损害

口腔黏膜的理化性损害是由于机械性、化学性及物理性刺激等明确原因引起的口腔黏膜病损。该类损害的程度与刺激物的性质、创伤程度、黏膜的耐受程度有关。由于口腔卫生状况、口腔微生物的不同，其表面的感染程度也因人而异。常见的有机械性损害、化学性灼伤、热损伤及放射性损伤等。

（一）病因

造成该类病损的刺激因素一般较明确，或者能在口腔中检查出来，或者能从病史询问中得出。常见的原因有：

1. 机械刺激因素　按刺激物及刺激强度、时间的不同，可分为持久性及非持久性刺激。前者如口腔龋坏、磨耗后形成的残根、残冠、锐利的牙尖牙缘、不良修复体等；后者如在吃脆、硬食物时不慎刺破黏膜、咀嚼不慎咬伤、刷牙用力不当以及口腔医生在使用器械时操作不当等可造成口腔黏膜损伤。

2. 化学刺激因素　某些苛性化学物质如强酸、强碱等误入口腔，或口腔治疗用药不慎，将酚、硝酸银、砷剂、消毒剂等接触了正常口腔黏膜，可使黏膜甚至口周皮肤发生灼伤。

3. 热损伤　口腔黏膜的热损伤相对少见。主要由饮料、茶水、食物过烫或进食炒栗子等引起黏膜烫伤。

4. 放射线损伤　多为头颈部恶性肿瘤放射治疗时引起的口腔黏膜的病损。

（二）病理

创伤性溃疡的组织病理变化为非特异性溃疡、慢性肉芽组织增生、黏膜血疱及表面坏死等，可见上皮破坏、溃疡区凹陷。结缔组织中有中性粒细胞、淋巴细胞及浆细胞浸润。增殖性病损可见慢性炎症肉芽组织增生、纤维组织增生、血管增生等。

（三）诊断

1. 病史　理化性损害一般病因明确，可询问出有咬颊、咬唇、咬舌等自伤性不良习惯、进硬食物、热食物、误食强酸、强碱、口腔治疗史、放射治疗史等。

2. 临床表现

（1）口腔黏膜撕裂伤（lacerations）及擦伤（abrasions）：在临床上并非少见。由口腔黏膜的机械性刺激引起。常见的原因有各种口腔科治疗器械的意外误伤、锐利的异物不慎刺破黏膜及进食时不慎咬伤。仅极少数情况下才发生严重咬伤，如癫痫发作、全身及局部麻醉时或极度兴奋时。

有些患者特别是青少年及青壮年，在神经紧张时有咬颊、咬唇不良习惯，可造成唇颊黏膜的创伤性病损，称为咬颊（cheek biting）或咬唇（lip biting）。该类损害的曾用名为 morscicatio mucosae oris 及 suctio mucosae oris。表现为患者在学习及睡眠时有不自觉的无意识的咬颊不良习惯，患者往往不承认有该不良习惯，需仔细追问病史。病损特点为颊黏膜相当于尖牙至磨牙之间的奶白色或微发黄的、粗糙的、浸渍的黏膜上皮剥脱，边缘高起。除非有严重的溃疡形成，一般无自觉症状。该病极易与扁平苔藓、念珠菌病及白斑相混淆。治疗时应向患者解释病情及长期刺激咬伤有恶变的可能性。应嘱患者破除不良习惯，如夜间咬颊则应询问有无不良睡眠姿势（如习惯于睡眠时压手臂或将头埋在枕头上俯卧）及不良咀嚼习惯（咀嚼时不闭嘴）。此外，还应注意调磨锐利的牙尖及牙缘。有些顽固病例尚需心理治疗。

无论是擦伤或撕裂伤均应在去除刺激因素的基础上抗感染治疗及对症治疗。

（2）压疮性溃疡（decubital ulcer）：创伤性溃疡（traumatic ulcer）是由于机械刺激因素对口腔

黏膜的损伤，是口腔黏膜常见的溃疡类疾病。压疮性溃疡是持久性机械刺激引起的一种口腔黏膜的深溃疡。多见于成年人，尤其是老年人，有时也发生在儿童恒磨牙萌出时。病损多发生在刺激物邻近或与刺激物接触的部位。早期受刺激处黏膜发红，轻度肿胀和疼痛，如及时去除刺激，黏膜可恢复正常，否则形成溃疡。溃疡与刺激物的形状一致。因为黏膜长期受刺激，故溃疡可波及黏膜下层形成深溃疡。溃疡边缘轻微隆起，中央凹陷。如有继发感染则溃疡表面有淡黄色或灰白色假膜。局部淋巴结可触及。

儿童乳牙的慢性根尖炎，当牙槽骨已遭受破坏，再加以恒牙萌出的压力，有时可使乳牙根尖部穿破牙龈表面而暴露于口腔中，形成对黏膜的刺激，可引起压疮性溃疡。此种情况上唇及颊黏膜多见。因为形成压疮性溃疡的刺激是缓和而长期的，故溃疡表面多为炎症肉芽组织而缺少神经纤维，所以患者的疼痛不明显，只有在继发感染时才有疼痛。

（3）里加（Riga）病：或称里加-费德（Riga-Fede）病是专指婴儿舌系带由于下切牙切缘较锐长期创伤引起的增殖性溃疡。多见于舌系带短的婴儿。因为舌系带短，初萌的下切牙切缘又较锐，所以当吸吮、咳嗽或伸舌时，舌系带易受下切牙刺激。因长时间摩擦就可能形成溃疡。开始时在舌系带处充血、发红、肿胀，久之，上皮破溃即形成溃疡。由于不断摩擦，溃疡面积逐渐扩大，长久得不到治疗可转变为增殖型、炎症性、肉芽肿性溃疡，触之较坚韧，因此影响舌的运动，患儿啼哭不安。

（4）增殖性溃疡：增殖性病损多见于老年人。由于义齿的牙托边缘不合适引起的长期而缓和的慢性刺激使组织产生增殖性炎症病变。常见于腭部及龈颊移行部。黏膜呈坚韧的肉芽肿增生，有时伴有小面积溃疡。有时有炎症性增生而无溃疡面。患者一般无明显的疼痛症状。

（5）Bednar 口疮：专指婴儿硬腭后部由于创伤引起的擦伤。如婴儿吸吮较硬的人工奶头，或大人给婴儿清洗口腔时力量太大，可造成对上腭的擦伤，可形成浅溃疡。病损多为双侧对称分布。婴儿常哭闹不安。

（6）黏膜血疱（mucosal hematoma）：黏膜血疱 常因咀嚼时不慎咬伤或脆硬食物的重力摩擦而引起。咬伤多见于颊、口角及舌黏膜，形成的血疱较小。食物摩擦引起者多见于软腭或咽部黏膜，且形成的血疱较大，易破裂。血疱破后可形成浅溃疡，比较疼痛。小血疱不易破。如将疱中血液吸出且无继发感染，1~2 日即可愈合。

有学者将慢性创伤引起的增殖性反应进行了如下比较：

1）溃疡为主：表现为慢性压疮性溃疡。

2）以血管增生为主：化脓性肉芽肿（多为弱刺激继发细菌感染所致）。

3）以增生性肉芽为主：创伤性肉芽肿。

4）以纤维增生为主：创伤性纤维瘤。

5）以化脓性为主：创伤性脓肿性肉芽肿。

（7）化学性灼伤：化学物质引起损伤的特点是使组织坏死，在病损表面形成一层易碎的白色坏死膜。如拭去坏死膜会露出出血的红色糜烂面。病损不深，但非常疼痛。

根据损伤的深度及愈合情况一般将物理（热、电）及化学（局部用药）引起的损伤分为四度：

Ⅰ度：为上皮烧伤、局部充血、红斑，在 3~5 天内消退。

Ⅱ度（浅Ⅱ度）：极度水肿、红斑、水疱、浅溃疡、糜烂，并可有炎症渗出物，7~11 天愈合。

Ⅱ度（深Ⅱ度）：有黏膜坏死性溃疡，灰白色假膜，14 天左右后愈合，留有浅瘢痕。

Ⅲ度：深而广的坏死性溃疡，灰黄色腐肉性假膜，水肿明显，溃疡深达骨面。

Ⅳ度：焦化、炭化坏死。

（8）热损伤（thermal damage）：口腔黏膜的热损伤并不多见。偶因饮料、茶水或食物过烫时引起黏膜烫伤。轻度烫伤仅见黏膜发红，有轻微疼痛或麻木感，并不形成糜烂或溃疡。但热损伤严重时可形成疱疹。疱破溃后变为糜烂或浅溃疡，疼痛明显。病损仅发红无糜烂时，一般不需局部用药，数小时内症状可渐缓解。如有疱疹或已糜烂局部应用抗菌消炎药物。如无继发感染，一般在一周左右可痊愈。

（9）放射线损伤：根据 X 线照射剂量、患者年龄和健康状况不同，可发生程度不同的口腔黏膜损伤。如果头颈部肿瘤的放射量为 40～50Gy 时可破坏肿瘤细胞，患者同时可于咽部、口底、颊部、腭部及舌背前部等处出现红斑、水肿、大量渗出物及假膜形成；放射剂量>60Gy 时则在照射区可发生深的溃疡。

放射照射后的早期反应是黏膜红斑，逐渐形成剥脱区并有水肿、糜烂及溃疡，表面形成白色膜样假膜。此后，黏膜可逐渐恢复光滑，但愈合极其缓慢，也可继续充血剥脱或继发感染。此外，常有口干及烧灼痛，并可伴发念珠菌感染。病损通常持续到放疗结束后才逐渐好转，但口干症状能存在较长时间，有时对黏膜可造成不可逆的损害如黏膜变薄、脆弱、易受外界创伤等。

用抗菌漱口液如 0.05%～0.12%氯己定等可预防感染；如有念珠菌感染，应抗真菌治疗。

3. 诊断标准

（1）在病损附近或对颌可发现机械性刺激因素。如为溃疡，则外形往往与刺激物的形态一致。且在上、下颌静止时或运动状态时溃疡与刺激物的磨擦部位相对应。

（2）如未发现刺激物，可仔细询问患者，往往有受创伤的病史，而无溃疡反复发作史。

（3）溃疡边缘往往可见黏膜水肿或角化发白，基底柔软，在去除刺激后，局部用药后，溃疡在1～2 周内可愈合。如仍不愈合，溃疡又深较大，或基底有硬结等要考虑活检，以进一步明确诊断，除外特异性病损。

（四）鉴别诊断

创伤性深溃疡需与一些不易愈合的特异性深溃疡相鉴别。

1. 反复性坏死性黏液腺周围炎

（1）口腔内无机械刺激因素，亦无创伤史，但有较长期的口腔溃疡反复发作史。

（2）溃疡深大，但常为多发性，多时为一个或 2 个深大溃疡，同时伴数个小溃疡。

（3）疼痛明显，溃疡可持续数周以上不易愈合。在口腔中往往可见到愈合后遗留的瘢痕。

2. 癌性溃疡　鳞状细胞癌是口腔中常见的恶性病变，其以溃疡形式表现的又最多，所以应注意其特征，做到早诊断早治疗。其特点如下：

（1）口腔内虽然有深溃疡但无刺激因素，无创伤史，亦无口腔溃疡反复发作史。

（2）溃疡深大，呈弹坑样，溃疡底有细颗粒状突起，菜花状或呈天鹅绒样。溃疡边缘翻卷高起，并发硬。周围组织迅速被浸润，基底有较广泛的硬结。溃疡持久不愈。如无继发感染，疼痛不明显。

（3）病变进展迅速，病程无自限性，没有组织修复现象。

（4）病变初起时淋巴结无明显变化，但很快病变相应部位淋巴结肿大，触之较硬，早期能推动，晚期则和周围组织粘连不能推动。

（5）用甲苯胺蓝染色法做筛选试验为阳性的部位取活检，易见癌的组织病理学变化。（甲苯胺蓝染色法：先用清水漱口，用棉签涂 1%醋酸于病损处以溶解病损处黏液；再用 1%甲苯胺蓝液涂于病损处及周围黏膜，至少停留 1 分钟；然后漱口，以去除过多的染料；再用 1%醋酸擦洗已涂染料处，如染料未被洗掉呈深蓝色则为阳性）

3. 其他　由不良习惯形成的咬颊、咬唇病损，应与假膜型念珠菌病、扁平苔藓、白斑及白色海绵状斑痣等疾病相鉴别。化学灼伤及放射线损伤往往有明确的病史，较易诊断。

（五）治疗

1. 机械性创伤

（1）首先应去除刺激因素，如拔除残冠、残根，调磨尖锐牙尖、牙缘，修改不合适的义齿等。轻度创伤只要去除刺激因素，甚至不需药物治疗，几天内即可愈合。

（2）局部治疗以预防继发感染，促进溃疡愈合为原则。如用抗菌漱口液含漱及用养阴生肌散、溃疡软膏等。如有继发感染，并且局部淋巴结肿大，可酌情用抗生素。

（3）对里加病也应按压疮性溃疡治疗。首先应消除刺激改变吮奶方式，暂时用勺喂奶，以免吮吮时牙齿切缘刺激舌系带。对增殖性溃疡有主张局部用 5%～10% 硝酸银烧灼，如溃疡表面有坏死时可考虑使用，以去除表面的坏死组织。用药时应隔离好唾液。用药次数不宜太多，1～2 次即可。溃疡愈合后，可手术矫正舌系带过短。

2. 化学性灼伤　首先要用大量清水冲洗病损处，尽量稀释和洗净致伤的化学物质。因病损往往为大面积的浅溃疡或糜烂而非常疼痛，局部可使用表面麻醉药，如 0.5% 的达可罗宁等含漱镇痛。病损处涂抗菌消炎的药物或收敛性药物。如无继发感染，一周左右可痊愈。

3. 热损伤　病损仅发红无糜烂时，一般不用局部用药，数小时内症状可渐缓解。如有疱疹或已糜烂则局部应用抗菌消炎药物。如无继发感染，一般在一周左右可痊愈。

4. 放射线损伤　用抗菌漱口液如 0.05%～0.12% 洗必泰等可预防感染。局部对症促愈合。如有念珠菌感染，应抗真菌治疗。

第二节　口腔黏膜感染性疾病

一、原发性疱疹性口炎（herpetic stomatitis）

（一）病原

原发性疱疹性口炎是由单纯疱疹病毒（herpes simplex virus，HSV）引起的口腔黏膜及口周皮肤的以疱疹为主的感染性疾病。主要由单纯疱疹病毒 I 型引起。单纯疱疹是口腔黏膜最常见的病毒感染。

（二）发病机制及病理

HSV 通过感染分泌物包括唾液或直接接触病损致病。HSV 及所有疱疹病毒感染特点是潜伏感染。当身体尚无抗 HSV 的循环抗体时，HSV 引起的感染为原发感染；若发生于体内有抗 HSV 抗体时，则为继发或复发感染。原发感染中，HSV 集中在完整的疱疹液里。HSV 可沿感觉神经干周围的神经迁移而感染神经节如口面部的三叉神经节。

由于 HSV 可侵入上皮细胞，因此，其组织病理变化特征为细胞内包涵体、多核巨细胞形成及细胞本身的破坏。

（三）诊断

1. 婴幼儿多见。

2. 急性发作，全身反应重。

3. 口腔任何部位及口唇周围出现成簇的小水疱、破溃形成溃疡。

4. 牙龈包括游离龈和附着龈的特征性广泛充血。

5. 实验室检查 大多数病例，根据临床表现可作出诊断。有条件者可进行如下检查：

（1）血常规：单纯疱疹病毒感染如果无继发感染，一般白细胞总数不升高，但淋巴细胞数可能升高。血常规有助于了解有无继发感染及一般全身状况。

（2）疱疹涂片：可见由病毒损伤的细胞，如气球状变性、水肿的细胞及多核巨细胞、核内包涵体等。

（3）单纯疱疹病的分离培养：可接种在兔肾细胞、人羊膜或鸡胚母细胞上分离培养。但由于受实验室条件限制，临床较少使用。

（4）血液检查：包括对 HSV 特异的免疫血清学和免疫功能检查。

（四）鉴别诊断

1. 口炎型口疮 口炎性口疮的临床特点：

（1）有反复的口腔溃疡史。

（2）全身反应轻或无。

（3）损害无疱疹期，散在分布无成簇性，角化差的黏膜多见。

（4）无口周皮肤损害、无牙龈的广泛充血或疱疹。

（5）成人多见。

2. 手足口病的临床特点

（1）儿童多见，有小流行趋势。

（2）口腔疱疹及溃疡多在舌、颊及硬腭，很少侵犯牙龈。

（3）有轻度全身症状。

（4）手掌、足底、臀、臂等处可见水疱、丘疹。

3. 疱疹性咽峡炎 疱疹性咽峡炎（herpangina）特点是：

（1）全身反应轻，儿童多见。

（2）病损分布于口腔后部如软腭、腭垂等处。

（3）牙龈不受累。

4. 多形红斑

（1）口腔损害以急性渗出为主，口内黏膜广泛糜烂、渗出，唇红黏膜更为明显。

（2）牙龈的弥漫炎症少见。

（3）中青年多见。

（4）皮肤病损在面部、手背、手掌多见，为特征性的靶形红斑。

（五）治疗

目前尚缺乏较有效的疗法。目前治疗的方法为抗病毒治疗、全身支持疗法、对症处理和防止继发感染。主要目的是缩短疗程、减轻症状、促进愈合。

该病小儿多见，因此，应用抗病毒西药受限。可选用中药清热解毒制剂治疗。同时，对患儿的支持治疗和对症处理十分重要。必要时应卧床休息、维持体液平衡，合理补充维生素 B 和维生素 C。可选用抗菌漱口液如 0.1% 利凡诺、0.05% 氯已定、0.5 金霉素液漱口或擦洗口腔消除或预防继发感染。疼痛严重影响进食者，可用局部止痛剂漱口或擦洗。伴有高热严重的继发感染，应给予全身抗生素治疗。

二、复发性疱疹性口炎

（一）病原

同原发性疱疹性口炎。

（二）发病机制及病理

同原发性疱疹性口炎。

（三）诊断

在原发性疱疹感染愈合后，30%~50%的患者可能发生复发性损害。由于机体有一定免疫力，复发性病损较局限，全身反应较轻。根据其临床表现分为两种，即唇疱疹及口内疱疹，以前者多见。复发的原因有感冒、外伤、日晒、月经期、情绪、劳累等因素。

复发性疱疹性口炎的诊断要点为：①成人多见；②急性发作，全身反应轻；③反复发作，往往有劳累、感冒等诱因；④损害为成簇小水疱；⑤唇疱疹为唇红、唇红缘及唇周皮肤好发，部位相对固定；口内疱疹为牙龈、硬腭好发。免疫缺陷者则疱疹泛发；⑥实验室检查。

（四）鉴别诊断

复发性疱疹性口炎应与三叉神经带状疱疹相鉴别。带状疱疹的特点：①成人多见，无反复发作史，愈合不复发；②全身反应较重，疼痛剧烈；③疱疹较大，成簇但为沿着三叉神经的分支排列成带状；④口内及口外皮肤均有病损，但单侧分布不超过中线。

（五）治疗

复发性唇疱疹全身反应轻，较有效的治疗是早期局部用抗病毒制剂，如5%碘苷液或5%无环鸟苷软膏。如果有继发感染，可用0.1%利凡诺液湿敷15分钟，每天两次，外用抗生素软膏。唇疱疹还可用氦氖激光照射治疗。

治疗口内疱疹同样可应用局部抗病毒制剂，如有继发感染可用抗生菌素漱口液含漱，局部镇痛漱口剂含漱等。同时，应注意休息、多饮水、口服维生素 C 等。对愈合缓慢、复发频繁的患者，还可酌情应用无环鸟苷。无环鸟苷应在发病早期，且小儿慎用，因此可用于严重病例及预防，口服一次两片（每片 100mg，商品名阿昔洛韦），每日五次，连续服 5~7 天。该药的不良反应有轻度胃肠道症状、皮疹及头痛。还可应用左旋咪唑、干扰素、聚肌胞及转移因子治疗。由于皮质激素易使病毒感染扩散，一般禁用。

三、带状疱疹

（一）病因

带状疱疹（herpes zoster）是由水痘-带状疱疹病毒（ herpesvaricella-zoster virus，VZV）所致的皮肤黏膜感染性疾病。

（二）发病机制及病理

VZV 是直径 150~200nm 的 20 面体的病毒粒子，双链 DNA 结构，与 HSV 有较多的同源性，同属疱疹病毒。VZV 具有高度传染性，直接接触，特别是吸入可传染。原发的 VZV 感染可为无症状或表现为水痘（chickpox，varicella）。水痘主要发生在儿童，冬末初春好发，口腔可有疱疹。多数认为 VZV 感染后可获得终生免疫，个别免疫功能缺陷者除外。VZV 具有亲神经性，感染后沿着感觉神经逆行至三叉神经节细胞潜伏下来。在一定条件下，如感冒、外伤、免疫缺陷等，病毒被激活通过感觉神经元细胞下行至皮肤黏膜造成感染发作。

（三）诊断

VZV 感染以老年人及免疫缺陷者多见。VZV 可侵犯面、颈、胸、腰部神经，15%~20%侵犯三叉神经，极少数情况下，可侵犯运动神经，如面神经。重者可并发肺炎、脑膜炎。

带状疱疹春秋季多发，发病前可有发热、全身不适等前驱症状。患侧皮肤开始有烧灼感、疼痛局部张力增加。继之陆续出现皮肤不规则红斑、成簇的疱疹，呈粟粒大小透明水疱，周围红晕，7~10 天结痂脱落，多数 2~4 周愈合。疱疹根据所侵犯的神经如三叉神经第一、二、三支而分布于额、面颊、颏部皮肤及相应口内黏膜，呈特征性的带状分布，多为单侧不超过中线。VZV 若侵犯第一支，可发生结膜炎、角膜炎；若侵犯面神经膝状神经节，可发生面瘫、外耳道耳翼疼痛、耳部带状疱疹、口咽部疱疹、耳鸣、味觉下降等，称为膝状神经节综合征（Ramsay Hunt syndrome），或称 Hunt 综合征。

带状疱疹随年龄增长症状加重，病程延长。有些患者在疱疹愈合后，仍有神经痛症状持续数月或更长时间。

带状疱疹主要依据临床表现确诊。

1. 先有局部疼痛，疱疹成簇沿三叉神经呈带状分布，单侧发生。

2. 面部皮肤及口内黏膜多数均有疱疹，疱疹较大，疼痛较重，愈合较慢。

3. 愈后很少复发，一般无复发史

（四）鉴别诊断

应与单纯疱疹、疱疹性咽峡炎、手足口病及多形红斑鉴别（见 HSV 的鉴别诊断）。

（五）治疗

带状疱疹的治疗原则同单纯疱疹。严重 VZV 感染及波及眼的带状疱疹应用无环鸟苷口服及局部应用。为防止愈后神经痛及治疗局部神经痛可用转移因子注射。同时用营养神经的药物如维生素 B_1、B_{12} 肌内注射，特别是膝状神经节综合征。

四、疱疹性咽峡炎（herpangina）

疱疹性咽峡炎由柯萨基病毒 A4 引起。在 1920 年 Zahorsky 首次报道，但当时病因不清，直到 1951 年 Huebner 等才报道了此病的病原微生物是肠道病毒柯萨基病毒。

（一）诊断

1. 发病特征　本病在临床上相对少见。多见于 1~4 岁的小儿，发病前有发热、咽痛、头痛、腹痛等。

2. 诊断要点

（1）小儿多见。

（2）咽峡部、口腔后部的广泛红斑及疱疹，疱疹很快破裂。病损有时可波及舌，但不累及牙龈、颊、口底和唇。

（3）一周左右自愈。

（二）治疗及预后

同其他疱疹病毒感染治疗。本病相对良性，可自愈。

五、手足口病

手足口病（hand-foot-and-mouth disease）是由柯萨基病毒引起的具有小流行性的皮肤黏膜病。

1957 年在新西兰首次流行，1959 年在英国流行时称为手足口病至今发病有所增多。我国近年来也有较多报道。

（一）病因

本病主要由柯萨基 A16 引起，也可由柯萨基 A5、A10 所致。借飞沫空气传播，也可消化道传播。传染性极强。

（二）诊断

1. 儿童多见，多有小流行。

2. 口腔各部位均可出现的疱疹及溃疡。

3. 手掌、足底皮肤红斑及疱疹。

4. 全身反应轻。

（三）鉴别诊断

本病需与疱疹性咽峡炎、疱疹性口炎、多形红斑及口蹄疫鉴别。口蹄疫（foot and mouth diseas）为牲畜病，发病极少，成人多见，往往有动物及乳制品接触及应用史。

（四）治疗

由于该病较轻，具有自限性，往往不需特殊治疗。可给予抗病毒中药如板蓝根、大青叶治疗。同时，全身支持，局部抗感染对症治疗。

（五）预防与预后

该病传染性较强，对小儿应隔离，并注意饮食卫生及口腔卫生。该病预后良好。

六、细菌感染性疾病：球菌性口炎（coccus stomatitis）

口腔黏膜细菌感染多以球菌等引起的口腔黏膜急性感染性炎症为主，以致密、光滑的假膜形成为主要病损，因而又称膜性口炎（membranous stomatitis）。根据引起感染的病菌不同可分为卡他性口炎、葡萄球菌性口炎、肺炎球菌性口炎、链球菌性口炎等。

（一）病因

因为机体对细菌有一系列防御功能，黏膜及周围皮肤的组织结构有一定的屏障作用，以及细菌菌群之间相互拮抗作用，一般情况下并不致病。只有在某些外因和内因共同作用下才能致病。

1. 外因　多种微生物均能致病，致病率根据致病微生物的数量和毒力而定，主要病原体是金黄色葡萄球菌、溶血性链球菌、草绿色链球菌、肺炎双球菌、淋球菌及卡他球菌等。

2. 内因　机体抵抗力低下如患上呼吸道感染、肺炎等急性传染病的患儿最为多见。

（二）诊断

1. 卡他性口炎　卡他性口炎的发病因素有多种，如上呼吸道感染、肠道紊乱、服用某些抗胆碱能药物、抗生素、局部刺激、过度劳累及全身抵抗力下降等。

卡他性口炎的口腔表现为黏膜的绒毛状充血面，表面针尖大小出血点，有时上覆小斑片薄的白色假膜。上下唇内侧黏膜、双颊黏膜、软腭及咽部为好发部位。主诉有口腔发热、灼痛感或苦涩感。

2. 葡萄球菌性口炎　多见于儿童。一般无特殊全身症状。牙龈为主要发病区，亦可波及舌缘，颊及咽侧黏膜，牙龈在广泛充血的基础上出现类似硝酸银涂抹所形成的暗白色薄假膜，由纤维素渗出构成，较易拭去，露出充血无溃疡的剥脱区。一般龈缘和龈乳头不受累。

3. 链球菌性口炎　由草绿色及溶血性链球菌引起。病原菌多寄生在扁桃体鼻咽部及牙龈。可发生原发感染，也可发生继发感染。因致病性链球菌常可产生多种酶和外毒素，侵袭力大，比葡萄球菌感染更易扩散和蔓延，所以发病率较高，病损呈急性散在分布，波及口腔多个部位，充血发红水肿明显，假膜拭去后留有渗血面，假膜可以很快又覆盖形成。

4. 肺炎球菌口炎　肺炎球菌寄生在 40%~70% 的正常人鼻咽腔内，多数不致病。在一定条件下可导致肺炎，也可单独形成口炎。

肺炎球菌性口炎在冬春交变之际多见，老年及儿童较易发生。发病初期有上呼吸道感染症状或有肺炎。口腔内硬腭好发，口底、舌下、颊、咽侧黏膜亦可波及，假膜较致密，常呈银灰色，多圆形。由于口腔内有多种细菌常驻，所以临床经常发生混合感染。

上述各种细菌感染进行实验室检查有助于诊断，如病损处取材，细菌涂片或培养可见大量的脓细胞或细菌；外周血象检查，白细胞总数升高，分类中性粒细胞比例升高。

（三）鉴别诊断

1. 急性疱疹性龈口炎

（1）病损特征为口腔黏膜出现散在或成簇状小水疱，疱破溃后形成小圆形溃疡（阿弗他样），虽然有些可融合较大溃疡，但形成仍有成簇状。

（2）口周皮肤可出现成簇疱疹，破溃或不破，最后均结成厚痂。

（3）牙龈充血红肿，可出现疱疹及溃疡。

（4）病原微生物检查为Ⅰ型单纯疱疹病毒。

2. 多形渗出性红斑

（1）变态反应性疾病，多数能发现过敏原。

（2）口腔黏膜病损可见有多发红斑、水疱、溃疡或糜烂渗出多，碰触极易渗血、出血。

（3）多数伴有皮肤损害，皮损多呈虹膜样多形样特点。

3. 假膜型念珠菌病　多有大量抗生素、激素应用史及免疫低下，口腔黏膜出现白色凝乳状假膜，涂片可见大量念珠菌菌丝和孢子。

（四）治疗

1. 应用抗生素控制感染　全身给予，应用时应严格掌握适应证。对严重感染病例应及时使用最有效的抗生素，或根据药物敏感试验及时调整选择。

2. 口腔局部处理

（1）保持口腔清洁很重要，可控制和预防继发感染。可选用 0.5% 金霉素水溶液，0.1% 利凡诺，0.05% 洗必泰，1% H_2O_2 等含漱。

（2）病损处可用养阴生肌散、西瓜霜等。

（3）镇痛：选用 1% 普鲁卡因或 0.5% 达克罗宁溶液饭前含漱。

3. 全身支持疗法　给予高蛋白易消化的食物、多种维生素，注意水电解质及酸碱平衡调整。

第三节　唇舌疾病

一、慢性唇炎

慢性唇炎（chronic cheilitis）为唇部慢性非特异性炎症性疾病。主要表现为唇部反复肿胀、脱屑、皲裂及痂皮，为临床常见病。

（一）病因

有时病因不明，多与各种慢性持续性刺激有关，如气候干燥、寒冷、风吹、烟酒或其他机械、化学物质、化妆品、温度、药物等因素。有些患者有舔唇、咬唇等不良习惯，舔唇后，唾液中的水分蒸发，而无机盐、蛋白质等物质停留于唇上，刺激唇黏膜发生炎症反应。舔唇、咬唇等不良习惯引起的"人工性唇炎"可能与患者心理障碍有关，部分有精神创伤或神经症。

（二）诊断

病情特点为反复发作，时轻时重，寒冷干燥季节易发，唇部干燥、灼热或疼痛。唇肿、充血，唇红部脱屑、皲裂，表面渗出、结痂；有的糜烂、脓肿或血性痂皮，疼痛明显。这些症状贯穿整个病程。部分患者唇周皮肤亦可受累。慢性反复发作时，肿胀渗出，炎症浸润，可引起持久的淋巴回流障碍，使唇部长期肿胀，局部淋巴组织可因反复慢性感染而增生。下唇为好发部位，有时局部干胀发痒，患者常伸舌舔唇，试图用唾液湿润干唇。发痒时用手揉搓唇、用牙咬唇，唇部出现脱屑时用手撕扯屑皮，使唇破溃、裂口、出血、渗出，继发感染后唇部充血、肿胀明显，甚至影响唇部的活动。

病理表现：黏膜上皮角化不全，部分剥脱，上皮内细胞水肿，上皮下炎症细胞浸润，以淋巴细胞、浆细胞等为主，血管扩张。

（三）鉴别诊断

1. 过敏性唇炎　发病急，患者常有过敏史或接触致敏原史，局部充血、水疱、糜烂，渗出多。

2. 盘状红斑狼疮　桃红色中心凹陷、边缘略高起的盘状病损，糜烂多发生于凹陷处，周围可有放射状毛细血管及细短白色角化纹，色素沉着或脱失，皮肤黏膜界限不清，面部典型皮损为蝶形红斑。

3. 扁平苔藓　多发对称的口腔黏膜网状树枝样白色角化纹，糜烂、渗出、薄痂，丘疹样皮损。

4. 多形红斑　发病急，病程短，口腔大片充血、糜烂，渗出多，疼痛明显，唇部厚血痂，典型皮损为靶形红斑。

（四）治疗

治疗的关键是去除诱因，避免一切外界刺激。在干燥寒冷季节，注意自我保护，使用口罩、油脂性润唇膏。避免刺激性食物，改正舔唇咬唇等不良习惯，对有心理障碍者应进行心理治疗。干燥、脱屑、皲裂病损用油脂润唇膏、抗炎软膏、激素软膏或维生素 A、维生素 B_6、鱼肝油类软膏。急性渗出、糜烂、结痂病损用 0.1% 利凡诺溶液局部湿敷后，涂擦抗炎药膏、激素药膏。局部病损严重时，可给以抗生素控制感染，或局部注射泼尼松龙混悬液。要注意激素类药物不能长期使用。

（五）预后

如果不能去除刺激因素，单靠药物治疗，疗效不满意，病损可能迁延不愈。

二、腺性唇炎

腺性唇炎（cheilitis glandularis）是以唇部黏液腺增生且分泌增多为特征的唇部疾病，下唇多见，上唇偶发。是临床少见病。多发于中年以上，男性略多于女性。有人认为是克罗恩病（Crohn disease）的一种表征。

（一）病因

病因不明，与先天遗传或后天感染刺激因素有关。日照、烟酒、含刺激性物质的牙膏、口腔卫生不良、感染、过敏、梅毒、吹奏乐器、精神因素均可能成为诱因。

（二）诊断

1. 临床表现

（1）单纯型以唇黏液腺增生为主，临床最常见，唇部肿胀增厚，自觉有紧胀感，唇红缘及唇内黏膜可见散在的针头大小紫色斑点，中心有凹陷的黏液腺导管口，边缘清晰。用手触之，黏膜下有多个粟粒大小硬韧结节，为肿大的唇腺，挤压或轻轻向外牵拉患唇，可见露珠样黏液由导管口流出。由于黏液不断分泌，在唇部常形成胶性薄膜，睡眠时，唇部运动减少，唾液分泌降低，常使上下唇互相粘连。表面可有干燥脱屑，糜烂结痂。

（2）化脓型是由单纯型继发感染而成，又称脓肿性腺性唇炎，感染表浅时局部形成浅溃疡，表面结痂，痂下有脓液，疼痛明显。感染较深时，可有脓肿和窦道形成。挤压唇部有脓性分泌物从导管口排出。病程持久时可形成巨唇。

2. 诊断要点　唇肿，唇内黏液腺增大，导管口有露珠样或脓性黏液渗出。

病理表现：黏液腺体明显增生，导管肥厚，黏膜深层有异位黏液腺，唇腺间质有淋巴细胞、组织细胞、浆细胞浸润，导管扩张，内有嗜伊红物质。部分有纤维化。脓肿性腺性唇炎上皮下结缔组织中有较多的炎症细胞浸润，部分形成小脓肿。

（三）鉴别诊断

1. 肉芽肿性唇炎　唇弥散性肿胀，肥厚有弹性，色红，一侧起病逐渐侵及另一侧，肿胀时重时轻，但不能完全恢复正常。有的可触及小结节，表面无黏液渗出。

2. 良性淋巴组织增生病　反复唇肿胀、瘙痒、潮红、糜烂、结痂，下唇多见，有多发结节状突起，软无破溃。病理表现为滤泡样淋巴细胞、组织细胞、网状细胞增生。

3. 淋巴管瘤　先天发育异常，白色、浅黄表面有光泽的颗粒状凸起，与血管并存者有红色或紫红色颗粒突起，可形成巨唇。病理检查可确诊。

（四）治疗

目前无满意的治疗方法。首先应去除诱因，治疗口腔病灶，保持口腔卫生。内服可用10%碘化钾每次10ml，每日2次。化脓性感染时，用抗生素控制炎症。局部用0.1%利凡诺湿敷，涂擦抗生素或激素软膏，或局部注射激素。脓肿形成时切开引流。疑有癌变时，及时切除活检。唇肿明显外翻时，可考虑手术成形，亦可考虑放疗。

（五）预后

部分病例可发生鳞状上皮癌。

三、光化性唇炎

光化性唇炎（actinic cheilitis）是由于唇部过多接受日光或紫外线照射而出现的病损，又称日光性唇炎（solar cheilitis）。

（一）病因

本病是由于个体对紫外线过敏引起的，正常人在受到一定强度日光照射后，皮肤接收紫外线，皮肤暴露部位产生晒斑，颈、颧、鼻及下唇都可发生。少数人对日光特殊敏感而发生唇炎，最易引起唇炎的是日光中3000~3500A的紫外线。夏季多发。炎症反应的强度与光照的强度、时间、范围及个人对光的敏感度有关。卟啉对紫外线有高度敏感性，影响机体卟啉代谢的植物、药物、疾病均能增强机体对日光的敏感性而致病。如植物中的叶绿素为卟啉衍生物，食用某些含叶绿素的蔬菜、生药，肝脏疾病影响卟啉代谢，磺胺、四环素类药物、氯丙嗪等药物亦能影响机体卟啉代谢。

有人认为，日光照射的最初时，细胞中的 DNA、RNA 与蛋白质合成及有丝分裂均被抑制，24 小时后逐渐恢复。细胞功能加速进行，有丝分裂明显增加，长期反复照射可不断促进 DNA 合成和分裂，造成棘层肥厚以致癌变。

（二）诊断

1. 临床表现

（1）急性型：强烈日光照射后，唇部发生急性炎症反应，唇红部充血、水肿，色深红，灼热、刺痛，继而出现成簇而密集的小水疱，疱破出现糜烂溃疡，结痂。疼痛明显，易出血，急性期数日到数周不等，病损轻而表浅者愈后有轻度色素沉着，病损重而深者，愈后有瘢痕。

（2）慢性型：长期日光照射结果，多发生于海员、电焊工及长期野外工作者，病损常年存在，唇表面干燥脱屑范围累及整个下唇，甚至口角。唇部出现多条纵行皲裂和皱褶，原发感染时糜烂、溃疡、充血、水肿。部分有局限性唇红黏膜增厚或灰白色角化纹。唇周皮肤可有脱色。

有人认为光化性唇炎可能发展为鳞状细胞癌，临床表现与组织学癌细胞的浸润有时无相关关系，即临床尚无癌变迹象而组织学已有改变。因此，对于慢性长期不愈病损应及时取活体组织作病理检查。

2. 病理表现　急性者表现为细胞内及细胞间水肿和水疱形成，慢性者表现为不全角化，棘层增厚，基底细胞空泡变性。突出表现是胶原纤维碱性变，在地衣红染色下，呈弹性纤维状结构。偶有异型核和异常有丝分裂区域存在，最终可导致浸润鳞癌。

3. 诊断要点　日光照射史及临床表现，病理显示胶原纤维嗜碱变性。

（三）鉴别诊断

1. 其他唇炎　与其他唇炎不易鉴别，其他唇炎均无明确光照史，病理无胶原纤维嗜碱性变。过敏性接触性唇炎，有接触过敏原史；腺性唇炎，挤压唇部有露珠样黏液流出，唇部有颗粒样唇腺增生。

2. 扁平苔藓　下唇出现糜烂渗出结痂而白纹不明显时需要鉴别。扁平苔藓常伴口腔内白色角化纹，丘疹样皮损，无明显光照史。

3. 盘状红斑狼疮　典型皮损为面部蝴蝶斑，盘状萎缩充血，中心可糜烂，舌侧放射状短细白纹放射状排列，皮肤黏膜界限不清。

4. 过敏性唇炎　发病快，有接触过敏原史，充血、糜烂明显，渗出多，可有水疱。

5. 良性淋巴组织增生病　唇部病损脱屑、皲裂、充血、糜烂、白色角化纹。无明显光照史，病理检查亦可鉴别。

6. 唇疱疹　无光照史，疱疹常发生在唇红皮肤交界处。

（四）治疗

由于光化性唇炎可能转变成鳞癌，因此要尽快确定治疗方案。首先采用物理性遮光，避免长期直接的紫外线照射；其次是化学性遮光，涂液状胶状防水防光物品对唇部起到保护作用。含有对氨基苯甲酸及其脂类物作用较好，有 5%奎宁软膏，50%二氧化钛软膏，20%水杨酸霜。

立即停用可能使卟啉代谢障碍的植物、药物、服用氯唑，氯唑能吸收 280~350nm 紫外线，稳定溶酶体膜，与体内卟啉结合排出体外，减轻光敏作用。

渗出结痂时用 0.1%利凡诺溶液湿敷去痂，涂激素软膏或抗生素软膏。

光化性唇炎的治疗重点之一是防止鳞癌的发生。氟尿嘧啶通过抑制胸腺嘧啶合成酶，在 DNA 合成方面起到抗代谢作用，用于有白色角化处。亦可用冷冻、CO_2 激光治疗。

（五）预后

一般预后良好。有学者认为，在某些轻度光化性唇炎的组织中，细胞可能转化为不良角化、异型核、异常有丝分裂，最终癌变。

四、肉芽肿性唇炎

肉芽肿性唇炎（granulomatosa cheilitis，GC）表现为唇部慢性反复发生的均质弥漫性肿胀肥厚，最后形成巨唇或结节。常单发于上唇或下唇，上唇多见，上下唇同时受累的少见，多见青壮年，男女均可发病，男性多见。

（一）病因

病因不明确。①与根尖炎、冠周炎、扁桃体炎有关，可能是对病灶、脂膜炎特发性迟发型变态反应，或对组织变性特别是皮下脂肪变性的一种异物反应；②与局部血管运动性障碍及局部淋巴管系统闭塞性炎症有关；③结核或结节病，因为病理表现相似，但动物接种、细菌培养、结核菌素试验均未能证实；④硅肉芽肿，推测由于使用含二氧化硅的牙膏或创伤时沾染含硅的污物，偏光检查肉芽肿性唇炎的组织发现其中有水晶样微粒，但确定是硅引起该病还缺少证据；⑤克罗恩病的局部表现；⑥病损局部主要是 T 辅助淋巴细胞浸润和 IgM 沉积，推测局部有细胞免疫反应增加伴体液免疫参与，为免疫调节治疗提供依据；⑦患者血清中发现抗伯氏疏螺旋体（Borrelia Burgdorferi）抗体，认为与螺旋体感染有关。

（二）诊断

1. 临床表现　唇部反复肿胀，上唇多发，肿胀先从一侧开始，逐渐向对侧发展，波及全唇，下唇亦有发作。肿胀部柔软，时肿时消，时轻时重。早期唇能恢复正常，反复发作后，不能痊愈，可发展成不同程度的巨唇（macrocheilia）。从侧面看，唇增厚外翘突起。唇部质地稍韧有弹性，有非可凹性水肿，全唇硬度相同，似肥厚结实而有弹性的肉垫，有的扪诊可触及小结节。唇红可有干燥脱屑，一般无糜烂结痂。唇红常伴纵行沟裂，左右对称呈瓦楞状，深的沟裂中可见渗出并形成薄痂。唇周围皮肤呈淡红色，日久呈暗红色。主要自觉症状为痒胀感。颜面及口腔的其他部位黏膜亦可发生肿胀，如前额、颏部、眼睑、上腭、两颊，称为复发性水肿性结节性肉芽肿症。

梅-罗综合征（Melkersson-Rosenthal syndrome），肉芽肿性唇炎伴有面神经麻痹和沟纹舌者，又称唇肿、面瘫、舌裂三联征。有人认为肉芽肿性唇炎是梅-罗综合征的不全形，也有人认为梅-罗综合征是结节病的变异形，三者有共同的发病因素及性质，组织病理学表现相似。梅-罗综合征的三个症状不一定同时出现，可相隔较长时间。面神经麻痹多在青春期前突然发作，属外周性麻痹，与周围性面神经炎所致麻痹难以鉴别。麻痹有部分或全部，单侧或双侧，开始可为间歇性，以后变成永久性。面瘫与唇肿可不在同侧。还可出现嗅神经、前庭蜗神经、舌咽神经和舌下神经麻痹，出现嗅觉异常，头痛头晕。

2. 诊断　根据上唇弥漫性有弹性的反复肿胀，色红，肿胀不能完全恢复，唇增厚外翘突起及病理特点不难诊断。

病理表现：为非特异性炎症，上皮下肉芽肿，上皮细胞形成的结节及朗汉斯细胞，间质水肿及血管炎，血管周围上皮细胞、淋巴细胞、浆细胞形成结节样聚集。

（三）鉴别诊断

1. 血管神经性水肿　发病突然，唇部呈弥漫性肿胀，局部痒痛，唇有弹性，光亮如蜡，指压不生压痕，水肿消失快，不留痕迹。

2. 结节病（sarcoidosis）　结节病是细胞免疫缺陷引起的全身性肉芽肿性疾病，亦称为类肉瘤病。常侵犯肺、纵隔及附近的淋巴结、肝脾、皮肤黏膜、眼、大涎腺、指骨等全身多个器官或组织。口腔好发于唇，颊、舌、腭、颌骨亦可受累。黏膜的结节表现为肉芽肿性炎症，唇颊暗红肿胀增厚，可触及光滑韧性结节，腮腺病损多为双侧，触诊不痛但较硬，伴口干。牙槽骨病损表现为多囊骨质破坏，有牙齿松动。发病年龄多在中年以上。

病理特征为上皮样细胞结节。大量上皮样细胞，少量淋巴细胞和浆细胞。结节内有小血管，无干酪样坏死，有巨细胞。晚期发生纤维化，上皮样细胞变性，核浓染。病损组织间和血管周围有免疫球蛋白沉积，主要为 IgG、IgM。上皮和基膜区有 IgM 颗粒沉积。实验室检查：抗核抗体阳性，T 淋巴细胞功能缺陷，Kveim 试验反应阳性，有特异性。部分患者 X 线示肺门有结节增生。

3. 牙源感染引起唇肿　有明显的病灶牙及红、肿、热、痛等炎症表现。

4. 克罗恩病　有反复的腹泻、腹痛，口腔内可伴有溃疡。

（四）治疗

无特效疗法，去除可能的诱因，如口腔内及其周围各种慢性炎症病灶，治疗龋齿、牙周炎，拔除残根，给予适当的抗生素治疗，如甲硝唑、青霉素、四环素。全身性或局部应用类固醇药物，亦有报道用氯化喹啉治疗者。可酌情应用 X 线浅层照射。亦可采取唇整形术。

中医辨证为风热侵脾者，治则为清热祛风健脾，方药用防风通圣散、清胃散。辩证为脾虚湿困者，治则为健脾除湿，方药用四君子汤、补中益气汤。

（五）预防

及时去除口腔内及口腔周围的感染灶，如牙周炎、龋坏、鼻炎、扁桃体炎、中耳炎等。

五、地图舌

地图舌（geographic glossitis）是一种非感染性炎症性疾病。为浅层慢性剥脱性舌炎，舌面同时出现舌乳头的萎缩和恢复，损害具不定形和游走性，又称游走性舌炎（migratory glossitis）。多发生于儿童，成人患者中女性多于男性。

（一）病因

原因不明，可能与遗传有关，消化不良、微量元素缺乏、情绪变化、寄生虫、月经紊乱、失眠劳累等都可能是发病因素。龋齿、乳牙萌出、病毒感染等炎症也可成为诱发原因。本病在病理上类似银屑病，可能是全身性脓疱性银屑病的早期表现，也可伴有某些系统性疾病如糖尿病、获得性免疫缺陷综合征（AIDS）。

（二）诊断

1. 临床表现　临床常见患者自认为地图舌是急症或癌症而求治。病损主要发生于舌背，舌尖及舌缘亦可发生。表现为不规则的环状红斑，单个或多个，很快扩大或融合，形似地图。病损特征为病损中央丝状剥脱性炎症，丝状乳头萎缩，黏膜充血，表现出表面光滑的剥脱样红斑，红斑周围有丝状乳头水肿，宽 2~3mm 黄白色微隆起，黄白色边缘互相衔接呈弧形，丝状乳头角化并伸长。正常组织与病变组织形成轮廓鲜明的中心凹陷、周围高起的不规则图形。病损多突然出现，一周消退，或持续数周，亦有一昼夜发生变化者，病损消退的同时新病损出现，这种萎缩与修复同时发生的特点，使病变位置及形态不断变化。病损多在舌前 2/3 游走，不越过人字沟。患者一般无自觉症状，有时遇刺激性食物有烧灼感，有时发痒。本病有自限性，有间隔缓解期，舌黏膜能完全恢复正常。约 50% 伴沟纹舌，合并沟纹舌时常伴疼痛。

2. 病理表现 非特异性炎症，红斑处丝状乳头消失，上皮表层剥脱，棘层变薄，乳头消失，基底细胞层无变化，固有层血管充血，有淋巴细胞、浆细胞浸润。病损周边丝状乳头上皮增厚，细胞内水肿，有细胞碎屑及坏死物质，有时浅表棘层见微小脓肿形成。

3. 诊断标准 中心萎缩凹陷、周围高起的不规则红斑，形态及位置不断变化。

（三）鉴别诊断

1. 扁平苔藓 扁平苔藓舌黏膜萎缩及充血，伴不同形态的白色角化纹。

2. 萎缩性念珠菌病 有服用抗生素史或配戴义齿，微生物检查阳性。

（四）治疗

无特殊治疗方法。应去除可能的诱因，调节消化、饮食及休息、保持口腔卫生。消除恐癌心理，增强体质。口服 B 族维生素及烟酰胺药物。可用弱碱溶液含漱，如 3% 碳酸氢钠，有继发感染疼痛者，局部可使用 0.05% 洗必泰含漱剂、金霉素溶液含漱剂、抗生素软膏或镇痛药膏，合并念珠菌感染，口含制霉菌素或其混悬液外涂。

（五）预后

有自限性，间隔缓解期黏膜表面能完全恢复。

六、沟纹舌

沟纹舌（fissured tongue）是舌背黏膜出现不同排列方向的裂沟。又称裂纹舌、皱褶舌（rugae tongue，lingua plicata），根据裂沟排列形状似阴囊也有的称阴囊舌（scrotal tongue）。发病随年龄增长呈上升趋势，平均约 5%，与性别、种族无关。

（一）病因

目前尚无一致认识。过去多认为是先天性舌发育异常、舌上纵肌发育异常，舌黏膜随着舌肌发育的裂隙出现沟纹。患者血中 HLA-DR5 和 DRW6 抗原明显升高，而 DR2 抗原减少，一些患者有家族倾向，提示舌发育异常与遗传因素有关。但在对患者遗传学的研究中，未发现患者染色体的数目、结构等方面有特异性变化，也未发现染色体畸变频率异常增高。有学者认为是遗传因素与环境因素共同作用。目前认为的后天因素有地理环境、维生素缺乏、变态反应、病毒感染、自主神经紊乱，均可能是舌发育不良的后天因素。亦有人认为是某些疾病的伴随症状，如脓疱型银屑病、增殖性天疱疮、梅-罗综合征等。

（二）诊断

1. 临床表现 舌背黏膜出现深浅不一，形态不同，数目、长短、走行均不一定相同的沟纹。叶脉状：舌正中有一前后向深沟，两侧有由后斜向前方横向排列略浅的副沟，状似叶脉。脑纹状：沟裂迂回形似大脑沟回，排列紊乱，布满全舌。有的沟纹需将舌向下卷或用棉签拨动舌面才能看出。沟纹舌一般无生理功能改变，沟纹内上皮完整乳头大部存在，舌的色泽、质地和活动均正常，一般无明显不适。当上皮受到损伤或继发感染时出现疼痛。沟纹舌多伴地图舌。本病病程发展缓慢，有的沟纹随年龄的增长而加重。沟纹舌舌体较肥大，可形成巨舌。

根据临床表现可诊断。

2. 病理表现 沟纹达固有层或肌层，沟纹表面上皮增生角化，钉突伸长，上皮下结缔组织增厚，淋巴细胞、多核细胞浸润、浆细胞浸润。炎症时组织水肿、毛细血管扩张，有些可见微小脓肿。扫描电镜示丝状乳头、菌状乳头结构丧失，可能由于上皮细胞内折成裂隙，裂隙逐渐加深增宽延长形成沟纹。

3. 诊断标准 沟深超过 2mm 时才能诊断。

（三）鉴别诊断

梅-罗综合征：沟纹舌伴面瘫、肉芽肿性唇炎。

（四）治疗

应向患者解释，消除恐癌及害怕沟纹逐渐加深将舌体裂穿的顾虑。注意口腔卫生，每次进食后将沟纹内的食物残渣漱出，以免细菌滋生继发感染。有炎症时用抗生素防腐、镇痛含漱剂或软膏、散剂。合并白色念珠菌感染者口含制霉菌素。酌情补充维生素及微量元素。有人提出对患者顾虑较大，疼痛症状频繁发作的深沟纹，可考虑外科手术缝合，但这种手术临床很少实施。

（五）预后

舌体不会因沟纹加深而穿通。

七、正中菱形舌炎

正中菱形舌炎（median rhomboid glossitis，MRG）在舌盲孔前、舌背中线区出现圆形、椭圆形乳头萎缩。发病率约 0.3%，成年男性多见。

（一）病因

发育异常学说认为在胚胎发育时，两侧舌隆突不能完整联接，以致奇结节暴露，留下无乳头的菱形区，形成菱形舌炎样改变，有时无乳头区出现结节隆起，为正中菱形结节。但本病多见于中年人，难以用发育畸形解释。

感染学说认为与白色念珠菌感染有关，有发现 91.5% 的病损中有白色念珠菌菌丝存在。也有人认为，当 HIV 感染的患者的口腔出现该病损时，应被归入念珠菌感染。

（二）诊断

1. 临床表现 临床多见光滑型，在舌背正中人字沟的前方，出现菱形、椭圆形界限清晰玫瑰红色斑块，前后径 2~3cm，左右径 1~2cm。表面光滑无乳头，质软无硬结，舌功能正常，无自觉症状。

结节型菱形病损中出现大小不等的暗红色结节或乳头样突起，粟粒到绿豆大小。数个紧密排列，高出黏膜，触诊表面坚韧，基底柔软，无功能障碍和自觉症状。如基底出现硬结或其他症状，要及时活体组织检查。有人认为对结节型要追踪观察，因此型有发生癌变的可能。

有时上腭与舌菱形病损"接吻"处，有相应的充血水肿区。

2. 病理表现 乳头丧失，上皮萎缩，细胞形态无变化，结缔组织炎症细胞浸润，棘层增殖，上皮钉突伸长，上皮不同程度不全角化，或有念珠菌菌丝、中性粒细胞浸润，甚至微脓肿形成，有的有上皮异常增生。

3. 诊断 特征性的发病部位，菱形、黏膜萎缩、玫瑰红色。

（三）治疗

一般无特殊治疗，解除患者恐癌心理。无症状时不需治疗，合并感染时用抗生素膏剂外用。合并念珠菌感染时用制霉菌素口含或克霉唑软膏涂布。病损基底变硬取活检明确诊断，亦可试用点凝烧灼或液氮冷冻。

（四）预后

光滑型预后较好，结节型有癌变可能。

八、毛舌

毛舌（hairy tongue）是舌背人字沟前方丝状乳头密集区丝状乳头显著伸长，形成丝毛状改变。因颜色不同又称黑毛舌、白毛舌等。

（一）病因

一般认为与口腔局部环境改变有关，如口腔卫生不良、过度吸烟、长期应用抗生素或含漱剂影响角蛋白酶的功能，延缓丝状乳头角化上皮细胞的脱落，致使角质增厚，增生为毛状。唾液 pH 值降低有利于某些产黑色素霉（黑根霉菌）的生长，使丝状乳头变黑。吸烟过度及食物中的色素可加深色泽。长期使用某些发氧剂亦可诱发本病，如含过氧化氢的牙膏、含漱剂含过氧化氢、过硼酸钠、高锰酸钾，因刺激舌体产生微小损伤，使血液与口内硫化氢结合生成硫化物沉积着色。

患有某些系统性疾病，如高热、慢性炎症、贫血、糖尿病、胃肠功能失调、肾功能障碍、接受放化疗等，机体抵抗力降低或长期服用某些药物，使口腔内环境变化，菌群失调，霉菌感染，导致黑毛舌的发生。有研究调查3 334例儿童的黑毛舌发病与治疗原发病时应用抗生素有关。

（二）诊断

1. 临床表现　舌背中后部丝状乳头过度伸长形成丝毛状，黑褐色，中心颜色深，两侧色淡，毛长数毫米，以探针拨动可倒向一侧，不复直立，麦浪倒伏。一般情况患者无自觉症状，当丝毛过度增生刺激上腭或腭垂，患者感到恶心不适。食物残渣滞留于丝毛中表面污秽，可有口臭、口干、口苦。舌背只有黑色沉积，无丛毛样改变者为黑舌。

2. 病理表现　舌丝状乳头角质细胞明显伸长，乳头间有菌丝、细菌、剥脱角质、其他残渣，上皮钉突伸长，固有层炎症细胞浸润，为非特异性炎症。

3. 诊断标准　舌背丝状乳头丝毛状伸长不难诊断。

（三）鉴别诊断

需与舌背无丝状乳头增生，单纯被食物、药物染色者鉴别。

（四）治疗

去除诱因，注意口腔卫生，调整抗生素的应用，戒烟，避免服用着色食物，用牙刷擦洗毛舌区，机械性去除霉菌和角化伸长的乳头。局部用5%水杨酸乙醇溶液溶解角质，用1%鬼臼树脂丙酮乙醇溶液擦后冲洗，或涂4%尿素溶液后漱口刷牙。合并真菌感染者用制霉菌素口含或混悬液外涂。

（五）预后

预后较好。

第二章　常见牙体牙髓疾病的诊治

第一节　龋　　病

龋病，即龋齿，是一种以细菌为主要病原体，多因素作用下的，发生在牙齿硬组织的慢性、进行性、破坏性疾病。

一、病因

龋的发生必须具备致龋菌和致病的牙菌斑环境，必须具备细菌代谢的底物（糖），必须是在局部的酸或致龋物质积聚到一定浓度并维持足够的时间，必须是发生在易感的牙面和牙齿上。

1. 细菌　口腔中主要致病菌是变形链球菌，其次为乳酸杆菌和放线菌。菌斑，可视为细菌的微生态环境。

2. 食物　食物与龋病的关系十分密切，食物中的碳水化合物是有机酸生成反应的底物，尤其是蔗糖，为细菌的生存提供营养。

3. 宿主　主要包括牙和唾液。牙的形态、结构、排列和成分在龋病发病过程中起到重要作用，而这些又受到遗传、环境与生活习惯等因素的影响。唾液的正常分泌和有效功能有助于及时清除或缓冲菌斑中的酸。

4. 时间　龋病的发生需要一定的时间。

二、临床表现与诊断要点

1. 按病变侵入深度的分类与诊断是最常用的临床分类方法，可分为浅龋、中龋、深龋。

（1）浅龋：发生在牙釉质或根面牙骨质，可以发生在牙的各个牙面。发生在牙冠部，龋的范围局限在牙釉质层，无明显临床症状。龋发生在邻面时，一般可用探针在探诊时发现，或在拍 X 线片时发现。发生在咬合面窝沟的浅龋，多在探诊时发现，洞口可有明显的脱矿或着色，洞底位于釉质层，用探针探查可以探到洞底，卡探针，质软。发生在牙根面的浅龋，多见于中老年人牙根暴露的情况，表面可呈棕色，质软，探查时可以感觉表面粗糙。浅龋时，一般患者很少有自觉症状，多数是在常规检查中发现。在浅龋成洞之前，病变区仅表现为颜色的改变，而无牙体组织的明显缺损，常可见于牙的平滑面，擦去菌斑软垢后，牙釉质表面可以是白垩色，也可以为棕色或褐色改变，但牙表面连续性正常。

（2）中龋：病变的前沿位于牙本质的浅层。临床检查是可以看到或探到明显的龋洞，或在 X 线检查时发现。由于牙本质具有小管样结构，刺激后可以向牙髓传导，临床上多有遇冷热酸甜刺激时出现一过性敏感症状。部分患者，龋损发展缓慢，由于修复性牙本质的形成，可无明显临床症状，临床温度和牙髓活力测试时，患牙的反应应该是与正常的对照牙类似。

（3）深龋：病变发展到牙本质深层，临床上可观察到明显的龋洞，患者有明显遇冷热酸甜的敏感症状，也可有食物嵌塞时的短暂疼痛症状，较中龋时更加剧烈，但没有自发性疼痛。探诊时敏感，去净腐质后不露髓。常规温度诊检查时反应正常。发生在点隙裂沟处的深龋，有时临床上仅可见洞口很小，但病变进展很深，应结合 X 线检查进行诊断。

2. 按病变速度的分类与诊断

（1）急性龋：多发生在儿童和易感个体。龋的发展速度可以很快，从发现到出现牙髓病变的时间可以短至数周。病变如发生在窝沟，可在窝沟底部沿釉牙本质界向两侧和牙本质深部发展，形成临床上不易发现的隐匿性龋。病变部的颜色较浅呈浅棕色，质地较湿软，范围较广，容易以手用器械去除（又称湿性龋）。由于发展速度快，可早期侵犯牙髓，就诊是可能已有牙髓病变。

（2）猛性龋：特殊类型的急性龋。表现为口腔在短期内（6~12个月）有多个牙齿、多个牙面，尤其在一般不发生龋的下颌前牙甚至是切端部位发生龋。多见于颌面及颈部接受放射治疗的患者（又称放射性龋）。

（3）慢性龋：一般情况下龋均呈现慢性过程，病变组织着色深，呈黑褐色，病变部位质地稍硬，不易用手用器械去除。为多数情况下成年发生的龋。

（4）静止龋：由于致龋因素的消失，有的病变停止进展再矿化。可见于发生在邻面的早期龋，也可见于磨牙患急性龋潜行发展时。临床检查是病变部位可以有轻度着色，但质地坚硬同正常组织或更硬，表面光滑。

3. 按病变发生的组织和部位分类与诊断

（1）釉质龋：发生在牙釉质的龋。脱矿是釉质龋的主要病理表现，正常的釉质是半透明的，病变区呈白垩样色泽变化或呈位于釉质的浅洞。

（2）牙本质龋：病变发展到牙本质的龋。由于牙本质成分中含有较多的有机物，因而致龋过程不同于牙釉质，既有矿物的溶解，还应有胶原蛋白的溶解。有时候，牙本质的脱矿现象可以很严重，但只要胶原蛋白的基本结构在，一旦致龋因素和受感染的牙本质去除后，仅为少量脱矿的部分仍可以修复或再矿化。

（3）牙骨质龋：发生在牙骨质的龋，多见于中老年患者因牙周病暴露的牙骨质表面。

（4）根龋：发生在暴露的牙根表面。多见于中老年人，一部分由于患牙周病而导致牙根较早暴露，另一部分是由于牙周组织的生理性退缩。

（5）窝沟龋：发生在牙的点隙沟裂处的龋。常见于牙齿初萌的头几年。

（6）平滑面龋：发生在颊舌平滑面的龋。常见于唇颊牙颈部，由于菌斑聚集并得不到及时清洁而致。

（7）邻面龋：发生在牙的近远中面的龋。两个相邻的部位是最不易清洁的位置，因而更易患龋。

3. 按发病特点的分类与诊断

（1）继发龋：在已有修复体边缘或底部发生的龋。临床可见修复体边缘牙组织着色变软，拍 X 线片显示修复体周围牙组织密度降低。

（2）再发龋：已对原发龋病病灶修复后在同一牙齿其他部位发生的龋损。用于与继发龋区别。

三、深龋与可复性牙髓炎的鉴别

深龋达牙本质深层，去腐干净后也未露髓，但进行常规温度诊检查时，出现较正常对照牙敏感的反应，如刺激时的一过性敏感症状。询问病史中从未出现自发痛症状，应考虑牙髓充血的可能，可诊断为可复性牙髓炎。治疗应为间接盖髓观察，暂时充填，待充血症状消失后，再行永久充填。

四、深龋与死髓牙的鉴别

有些情况下，尤其是在急性龋的时候，深龋的毒素可以在龋还没有到达牙髓的情况下感染牙髓，至牙髓坏死，而患者可以没有临床症状。应通过温度诊、探诊和电活力测试予以鉴别。有时龋的过程缓慢，形成修复牙本质层后，可降低牙对温度的反应，遇到这种情况可以将温度测的部位放在窝洞内进行，必要时应拍 X 线片，观察根尖周组织的情况。

五、深龋与慢性牙髓炎的鉴别

龋可以到达牙本质深层但未露髓，但龋坏过程产生的毒素可以穿过部分脱矿的牙本质刺激牙髓引起牙髓的慢性炎症。慢性牙髓炎一般会有相应的自发痛症状，但因人而异。对于临床症状不明显的病例，可通过仔细询问病史、温度诊和电活力测验鉴别。如临床有自发痛的经历，温度诊较正常牙敏感或有延迟性疼痛，则应诊断为慢性牙髓炎，拍 X 线片有助于诊断。深龋时根尖周膜应该是正常的，而慢性牙髓炎可见根尖周膜有轻度的增宽。

第二节　牙　髓　病

牙髓病是指发生于牙髓组织的一系列疾病。牙髓组织因病源刺激物的性质、强度、作用时间及机体抵抗力的不同，可以经历各种病理过程，如充血、炎症、变性、坏死和牙内吸收。临床上，上述各种牙髓的病理状态又可以表现为不同的临床特点，其中以牙髓炎最为常见。

一、病因

1. 细菌感染　感染是牙髓病的主要病因，侵入髓腔的细菌及毒素是牙髓病变的病源刺激物。侵入牙髓的细菌主要来自口腔菌系，以厌氧菌为主。

（1）从牙冠经牙体感染　这是牙髓感染发生最多，最主要的途径。当牙釉质或牙骨质的完整性被破坏时，细菌可由暴露于口腔中的牙本质小管进入牙髓，或由裸露的牙髓直接侵入，引发牙髓的感染。

深龋是引起牙髓感染最常见的原因。细菌在感染牙髓之前，其毒性产物可通过牙本质小管引发牙髓的炎性反应。当细菌侵入牙本质的深度距髓腔<1.1mm 时，牙髓可出现轻度炎症；当细菌距牙髓<0.5mm 时，牙髓发生明显炎症；当细菌距牙髓<0.2mm 时，牙髓内可找到细菌。

形成牙体缺损和发育缺陷的一些非龋性牙体硬组织疾病，如楔状缺损、隐裂等，牙发育异常中的牙内陷、畸形中央尖等，也可因牙本质小管暴露而引发牙髓感染。

（2）从牙根逆向感染

1）经牙周袋感染：重度牙周病时，牙周袋深达根尖部，袋内细菌可由根尖孔进入髓腔。磨牙根分叉处有许多侧副根管，即使牙周袋不很深，细菌和毒素也可经过侧支根管侵入牙髓。细菌由根方侵入后，牙髓炎症由根髓开始，临床上又称逆行性牙髓炎。

2）血行感染：当机体处于菌血症或败血症时，细菌、毒素可随血行进入牙髓，引起牙髓炎，但临床上极为少见。

2. 牙创伤

（1）急性创伤：突然外伤（交通事故、暴力事件等）造成的牙冠折断，牙髓直接受到外力创伤或裸露的牙髓被菌感染。根折患牙，由于牙髓的血液供应受阻，牙髓可部分丧失活力甚至全部坏死。牙震荡患牙，根周膜受伤，根尖部的血管挫伤或折断，影响牙髓的血液循环。

（2）慢性创伤：牙齿在长期行使咀嚼功能过程中所形成的生理磨耗慢性损伤以及长期的咬合创伤，一方面造成牙体硬组织的过度丧失，另一方面造成根端血运障碍，进而导致一系列牙髓病理改变。

3. 物理和化学的因素

（1）物理刺激

1）温度：牙髓对温度有一定的耐受阈（10~60℃）。牙体治疗过程中，用高速旋转器械切割产热，树脂修复时聚合产热，牙冠修复体在修正抛光时摩擦产热，均可造成牙髓损伤，因此在使用高速涡轮机时，必须使用水汽喷雾降温。

2）电流：使用牙髓电活力测试仪通过强电流的不正确操作可引起牙髓病变。这种因素在临床上较为少见。

3）过度干燥：在牙体预备过程中，若使用气枪过度干燥新切割的牙本质断面，会使牙本质脱水、萎缩、坏死，进而造成牙髓病理改变。

（2）化学刺激

1）窝洞消毒剂：如酚类、硝酸银、酒精等对细胞有一定的毒性。深洞时，当剩余厚度<2mm时，可刺激牙髓。

2）充填材料：含有酸和毒性杂质，如磷酸锌水门汀中的正磷酸、硅酸盐水门汀中的有毒物质以及复合树脂粘接修复过程中的酸蚀、粘接剂的渗透都可以对牙髓造成刺激。

（3）操作损伤：在治疗过程中的意外穿髓，修复体边缘的微渗漏等可直接导致经治牙的牙髓受到伤害，牙、颌、面的其他医疗操作，如过大的正畸力、牙周刮治、牙槽外科手术等。

二、临床表现和诊断要点

1. 急性牙髓炎（包括慢性牙髓炎急性发作）

（1）症状：主要是剧烈疼痛，疼痛的性质具有下列特点：

1）自发性阵发性痛：在未受到任何外界刺激的情况下，突然发生剧烈的自发性尖锐疼痛，疼痛可分作持续过程和缓解过程，又描述为阵发性发作或阵发性加重。炎症牙髓出现化脓时，患者可主诉有搏动性跳痛。

2）夜间痛：疼痛往往在夜间发作，或夜间疼痛较白天剧烈。患者常因牙痛难以入眠，或从睡眠中痛醒。

3）温度刺激加剧疼痛：冷、热刺激可激发患牙的剧烈疼痛。若患牙正处于疼痛发作期间，温度刺激可使疼痛更为剧烈。如果牙髓已有化脓或部分坏死，患牙可表现"热痛冷缓解"。

4）疼痛不能自行定位：疼痛发作时，患者大多不能明确指出患牙所在，且疼痛呈放散性或牵涉性，但这种放散痛不会发生到患牙的对侧区域。

（2）检查所见

1）患牙多可查及极近髓腔的深龋或其他牙体硬组织疾患，也可见牙冠有充填体存在，或可查到患牙有深牙周袋。

2）探诊常可引起剧烈疼痛，有时可探及微小穿髓孔，并可见有少许脓血自穿髓孔流出。

3）温度测验时，换牙的反应极其敏感，可表现为热刺激引发出剧痛，刺激去除后，疼痛症状要持续一段时间。也可表现为热测敏感，冷测缓解。

4）牙髓的炎症仅处于牙冠时，患牙对叩诊无明显不适；当累及根髓处于全部性牙髓炎时，因炎症外围区已波及根尖部的牙周膜，可出现垂直方向的轻度叩痛。

2. 慢性牙髓炎　慢性牙髓炎是临床上最常见的一种，临床症状不典型，有些病例可没有自发痛。若侵入牙髓的细菌毒力低，而机体抵抗力较强时，牙髓组织的炎症多半表现为慢性过程。若急性炎症渗出物得到引流，但炎症未能彻底清除时，也可转化为慢性炎症。

（1）慢性闭锁性牙髓炎

1）临床表现：无明显的自发痛或有偶发的钝痛。但是，曾有过急性发作的病例或由急性牙髓炎转化而来的病例可诉有过剧烈自发痛的病史。几乎所有患者都有长期的冷热刺激痛病史。

2）检查所见

①多可查及深龋洞，冠部充填体或其他近髓的牙体硬组织疾患。

②洞内探诊患牙感觉较为迟钝，去净腐质后无肉眼可见的露髓孔。

③患牙对温度测验的反映多为热测引起迟缓性痛，或表现为迟钝。

④多有轻度叩痛（+）或叩诊不适感。

⑤年轻患者的患牙根尖片上有时可见根尖周膜影像模糊、增宽。

（2）慢性溃疡性牙髓炎

1）临床表现：多无明显的自发痛，但患者常诉有食物嵌入患牙洞内即出现剧烈疼痛。另一典型症状是当冷、热刺激激惹患牙时，会产生剧痛。

2）检查

①多可查及深龋洞或其他近髓的牙体损坏。患者由于怕痛而长期废用患牙，以至患牙有大量软垢、牙石堆积、洞内食物残渣嵌入较多。

②去除腐质，可见露髓孔。用尖锐探针探查穿髓孔时，浅探不痛、深探剧痛，且见有少量暗色血液流出。

③温度测验表现为敏感。

④一般没有叩痛，或仅有极轻微的叩诊不适。

⑤年轻患者的患牙根尖片上也可见根尖周膜影像模糊、增宽的情况。

（3）慢性增生性牙髓炎

1）临床表现：一般无自发痛，有时可有患者诉说每进食时患牙感疼痛或有进食出血现象，因此长期不敢用患牙咀嚼食物。多发生于年轻人，牙髓已暴露，经受轻度而持久的刺激，引起增生反映，牙髓向髓腔外方增殖，形成"蘑菇"形状的牙髓息肉。

2）检查：患牙大而深的龋洞中有红色的肉芽组织——牙髓息肉，它可充满整个洞内并达到牙合面，探之无痛但极易出血。由于长期废用，常可见患牙及其邻牙有牙石堆积。X线片上偶见根尖区有局限性透射影像。

3. 牙髓充血　牙髓受到刺激后，最初始的表现是血管扩张，血液充盈，若及时去除病源刺激物，这种单纯的充血状态可以得到缓解，牙髓恢复到原来的状况。

（1）临床表现：当患牙受到冷、热温度刺激或甜、酸化学刺激时，立即出现瞬间的疼痛反映，尤其对冷刺激更敏感，刺激一去除，疼痛短暂持续后消失。没有自发性疼痛。

（2）检查

1）患牙常有接近髓腔的牙体硬组织病损，如深龋、深楔状缺损，或可查及患牙有深牙周袋。

2）患牙对温度测验表现为一过性敏感，且反应迅速，尤其对冷刺激反应较强烈。当去除刺激后，症状仅持续数秒即消失。

4. 牙髓变性　牙髓变性是最常见的牙髓病理变化，但引起临床症状需要治疗的不多。牙髓变性的种类很多，与临床关系较为密切的牙髓钙变。

牙髓钙变，牙髓血运障碍，营养不良，细胞变性，钙盐沉积，形成微小的或大块的钙盐沉积物，又称髓石。

（1）临床表现：髓石一般并不引起临床症状。极个别出现与体位有关的自发痛，一般与温度刺激无关。

（2）检查

1）患牙对牙髓活力测验有反应，常表现为反应敏感或迟缓。

2）X线片上显示髓腔内有阻射的钙化物或呈弥漫性阻射影像而致使原髓腔处的透射区消失。

5. 牙髓坏死　牙髓坏死常由各型牙髓炎发展而来，也可因外伤、正畸过度、牙体预备时手术过度切割产热以及某些修复材料所致的化学刺激引起。当牙髓组织发生严重的营养不良及退行性变时，由于血液供应的严重不足，最终可发展为牙髓坏死，又称渐进性坏死，多见于老年人。

（1）临床表现：单纯的牙髓坏死，临床一般无疼痛症状。也可见有以牙冠变色为主诉前来就诊者。

（2）检查

1）牙冠可存在深龋洞或者其他牙体硬组织疾患，或有充填体、深牙周袋。

2）牙冠变色，呈暗黄色或灰黑色，失去光泽。

3）牙髓活力测验无反应。

4）叩诊同正常对照牙阴性或有不适感。

5）X线片显示患牙根尖周影像无明显异常。

6. 牙内吸收　牙内吸收是指牙髓组织分化出破牙本质细胞，从髓腔内部吸收牙体硬组织，形成不可恢复的损坏。临床上多见于受过外伤的牙齿、再植牙以及做过髓腔预备或牙体预备的牙齿。

（1）临床表现：一般无自觉症状，多在X线检查时发现。

（2）检查

1）内吸收发生在髓室时，肉芽组织的颜色可透过已被吸收成很薄的牙体硬组织层而使牙冠呈现粉红色。内吸收发生在根管内时，牙冠的颜色没有改变。

2）患牙对牙髓测验的反应可正常，也可表现为迟钝。

3）叩诊检查同正常对照牙阴性或出现不适感。

4）X线片显示内吸收处的髓腔壁局限性对称不规则透射影。

三、深龋、可复性牙髓炎、慢性牙髓炎的区别诊断

1. 疼痛　均可有冷热痛，但深龋和可复性牙髓炎患牙绝无自发痛病史，慢性牙髓炎可有自发痛史。

2. 温度测验　用冰棒冷测牙面，深龋患牙的反应与对照牙是相同的，只有当冰水入洞后才引起疼痛；可复性牙髓炎患牙在冷测牙面时即出现一过性敏感。当深龋与可复性牙髓炎难以区别时，可先按可复性牙髓炎进行处理；慢性牙髓炎患牙由温度刺激引起的疼痛反应程度重，持续时间较长，有时还出现轻度叩痛。在临床上，若可复性牙髓炎与无典型自发痛症状的慢性牙髓炎一时难以区别，可先采用诊断性治疗的方法，即用氧化锌丁香油酚糊剂进行安抚治疗或用氢氧化钙间接盖髓治疗，在观察期内视其是否出现自发痛症状再明确诊断。

四、牙髓坏死和慢性根尖周炎的区别诊断

牙髓坏死和慢性根尖周炎的患牙均可无明显的临床症状，牙髓均无活力。但X线片上牙髓坏死患牙的根尖周组织没有受累，慢性根尖周炎患牙则显示根尖周骨质影像密度减低或根周膜影像模糊、增宽。

第三节　根尖周病

根尖周病是指发生在牙齿根尖部及其周围组织的疾病。根尖周病中绝大多数为炎症性疾病，即根尖周炎。

一、病因

绝大多数根尖周组织病变，尤其是炎症性病变，多继发于牙髓病。因此，凡引起牙髓病的病源

刺激物，都能直接或间接地引起根尖周病。感染是最主要的因素，其次是创伤、化学刺激和免疫学因素。

1. 感染因素　细菌感染是根尖周病最常见的原因，也是最主要的致病因素。

（1）引起根尖周炎的细菌：感染根管是指含有感染坏死牙髓的根管。引起根尖周炎的细菌，可从感染根管中分离出来。大量的研究结果表明，厌氧菌尤其是专性厌氧菌是感染根管内的主要细菌，与根尖周病的发生和发展有密切关系。

（2）细菌入侵根尖周组织的途径

1）感染的根管：感染或坏死的牙髓组织、根管内的细菌及其毒素，通过根尖孔或副孔波及根尖周组织，是最主要的感染途径。

2）通过牙周组织或邻牙根尖周感染直接扩展、蔓延。

3）血源性感染：临床较为少见。

2. 创伤因素

（1）急性牙外伤：各种原因施暴力于牙齿上，如交通事故或工伤；口腔医疗工作中的意外，如拔牙或正畸治疗；根管治疗中，根管器械超出根尖孔，均可造成根尖周损伤。

（2）慢性咬合创伤。

3. 化学刺激　在治疗牙髓病和根尖周病过程中，由于药物使用不当造成。如牙髓失活时封药时间过长，药物作用超出根尖孔，损伤了根尖周组织；根管内封入过饱和刺激性强的消毒剂，药物自根尖孔溢出，造成根尖周组织的化学性炎症。

二、临床表现与诊断要点

1. 急性根尖周炎

（1）浆液期：或称急性浆液性根尖周炎。

1）临床表现：最初患牙不舒服，局部有木胀感、浮起感，此时咬紧患牙感觉舒服。随着病情的发展，渗出物增多，浮起感、不适感加重，此时牙齿咬合接触后，患牙感觉疼痛，不敢咬合，影响进食。

2）诊断要点

①疼痛特点：自发性持续性剧烈疼痛；牙齿有浮起感，不敢咬合；能明确指出患牙部位。

②口腔检查：病原牙有龋坏或非龋性牙体疾病；患牙叩诊时疼痛明显，可有轻度松动。

③牙髓温度测验及电活力测验：均无反映。

④X 线片：根尖根周膜间隙稍增宽，牙骨质及牙槽骨均无明显变化。

（2）化脓期：或称急性化脓性根尖周炎，也称急性牙槽脓肿，是由急性浆液性根尖周炎发展而来，也可由慢性根尖周炎急性发作而来。

1）临床表现：急性化脓性根尖周炎在其发展过程中，因脓液所在部位不同，分为 3 个阶段：根尖脓肿、骨膜下脓肿、黏膜下脓肿。

①根尖脓肿：根尖牙周膜破坏，脓液聚集在此得不到引流，故有剧烈、持续的搏动性疼痛，牙齿伸长感明显，咬合引起剧痛，患者不敢咬合。叩痛（+++），患牙根尖部黏膜充血发红，压之轻度疼痛，但不肿胀。

②骨膜下脓肿：脓液通过骨髓腔并穿过牙槽骨壁扩散到骨膜下，引起非常剧烈的疼痛，疼痛范围较前扩大，不仅患牙疼痛，相应面部肿胀疼痛。疼痛仍为持续性、搏动性跳痛，程度较前加重。患牙浮起、松动，轻触即感明显疼痛。患牙根尖部黏膜红肿，有明显扣痛且在深部有波动感。这个阶段影响患者进食和睡眠，呈痛苦面容，此时伴有全身症状，体温升高。

③黏膜下脓肿：脓液在骨膜下停留不久即穿破骨膜达黏膜下，因黏膜下压力比骨膜下大大降低，故疼痛明显减轻，此时脓液趋于表浅，易破溃，在黏膜下留下瘘管开口。

2）诊断要点：急性化脓性根尖周炎的诊断主要依据临床表现：①自发性、持续性剧烈跳痛，自觉牙齿明显伸长，不敢咬合，能明确指出患牙；②患牙多有牙髓炎病史或有深牙周袋；③叩诊疼痛明显，根尖部黏膜有不同程度红肿；④牙髓活力检测无反应；⑤引流区淋巴结肿大、压痛；⑥伴有全身症状，如体温升高、白细胞计数增多等。

2. 慢性根尖周炎　慢性根尖周炎可由急性根尖周炎在脓液引流后，又未得到彻底治疗转化而来，也可由慢性牙髓炎缓缓发展而来。慢性根尖周炎大多无明显的自觉症状。根据其病理变化不同，分为4种形式：根尖肉芽肿、慢性根尖脓肿、根尖囊肿和致密性骨炎（表3-1）。

（1）根尖肉芽肿：是慢性根尖周炎最常见的一种类型。

1）临床表现：根尖肉芽肿患牙，通常无明显自觉症状，仅觉咀嚼无力或轻微咀嚼痛。

2）诊断要点：①首先找到可疑患牙，牙体因龋或非龋而破坏，叩诊有不适感；②牙髓活力测验无反应；③X线片示患牙根尖有X线透射区（圆形或椭圆形密度降低区，直径<1cm），边界清楚。

（2）慢性根尖脓肿：慢性根尖脓肿也称慢性牙槽脓肿，可由根尖肉芽肿转化而来，也可由急性牙槽脓肿在脓液引流之后，未经彻底治疗发展而来。

慢性根尖周脓肿可根据在牙龈黏膜或面部皮肤上有无瘘管开口，分成有瘘型和无瘘型。

1）有瘘型慢性根尖脓肿临床表现：自觉症状与根尖肉芽肿相似，唯有在牙床上经常起小脓疱。口腔检查可见在牙龈黏膜或颌面皮肤上有瘘管，挤压可见有少许稀薄脓液自瘘管流出。此型因脓液随时可从瘘管排出，不易急性发作。

无瘘型慢性根尖周炎临床表现：很难与根尖肉芽肿区别。机体抵抗力降低时，易急性发作，转化成急性牙槽脓肿。

2）诊断要点：首先找到可疑患牙，牙髓活力测验无反应。有瘘型慢性根尖脓肿可见牙龈黏膜或颌面皮肤上有瘘管。有些瘘管口位于远离患牙的根尖部黏膜上，诊断时，应特别注意检查瘘管与患牙的关系，避免误诊。X线片示：患牙根尖有X线透射区，边界不清楚。

（3）根尖囊肿：根尖囊肿是颌骨内最常见的牙源性囊肿，可由根尖肉芽肿转化而来，也可由慢性根尖脓肿转化而来。

1）临床表现：根尖囊肿生长缓慢，多无自觉症状。囊肿大小不等，从豌豆大至鸡蛋大。小囊肿不易被发现，囊肿发展较大时，根尖部牙龈呈半球形隆起，牙龈不红，扪诊时有乒乓球感。

2）诊断要点：①首先找到可疑患牙，牙髓活力测验无反应；②X线显示：患牙根尖有圆形或椭圆形密度降低区，直径>1cm，周围有骨白线包绕；③开髓后，自根管内流出清亮淡黄色液体，显微镜下看到胆固醇结晶，可确诊。

表 3-1　三种慢性根尖周炎之间的鉴别

慢性尖周炎类型	病变区边界情况	病变范围（直径）
根尖肉芽肿	边界清楚	<1cm
根尖脓肿	边界不清楚，呈云雾状	>1cm
根尖囊肿	边界清楚，有古白线包绕	>1cm

第三章　根管治疗技术

一、根管治疗的适应证和禁忌证

1. 适应证　各种类型的牙髓病和根尖周病；牙髓牙周综合征；修复前有可疑牙髓病变的牙、修复错位牙等可能导致的牙髓暴露的牙齿等。

2. 禁忌证　无功能或无修复价值的牙；无足够牙周支持的牙；患牙预后不良、患者不能合作、患者有严重的全身系统性疾病不能耐受治疗。

二、根管治疗的术前准备

根据患者主诉、病史、临床检查及 X 线检查明确诊断。诊断明确后，制订根管治疗计划，并向患者讲明治疗方案，可能出现的问题及根管治疗的费用，经患者知情同意后再进行治疗。

器械准备：高压消毒的金属器械、5.25%次氯酸钠或3%过氧化氢溶液、0.9%氯化钠溶液、75%乙醇或碘伏、牙胶尖、根管充填糊剂、根管长度测量仪等。

三、髓腔入口的制备（开髓）

1. 必要时行麻醉　碘伏消毒黏膜，碧兰麻、利多卡因或斯康杜尼局部麻醉。

2. 开髓　首先用金刚砂钻或裂钻建立外形和去除所有龋坏组织，并穿入髓腔；然后换球钻从髓室顶到洞口上下提拉，去除全部髓顶，使髓室充分暴露；最后用金刚砂钻修整洞形。

质控标准：髓室壁与根管壁连续流畅，并且不对器械产生阻力，保证器械可循直线进入根管弯曲处。髓腔入口的制备既要使髓腔充分暴露，又要尽量少破坏健康牙体组织，并应避免发生牙颈部台阶、穿孔及髓室底的过度切削和穿孔等。

3. 髓腔初步清理　开髓后，先用锋利的挖匙去除髓室内容物，用尖探针探查根管口，使根管口充分暴露，再用倒钩髓针去除根髓。如果牙髓已坏死可配合 5.25%次氯酸钠溶液冲洗进行清理。对于细小的根管，可用 6~10#K 锉做初始预备，残留根髓及根管壁上残留的感染牙本质可在根管预备过程中用根管扩大器械去除。

注意：后牙细小的根管需用 6~10#锉预备之后才可用拔髓针拔髓。

四、寻找根管口

根管口是指髓室与根管的交界处，或髓室底与根管的移行部。根管口的定位是每个根管正确定位的关键步骤。单根管牙的髓室和根管为连续的管状，很难从形态上辨认根管口；多根牙则有呈漏斗状的根管口，但要仔细地处理牙冠部髓室里的内容物后才能找到根管口。临床上，多根管牙若因某些原因，寻找根管口有困难时，除了应用牙齿髓腔解剖形态的知识外，还可结合使用下列方法来帮助寻找根管口。

1. 多根管牙常因增龄性变化或修复性牙本质的沉积，或髓石、髓腔钙化、根管形态变异等情况，使根管口不易查找时，可借助于牙齿的三维立体解剖形态，从各个方向和位置来理解和观察牙髓腔的解剖形态；并采用多种角度投照法所拍摄的 X 线片来了解和指出牙根和根管的数目、形状、位置、方向和弯曲情况；牙根对牙冠的关系；牙根及根管解剖形态的各种可能变异情况等。

2. 可以使用超声技术除去磨牙髓腔内牙颈部位的遮拦根管口的牙本质领圈，以便充分暴露髓室底的根管口。

3. 采用能溶解和除去髓腔内坏死组织的根管冲洗剂，如 5.25% 的次氯酸钠，彻底清理髓室后，根管口就很可能被察觉出来。

4. 探测根管口时，应注意选择髓室底较暗处的覆盖在牙骨质上方的牙本质和修复性牙本质上作彻底探查，并且还应注意按照根管的方向进行探查。

5. 髓室底有几条发育沟，都与根管的开口方向有关，即沿髓室底的发育沟移行到根管口。所以应用非常锐利的根管探针沿着发育沟搔刮，可望打开较紧的根管口。

6. 当已经指出一个根管时，可估计其余根管的可能位置，必要时可用小球钻在其根管可能或预期所在的发育沟部位除去少量牙本质，然后使用锐利探针试图刺穿钙化区，找出根管口，除去牙颈部的牙本质领圈以暴露根管口的位置。注意钻磨发育沟时不要过分加深或磨平发育沟，以免失去这些自然标志而向侧方磨削或穿刺根分叉区。

7. 在髓室底涂碘酊，然后用稍干的乙醇棉球擦过髓底以去碘，着色较深的地方常为根管口或发育沟。

寻找根管口的最重要的工具：直头的牙科尖探针。髓室底：坚硬的牙本质，无卡住的感觉。根管口：一定的压力，探针能进入少许，卡住，此时可再用 X 线确定是否是根管口。用 6#、8#、10# 锉，逐步扩通根管。

有的根管口 1~2mm 处弯曲，应去除颈部牙本质悬突；如果仍找不到根管口，可用 2# 长圆钻钻入根管口 1~2mm。应注意随时干燥髓室底，黑色髓室底与白色的修复性牙本质的根管口是寻找根管口的标志。

8. 可使用 EDTA，对寻找根管口有帮助。

五、工作长度测定

确定工作长度是为了根管预备尽可能地止于根尖最狭窄处（牙本质牙骨质界）。质控标准：将距根尖 0.5~1mm 处作为根管预备的工作长度。常规应用平行投照 X 线片+根尖定位仪测定工作长度。做根尖预备之前，一定要有准确的工作长度。6 或 8# 锉并做尖端预弯插到估测根管长度，预备根管到 10# 或 15# 锉进入根管，并有嘬住的感觉，如果开始根管直径大于 10# 或 15# 锉，可直接选择可嘬住的锉做诊断根长测量。

应用根管长度测量仪注意事项：

1. 植入有心脏起搏器的患者禁用。

2. 对于根尖孔未形成或根尖严重破坏的病例，测量是不准确的，必须与 X 线结合使用。

3. 避免接触金属冠。

4. 测量前应用棉球吸干髓腔。根据产品说明，有的根管长度测量仪不需干燥髓腔。

5. 根管内出现明显的侧支根管时，会通过侧支根管形成短路，当锉针到达侧支根管口时提示到达或超出根尖。同理，如果根管内出现侧穿，它会提示超出根尖。

6. 根尖部分完全钙化或有充填物，锉与口腔黏膜之间无法形成回路，就无法测量。

7. 常有能测到信号，但未到达根尖，原因多为牙本质碎屑堵塞根尖部分，锉针无法到达根尖狭窄处，或者即使到了，锉针与根尖区牙周膜之间也被牙本质碎屑隔开，因为牙本质碎屑的电阻值是无法确定的，所以必然影响测量结果。

8. 根尖定位仪虽然对 90% 以上的根管条件都相当准确，所以绝不能完全依赖根尖定位仪，任何仪器都不是万能的。所以每次充填完成后，最好还是要用X线证实是否恰充。

9. 最好的根尖定位是技术和经验+根尖定位仪+X线。

六、根管预备

常用的根管预备方法主要为不锈钢K锉、镍钛K锉联合应用G钻的逐步深入技术及逐步后退技术。

（一）预备原则

1. 根尖1/3预备前一定要有准确的工作长度。

2. 根管预备时一定保持根管湿润。

3. 预备过程中每退出或换用一次器械需用根管冲洗液冲洗根管，防止碎屑阻塞。

4. 根管锉不可跳号。

5. 对弯曲根管，根管锉应预弯。

6. 为便于根管充填，根尖最小扩大为25#。

7. 主尖锉一般比初尖锉大2~3号。

（二）后牙根管通畅和预备

10#锉通常太粗，06#太软，镍钛锉弹性大。21mm长的08#K锉是最有效的穿通根管的工具。注意将锉尖端1mm预弯。根管通畅时大量次氯酸钠冲洗：次氯酸钠冲洗溶解碎屑。每次1~2mm锉入根管，次氯酸钠冲洗，反复重复，每次加深1~2mm。当08#锉达到工作长度时，应照X线片确定；并做上下提拉动作，扩根管，直到10#锉可自由到达工作长度。EDTA、超声波根管预备与次氯酸钠结合也可预备钙化根管。

（三）逐步后退技术

1. 确定工作长度。

2. 根尖预备

（1）将初尖锉预弯成与根管弯曲度一致的形状，轻轻插入根管，转达动器械进行根管扩大。

（2）顺时针方向旋转30°~60°，然后轻轻向下加压逆时针方向旋转30°~60°，最后向外提拉退出器械。

（3）退出根管的器械经清洁后再次插入根管，使用同样的切削模式扩根管，直到器械能无阻力地到达操作长度，换用大一号器械扩大根管。

（4）预备过程中每退出或更换一次器械，应用3%过氧化氢液或5.25%次氯酸钠冲洗根管。

（5）根尖预备的最大号器械应比初尖锉大2~3个号，例如，当初尖锉为20#时，主尖锉应为30#或35#。

（6）为防止在预备过程中发生根管阻塞，然后换用大号器械之前，可先用小号器械插入根管内，去除根管内的牙本质碎屑，并用冲洗液冲洗、润滑根管壁。例如：根管工作长度20mm、初尖锉15#的根管为例，根尖预备时器械进入根管内的顺序依次为：15#-20#-15#-25#-20#，每个器械的操作长度均为20mm。

3. 逐步后退预备　根尖预备完成后，根管尖部和中部通过器械每增加一号，工作长度减少1mm。在逐步后退预备时，每更换大号器械前，应将主尖锉插入至操作长度，去除根管内的牙本质碎屑，并用冲洗液冲洗，防止根管阻塞。例如：工作长度为20mm、主尖锉为25#的根管，逐步后退时器械进入根管内的顺序及相应操作长度依次为：25#（20mm）-30#（19mm）-25#（20mm）-35#（18mm）-25#（20mm）-40#（17mm）-25#（20mm）-45#（16mm）。

4. 根管中上部的预备 根管中上部可用 G 钻进行预备，顺序使用 1#、2#、3#或 4#G 钻；每换用大一号 G 钻时，操作长度减少 2mm，并将主尖锉器械插入至工作长度，去除根管内的牙本质碎屑，并用冲洗液冲洗。应用 G 钻时需注意防止折断和穿孔，不能用力推入，也不能侧向用力；弯曲根管中 G 钻只能用于直根管部分，不要进入弯曲部分，否则易形成台阶或穿孔；特别是磨牙近中根有凹陷，应小心防止侧穿。当根管壁太薄时，应多做颊舌向预备，不宜使用 G 钻；当根管太靠近根分叉时，因为 G 钻在各个方向均衡切割，不可能做侧向加压，在这种情况下，应使用手用锉做远离根分叉的预备。

5. 根管壁的修整 主尖锉预弯达到工作长度，使根管壁光滑。用侧压器检查根管预备的锥度情况。使与相应的侧压器应能自如地到距根尖 1~2mm；根尖狭窄区明显，并有明显的停顿；根尖区数毫米内无碎屑沉积；根管壁光滑无台阶；根管冠 2/3 锥度足够，大于牙胶的锥度和相应的侧压器的锥度。

（四）逐步深入技术

1. 根管中上部的预备 参考术前 X 线片，用 10#和 15#K 锉疏通根管后，再用 20#和 25#K 锉扩大根管的冠三分之二；然后使用 2#和 3#G 钻进一步敞开根管的中上部。G 钻通过具有恒定速度的慢速手机驱动，并轻轻向下加压进行切削。更换器械时使用 3%过氧化氢液和生理盐水冲洗根管。

2. 确定工作长度（同前）。

3. 根尖预备 根尖预备的方法与逐步后退技术方法相同，根尖预备的最大号器械应比初尖锉大 2 或 3 个顺序号。

4. 逐步后退预备 这一阶段根管的预备方法与逐步后退法中的逐步后退预备相同，一般制备 3~4 个阶梯。

5. 根管壁的修整（同前） 使用逐步深入技术时应注意：由于工作长度的测量是在根尖预备时进行的，因此在预备根管中上部之前，应能根据术前 X 线片较准确地推测根管的工作长度或用根尖定位仪测定初步工作长度。

质控标准：①侧压器应能自如地到距工作长度 1~2mm 处；②主牙胶尖可以较容易地进入到根管的尖部；③尽可能保持根尖狭窄区的原始位置和大小；④根尖狭窄区明显，有明显的停顿；⑤根管壁光滑无台阶；⑥预备后的根管形态为冠方大根端小的连续锥形、无偏移。

（五）两种根管预备的评价

逐步后退和逐步深入方法的优点和问题。

逐步后退法是最常用的方法，优点很多。

逐步后退法的缺点：锉易被卡住，切割费力；根尖区易有大量的碎屑堆积，或将碎屑推出根尖孔；预备后造成根管变直，形成台阶，丧失工作长度。

逐步深入法的优点：在锉进入根尖 1/3 之前，能去除大部分牙髓等；能获得良好的进入根尖 1/3 的直线通道；避免冠部 2/3 的牙本质的阻力，减少根尖部碎屑的堆积；冲洗器和液体能进入更深；避免工作长度的减少。存在问题：易造成台阶、穿孔；细小或闭锁根管应先作一定的预备才能用逐步深入方法。

（六）根管冲洗

1. 原则 冲洗应包括冲洗的次数、冲洗液的量和冲洗的深度。根管预备前、每次换锉、试主牙胶之前及封药之前均应冲洗，每次冲洗液量在 1ml 以上。

2. 冲洗液的作用 冲洗、消毒、润滑、溶解有机物、漂白。最常用的冲洗液是次氯酸钠（NaOCl）。根管预备一定要在湿润的条件下进行。冲洗器应为尖端侧面开口。冲洗器应疏松地置于根管内。机械冲洗作用只发生在冲洗器到达的部位，因此，冲洗器应放到足够的深度，冲洗速度不要过快，力量不要过大。

（七）弯曲根管预备的方法与技巧

1. 应用逐步后退法注意问题　弯度偏大的根管少用旋转力，多用提拉力，少用扩大针，多用根管锉，过弯过曲的根管先预弯器械再进入，小弯码的根管器械易变形扭曲，使用次数应受限制；可使用含 EDTA 或次氯酸钠的液体或凝胶。

2. 应用平衡力法　顺转 90°~180°，进入根管，逆转 180°~360°，下压器械，再顺转 180°~360°提拉退出根管外。注意：过细过弯根管使用此法慎重，旋转角度应减少（其断针率小于逐步后退法）。

3. 钙化根管预备注意

（1）次氯酸钠（NaClO）的大量冲洗。

（2）根管锉缓慢进入根管。

（3）每次清洗根管锉的碎屑，检查根管锉。

（4）到达工作长度时，应照 X 线确定。

（5）使用 EDTA 糊剂或液体辅助预备。

（6）超声波辅助预备。

（7）充分扩大根管口和已扩通的根管部分。

（8）可以使用镍钛根管口扩大器打通根管口。

（八）根管预备中的问题

1. 工作长度的丧失

原因：根管堵塞，肩台形成，器械折断，根尖区牙本质碎屑堆积等。

预防原则：参考点固定；止动片位置固定；预弯所有根管锉；注意根管锉的弯曲应与根管弯曲一致；X 线投照角度要一致；保持根管的原形预备；反复用小号的锉通畅根管，逐号预备根管。

2. 根管堵塞

原因：牙本质碎屑，充填材料堵塞根尖区等。

预防原则：开髓前去净龋坏组织和无基釉等，根管口预备要充分；大的充填体开髓时要喷水，大量冲洗可去除碎屑，根管锉再次进入根管应清洁；根管锉不可跳号；反复使用小号的锉通畅根管；根管锉不可过度旋转或用力；勿在干燥情况下预备根管。

处理方法：试用 15#K 锉或扩大器通过堵塞处，10#K 锉尖端 3~4mm 弯成 45°角，沿堵塞物周缘旋转进入，寻找卡住的感觉，一旦卡住，采用向根尖部旋转和小量提拉的动作，通过堵塞部。并拍 X 线片确定。EDTA 帮助通畅根管。如果堵塞部不能通过，应预备到堵塞部位，并做根充，定期观察；必要时根尖手术。

3. 肩台形成

原因：根管锉无预弯，肩台形成等。换锉过快，跳号。

预防原则：细小，弯曲，钙化根管的预备步骤准确工作长度髓腔内充满 NaClO 预弯 06#，08#，10#根管锉，逐渐达到工作长度，采用逐步根管锉预备法，1~3mm 短程提拉。早发现肩台可去除，25#或 30#锉产生的肩台去除较困难。方法同通过根管堵塞物。

4. 器械折断

预防原则：及时更换新锉；根管锉达到工作长度后，只能做锉的动作，1~3mm 提拉；切勿旋转 H 锉；H 锉只能在宽松的根管内做提拉运动。

处理方法：器械折断于根管口，可沿器械周缘用小钻针暴露器械 2mm，用小血管钳取出。

器械折断于根管深部，用超声波方法；折断器械如卡在根管内牢固，应行根尖手术；折断器械与根管壁牙本质紧密结合，预后较好；如果折断器械在根管内松散或出根尖孔，应手术。

5. 根管预备不足或过度

预防原则：熟悉根管解剖形态；X 线应能清楚显示根管和根尖区；及时换锉；预弯根管锉；小号锉应做充分预备（08#~20#）；达到工作长度时不能做旋转预备；使用 H 锉前应先使用同号的 K 锉预备；换大一号锉之前，该锉应能在根管内自由出入；细小的弯曲根管应尽量使用小号锉充分预备，避免坚硬的大号锉；向弯曲相反方向预备。

6. 侧穿

处理方法：穿孔处用 Ca（OH）$_2$ 封闭+永久充填材。穿孔<1mm（探针尖或 10# 锉），预后良好；>1mm，长期疗效不肯定。穿孔发生后只能用生理盐水冲洗，不能封 FC 或 CP，只能封 Ca（OH）$_2$ 糊剂。

七、根管消毒

两次治疗间期，经预备的根管需进行根管封药消毒，防止残留于根管内的细菌生长繁殖。对于活髓牙如冠折露髓及因修复要求需行根管治疗的牙可在局部麻醉下行一次根管治疗，不需根管封药。根备完成后可使用超声根管治疗仪荡洗消毒。

常规采用氢氧化钙糊剂行根管封药，具体操作：用适量生理盐水或碘甘油将氢氧化钙粉调制成糊剂状，可用纸尖或棉捻导入已预备好的根管，用氧化锌丁香油粘固剂暂封；要求至少封一周以上。

八、根管充填

根管经预备、消毒后应进行严密充填，有效消灭死腔，阻断来自根尖及冠方的各种微漏，阻止外界细菌和污染物环境。通常情况下，只要患牙无疼痛或其他不适、根管无臭味、无渗出液、窦管完全闭合即可进行根管充填。

常规使用侧向加压根管充填技术，材料主要选用标准牙胶尖和根管封闭剂。主牙胶尖的选择：可自由地进入距根尖 1~2mm，并有紧缩感；与主尖锉一致或稍大；能达到工作长度 0.5mm 内；在根尖狭窄处被阻。根管充填注意事项：根充糊剂应只涂于根管壁；使用纸捻或主牙胶尖尖端蘸上糊剂插到工作长度；侧压器应能达到距工作长度 1~2mm；一般插入 2~3 根与侧压器锥度一致的辅尖；术后根尖片发现如果主尖短或超 2mm，应重新充填。侧向加压充填技术：

（一）原则

副牙胶尖应与侧压器一致或稍小；主牙胶尖应与根尖区密合；侧压器进入根管前，应干净；用止动片标记侧压器的深度；侧压器的锥度应小于根管的锥度；预先选择，预弯和试插入侧压器；拔出侧压器前，应向侧方加压，使侧压器松动；侧向加压力量不宜过大；副牙胶尖应蘸糊剂。

（二）操作

1. 选择侧向加压器　侧向加压器应能无阻力地插入至距工作长度 1~2mm。

2. 试尖　根管充填前需进行试尖，主尖的大小通常与主尖锉一致。选择相应大小的标准牙胶尖作为主尖，根据操作长度用镊子在主尖相应部位夹一压痕，将其插入根管内至正好到达作好标记的工作长度处，插至工作长度处应有摩擦感，如不能到达工作长度则应换小一号牙胶尖，如果无摩擦感则需剪除牙胶尖尖端后再试直至有摩擦感为止。

拍插有主尖的 X 线片确定主尖在根管内的具体位置，如 X 线片显示主尖位于距根尖 1~2mm，可行根管充填；如果主尖位于距根尖 2~3mm 或超出根尖，则需重新试尖；如果距根尖 3mm 以上，则需重新行根尖预备和试尖。

3. 放置主尖　将选定的主牙胶尖蘸取根管封闭缓慢插至工作长度。

4. 侧向加压法　侧向加压器紧贴主尖缓慢旋转插入至距工作长度 1~2mm 处，放置几秒钟，旋转 180°后退出侧向加压器；沿形成的空隙插入副牙胶尖，反复操作直至整个根管充填紧密，加压器只能进入根管口 2~3mm 为止。

5. 垂直加压　用烧热的挖匙将多余的牙胶从根管口切断去除，选用合适的垂直回压，使牙胶紧密充填根管颈 1/3 区。

（三）质控标准

1. 适充　根充材料距根尖≤2mm，根管充填致密。

2. 欠充　根充材料距根尖 2mm 以上或根管充填不致密。

3. 超充　根充材料超出根尖。

（四）根管充填的问题与对策

1. 主牙胶尖不能达到工作长度

原因：牙本质碎屑堵塞根尖区；肩台形成；根管锥度不足或连续性差；人造根管形成或弯曲根管变直，工作长度丧失；牙胶尖过大或锥度不标准。

处理方法：再次用主锉预备根管达根尖区，每根锉均应适当预弯；照 X 线确定工作长度是否准确，肩台形成，堵塞或人造根管；大量冲洗去除堵塞物；根管重新预备干燥后，应再次用主锉确定根尖区预备完善。

2. 主牙胶尖无紧缩感

原因：根尖区预备在 25~40#，有时难以有紧缩感，40#以上容易有紧缩感；主牙胶尖锥度不良，主牙胶尖过小；根管预备锥度不连续，根尖孔移位和变形；根管内牙本质碎屑残留。

处理方法：改变主牙胶尖尖部的锥度化学处理，将过大的主牙胶尖尖端 2~3mm 置于三氯甲烷中 3~5 秒，然后置于根管内到工作长度，获得良好的根尖部密合度，然后干燥 1~2 分钟。

加热处理：将过大的主牙胶尖尖端 2~3mm 置于热水中 2~4 秒，然后置于根管内到工作长度，获得良好的根尖部密合度，干燥 1~2 分钟。

3. 根尖区根充物不致密

原因：根尖区欠通畅或锥度不充分，侧压器不能达到根尖部；副牙胶尖未蘸根充糊剂，副牙胶尖不够长，达不到侧压器所到达的深度，或尖部弯曲；侧压器过大；根充糊剂过多；根尖区过多牙本质碎屑堆积。

九、特别注意

1. 无菌观念　从第一次根管治疗开始，强调根管不应被再次污染，如唾液等；在开髓之前应去净所有的龋坏组织；髓腔内只能用无菌液体冲洗；打开髓腔和进入根管的器械应及时更换；开髓孔的暂封应严密且有一定的厚度，尽可能使用双层封闭；暂封的时间不宜过长，如特殊原因需长时间暂封，应该用树脂充填。

2. 最后完成　要完成一个成功的根管治疗不仅需要对整个人类生理性牙齿的根管系统有充分的掌握、有丰富的临床牙髓病治疗经验、对根管扩大及充填器械能灵活而熟练的应用，更重要的是还要对个别病例的根管系统有详细的掌握。所有的先进方法、检测手段、新型药物都只是一种辅助手段，要取得根管预备以致牙髓病治疗的真正成功，最需要的还是扎实的科学理论、丰富的临床经验以及对患者负责任的敬业精神。

第四章　各种义齿修复技术

第一节　牙种植术

牙种植术是指应用生物或非生物材料预成的人工牙根，植入牙槽骨内的过程。该植入物称为种植体。种植体分为骨内种植体、骨膜下种植体、根管内种植体和黏膜下种植体等类型。临床上最常用的是骨内种植体。

一、适应证

1. 因炎症、外伤、手术所致牙槽骨有较大形态改变，造成修复体固位不良者。
2. 全口或部分牙列缺失，对修复要求高，而一般义齿修复又无法满足者。
3. 长期使用全口义齿，引起牙槽嵴明显萎缩、托牙固位差，特别是下颌固位不良，无法行使咀嚼功能者。
4. 部分牙列缺失、末端游离，不能行常规的活动或固定义齿修复者。
5. 外伤所致的下颌骨缺损，或因肿瘤截骨后，同期行血管化骨移植修复者。
6. 下颌骨缺损游离植骨6个月后。

二、禁忌证

1. 主要是指全身脏器的器质性病变，具体参照牙拔除术的禁忌证。
2. 局部禁忌证
(1) 口腔颌面部急性炎症期。
(2) 拟种植区或相邻部位有埋伏牙、残根、颌骨囊肿等。
(3) 拟种植区缺少足够的附着龈。
(4) 对牙明显伸长。
(5) 拟种植区骨量不足。
(6) 口腔卫生差，并无法保持口腔卫生者。

三、手术方法

种植手术因种植体种类不同而异，现介绍 Branemark 系统种植方法。

（一）第一次手术（种植体植入）

1. 切口与翻瓣　局麻下，在唇侧牙槽嵴高度的1/2以上，平行牙槽嵴做水平切口，翻起黏骨膜瓣，修整锐利的骨嵴。
2. 种植体窝的制备　按预先设计，先用圆钻定位钻孔，继用裂钻逐步加深扩大至种植体直径大小，钻孔时必须采用慢速，生理盐水冷却。
3. 植入种植体　将种植体缓慢旋入种植窝内，拧入顶部螺丝，冲洗、缝合创口。

（二）第二次手术（基台连接术）

距第一次手术后3~6个月。

1. 根据 X 线片，确定种植体已骨性结合。

2. 局麻下，用环形钻切除顶部螺丝的黏膜，暴露种植体顶部。

3. 旋出顶部螺丝，置入种植体上部结构，调整后加以粘固。

4. 冠部或桩核的制作（见口腔修复学）。

四、术后处理

1. 同拔牙术。

2. 术后按常规剂量使用抗生素 10 天，保持口腔清洁。

第一次手术后原来的义齿，需二周后经磨改后方能使用，避免受压。

五、注意事项

1. 植入的种植体之间要保持相互平行，种植体窝应用方向指示器测量，作为定向标志杆。

2. 钻孔时必须采用慢速、生理盐水冷却，树立 47℃/min 便可使骨细胞坏死的概念。

3. 术中要注意保护颏神经，勿穿入下颌管、上颌窦、鼻腔及打穿侧壁。

4. 术前应常规制作外科模板，研究和确定种植体植入的数量、分布，特别是钻孔的方向。

六、牙种植术的成功标准

1. 临床检查单个种植体无松动。

2. X 线检查种植体周围无透影区。

3. 种植体承受负荷 1 年后，垂直向骨吸收小于 0.2mm。

4. 种植后无持续性或不可逆的疼痛、感染、感觉异常及下颌管的损伤等。

5. 术后 5 年成功率>85%，10 年>80%为最低标准。

七、并发症及其处理

1. 牙龈炎　清除菌斑和感染源，加强口腔卫生，修整不良修复体。一旦有瘘管形成，应彻底刮治。

2. 种植体折断　若发生在种植体的下 1/3 处，应弃用该种植体，关闭软组织，若周围无感染，则种植体不必取出；若折断在种植体最上端，应设法更换一个基台。

3. 组织损伤术中钻头进入上颌窦、鼻底、下牙槽神经管时，手中有突破感，应根据具体情况加以处理，必要时停止种植。下颌后牙种植后发生下唇麻木，若 1 周内无缓解，应取出种植体。

4. 种植体松动为种植体与周围骨床之间未形成骨性结合，应予去除，种植窝必须彻底刮治，1 年后若有条件可重新种植。

第二节　圆锥型套筒冠可摘义齿

圆锥型套筒冠可摘义齿是由内冠与外冠组成的圆锥型套筒冠固位体，和外冠与可摘义齿其他组成部分连接成整体的一种修复方式。固位体内冠覆盖基牙牙体，与基牙紧密粘固，外冠与内冠之间贴合产生固位力。

一、适应证

1. 多数牙缺失，少数牙残存的牙列缺损患者。少数牙残存指单颌牙列仅存 1~5 个天然牙。

2. 需殆重建的修复患者，如切缘和冠面严重磨损，导致面下 1/3 距离明显缩短，影响功能者；天然牙伸长、倾斜、移位等导致范运动障碍者等。

3. 牙周病以及牙周病伴牙列缺损患者。

4. 颌骨部分切除后，需做牙列缺损修复的患者。

5. 先天性牙列缺损需做修复患者。

二、禁忌证

1. 牙周病未做治疗或病情未控制的患者。

2. 牙齿明显伸长、倾斜未做活髓摘除者。

3. 牙体牙髓病未做治疗者。

4. 牙齿承托区及其周围组织有黏膜疾病或其他疾病，不利于牙齿戴入者。

三、准备

1. 取研究模型，根据临床体征制订修复方案。

2. 基牙有龋病或牙髓病者需先做治疗。伸长、倾斜明显的牙齿需做根管治疗。

3. 牙周病应做综合治疗，消除炎症，控制病情。

4. 确定固位型与支持型基牙的牙位、固位体的支持形式、义齿的连接方式等。

四、方法

1. 基牙牙体制备　基牙牙体制备量较大，遇活髓牙时应注意不损伤牙髓，基牙制备时内聚度与内冠相似或略大。牙体的颈缘前牙以斜面型肩台，后牙可形成垂直。

2. 暂时修复　缺牙区小时，修复体与固定牙齿相似，基牙用树脂临时冠，桥体采用卫生桥；缺牙区有旧义齿可在基牙牙体制备后，在旧义齿上用自凝树脂直接恢复外冠形态，外冠与义齿通过自凝树脂连接成整体后作为暂时修复恢复咀嚼功能。

3. 基牙印模　基牙印模是较关键的步骤，必须取得清晰印模，才能完成合适的内冠。印模方法采用双层硅橡胶印模法，即用硅橡胶做初印模后，再加硅橡胶做精细印模。

4. 取咬合关系　基牙牙体制备后，上下牙对能保持垂直距离，错位稳定者，只需蜡片取咬合印迹，放置在上下牙列殆面，完成咬合记录；上下牙列失去原有垂直距离，殆位不稳定者，必须取得患者正中殆垂直距离的殆关系。

5. 内冠制作　在观察仪上确定牙齿共同就位道，用特定器械分析各基牙内聚角度。为保证固位力，一般固位基牙的圆锥内聚角度为 6°，支持基牙为 8°。通过常规方法完成金属内冠。达到符合要求的内聚角度，轴壁要平整。

6. 内冠粘固与取工作模型　完成内冠后，在临床将内冠按牙位逐个试合粘固，然后再用硅橡胶取两层印模，灌注工作模型。

7. 转移颌位关系　按常规方法取得患者正中位与侧向和前伸位，并转移至半调节式殆架。

8. 修复体制作　按设计方案（设计图）制作圆锥型套筒冠修复体。

9. 修复体初戴　圆锥型套筒冠修复体初戴时，进行正中、前伸、侧向咬合调整，检查固位力。

10. 医嘱　指导患者进行修复体的清洁以及口腔清洁，特别注意内冠颈缘的清洁，防止菌斑附着，龋病、牙周病的复发。解释圆锥型套筒冠义齿修复后效果与患者自身配合有密切关系等问题。

11. 随访　圆锥型套筒冠可摘义齿，初戴后第 2 日至 1 周应进行复查，对咬合做进一步调整，检查基托下组织有无压痛、压迹、溃疡等。一般在初戴后 3 个月或 6 个月作定期随访。

五、注意事项

1. 除缓冲型圆锥型套筒冠的内外冠之间存在𬌗面 0.3mm、轴面 0.03mm 外，其他的内外冠之间必须密合。

2. 为使修复体既能易摘戴，又能达到良好固位，多基牙时，固位型基牙在 3~4 个，基牙之间越分散越好。

3. 套筒冠外冠的材料选择应注意强度，一般第二磨牙采用铸造外冠为好，而其余可采用硬质树脂附面或烤瓷外冠。在采用烤瓷外冠时要注意瓷面折裂脱落，颈缘需有金属保护线。

4. 外冠与义齿其他部分的连接处（小连接体）要有足够强度，能防止折断，小连接体与外冠近中面或远中面的轴面中 1/3 处连接成整体，一般厚度>1.5mm，宽度>2.0mm。

第三节　磁性固位可摘义齿

磁性固位系统是由一对磁体组成，磁体嵌入义齿内，衔接固定于牙根内，当义齿戴入口腔内时，因磁体吸力而使义齿就位，并产生固位力。

一、适应证

1. 全口覆盖义齿修复中，需增强义齿固位者。
2. 部分覆盖义齿修复中，肯氏一、二、四类缺失患者。
3. 种植义齿修复中，作为上部固位装置。
4. 颌面部缺损患者的修复中，需增强赝复体固位者。
5. 多数牙缺失，少数牙残存而且根周情况稍好者。

二、禁忌证

1. 磁性固位可摘义齿基牙若有牙体、牙髓或牙周等疾病而未治愈者。
2. 丧失维护口腔卫生能力者，或患有全身性疾病如严重糖尿病患者。
3. 牙列缺损或缺失修复的禁忌证也适用于磁性固位可摘义齿。

三、准备

1. 基牙选择
(1) 牙周：情况较好，无炎症、无松动，至少有 1/2 的骨组织支持。
(2) 牙体：应已做根管充填治疗，无根尖感染。
(3) 基牙数：一般单颌为 2~3 个。
(4) 基牙位置：以选择尖牙最佳，其次为第一双尖牙、第二双尖牙或磨牙。基牙最好分散在牙弓两侧。
2. 如有牙周轻度炎症、牙体龋患或根尖炎症者均需先行牙周洁治或根管治疗。
3. 确定设计方案，如义齿基托范围、连接方式等。

四、方法

1. 制备基牙　按设计要求对基牙进行制备。采用成品钉帽状衔铁时用配套钻做制备，再用粘接剂粘固。采用铸造钉帽状衔铁时，根据桩核要求制备根管，完成钉帽状衔铁再粘固。再将磁性固位体吸附其上。

2. 取印模、灌注模型、义齿制作　按制作一般义齿的方法取印模、灌注模型及分离模型，制作完成义齿。

3. 安放义齿磁性固位体　扩大基托组织面上预留的容纳磁性固位体的窝洞，置入目凝塑料，再次吸附磁性固位体于根帽上，戴义齿入口内并做正中咬合，磁性固位体即固定于义齿上，稍加修整，完成磁性固位可摘义齿。

五、注意事项

1. 单颌覆盖全口义齿采用磁性固位通常使用 2 个固位体，最多不超过 3 个。
2. 磁体与衔铁之间应有一定间隙，0.2~1.0mm。
3. 基牙制备时牙根应平齐龈缘。
4. 应选择耐腐蚀的磁性固位体。
5. 要保持基牙的牙周组织健康与钉帽顶的清洁以及义齿与磁体表面清洁。

第四节　覆盖义齿修复

覆盖义齿是指义齿的基托覆盖并支持在已经治疗的牙根与牙冠上的一种全口义齿或可摘局部义齿。义齿的基托下有基牙存在，因此减少了牙槽骨的吸收，并能增强义齿的固位、稳定和支持。

一、适应证

1. 口腔组织缺陷患者，如跨裂、部分缺牙、小牙畸形、牙釉质发育不全等。
2. 因严重磨耗、龋病等原因使牙冠大部分缺损或变短。
3. 残根经根管充填报尖周光炎症者。
4. 少数牙残存的牙列缺损。

二、禁忌证

1. 基牙患有牙体、牙髓或牙周等疾病未治愈者。
2. 不能维持口腔卫生的患者。
3. 其余同牙列缺损或缺失的禁忌证。

三、准备

1. 患有牙体、牙髓或牙周疾病，但临床根据治疗后预计可以保留的基牙，应及时治疗。
2. 选择基牙数目，一般单颌保留 2~4 个。但若仅余留有单个牙，也有保留价值。
3. 选择基牙位置，前牙和后牙均可选用，基牙之间最好分散在牙弓两侧。
4. 确定长冠基牙或短冠基牙以及基牙上的附加装置，义齿的整体设计。

四、方法

1. 基牙制备

（1）无金属顶盖长冠基牙制备时，牙冠外形做适当修整，调磨轴面倒凹，求得义齿共同就位道；磨减后的间隙足以保证覆盖义齿基托有足够的厚度而不致折断；调磨各轴面角及边缘使之圆滑。

（2）有金属顶盖的长冠基牙制备时，单顶盖通常牙冠磨短至龈缘以上 3~5mm；基牙轴面聚合度较金属全冠稍大；始面制备成钝圆形。双层顶盖通常与单顶盖基本相同；不同处在龈缘处的牙制备量较多，约相当于内沙十顶盖金属的厚度。

（3）短冠基牙牙冠降低至龈线或在龈上 1~2mm，根面制备成小圆平顶形。

2. 基牙根面上部处理　除无金属顶盖长冠基牙外，其余均按设计做处理，金属顶盖基牙需将金属顶盖粘固；短冠基牙根管口可用银汞合金充填、复合树脂覆盖根面、在牙根表面制作金属顶盖、在金属顶盖上加各种附着体。

3. 取印模、灌注模型　覆盖基牙制备完成后，按制作一般义齿的方法取印模，灌注模型和分离模型。

4. 制作和完成覆盖　义齿制作和完成覆盖义齿的步骤和方法均与制作常规义齿相同。

5. 安放义齿基托内的附加固位装置

（1）初戴义齿：将制作完成的义齿按常规进行初戴。

（2）制备义齿基托组织面：在安放附着体的基托组织面处磨除部分树脂至能充分容纳附着体为止。

（3）将附着体阴型（或阳型）套合在基牙的阳型（或阴型）上，调拌自凝树脂置入制备的基托窝洞内，立即戴入义齿在口腔内就位，待自凝树脂固化后，取下义齿，则附着体的阴型（或阳型）即固定在义齿组织面与覆盖基牙相对应部位，最后修整，完成修复。

五、注意事项

1. 按义齿承托区黏膜的厚度和致密度在基托组织面与覆盖基牙间应留有约 1mm 的间隙。

2. 若前牙牙弓区基牙存在明显骨组织倒凹时，加强义齿强度设计，唇侧不放置基托。

3. 覆盖义齿初戴后，加强口腔卫生宣教，防止根周炎症或龋病。

4. 长冠基牙不应有过敏症状，包括覆盖义齿接触时无敏感反应，否则应给予脱敏治疗

5. 龋病敏感的患者，尤其应采取有效的防龋措施。

6. 短冠基牙采用银汞合金充填根管口或采用金属顶盖覆盖根面，根管口上端制备应有 3~4mm，加强牢度。

7. 选用栓钉固位系统或杆附着体，基牙根管制备同桩冠，加强牢度。

8. 定期复查　患者每隔 3~6 个月复诊一次应作为常规，检查基牙的健康状况，了解义齿使用情况，并随时进行处理。

第4部分

肛肠疾病

第一章　肛肠疾病概述

一、概述

肛肠疾病是一种常见病，多发病。对 20~50 岁人群进行普查发现：肛肠疾病患者率高达 72%，女性略高于男性。

从广义说，发生在肛门、肛管、结肠上的各种疾病及骶尾部、会阴、阴囊部的部分疾病，叫肛肠病，常见病 100 多种；从狭义说，指发生在肛门与直肠上的各种疾病，常见的有 30 多种。

二、种类

肛肠疾病种类繁多，如痔、肛裂、肛瘘、肛周脓肿、肛门皮肤病、肛窦炎、直肠炎、直肠溃疡、出口梗阻型便秘、结肠慢传输型便秘、直肠脱垂、直肠前突、直肠黏膜内脱垂、肛门直肠狭窄、肛门失禁，肛管癌、直肠癌、结肠癌、肛乳头瘤、直肠息肉、肛门直肠结核、肛门神经症、尖锐湿疣、肛门直肠先天性畸形、肛门直肠外伤等。

三、病因

肛肠疾病的诱发因素

1. **体质因素**　中医认为"邪之所凑，其气必虚"，当机体功能状况差时，抗病能力亦低下，易遭受外感六淫侵袭而罹患疾病。

2. **情志内伤**　人体生理功能受精神支配，当遭受七情损伤时，亦可使脏腑功能失调、气血逆乱而发病，如溃疡性结肠炎、肠易激综合征等均与情志内伤有关。

3. **饮食因素**　饮食不节、嗜食辛辣甘厚腻之品，过食生冷，过度饮酒，均可诱发肛肠疾病的发生，如痔、肛门直肠周围脓肿等。

4. **解剖因素**　因人直立的时间较长，肛门部位于消化道末端，血液回流较差，易造成局部淤血，肛门直肠交界处肛窦开口向上，易滞留粪便残渣引起局部持续充血或感染。

5. **排便不规律**　便秘、腹泻、排便时过度用力等，均可加重肛门局部的刺激，而导致疼痛、出血、水肿、皮肤裂伤、感染等症状出现。

6. **其他**　如劳累、久坐、妇女妊娠，可促使肛门局部血液淤积、回流障碍，加重局部病变。

四、症状

肛门直肠疾病常见的症状有便血、肿痛、脱垂、流脓、便秘、分泌物增多等。由于病因不同，表现的症状及轻重程度也不一致。

1. 便血　便血是肛门直肠疾病最常见的症状，可见内痔、肛裂、直肠息肉、直肠癌等多种疾病。由于疾病不同，病因各异，其表现特点也不一样。血不与粪便相混，附于粪便表面，或便时点滴而下，或一线如箭，无疼痛者，多为内痔；便血少而肛门部有撕裂样疼痛者，多为肛裂；儿童便血，排便次数和性质无明显改变者，多为直肠息肉；血与黏液相混，其色晦暗，肛门有重坠感者，应考虑有直肠癌的可能。便血鲜红，血出如箭，并伴有口渴、便秘、尿赤、舌红、脉数等症状，多属风热肠燥；便血色淡，日久而量多，伴有面色无华、头晕心悸、神疲乏力、舌淡、脉沉细等症状，属血虚肠燥。

2. 肿痛　常见于肛旁脓肿、内痔嵌顿、外痔水肿、血栓外痔等病。肿势高突，疼痛剧烈，多为湿热阻滞，可伴有胸闷腹胀、体倦身重、食欲不振、发热、苔黄腻、脉濡数等症状，常见于肛旁脓肿、外痔水肿等。微肿微痛者，每因气血、气阴不足，又兼湿热下注之虚中挟实证，可伴发热不高、神疲乏力、头晕、心悸、盗汗、便溏或便秘、舌淡或红，苔黄或腻，脉濡细等症状，常为肛旁脓肿症状不明显者或结核性肛周感染。

3. 脱垂　是Ⅱ、Ⅲ、Ⅳ期内痔、息肉痔、直肠脱垂的常见症状。直肠脱垂呈管状、环形；内痔脱出呈颗粒状，如枣形；息肉痔头圆而有长蒂。肛门松弛易脱出，不能自行回纳，伴有面色无华、头晕眼花、心悸气短、自汗盗汗、舌质淡、脉沉细弱等，为气血虚衰、中气下陷；内痔脱出，嵌于肛外，红肿疼痛，不易复位者，多为湿热下迫；若复因染毒，热毒熏灼则局部糜烂坏死，可伴有寒热烦渴、便干溲赤、舌红苔黄或腻、脉弦数等症状。

4. 流脓　常见于肛痈或肛瘘。脓出黄稠带粪臭者，多为湿热蕴阻肛门，热盛肉腐而成脓，伴有发热等。脓出稀薄不臭，或微带粪臭，淋漓不尽，疮口凹陷，周围有空腔，不易敛合者，多为气阴两亏兼湿热下注之证，可伴低热盗汗、面色萎黄、神疲纳呆、舌淡红、脉濡细或细数等。

5. 便秘　是痔、肛裂、肛痈等许多肛门直肠病的常见症状。腹满胀痛、拒按、大便秘结，伴口臭、心烦、身热、溲赤、舌红苔黄燥、脉数等，多为燥热内结，热结肠燥；腹满作胀，喜按而大便燥结，伴有面色㿠白、头晕心悸、神疲乏力、舌质淡、脉细无力等，多为血虚肠燥。

6. 分泌物增多　常见于内痔脱出、直肠脱垂、肛瘘等。多为湿热下注或热毒蕴结所致，多伴有局部肿痛、口干、食欲不振、胸闷不舒、便溏或干结、溲赤、舌红、苔黄腻、脉弦数。内痔、直肠脱垂嵌顿及实证肛瘘多见。分泌物清稀不臭，多为气虚脱肛、内痔脱垂或虚证肛瘘。

五、肛肠疾病的检查方法

（一）注意事项

肛门直肠疾病的诊断在详细询问病史后，必须进行必要的肛门直肠检查，才能作出正确的诊断。检查前要给予患者适当的解释与安慰，不可在患者毫无思想准备的情况下突然进行，以免患者不合作。操作时动作要轻柔，尽可能减轻患者的痛苦。作肛门直肠检查时要嘱患者作深呼吸或进行努挣，在指套或肛门镜上涂以润滑剂，先将指端或镜头抵在肛门口，待肛门松弛时，徐徐插入。

（二）体位

为了利于检查，暴露病变部位，临床上常采用以下几种体位，各种体位均有一定的优点，应根据检查和治疗的要求选择不同的体位。

1. 侧卧位　患者向左或右侧卧于检查床上，双腿充分向前屈曲，靠近腹部，使臀部及肛门充分暴露。为常用的检查和治疗体位。

2. 膝胸位　患者跪伏在检查床上，胸部贴近床面，臀部抬高，使肛门充分暴露。适用于检查直肠下部、直肠前壁或身体肥胖患者。

3. 截石位　患者仰卧于手术床上，两腿屈曲放在腿架上，将臀部移至台边缘，使肛门暴露良好。为肛门直肠手术时常用的体位。

4. 蹲位　患者蹲踞并用力增加腹压。为检查脱出性疾病的常用体位，可查到Ⅱ、Ⅲ期内痔、脱肛、息肉痔等。

5. 倒置位：患者俯伏于床上，髋关节屈曲，两腿跪于床端，臀部抬高，头部稍低。为肛门直肠手术时常用体位。

6. 弯腰扶椅位：患者向前弯腰，双手扶椅，露出臀部。适用于团体检查。

（三）一般检查方法

1. 肛门视诊　患者取侧卧位，了解肛门周围有无外痔、内痔、息肉、脱垂、肛周脓肿、瘘管外口、肛周湿疹、肛门白斑等。

2. 肛管直肠指诊　了解直肠下部、肛管以及肛门周围病变。患者可取侧卧位或膝胸位。

3. 肛门镜检查　肛门镜一般长约7cm，可分为筒状肛门镜和分叶式肛门镜两大类。筒状肛门镜因其筒形和开口形状不同又可分为喇叭形肛门镜、圆筒（直筒）肛门镜、缺边肛门镜等。肛门镜主要应用于肛管和直肠下段病变的检查；还可借助肛门镜，钳取上述部位病变的活组织标本；也可通过肛门镜进行部分治疗。不同类别和型号的肛门镜，临床应用有所不同。筒状肛门镜主要用于肛肠病的常规检查和对内痔等肛肠疾病进行注射治疗。其中圆筒肛门镜多用于检查，喇叭形肛门镜则用于治疗。分叶肛门镜主要用于肛瘘、肛周脓肿、肛窦炎等疾患的检查和治疗。患者取侧卧位或膝胸位，嘱患者作深呼吸，放松肛门，将已插入塞芯的肛门镜轻慢地插入肛门内，观察直肠黏膜有无充血、溃疡、息肉、肿瘤等病变，再将肛门镜缓缓退到齿线附近，查看有无内痔、肛瘘内口、乳头肥大、肛隐窝炎等。

4. 探针检查　探针是专门用于各种瘘管、窦管检查和治疗的器械。探针可分为棒状探针、有槽探针、镰状探针。棒状探针从外形上又可分为直形探针和钩状探针，其中直形探针最为常用。

5. 乙状结肠镜检查　适用于直肠和乙状结肠的各种病变。尤其是对直肠和乙状结肠肿瘤的早期诊断有重要意义。对原因不明的血便、黏液便、脓血便、慢性腹泻、里急后重、肛门直肠疼痛、粪便变形等症，应用乙状结肠镜检查，以便明确诊断。但肛管狭窄、妇女月经期、精神病以及有严重的心、肺、肾病患者、高血压患者，不宜作此检查。

操作方法：检查清洁灌肠，取膝胸位，将涂上润滑剂的镜筒缓缓插入肛门，开始时指向腹侧，当进入5cm深度时拿掉闭孔器，打开电灯，装上接目镜和橡皮球，打入空气。一面察看，一面把镜缓缓地放入直肠壶腹，再将镜端指向骶骨部，距肛缘8cm可见直肠瓣。距肛缘15cm处可见肠腔缩窄，即直肠与乙状结肠交界部位。再调转方向，在直视下将镜筒放入乙状结肠，可以放入25~35cm深度。当推进镜筒时常须打入空气，使肠腔充盈。检查完毕，以螺旋式慢慢退出镜筒。检查时注意黏膜颜色、有无瘢痕、炎症、出血点、分泌物、结节、息肉、溃疡、肿块等病理改变。对于肿块、息肉、溃疡可作活体组织检查，进一步明确诊断。取下组织后的创面，可用干棉球蘸上止血散、5%酚甘油或明胶海绵压迫止血。术后应休息数小时，并观察有无腹痛、便血。必要时测血压及脉搏变化，有出血及肠穿孔时，应及时处理。

（四）辅助检查

1. 实验室检查　根据患者的具体情况作必要的实验室检查，如血常规，出、凝血时间、尿便常规、肝功能或其他检查。在手术前应进行血常规、凝血功能、心电图、肝脏 B 超等必要检查。

2. X 线检查　可疑肺部病变和肿瘤转移。可作胸部摄片，钡剂灌肠摄片可查直肠和结肠的形状，肠内容物是否通过顺利，有无梗阻或狭窄。直肠和结肠外部病变如骶骨前畸胎瘤，可见直肠移位。复杂性肛瘘，瘘管通道不清，内口不明的可作碘化油或 15% 碘化钠水溶剂从外口注入造影。直肠肿瘤与乙状结肠部位的息肉、肿瘤均可通过摄片发现病灶。便秘患者还可做结肠运输试验和排粪造影检查；恶性肿瘤患者可以采用 CT 检查明确其临床分期，并在术后随访中检查有无复发。

3. 结肠镜检查　常用的结肠镜有纤维结肠镜、电子肠镜、超声内镜等。结肠镜不仅可以诊断结肠及回肠末段疾病，还可用来治疗一些结肠疾病，如结肠息肉摘除、肠扭转复位等。

通过结肠镜可以观察到多种疾病如结肠息肉、溃疡性结肠炎、克罗恩病、结肠憩室、孤立性肠炎、结肠血管瘤、肠结核、缺血性结肠炎、结肠黑变病、结肠癌等，同时可钳取组织活检，也可进行部分疾病治疗，如大肠息肉的摘除、结肠出血的止血、肠扭转复位、假性肠梗阻的治疗、结肠吻合口良性狭窄的扩张等。

4. 超声检查　随着各种腔内超声探头与高频超声仪器的不断出现，推进了结直肠病变超声诊断的发展，超声诊断成为肛肠疾病诊断的一种新的辅助方法，可弥补内镜检查和 X 线检查不能显示组织层次的不足，有一定的实用价值。

直肠腔内超声检查可以探测直肠的肿瘤、肛门直肠周围的深部脓肿、肛瘘等病变的范围、位置、密度、与周围脏器的毗邻关系等情况，还可以引导会阴部穿刺检查或引流。

5. 肛管直肠压力测定　肛管直肠测压是用生理压力测试仪检测肛管直肠内压力和肛管直肠间的生理反射，获得实际测量时的有关肌肉活动资料，以了解肛管直肠的功能状态，目前主要用于排便障碍性疾病的研究。肛管直肠测压与结肠传输试验、排粪造影、盆底肌电图检查结合，能提供盆底、肛门括约肌生理病理的研究、诊断和治疗。

6. 盆底肌电图（EMG）检查　盆底肌电图检查是评价耻骨直肠肌、肛门内、外括约肌功能状态、自主收缩功能及神经支配的有效检查方法。随着电子技术和计算机技术的发展，电脑化的肌电图分析结果日趋可靠准确，已经广泛用于盆底疾患的诊断、治疗、手术检测和预后评价等方面。

7. 病理学检查　病理学检查主要用于肿瘤、炎症性肠病等诊断，对于确定疾病的性质、肿瘤的良性与恶性，其组织学类型与分化程度，以及恶性肿瘤的扩散范围等都有着决定性作用，是一种准确可靠的检查方法。在肛肠专科检查中，对于可疑病变都应作病理检查，如肠腔内位置较高的病变，可在内镜下直接作涂片，进行脱落细胞学检查，或通过内镜进行钳取活检，但应特别注意钳取技巧，避免并发症发生，对于位置较低能够暴露的病变，可用切取法从病变处切取小块组织送检，对一些不易确诊的其他疾病，也应作病理检查。可疑病变一次脱落细胞学检查或活组织病理切片检查不能确诊时，应多次重复检查直至确诊。

六、肛肠疾病手术后常见并发症及处理

（一）疼痛

疼痛是肛肠病术后主要的反应之一。其疼痛的程度往往与手术部位和创伤的大小有关。结肠手术一般在术后 48 小时内肠蠕动不规则，患者除感到切口疼痛外还可有腹内疼痛，有时为窜痛，属内脏神经痛。当蠕动的肠段影响到切口时，则疼痛可能加重。48~72 小时后，肠蠕动恢复正常，开始排气，内脏神经痛可渐消失。故其术后疼痛常不剧烈。肛门直肠疾病由于解剖等一些因素的影响，往往在术后出现较剧烈的疼痛，而且持续时间较长。

1. 原因

（1）解剖因素：齿线以下的肛管组织由脊神经支配，感觉十分敏锐，手术刺激后可产生剧烈疼痛，甚至可引起肛门括约肌痉挛，导致肛门局部血液循环受阻，引起局部缺血而使疼痛加重。

（2）排便刺激：由于手术切除了病变组织，形成创面，加之患者的恐惧心理和手术刺激，使肛管经常处于收缩状态。因而排便时的刺激可引发撕伤性剧痛。此种疼痛又可加剧患者的恐惧心理，可使肛门括约肌在排便后长时间处于收缩状态，而致排便后的疼痛加剧。

（3）其他反应或并发症影响：手术后由于创面渗出增加，再加病菌的作用，可使局部发生炎肿，亦可引起疼痛。此外，排尿障碍等并发症均可加重疼痛。

总之，术后疼痛除与肛门区感觉敏锐等上述因素有直接关系外，患者的精神状况、耐受程度、术中麻醉方式、病变范围、损伤的轻重等均有一定影响。

2. 处理（药物治疗）

（1）局部应用长效镇痛剂。

（2）应用镇痛药物：术后可根据疼痛的轻重缓急酌情给予镇痛药物。

（3）中药镇痛。

（4）针刺镇痛。

（5）注意创面处理：术后避免粪便干燥，以减轻排便对创口的刺激。每次排便后及时坐浴熏洗，换药时动作轻柔，操作细心，药条放置合理，保持创口引流通畅。

3. 预防　术后疼痛除采用上述方法处理外，预防亦较重要，可注意以下几点。

（1）术前作好患者的思想工作，使其消除顾虑，坚定信心，与医护人员密切配合。

（2）术中针对病情及患者体质，选择适当的麻醉方法，严格无菌操作，手术操作细心，动作轻柔，尽量减少刺激和损伤。

（二）排尿困难

肛门直肠病术后，发生排尿障碍是临床较为常见的术后并发症。多发于术后当日，亦有持续几日者。

1. 原因

（1）麻醉影响：麻醉效果不充分时，可引起排尿障碍。腰麻后排尿反射可受到抑制。由于肛门和尿道括约肌受骶2~4神经支配，当局麻不完全时，可引起肛门括约肌痉挛，反射性引起排尿障碍。

（2）手术刺激：手术操作粗暴，局部损伤过重，可引起肛门括约肌痉挛，产生排尿障碍。

（3）疼痛等因素：术后肛门疼痛是排尿障碍的主要因素之一，疼痛严重时更易发生。术后肛管直肠内填塞纱布等过多、过紧，亦可引起排尿障碍。

（4）心理因素：因恐惧手术而思想过度紧张，反射性引起排尿障碍。

（5）环境因素：不适应环境变化，如不习惯于卧床排尿等。

（6）其他疾患因素：患者如有前列腺肥大、尿道狭窄或年老体弱，膀胱收缩无力等，亦可引起排尿障碍。

2. 处理　术后排尿障碍特别是发生尿潴留时，给患者造成较大痛苦，应予及时处理。

（1）热敷或冷敷。

（2）针刺治疗。

（3）推拿按摩。

（4）应用 APC 和 CNB 等治疗。

（5）中药治疗。

（6）如无出血顾虑，可取出肛内填塞物。

（7）导尿：凡采用上述措施仍无效者，经检查膀胱充盈较重，痛苦较甚，且持续几小时不能排尿者，可行导尿。

3. 预防

（1）术前解除患者恐惧心理，使其精神放松，术后安抚患者情绪，增强其自行排尿的信心。对伴有前列腺肥大尿道狭窄的患者，术前应作相应的治疗。

（2）选择有效的麻醉方法，使患者肛门括约肌充分松弛。手术操作时轻柔细致，减少损伤。手术结束前，可于肛门局部注射长效镇痛剂，以减轻术后疼痛。肛管直肠内填塞物不宜过多、过紧。

（三）出血

肛肠疾病术后出血临床上多见于大肠病手术出血如盆腔大出血等；肛门直肠病手术后大出血，如痔术后大出血等。

1. 原因　肛门直肠疾病术后出血的原因较多，但以局部因素为主，较常见的有。

（1）手术操作处理不当：①混合痔外剥内扎时，结扎线不牢固或痔体残端保留过少，术后活动过度等，造成结扎线松动脱落而致出血；②内痔结扎时缝针贯穿过深，伤及肌层血管，当痔核坏死脱落时，深部创面的动脉闭塞不牢而发生出血；③手术切除范围广，创伤面积大，损伤深部组织，由于术中小血管暂时收缩，出血不明显，未引起重视；出血点结扎缝合不牢固；术后创面压迫不紧等；④注射坏死剂时，药量或浓度过大，操作方法不正确，如注射过深或过高，腐蚀肌层血管，而在痔核脱落时，因痔组织等坏死较重创面过深过大，发生大出血。

（2）术后创口损伤感染等：术后痔核坏死脱落及创面修复期间，剧烈活动或因粪便干燥、排便用力过猛，使创面受损可致出血。术后伤口感染，组织坏死，血栓脱落而致出血，此为继发性大出血的主要原因。另外，术后饮酒及食辛辣刺激性食物，可影响创面，增加出血的可能。

（3）其他因素：某些血液病如急慢性白血病、再生障碍性贫血、血友病等。其他如高血压、动脉硬化、门脉高压症、免疫性疾病造成出凝血机制障碍等亦可引起术后出血。

2. 处理　术后少量出血可服止血药物或注意观察不予特殊处理。多量出血应详细观察病情，密切护理，注意血压、脉搏等变化，并迅速作好止血准备。

（1）原发性出血：原发性创面出血或渗血可用明胶海绵、止血粉或止血纱布压迫创面止血，嘱患者卧床休息，给予止血及抗炎治疗。对痔结扎脱线血管出血者，应在麻醉下寻找出血点，作血管结扎或创面缝扎治疗。

（2）继发性出血：常发生于术后 7~9 天。

3. 预防　肛肠病术后出血原因较多，其预防应注意：

（1）认真选择适应证，遵循每种疗法的操作原则；术中止血完善。

（2）术后勿过度活动；确保排便通畅，避免干燥粪便的损伤。

（3）注意消除炎症。

（4）痔块枯脱期局部避免过热刺激，如熏洗时可用温药水，时间宜短。

（四）发热

肛肠病用手术或其他疗法治疗后，患者体温升高，称术后发热。发热是一种防御性反应，但高热可引起并发症。如术后近期内发热，体温在 37.5~38℃，白细胞计数正常或略有升高，且时间多在 1~3 日内，常为手术损伤或药物影响所致，临床称为吸收热。个别患者术后当日或 1~2 日内，出现高热，体温 38℃ 以上，一般并非感染，可能为外感，应查白细胞计数，以便区分。如术后感染所致发热，一般体温较高，可逐渐升至 38℃ 以上，也可突然高热，发生时间多在术后 3 日以后，如不及时处理，持续时间较长，且热势可逐渐增重。

1. 原因

（1）手术损伤、异物刺激等：由于手术切割等可使术区部分组织细胞死亡，死亡的细胞术后渐被机体吸收，可出现发热；术中异物存留，如高位肛瘘挂线、内痔结扎等，局部因异物刺激，可致术后发热。另外，肛瘘等手术未彻底清除的残留坏死组织的吸收也可引起术后发热。

（2）药物反应：如内痔插枯痔钉、注射各种药物，直肠脱垂注射明矾或其他药液后，有时可引起发热。

（3）感染：轻度感染可无发热。感染重时，由于毒素的吸收，可致发热。

（4）合并其他疾病：如术后感冒、上呼吸道感染、尿路感染等。

2. 处理

（1）手术后吸收热：一般不需特殊处理，几日后发热可自行消退。如体温虽不超过38℃，但自觉症状较重，或体温超过38℃或合并外感时，可用解热镇痛药。

（2）感染发热：可用抗生素等治疗，或服清热解毒和清热利湿剂。感染局部也要作必要清创处理。

3. 预防

（1）术前如有发热，应查明原因，积极治疗，待体温正常后再行手术。

（2）严格无菌操作，术后注意创腔引流。

（五）水肿

肛门直肠病手术或其他疗法治疗后，患者肛门或肛周可发生水肿、炎性肿胀，个别也可发生血肿，此总称术后局部肿胀。其可加重患者痛苦，影响创面愈合，如肿胀较重使局部增殖高突，有时需再次手术，故应积极防治。

1. 原因

（1）局部循环障碍：是引起水肿的主要原因。由于手术对痔血管丛的处理，局部原循环通路已被破坏，使血液和淋巴液回流受阻，滞留于局部而发生。下述情况可引起：①多见于混合痔外剥内扎和外痔手术后，如多个痔核同时处理，创口间保留的正常皮肤较小其下又有曲张的血管团时更易发生。②行内痔注射疗法，药液侵及齿线以下组织；内痔插钉时，药钉插在齿线或齿线以下。③局麻时麻醉药过于集中于某处或注药过浅。④术后痔核脱出未及时送回。⑤术后便秘或便次频繁可加重局部水肿。

（2）组织损伤：术中对组织钳夹、牵拉、挤压过重，可引起水肿。手术切割或内痔注射时刺针穿刺，可损伤小血管引起局部血肿，血肿可加重局部液体回流受阻，故血肿水肿也可并存。

（3）炎症影响：术后如局部感染可使血管通透性增加，液体滞留于组织间，其创缘红肿疼痛，创面可有炎性渗出物。临床观察，如水肿未能及时消退可合并炎性肿胀，或水肿炎性肿胀同时存在。中医认为肛门直肠病术后局部肿胀，是经络阻滞湿热下注所致。

2. 处理　一般以外治法为主，可采用如下方法：

（1）高渗液湿敷。

（2）局部熏洗坐浴。

（3）局部涂药。

（4）理疗。

（5）中药内服。

（6）手术：如创缘结缔组织增殖较重或瘀血团块不能吸收时，可手术修整创缘或摘除瘀血块。

3. 预防

（1）麻醉：环状混合痔一次手术治疗，宜采用腰俞麻醉，此法不仅麻醉效果好，便于手术，且无局麻对局部组织的影响；环状内痔结扎采用局麻时，宜用七点麻醉法，注药后肛门局部仍为原状，无明显膨隆；结缔组织外痔手术采用局麻时，注药深浅适当，药液不宜过多集中于某处，如局部明显膨隆或呈水疱状，应予按揉，至无明显肿胀时再手术。

（2）注意无菌操作：术前认真消毒，尽量无菌操作。

（3）手术时正确处理外痔、内痔和切口：环状混合痔行外剥内扎时，外痔切口多为 V 形，两切缘上端应至齿线稍上，必要时切口尖端可向外适当延长，以利减压。以小切口为宜，创面间应留有足够的正常皮肤。外痔血管丛要剥离彻底，创口间皮桥下的血管丛也应尽力摘除。必要时创口也可适当缝合，但创缘应对合整齐，术后及早拆线。如内痔体较大，可适当剪除，术毕完全复位，以减轻术后脱垂。结缔组织外痔手术时，可据实际情况设计切口形状，但创缘应整齐。

（4）减轻损伤：手术操作规范、轻柔，尽量减少对不准备切除组织的损伤。

（5）适当切断部分括约肌：大型环状混合痔一次手术治疗，必要时可切断部分括约肌，可减轻水肿和疼痛，并可预防肛门狭窄。

（6）注射、插钉等注意点：内痔行注射、插钉、冷针等治疗时，应在齿线 0.5cm 以上部位施术，避免齿线下组织受损。

（7）术毕加压包扎：加压包扎可促使创缘或摘除血管丛之皮桥与其下组织粘连，加速建立新的循环通路。

（8）痔核脱垂的处理：术后如内痔脱出，应及时复位，以免嵌顿形成肿胀。

（9）调理粪便，消除坠胀：术后注意预防便秘或腹泻，如下坠不适可服秦艽苍术汤或秦艽片。

（10）术后换药：注意创口处理，合理用药，防止感染，如创缘肿胀，应及时处理，避免加重。

（六）便秘

便秘是肛门直肠术后常见的并发症，如不及时处理，干硬的粪便就可能撑裂或擦破伤口引起出血，或增加感染的机会，引起局部疼痛，影响伤口愈合。另外，粪便在直肠存留，可影响血液及淋巴回流，诱发或加重肛缘水肿，存留时间较长时还可发生粪便嵌塞，甚至引起宿便性溃疡。

1. 原因

（1）患者因伤口疼痛而惧怕排便，粪便在直肠内贮积时间过长，水分被吸收。

（2）术后肛门直肠神经末梢因受到损伤等刺激引起疼痛，致使肛门括约肌痉挛，造成排便困难。

（3）因麻醉造成直肠肛门括约肌较长时间麻痹，引起排便反射减弱。

（4）术后服用镇痛药汗出过多，或应用利尿药，肠内水分减少。

（5）术前曾行钡灌肠检查，钡剂没有完全排出而手术者。

（6）年老体弱，或有肠功能异常和结肠运输缓慢病史。

（7）卧床过久或活动过少者，常因食欲不良，肠蠕动减弱而便秘。

（8）术前有习惯性便秘。

2. 处理

（1）酌情应用麻仁滋脾丸、麻仁润肠丸、番泻叶等通便药物。

（2）中药辨证论治。

（3）开塞露或甘油灌肠剂灌肠。

（4）术后 3~4 天无排便者，应行直肠指诊检查，如发现有粪便嵌塞者，应及时将粪块捣碎，然后行灌肠处理。

3. 预防

（1）术后适当活动。

（2）多食蔬菜水果、蜂蜜等。

（3）鼓励患者定时排便，防止粪便在直肠存留过久。

（4）术前有便秘者，手术后当晚起服用润肠通便药物。

（5）肛门疼痛明显者可于便前温水坐浴，疼痛缓解后再行排便。

七、肛肠疾病的预防与保健

中医认为自然界万物与人之间及人体各脏腑、组织、功能之间都存在着相互依存、相互制约的关系，双方处于一种动态平衡状态，这样人体才不会生病，即如《内经》所述："阴平阳秘，精神乃治"。

1. 生活习惯

（1）避免情志刺激，保持精神愉快。

（2）注意劳逸结合和起居调摄：劳倦负重可诱发痔疮、肛周脓肿等肛肠疾患，所以预防肛门疾病要适当休息，注意劳逸结合。经常站立劳动者，适当坐卧休息；久坐久蹲者，要注意增加站立、行走等活动。另外，性生活不可过度，犯病时或治疗期间要杜绝性生活。

（3）养成良好的排便习惯：好的排便习惯是每日定时排便 1 次，便时用力适度，时间短，粪便排出通畅，便后有轻松感。要养成良好的排便习惯，首先排便要有规律，粪便软易排出；其次，当排便感明显时立即如厕，不要人为地抑制便意感；第三，排便时不要看书报、吸烟等，精力要集中。早晨起床后因身体直立可引起结肠运动，早饭后由于食物的刺激可加速胃肠蠕动，亦可产生排便感，所以晨起和早餐后是生理性排便时间。保持排便通畅，不要久忍大便；每天定时排便，如厕不宜久蹲努责；不宜长期服泻剂。保持肛门清洁卫生，要经常浴洗；便纸要柔软，防止擦伤。

2. 饮食习惯　我国伟大的医学家孙思邈在《千金方》中记载："饮食不节，醉饱无时，恣食肥腻，胡椒辛辣……乃生五痔。"所以平时饮食要有规律，多吃蔬菜，多吃水果，多喝水，不可偏食或暴饮暴食，饮食不要过分精细，要食五谷杂粮，平时荤素搭配，已病或治疗期间以素为主。便秘腹泻时也要注重饮食疗法的调理。还应特别注意的是吃饭时要细嚼慢咽，少说话，防止异物吞入，临床上可遇到咽下鱼刺等异物嵌刺在肛门直肠部引起感染的病例。总之，要预防肛肠病首先要把好饮食关。

3. 身体锻炼　肛肠疾病的发生与人体的脏腑气血盛衰密切相关，积极锻炼身体增强抗病能力是根本措施。中医认为"正气存内，邪不可干"。锻炼身体可根据各人的具体情况参加一些体育活动，如做操、打拳、散步、打球、游泳、爬山等，有条件者可借用体育器材锻炼。

针对肛肠功能有益的体育疗法有多种，如松身提肛法、骨盆高举法、叉腿站坐法、收臀击腹法等，患者可依据不同情况选择。

肛门功能锻炼是维护肛门直肠良好功能的有效方法，缩肛运动锻炼对痔出血和脱垂有减轻症状、防止发作的作用。方法是患者自行收缩肛门 5 秒钟，再舒张 5 秒钟，收缩肛门时深吸气、舒张肛门时深呼气，如此连续进行 5 分钟，每日 3~5 次。提肛运动锻炼可以增强肛门括约肌紧张力。方法是让患者连续而有节奏地做下蹲—站立—下蹲动作，下蹲时呼气，肛门放松；站立时吸气，肛门收缩。每次 1~2 分钟，每日 2~3 次。

第二章 肛肠常见疾病的诊疗

第一节 痔

痔是发生于外科肛管处的常见疾病。临床上根据其发病部位、病理特点及临床表现，又将其分为内痔、外痔和混合痔。

一、临床表现

1. 内痔 血管丛扩张、纤维支持结构松弛、断裂而形成的肛垫移位及病理性肥大形成的软团块。内痔的主要症状是出血和脱出，可并发血栓、嵌顿、绞窄及排便困难。

根据内痔的症状，其严重程度分为 4 度。

Ⅰ度：便时带血、滴血，便后出血可自行停止；无痔脱出。

Ⅱ度：常有便血；排便时有痔脱出，便后可自行还纳。

Ⅲ度：可有便血；排便或久站及咳嗽、劳累、负重时有痔脱出，需用手还纳。

Ⅳ度：可有便血；痔持续脱出或还纳后易脱出。

2. 外痔 肛周皮下血管扩张、炎性肿胀而隆起的软团块；主要症状是肛门部软组织团块，有肛门不适、潮湿瘙痒或异物感，如发生血栓及炎症可有疼痛。

3. 混合痔 主要临床表现是内痔和外痔的症状可同时存在，严重时表现为环状痔脱出。

二、诊断

1. 临床症状 便血、脱出、肛门包块等。

2. 肛门视诊 检查有无内痔脱出，肛门周围有无静脉曲张性外痔、血栓性外痔及皮赘，必要时可行蹲位检查。观察脱出内痔的部位、大小和有无出血以及痔黏膜有无充血水肿、糜烂和溃疡。

3. 肛管直肠指诊 是重要的检查方法。Ⅰ、Ⅱ度内痔指检时多无异常；对反复脱出的Ⅲ、Ⅳ度内痔，指检有时可触及齿状线上的纤维化痔组织。肛管直肠指诊以排除肛管直肠肿瘤和其他疾病。

4. 肛门直肠镜 可以明确内痔的部位、大小、数目和内痔表面黏膜有无出血、水肿、糜烂等。

三、鉴别诊断

1. 直肠息肉 多见儿童，脱出息肉一般为单个。头圆而有长蒂，表面光滑，质较痔核稍硬，活动度大，容易出血，但多无射血，滴血现象。

2. 肛乳头肥大 呈锥形或鼓锤状，灰白色，表面为上皮，一般无便血，常有疼痛或肛门坠胀，过度肥大者，便后可脱出肛门外。

3. 直肠脱垂 直肠黏膜或直肠环状脱出，有螺旋状皱折，表面光滑，无静脉曲张，一般不出血，脱出后有黏液分泌。

4. 直肠癌 多见于中、老年人，粪便中混有脓血、黏液、腐臭的分泌物，便意频数，里急后重，晚期粪便变细。指检常可触及菜花状肿物或凹凸不平溃疡，质地坚硬，不能推动，触之易出血。

四、治疗

无症状的痔无需治疗。痔的治疗目的重在消除、减轻症状。解除痔的症状较改变痔体的大小更有意义，应视为治疗效果的标准。医生应根据患者情况、经验和医疗条件采用合理的非手术或手术治疗。

1. 一般治疗 改善饮食、保持排便通畅、注意肛门周围清洁和坐浴等对各类痔的治疗都是有效的。药物治疗是痔治疗的重要方法，Ⅰ、Ⅱ度内痔患者应首选药物治疗。

2. 局部药物治疗 包括栓剂、乳膏、洗剂。含有角菜酸黏膜修复保护和润滑成分的栓剂、乳膏对痔具有较好的治疗作用。含有类固醇衍生物的药物可在急性期缓解症状，但不应长期和预防性使用。

3. 全身药物治疗 常用药物包括静脉增强剂、抗炎镇痛药。

（1）静脉增强剂：常用的有微粒化纯化的黄酮成分、草木樨流浸液片、银杏叶萃取物等，可减轻内痔急性期症状，但数种静脉增强剂合用无明显优越性。

（2）抗炎镇痛药：能有效缓解内痔或血栓性外痔所导致的疼痛。

（3）中医药辩证治疗。

4. 手术治疗 适应证：内痔已发展至Ⅲ、Ⅳ度，或Ⅱ度内痔伴出血严重者；急性嵌顿性痔、坏死性痔、混合痔以及症状和体征显著的外痔；非手术治疗无效且无手术禁忌证者。

痔的手术分为以下几种。

（1）注射疗法：黏膜下层硬化剂注射是常用治疗内痔的有效方法，主要适用于Ⅰ、Ⅱ度内痔，近期疗效显著。并发症有疼痛、肛门部烧灼感、组织坏死溃疡或肛门狭窄、痔血栓形成、黏膜下脓肿与硬结。外痔及妊娠期痔应禁用。

（2）结扎疗法。

（3）器械治疗：包括胶圈套扎疗法及物理治疗。

（4）痔切除术：原则上将痔核完全或部分切除，常用手术方式包括外剥内扎创面开放式手术、创面半开放式手术、创面闭合式手术、外剥内扎加硬化剂注射术。

（5）痔上黏膜环切钉合术：用吻合器经肛门环形切除部分直肠黏膜和黏膜下组织。适用于环状脱垂的Ⅲ、Ⅳ度内痔和反复出血的Ⅱ度内痔。术后应注意防治出血、坠胀、肛门狭窄、感染等并发症。

（6）多普勒引导下的痔动脉结扎术：利用多普勒专用探头，于齿状线上方2~3 cm探测到痔上方的动脉直接进行结扎，阻断痔的血液供应，达到缓解症状的目的。适用于Ⅱ~Ⅳ度内痔。

第二节 肛 裂

肛管的皮肤全层纵行裂开并形成感染性溃疡者称肛裂。临床上以肛门周期性疼痛、出血、便秘为主要特点。中医将本病称为"钩肠痔"、"裂痔"、"裂肛"等。

肛裂是一种常见的肛门疾患，也是中青年人产生肛门处剧痛的常见原因。本病好发于青壮年，女性多于男性。肛裂的部位一般在肛门前后正中位，尤以后位多见，位于前正中线的肛裂多见于女性。

一、临床表现和诊断

排便时和排便后肛门剧烈锐痛，可持续数小时，少量便血，色鲜红，可伴有粪便秘结，肛门分泌物、瘙痒等。

Ⅰ期肛裂：肛管皮肤浅表纵裂溃疡，创缘整齐，基底新鲜，色红，触痛明显。

Ⅱ期肛裂：有肛裂反复发作史。创缘不规则，增厚，弹性差，溃疡基底部常呈灰白色，有分泌物。

Ⅲ期肛裂：肛管紧缩，溃疡基底部呈现纤维化，伴有肛乳头肥大，溃疡邻近有"哨兵痔"，或有潜行瘘形成。

二、鉴别诊断

1. 肛门皲裂　多伴有肛门湿疹、皮炎、肛门瘙痒症等病证，由于肛门周围皮肤皮革化后易发生皲裂。裂口多分布于肛门周围皮肤，裂口浅表，呈无规律分布的裂纹，疼痛轻，便血少，无肛乳头肥大、哨兵痔等异物突起。也发生在粪便干燥时，排便时疼痛。

2. 克罗恩病的肛门溃疡　有克罗恩病史，反复出现腹泻、腹痛、低热等症状，肛管溃疡与肛门瘘管并存。

3. 肛管结核性溃疡　有结核病史，溃疡的形状不规则，边缘不整齐，溃疡底部呈污灰色苔膜，混有脓性分泌物，疼痛轻，无哨兵痔，裂口可在肛门任何部位。

4. 肛门损伤　因肛门检查过于粗暴或粪便过于干结或外伤等原因引起肛管损伤，创口新鲜浅表，色鲜红，排便时便血相对较多，疼痛剧烈。裂口可发生于肛门任何部位，多可自愈。有明显外伤史或便秘史。

三、治疗

治疗原则：解除括约肌痉挛、镇痛、软化粪便，以终止恶性循环，促使创面愈合；同时解除伴随的各种并发症；对经久不愈，非手术治疗无效的肛裂可以采用手术疗法。

（一）非手术治疗

1. 注射法　于裂口基底部注入长效镇痛液（亚甲蓝 0.2g，盐酸罗哌卡因 0.75% 10ml，加生理盐水 10ml）。

2. 烧灼法　以高热烧灼肛裂创面，焦痂脱落后形成一新鲜创面较易愈合，一般可采用电灼器或激光等。取侧卧位，常规消毒，局麻后，用电灼器或激光器对准肛裂创面进行烧灼，使其炭化后，伤口内入油纱条，敷料固定。术后便后坐浴，肛内纳入痔疮栓 1 粒。

3. 冷冻法　一般用液氮将肛裂创面冷冻，温度一般为 -160℃，每次冷冻 20~30 秒，反复冷冻 3~4 次，伤口内入油纱条，敷料固定。术后便后坐浴，肛内纳入痔疮栓 1 粒。

4. 化学性括约肌切开法　现代研究证实，通过非肾上腺素能非胆碱能途径可引起肛门内括约肌松弛的介质为一氧化氮，局部使用一氧化氮供体可降低肛管压力，称为化学性括约肌切开法。常用的方法为在肛裂局部用 0.2% 硝酸甘油软膏外敷治疗，具有较高的愈合率，且费用低廉，无造成排便失禁的后遗症，但有头痛、肛门烧灼感等不良反应。

（二）手术治疗

1. 扩肛术　适用于早期肛裂，无结缔组织外痔、肛乳头肥大等合并症者。

2. 肛裂切除术　适用于陈旧性肛裂伴有哨兵痔、肛乳头肥大或肛窦炎、潜行瘘者。

3. 肛裂侧切术　适用于无合并病变的慢性肛裂，保守治疗无效。

4. 纵切横缝术　适用于陈旧性肛裂伴肛管狭窄者。

第三节　肛　　瘘

肛瘘是直肠与肛管周围皮肤相通的异常管道，中医称为肛漏。一般由原发性内口、瘘管和继发性外口三部分组成。内口为原发病灶，绝大多数在肛窦内；外口是继发病灶，在肛周皮肤上（有时不止一个）。也有的患者只有内口或外口，但应属于盲瘘或窦管范畴。肛瘘多是肛周脓肿的后遗症。临床上分为化脓性或结核性两类。其特点是以局部反复流脓、疼痛、瘙痒为主要症状，并在皮下可触及条索状物或探及瘘管通向肛内。

一、临床表现

1. 症状

（1）本病可发生于各种年龄和不同性别，但以成年人为多见。通常有肛周脓肿反复发作史，并有自行溃破或切开引流的病史。

（2）流脓：局部间歇性或持续性流脓，久不收口。最初形成的肛瘘流脓较多，有粪臭味，色黄而稠；久之，则脓水稀少，或时有时无，呈间歇性流脓；若脓液已少而突然又增多，并出现肛周疼痛者，则可能有急性感染或有新的支管形成。

（3）疼痛：当瘘管通畅时，一般不觉疼痛，而仅有局部坠胀感。若外口自行闭合，脓液积聚，可出现局部疼痛，或有寒热；若溃破后脓水流出，症状可迅速减轻或消失。但也有因内口较大，粪便流入管道而引起疼痛，尤其是排便时疼痛加剧。

（4）瘙痒：由于脓液不断刺激肛周皮肤而引起瘙痒，有时可伴发肛周湿疹。

2. 专科检查

（1）肛周视诊可见外口，外口凸起较小者多为化脓性；外口较大，凹陷，周围皮肤暗紫，皮下有穿凿性者，应考虑复杂性或结核性肛瘘。低位肛瘘可在肛周皮下触及硬条索，高位或结核性者一般不易触及。以探针探查，常可找到内口。

（2）直肠指诊：在内口处有轻度压痛，少数可触及硬结。

（3）探针检查：只在治疗中应用，一般不能作为诊断用，防止穿破瘘管壁，造成假道。

3. 辅助检查

（1）X线造影：从外口注入30%～40%碘油，摄片可见瘘管分布，多用于高位肛瘘及蹄铁形肛瘘。

（2）B超：通过B超检查可发现是否有脓肿形成、有无瘘管，及瘘管的走行方向。

（3）磁共振检查：对于复杂性肛瘘，必要时可行磁共振检查，确定瘘管的走行和方向，并与其他疾病鉴别。

4. 分类

（1）低位单纯性肛瘘：只有一个瘘管，并通过外括约肌深层以下，内口在肛窦附近。

（2）低位复杂性肛瘘：瘘管在外括约肌深层以下，有两个以上外口，或两条以上管道，内口在肛窦部位。

（3）高位单纯性肛瘘：仅有一条管道，瘘管穿过外括约肌深层以上，内口位于肛窦部位。

（4）高位复杂性肛瘘：有两个以上外口及管道有分支窦道，其主管道通过外括约肌深层以上，有一个或两个以上内口者。

5. 肛瘘的发展规律　将肛周两侧的坐骨结节画一条横线，当瘘管外口在横线之前距离肛缘4cm以内，内口在齿线处与外口位置相对，其管道多为直行；如外口在距离肛缘4cm以外，或外口在横线之后，内口多在后正中齿线处，其瘘管多为弯曲或马蹄形。

二、诊断

1. 有肛周脓肿病史。
2. 有外口、内口和瘘管特征。
3. 肛周溃破流脓，可暂时外口愈合，导致蓄脓呈急性发作的肛周脓肿表现。

三、鉴别诊断

1. **肛周化脓性汗腺炎** 肛周化脓性汗腺炎是皮肤及皮下组织的慢性炎症性疾病，常可在肛周皮下形成瘘管及外口、流脓，并不断向四周蔓延。检查时可见肛周皮下多处瘘管及外口，皮色暗褐而硬，肛管内无内口。常被误诊为肛瘘，主要区别是化脓性汗腺炎的病变在皮肤及皮下组织，病变范围广泛，可有无数窦管开口，呈结节状或弥漫性，但窦管均较浅，不与直肠相通，切开窦道后无脓腔及瘘管。

2. **骶前畸胎瘤溃破** 骶前畸胎瘤是胚胎发育异常的先天性疾病，多在青壮年时期发病，初期无明显症状，如肿瘤增大压迫直肠可发生排便困难。若继发感染，可从肛缘与尾骨之间溃破并留有外口，指诊常可触及骶前有囊性肿物感，而无内口。摄 X 线片可协助诊断。手术可见腔内有毛发、牙齿、骨质等。

3. **肛门周围皮肤疖** 初起表现为局部红肿痛的小结节，渐肿大，呈锥形隆起。数日后，结节中央组织坏死而变软，出现黄白色脓栓，红肿疼痛范围扩大，脓栓脱落，排出脓液，炎症渐消而愈。若多个疖同时发生，称为疖病，若发生瘘管，病变较浅，不与肛门相通。

四、治疗

（一）非手术治疗

1. **西药治疗** 根据病情可适当应用抗生素。
2. **激光照射。**

（二）手术治疗

1. **肛瘘挂线术** 适用于距离肛门 4cm 以内，有内外口的低位肛瘘；亦作为复杂性肛瘘切开疗法或切除疗法的辅助方法。
2. **肛瘘切开术** 适用于低位单纯性肛瘘和低位复杂性肛瘘；对高位肛瘘切开时，必须配合挂线疗法，以免造成肛门失禁。
3. **肛瘘切除术** 适用于管道已经纤维化的低位肛瘘。
4. **肛瘘切除缝合术** 适用于单纯性或复杂性低位肛瘘，如触到瘘管呈硬索状，则效果更好。
5. **高位挂线、低位切开（缝合）术** 适用于单纯性或复杂性高位肛瘘。
6. **肛瘘截根术** 适用于多发性外口的肛瘘，数个外口通于一个内口者。

第四节 肛周脓肿

肛痈是指肛管直肠周围间隙发生的急、慢性感染而形成的脓肿。相当于西医学的肛门直肠周围脓肿，简称肛周脓肿。按所发生的部位，可分有肛周皮下脓肿、坐骨直肠间隙脓肿、骨盆直肠间隙脓肿、直肠后间隙脓肿和黏膜下间隙脓肿。该病是一种常见的较为复杂的外科感染，一般是由于肛腺感染后，炎症向肛管直肠周围间隙组织蔓延形成。本病可发于任何年龄，20~40 岁青壮年居多，婴幼儿也时有发生，尤以男性为多见。多数发病急剧，疼痛剧烈，可伴有发热，破溃后多形成肛瘘。

一、临床表现

1. 局部红肿疼痛，直肠指检可触及压痛性肿块或有波动感，局部穿刺可抽出脓液，且无明显全身症状者，多位于肛提肌以下间隙，属低位肛管直肠周围脓肿。

2. 出现寒战、高热、乏力、脉数等全身症状，血白细胞总数及中性粒细胞数增高，局部饱满，穿刺可抽出脓液者，多位于肛提肌以上间隙，属高位肛管直肠周围脓肿。

二、诊断

1. 肛门红肿疼痛局部症状或合并全身症状，

2. 局部检查肛门周围有硬结或肿块，局部温度增高、压痛或有波动。位于肛提肌以上的脓肿，直肠指检可触及压痛性肿块，直肠内穿刺可抽出脓液。

3. 血白细胞及中性粒细胞计数增多。

4. B 超或 CT 检查可测及脓腔。

三、鉴别诊断

1. 化脓性汗腺炎　多在肛门周围与臀部皮下，脓肿浅且病变范围广泛，皮肤增厚变硬，急性小脓肿与慢性窦管并存，脓液黏稠呈白粉粥样，有特殊臭味。窦管不与肛门直肠相通。

2. 肛周毛囊炎和疖肿　好发于尾骨及肛周皮下，肿胀略突出，有溢脓外口，外口内有脓栓。指诊病变与肛门直肠无关。

3. 肛门会阴部急性坏死性筋膜炎　该病为肛门或会阴部、阴囊部由于细菌感染而使肛门周围组织大面积坏死，有的形成瘘管。此病病变范围广，发病急但肛管内无内口。

四、治疗

治疗原则：①脓应及时切开和充分引流，切口大小应适当，切口的走向原则是近肛门的宜作放射状切口，距肛门口较远的较大脓肿宜作沿肛门的弧形切口；②除小儿外，尽量进行一次性根治；③若肛管直肠周围脓肿伴有克罗恩病、结核、糖尿病等全身疾病。应注意全身疾病的治疗。

1. 非手术治疗　中药熏洗、酌情运用抗生素，重者可静脉给药。

2. 手术治疗

（1）切开引流术：适用于体质虚弱或不愿住院治疗的深部脓肿。

（2）一次切开术：适应于浅部脓肿。

（3）一次切开挂线术：适用于高位脓肿，如由肛隐窝感染而致坐骨直肠间隙脓肿、骨盆直肠间隙脓肿、直肠后间隙脓肿及马蹄形脓肿（即外口在 3、9 点处，内口在 6 点外的半环状脓肿）等。

3. 手术中的注意事项

（1）定位要准确：一般在脓肿切开引流前应先穿刺，待抽出脓液后，再行切开引流。

（2）切口：浅部脓肿可行放射状切口，深部脓肿应行弧形切口，避免损伤括约肌。

（3）引流要彻底：切开脓肿后要用手指探查脓腔，分开脓腔内的纤维间隔以利引流。

（4）预防肛瘘形成：术中应切开原发性肛隐窝炎（内口），可防止肛瘘形成。

第五节　直肠脱垂

直肠脱垂是指肛管、直肠黏膜、直肠全层和部分乙状结肠向下移位，脱出肛门外的一种疾病。本病任何年龄均可发生，但多发于小儿、老人、经产妇及体弱的青壮年。

一、病因

引起直肠脱垂的病因尚未完全清楚，主要有滑动疝学说和肠套叠学说。直肠脱垂典型的解剖特征应包括①直肠自身套叠；②深陷凹或深直肠子宫陷凹；③直肠与骶骨岬不固定；④直肠和乙状结肠冗长；⑤盆底和肛门括约肌薄弱；⑥可能存在直肠膨出和其他异常。理想的治疗方法应尽可能改正这些异常。

中医称"脱肛"或"截肠症"。乃因小儿气血未旺，妇女分娩用力耗气，气血亏损，老年人气血衰退，中气不足，气虚下陷，固摄失司所致。

二、临床表现

1. 症状

（1）脱出：排便时有块状物脱出，便后可自行回缩。病情迁延日久，脱出物逐渐增长、变粗，不能自然回缩，需用手法推回。重者在咳嗽、久站、行走、下蹲时都会脱出。

（2）坠胀：初期内脱垂阶段，患者自觉肛门部下坠不适，常有排便不尽感和排便不通畅感。由于黏膜脱垂致直肠或结肠脱出，压迫肛门，出现肛门坠胀和腰骶不适感，严重时有便意频繁、里急后重等症状。

（3）出血：一般无此症状，偶尔排便干燥、衣裤摩擦刺激，肠黏膜发生充血、水肿、糜烂，排便时有滴血、粪便带血或手纸带血，但出血量少。

（4）潮湿瘙痒：因肛门括约肌松弛，有黏液自肛门溢出，以致肛周潮湿，分泌物反复刺激肛周皮肤而引起瘙痒。

（5）嵌顿：肛门直肠脱出不能及时还纳，脱垂的黏膜充血、水肿，致肛门括约肌痉挛而出现嵌顿，使肿胀疼痛加重，甚至出现局部坏死及肠梗阻。

（6）失禁：晚期患者，常伴有肛门不全失禁或完全失禁。

（7）便秘和腹泻：由于患者恐惧排便而久忍排便，可导致便秘；患者反复脱出，直肠黏膜受刺激和损伤，导致炎症或溃疡可引起腹泻。

2. 体征

（1）视诊：内脱垂阶段肛门外观无明显改变。外脱垂初期，蹲位检查，脱出黏膜呈环状外翻，颜色鲜红；脱垂中期肛门松弛，脱出物呈锥形，表面可见环状沟纹，黏膜颜色暗红，有时可见出血点和溃疡；脱垂日久，肛门括约肌萎缩，肛门收闭不全形成洞状，脱出物如圆筒状，反褶沟和环状沟消失，黏膜紫红，可见静脉曲张和糜烂面。

（2）触诊：直肠指诊可以检查肛门括约肌功能，并做脱垂重演，还可以查清脱垂反折沟的有无，脱垂部分的长短粗细，以及肛管直肠或附近器官有无其他病变等。脱垂初期触之黏膜柔软，并能摸到反折沟；脱垂中期触之黏膜较硬，肛管和反折沟逐渐消失；脱垂后期触之黏膜硬且疼痛，反折沟完全消失。反折沟消失标志着肛管完全脱出。

3. 辅助检查

（1）测量：脱垂长度应从反折沟基底量起，至脱出物顶端为止。如反折沟消失，应从肛缘量起，前后左右四壁均应测量，脱垂长度应以测量之数加倍计算。脱垂厚度应于脱出物顶端测量，测量"同心圆"孔的内外径，可知脱出部分顶端的粗细和大小。

（2）肛门镜检查：可观察肠壁情况，有无皱襞或隆起。内脱垂者此检查尤为重要，如肠壁全层下移，环状折叠可充满全部视野。

（3）X线检查：排粪造影是内脱垂的主要检查手段，表现为在直肠侧位片上呈漏斗状影像，部分患者有骶直分离。直肠黏膜外脱垂患者，力排时钡剂排出肛门外，同时肛门外出现圆柱或圆锥形黏膜皱襞及大小、长度不等的肿物。

（4）肛管直肠测压：静息压下降，肛管最大收缩压下降。

三、诊断

1. 内脱肛　脱垂的直肠尚未露出肛门外，当患者下蹲时或增加腹压时，直肠指诊可触及直肠肠壁呈环形折叠。如为直肠黏膜套叠，其肠皱襞松弛，触之柔软；如为直肠全层套叠，其肠壁比较硬而富有弹性。

2. 外脱肛　脱垂的肛管、直肠、结肠露于肛门外。

（1）直肠黏膜脱垂：脱垂的直肠黏膜松弛，色淡红，长度3~6cm，有较深的环形皱襞，触之柔软无弹性，不易出血，便后可自然回缩，肛门括约肌功能良好，多见于儿童。

（2）直肠全层脱垂：脱垂的直肠呈圆锥形，表面有较浅的环形皱襞，淡红色，长约10cm以下，触之较厚有弹性，偶有点状出血，便后需用手托回，肛门较松弛。多见于成人。

（3）直肠乙状结肠脱垂：脱出物呈圆柱状，粗细比较均匀，表面环形皱襞很浅，色红赤，长度在10cm以上，触之很厚有弹性，常常伴有肛管脱垂，肛门松弛无力。多见于老年体弱之人。

3. 分型

一型：指直肠黏膜脱垂，亦称不完全性脱垂，仅有直肠黏膜脱垂，肌层未脱垂。

二型：指直肠全层脱垂，指直肠肌层和黏膜均发生脱垂。

Ⅰ度：亦称隐性脱垂，是当增加腹压时，直肠在壶腹部形成套叠，但尚未脱出肛门外。

Ⅱ度：指直肠全层脱垂。在排便时，或增加腹压时直肠全层脱垂肛门外，但肛管位置正常。脱出长度3~6cm，便后脱出部分不能自行复位。直肠黏膜伴溃疡、糜烂、肛门括约肌松弛，因而常有带血及黏液分泌物流出肛门外。

Ⅲ度：指直肠全层、肛管脱垂，可伴有部分乙状结肠脱垂。不仅在排便时直肠脱出，甚至咳嗽、行走、久站、久坐都可脱垂肛门外。长6cm以上，手法复位困难，脱出部分的黏膜糜烂，触之肥厚失去弹性，肛门括约肌松弛。肛门不全失禁，手法复位后可见肛门括约肌松弛。

四、鉴别诊断

1. 内痔　内痔脱出物为结节状隆起，呈梅花状或环状，可见充血的痔核，伴有出血，痔核之间有纵沟。

2. 静脉曲张性外痔　排便努挣时有脱出物，为静脉丛淤血，休息可慢慢消失。

3. 直肠息肉　脱出特多为圆形，带蒂，表面呈草莓状，易出血，多见于儿童。

4. 肛管直肠癌　肛管直肠癌的晚期也可见肿物脱出，呈菜花状、质硬，表面凹凸不平，伴大便困难，脓血腥臭，便形变扁变细，疼痛等。

5. 小肠滑动疝　脱出的直肠前壁有显著而巨大的疝囊，可听到肠鸣音，叩诊为鼓音，触诊可摸到脱出的囊状物中有肠曲，粪块，脱出物光滑，有活动性。

五、治疗

（一）非手术治疗

1. 中药内服治疗

2. 西药内服治疗　可口服一些增强体质及抗感染的药物。

3. 外用药治疗

4. 其他治疗

（1）针灸治疗：适用于小儿直肠脱垂和部分成人Ⅰ度脱垂者。

（2）直肠脱垂复位法：用于防止脱出物因不能及时复位而出现充血、水肿甚至绞窄。

（3）提肛运动：肛门内收上提运动，每次肛门放松、收缩运动 20~30 次，每日两次。

（二）手术治疗

1. 经腹术式　适应证：凡采用非手术疗法治疗失败的病例，都可考虑采用手术治疗。

常用术式选择：①缝线固定术；②经腹直肠前悬吊固定术；③经腹直肠后悬吊固定术；④阔筋膜直肠固定术；⑤耻骨直肠肌悬吊术；⑥直肠前切除术、直肠乙状结肠部分切除术；⑦经腹直肠后固定术加左侧结肠切除术；⑧Devadhar 术。

2. 腹腔镜手术。

3. 经会阴术式　适应证：凡采用非手术疗法治疗失败的病例，都可考虑采用手术治疗。

常用术式选择：①经会阴直肠黏膜切除及肠壁肌层折叠缝合术；②经会阴直肠乙状结肠部分切除术；③即肛管环缩术；④Gant-Miwa 手术；⑤PPH 手术；⑥注射疗法。

第六节　溃疡性结肠炎

一、概念

溃疡性结肠炎是一种侵及直肠结肠黏膜层，形成糜烂、溃疡，以腹痛、腹泻、脓血便为主要症状的，原因不明的慢性非特异性炎症性肠病，中医病名"休息痢"。

二、临床表现及诊断

1. 临床症状　有持续反复发作性黏液脓血便，腹痛，伴有不同程度关节、眼、口腔、皮肤、肝、脾等肠外表现的全身症状。

2. 肠镜诊断

（1）黏膜有多发性浅溃疡伴充血、水肿，病变大多从直肠开始，且呈弥漫性分布。

（2）黏膜粗糙呈颗粒状，质脆、易出血，或附着脓性分泌物。

（3）可见假息肉，结肠袋往往变钝、消失。

3. 黏膜活检　呈炎性反应，同时常可见糜烂，隐窝脓肿，腺体排列异常及上皮变化。

4. 钡灌肠　①黏膜组织粗乱和（或）细颗粒变化；②多发性溃疡或假性息肉；③肠管狭窄、缩短，结肠袋消失，可呈管状。

5. 一个完整的诊断还包括其临床分型、严重程度、病变范围及病态分期。

（1）临床分型：可分为初发型、慢性复发型、慢性持续型、急性暴发型。

（2）病情程度：可分为轻、中、重度三种类型。

（3）病变范围：可分为直肠炎、直肠乙状结肠炎、左半结肠炎、右半结肠炎、区域性结肠炎和全结肠炎。

（4）疾病分期：可分为活动期、缓解期。

三、鉴别诊断

本病需与克罗恩病、其他功能性腹泻、肠结核、难辨梭菌性肠炎、结肠息肉病、结肠憩室炎、放射性直、结肠炎等鉴别。

四、治疗

治疗原则：本病治疗宜以中药内服为主，配合中药保留灌肠，理疗协同作用，辅以针灸疗法，严重或有严重并发症者配合支持疗法及抗炎药物治疗，必要时行手术治疗。

1. 中医辨证治疗

2. 西药治疗

（1）氨基水杨酸制剂：对控制轻、中型患者活动性有一定疗效。

（2）糖皮质激素：急性暴发型并发有中毒性巨结肠者；慢性型复发期，病情危重者；并发关节炎、结节性红斑、皮肤及眼部并发症者；慢性型多种药物治疗无效者。

（3）免疫抑制剂，硫唑嘌呤或6-巯基嘌呤，此类药物仅在其他治疗无效时可试用。

（4）生物制剂：生物制剂治疗是新兴的治疗方法，肿瘤坏死因子的单克隆抗体英夫利昔、阿达木单抗是获准用于本病的生物药物。

（5）塞药法：是指将药物纳入肛内的方法。常用的栓剂有柳氮磺胺吡啶栓、洗必泰栓、太宁栓等。

3. 手术治疗　适应证：病情急剧恶化；并发肠穿孔；急性肠扩张；大量出血等内科治疗无效的危重病例。

第七节　功能性便秘

功能性便秘是由多种原因引起的以排便不畅为主要临床表现的疾病。它不单纯指粪便干燥，还包括无便意而排便间隔时间长，或有便意而粪便排出困难，并常需要其他措施协助排便。属中医学"脾约"、"大便难"、"便秘"的范畴。

一、病因

导致慢性功能性便秘有肠道自身和肠道以外的原因有：

1. 肠道自身的原因主要是指肠道顺应性蠕动的动力不足。引起的原因主要有①饮食过少、过精或不规律；②肠道内微生态环境的改变；③直肠黏膜松弛或肠壁外突；④内分泌紊乱；⑤肠壁运动神经功能障碍等。

2. 肠道以外的原因主要是指外界因素引起的局部形态或运动协调性的改变，如直肠阴道隔缺损、盆底肌运动失调、盆膈缺损等。

3. 除上述原因之外，还要注意鉴别其他因素对肠道本身或对肠道周围组织的影响，如①精神因素；②滥用泻药；③其他药物的影响如镇痛药、制酸药、镇咳药、降糖药等；④其他疾病的影响：代谢性疾病，如低血钾症、糖尿病、尿毒症、卟啉病等；神经肌肉性疾病如帕金森病、脑血管意外、多发性硬化、肌强直性肌营养不良、脊髓肿瘤和损伤、多发性神经纤维瘤、硬皮病、皮肌炎、系统性红斑狼疮、脑血管疾病、帕金森病等。

4. 中医学认为"便秘"是各种原因引起的大肠传导功能失常所致，病位在大肠，与五脏皆有关。而慢性功能性便秘在临证中以虚多见，包括气、血、阴、阳等不足而导致大肠传导无力，于是引发便秘。

二、临床表现

根据慢性功能性便秘的病变部位不同，临床将其分为

（一）慢传输型便秘

临床主要表现有

1. 无便意，排便间隔时间长。
2. 肛诊时直肠壶腹内无粪便。
3. 标记物通过时间延长。
4. 排粪造影、球囊排出及肛门直肠测压检查正常。

（二）出口梗阻型便秘

包括直肠前突、直肠黏膜内脱垂、直肠黏膜内套叠、会阴下降综合征、盆底失弛缓综合征。临床主要表现有

1. 便意频繁，排便费力、费时。
2. 肛诊时直肠壶腹内有粪便。
3. 标记物滞留在直肠。
4. 排粪造影、球囊排出及肛门直肠测压检查异常。

（三）混合型便秘

具备以上两者的表现。

三、诊断

功能性便秘的诊断及其分型的依据主要根据以下检查方能确定：

1. 一般检查　包括全身体检、肛门指诊、肛门镜、肠道内镜、结肠低张力双重对比造影等。
2. 特殊检查　包括大肠传输功能、排粪造影、球囊排出、肛管直肠压力、盆底肌电图检查、MRI 等等。

四、治疗

（一）出口梗阻型便秘

针对其导致便秘的具体病因进行相关治疗，如直肠黏膜内脱垂、直肠前突、盆底失弛缓综合征、耻骨直肠肌痉挛等进行治疗。

（二）慢传输型便秘

治疗的目的是缓解症状，恢复正常肠动力和排便生理功能。对于患者的健康认知教育、心理疏导和泻药合理使用的指导非常重要。总的原则是个体化的综合治疗，根据症状的严重程度，患者的心理、经济及社会状况及各项检查的结果，严格掌握适应证，采用合理的非手术或手术治疗。

1. 中医辨证口服中药治疗
2. 针灸治疗

3. 西医治疗　选用通便药时应考虑药效、安全性与药物依赖性以及效价比，以无不良反应，不产生药物依赖性为原则。主要药物包括：容积性泻剂如膳食纤维、渗透性泻剂如乳果糖和聚乙二醇4000散等、促动力药如莫沙比利等、刺激性泻剂如含有蒽醌类成分的番泻叶、大黄等，应避免长期使用。对粪便嵌塞者，可用开塞露等直肠给药。

4. 手术治疗　对于便秘症状严重，长期依赖刺激性泻剂或灌肠排便，实验室检查证实结肠慢传输，规范的非手术治疗无效者可行手术治疗改善症状。术前需要排除结肠器质性病变、严重的精神及心理疾病，与患者充分沟通。根据患者的年龄、生理状况和结肠无力的严重程度可采用结肠次全切除盲肠直肠吻合术、结肠全切除回肠直肠吻合术、结肠旷置术等。

第八节　直　肠　癌

一、诊断

1. 临床症状

直肠癌发病相对较隐匿，早期症状不明显，缺乏特异性，随着肿瘤的生长逐渐出现相应的症状。

（1）早期排便习惯改变，便次增多或减少，可伴有肛门坠胀。

（2）继则发生便血，色鲜红或暗红，伴有黏液，且便次增多，有里急后重，或有脓血便。

（3）晚期排便困难，粪便变细、变扁，甚至出现肠梗阻征象。

（4）可转移至肝、肺等部位。侵及骶丛时，可有剧烈疼痛，全身出现恶病质。

2. 体征

（1）直肠指检：是诊断直肠癌最重要的方法，多可触及坚硬肿块及溃疡，严重时状如岩穴，指套染血。

（2）直肠镜检查：可见肿块及溃疡。病理组织活检，可明确诊断。

3. 实验室检查　基本同结肠癌的辅助检查，但直肠腔内超声对于直肠癌的病理分期诊断显得尤为重要。

二、鉴别诊断

1. 溃疡性结肠炎　主要侵及直肠、结肠黏膜层，常形成糜烂、溃疡，原因不明的一种弥漫性非特异性结肠炎性疾病，以黏液血便、腹痛、腹泻为主要症状，多数病程缓慢，反复发作。

2. 克罗恩病　慢性非特异性胃肠道炎症性疾病，可累及胃肠道任何部位，以远端小肠和近端结肠多见。主要表现为腹部包块，腹痛、腹泻、发热、营养障碍，部分性肠梗阻等。

3. 结肠息肉病　大肠多发息肉，常遍及全结肠，多于 100 个，直径多<1cm。病理类型为管状、绒毛状或混合性腺瘤，均有癌变倾向。

4. 血吸虫肠病　患者肝脾肿大，嗜酸性粒细胞比例增高，粪便中可发现血吸虫卵或孵化出毛蚴，肠黏膜活组织检查中可查到虫卵沉着。

5. 直肠结核病　起病缓慢，多有原发结核病灶存在。午后发热、盗汗、腹泻便秘交替出现，病理组织活检可资鉴别。

三、治疗

治疗原则：直肠癌仍以手术切除为主，佐以放疗、化疗或免疫治疗，以及中药治疗等，可提高治疗的效果。

1. 中医治疗。

2. 手术治疗　近年来直肠癌切除主张在直视下行全直肠系膜切除，用电刀或剪刀锐性分离，这样可减少肿瘤复发。

（1）局部切除术：适用于早期瘤体小、局限于黏膜或黏膜下层、分化程度高的直肠癌。主要有经肛局部切除术和骶后径路局部切除术。

（2）经腹会阴联合直肠切除术（Mile 手术）。

（3）直肠经腹切除、近端造口、远端封闭术（Hartman 手术）。

（4）经腹部直肠切除吻合术（Dixon 手术）。

3. 放射治疗（放疗）　术前放疗可提高手术切除率，降低患者术后复发率。术后放疗适用于晚期患者或手术未达到根治效果或术后局部复发的患者。术中放疗，适用于位置较深的小癌灶或术中疑有癌残留的部位。夹心疗法，即直肠癌的术前放疗+手术+术后放疗。

4. 化学药物治疗　基本同结肠癌的化疗。

5. 介入治疗　基本同结肠癌的介入治疗。

第九节　结　肠　癌

一、诊断

1. 临床症状　结肠癌早期无明显症状，癌肿生长到一定程度，依生长部位不同而有不同的临床表现。

（1）右半结肠癌的主要症状是腹痛、贫血和腹部肿块：

腹痛：右半结肠癌有 70%～80%患者有腹痛，多为隐痛。

贫血：因癌灶的坏死、脱落、慢性失血而引起，50%～60%的患者血红蛋白水平<100g/L。

腹部肿块：腹部肿块亦是右半结肠癌的常见症状。腹部肿块同时伴梗阻的病例临床上并不多见。

（2）左半结肠癌的主要症状是便血或黏液血便、腹痛和腹部肿块。

便血、黏液血便：70%以上可出现便血或黏液血便。

腹痛：约 60%出现腹痛，腹痛可为隐痛。并发肠梗阻时，亦可表现为腹部绞痛。

腹部肿块：40%左右的患者可触及左下腹肿块。

2. 体征

（1）腹部触诊　腹部可扪及肿块。

（2）直肠指诊　可排除低位直肠癌，并可发现膀胱（或子宫）直肠陷凹内的转移灶。

3. 辅助检查

（1）癌胚抗原（CEA）、糖类抗原-199（CA-199）检测可作为评估预后、监测手术后复发和转移的动态观察指标。

（2）粪便潜血试验：反复检查，多次阳性，是早期发现结肠癌的较好筛选方法。

（3）电子结肠镜检查：可发现病灶的部位、范围、大小与初步估计病情的严重程度，同时可作活检，明确诊断。

（4）X 线检查：钡剂灌肠可确定病变部位、范围，局部可见充盈缺损、黏膜纹理破坏及肠壁僵硬等。气钡双重对比造影可发现较小病灶，提高检出率。

（5）超声及超声肠镜检查：可显示肿瘤结构、肿瘤对肠癌各层的侵犯程度、与周围脏器关系、有无远处脏器转移。

（6）CT、MRI、PET-CT 检查：主要作为已确诊大肠癌的 TNM 分期性检查。

4. 鉴别诊断

（1）溃疡性结肠炎：主要侵及直肠、结肠黏膜层，常形成糜烂、溃疡，原因不明的一种弥漫性非特异性结肠炎性疾病，以黏液血便、腹痛、腹泻为主要症状，多数病程缓慢，反复发作。

（2）克罗恩病：慢性非特异性胃肠道炎症性疾病，可累及胃肠道任何部位，以远端小肠和近端结肠多见。主要表现为腹部包块，腹痛、腹泻、发热、营养障碍，部分性肠梗阻等。

（3）结肠息肉病：结肠多发息肉，常遍及全大肠，多于 100 个，直径多<1cm。病理类型：管状、绒毛状或混合性腺瘤，均有癌变倾向。

二、治疗

治疗原则：采用以手术治疗为主的综合治疗，应尽量争取行结肠癌的根治性手术切除，再辅以抗癌的中医药治疗、化疗、放疗等综合治疗措施。对于可同期或分期切除的转移灶也应做到尽早根治性切除。

1. 手术治疗

（1）右半结肠切除术：适用于升结肠癌、盲肠癌、阑尾癌累及盲肠或伴有淋巴结转移者。

（2）右半结肠扩大切除术：适用于结肠肝曲癌或横结肠近端癌。禁忌同右半结肠癌切除术。

（3）左半结肠切除术：适用于降结肠癌或者降结肠、乙状结肠交界处癌。

（4）左半结肠扩大切除术：左半结肠同时性多原发癌；降结肠癌伴有左半结肠的多发腺瘤或其他病变，必须切除相当长度的结肠者；降结肠癌手术过程小肠系膜下动脉结扎、切断后乙状结肠失去血供，必须连同乙状结肠一并切除者。

（5）横结肠切除术：适应证与禁忌证基本同右半结肠切除术。

（6）乙状结肠切除术：适用于乙状结肠癌。禁忌证同左半结肠切除术。

（7）不能根治的结肠癌手术：可根据具体情况行捷径手术或结肠造口术。

2. 化疗 结肠癌的辅助化疗或肿瘤治疗均以 5-FU 为基础，给药途径有动脉灌注、门静脉给药、静脉给药、术后腹腔置管灌注给药及温热灌注给药，以静脉化疗为主。最新研究还表明术前新辅助化疗对提高手术的切除率和降低局部复发率是有意义的。

3. 中医治疗。

第 5 部分

妇 幼 保 健

第一章 妇女儿童健康状况

妇幼保健工作采取维护妇女儿童身心健康的一切策略与措施，以达到减少死亡、降低发病、促进健康、发挥生命潜能的目的，其最高层面是最大限度地发挥妇女儿童的生命潜能。了解妇女儿童的健康状况，是妇幼保健工作的出发点。

第一节 妇女儿童健康指标

反映妇女儿童健康状况的指标按性质可分为生命指标、疾病指标、儿童生长发育指标。这三类指标是评价保健质量和反映妇女儿童健康状况最基本的指标。

一、生命指标

生命指标反映出生和生存情况，以死亡率、病死率表示。

1. 孕产妇死亡率（maternal mortality rate，MMR） 是反映妇女保健和产科质量的重要指标。MMR 指一年内孕产妇死亡数与当年活产数之比，常用 10 万分率表示。

按照世界卫生组织（WHO）的定义，孕产妇死亡指从妊娠开始至妊娠终止后 42 天内，所有与妊娠有关的死亡（包括异位妊娠在内的死亡），但不包括意外或偶然原因造成的死亡。也就是说，孕产妇死亡从时间上包括妊娠期、产时、产褥期；在死因上包括直接和间接的产科原因，只是除去意外原因造成的死亡。

2. 育龄妇女生命危险度 测量妇女妊娠、分娩和产后死亡的危险程度，除了用 MMR 外，还可采用更综合性的指标，即把怀孕的概率和妊娠、分娩及产后 42 天死亡的概率一起考虑。WHO 推荐使用生命危险度（life time risk，LTR）来评价育龄妇女的死亡风险。其含义为一个育龄妇女在整个生育期由于妊娠和分娩给其生命带来的危险。

3. 婴儿死亡率（infant mortality rate，IMR） 指一年内未满一周岁的婴儿死亡数与当年活产数之比，反映活产儿一年内的死亡概率。常用千分率表示。

IMR 是国际社会公认的衡量一个国家和地区经济文化、居民健康状况和卫生保健事业发展的重要标志，也是人口平均期望寿命研究的重要内容。IMR 较敏感地反映了战争、饥荒、灾害、经济危机、卫生状况，特别是妇幼保健工作质量对婴儿生存质量的影响。

4. 新生儿死亡率（neonatal mortality rate，NMR）　指一年内未满 28 天的新生儿死亡数与当年活产数之比。计算 NMR 可了解该地区妇幼保健水平，特别是肺炎、腹泻、出生缺陷、新生儿破伤风等原因导致的死亡。NMR 包含于 IMR 中。发达国家 NMR 占 IMR 的 60% 以上，发展中国家一般占 40%~50%，甚至更低。

5. 5 岁以下儿童死亡率（under 5 mortality rate，U-5MR）　指一年内不满 5 岁儿童死亡数与当年活产数之比。U-5MR 反映了 0~4 岁组儿童的生存状况，而这一年龄阶段的儿童正是儿童保健服务的主要对象，是儿童营养、预防接种、常见病防治、生长监测、提供清洁用水和健康教育等多种投入的综合反映。1987 年以来，联合国儿童基金会（UNICEF）每年公布的《世界儿童状况》均以 U-5MR 为第一项指标。

6. 5 岁以下儿童肺炎（或腹泻）死亡率　用 5 岁以下儿童某疾病的死亡率可反映该疾病的危害程度，提示儿童保健工作的重点。肺炎和腹泻是发展中国家儿童死亡的主要原因，故常用肺炎和腹泻死亡率来评价医疗和儿童保健的质量，以及对这两种疾病的管理水平。

二、疾病指标

1. 发病率（incidence rate）　指一定时期（如一年、一个季度、一个月）内，特定人群中发生某病的频率。计算发病率时，分子指某病在某特定时期内的新发病例数，分母多用人口数，一般用千分率表示。

下列疾病常用发病率表示：急性传染病，如麻疹、痢疾、白喉、百日咳等；急性呼吸道感染、肺炎；腹泻；新生儿破伤风；各种妊娠并发症及意外伤害等。

2. 患病率（prevalence rate）　反映在调查或检查时受检人数中某病的现患情况。计算患病率时，分母为受检人数，分子为受检人群中患病或阳性的人数，一般用百分率或千分率表示。下列慢性疾病常用患病率表示：贫血、佝偻病、寄生虫感染、龋齿、弱视、常见妇科病等。阳性率、检出率含义与之相同。

三、生长发育指标

生长发育是儿童期复杂的生物学现象，常用一些代表性的指标来反映和研究其规律。常用的生长发育指标有体重、身高（长）、上部量、下部量、头围、胸围、上臂围、肩宽、骨盆宽、皮褶厚度和骨龄等，但最常用和最有代表性的是体重与身高（长）。

1. 发育水平　评价儿童发育水平的程序：准确测量儿童有关发育指标；精确计算儿童实足年龄；查国际儿童生长参考值（WHO 标准）或国内制定的儿童体格发育参考值；用标准差、百分位数或中位数百分比法评定儿童发育等级，以上等、中上等、中等、中下等、下等的检出率表示群体儿童的发育状况。

可以比较两个地区儿童的平均水平，也可以比较不同等级儿童的分布情况。例如，可统计身高在中等及中等以上儿童所占比例或身高在中位数以上儿童所占比例来反映儿童的发育状况。

2. 营养状况指标　用年龄别身高筛选发育延缓，用年龄别体重筛选低体重，用身高别体重筛选消瘦，亦多用中重度营养不良率表示儿童营养不良的发生情况。例如，5 岁以下儿童的中重度营养不良率指每 100 名儿童中被评定为中重度发育迟缓、消瘦、低体重和慢性严重营养不良的儿童数，用以反映儿童营养不良的现状。

用年龄别体重或身高别体重可评价儿童肥胖的情况，统计肥胖儿童的检出率。以年龄别体重为指标，用中位数百分比法，如果儿童体重测量值大于参考人群体重中位数的 20%，判定为肥胖；以身高别体重为指标，用中位数百分比法，儿童体重测量值大于相同身高的参考人群体重中位数的

20%也被判定为肥胖。

3. 智力指标　智力还没有统一的定义。一般认为，智力指一个人对知识的获得和问题的解决能力，是一个人认知活动能力的综合表现，其核心是抽象思维能力和创造性解决问题的能力。儿童的智力水平用智力商数（intelligence quotient，IQ）表示，而 IQ 需用标准化的智力量表进行测量。

IQ 的高低现用 Wechsler 提出的离差智商来衡量，即以 100 为常数，15 为 1 个标准差分来计算。根据统计学原理，如果个体 IQ 在均数的 2 个标准差以下（IQ<70），被判定为异常，表示该儿童智力低下。如果某儿童的 IQ<70，同时伴有社会适应能力障碍，可诊断为精神发育迟滞（mental retardation）。

儿童保健评价指标已在初级卫生保健、社会发展等方面得到广泛应用。在 1978 年 WHO 和 UNICEF 于阿拉木图通过的 "2000 年人人享有初级卫生保健" 的世界卫生战略中，许多指标与妇女儿童保健质量和服务水平有关，如婴儿死亡率、预防接种率、营养良好儿童百分比、母乳喂养率等。婴儿死亡率是世界公认的评价一个国家和地区社会发展及健康水平的重要标志，儿童生长发育水平被认为是现代社会发展的最好标志，营养良好儿童百分比可作为评价社会发展水平的指数。近 10 年来 WHO 和 UNICEF 特别重视 U-5MR，认为这是衡量一个国家儿童健康状况最重要的单项指标，也是衡量社会发展的最佳的单项指标。1990 年，世界儿童首脑会议通过的《执行九十年代儿童生存、保护和发展世界宣言行动计划》把 "在 1990~2000 年使 IMR 和 U-5MR 降低三分之一"，以及 "在 1990~2000 年使 5 岁以下儿童的中重度营养不良率减少一半"，列为第一、第三位目标。

第二节　妇女儿童健康状况

妇女儿童是弱势人群，从世界范围看，妇女儿童的健康状况呈现三个特点：妇女儿童健康问题的严重性、分布不平衡和新的问题不断出现。因而，妇幼保健工作面临新的挑战。

一、妇女儿童健康问题的严重性

1. 生殖健康问题　全球每年约有 2 亿以上妇女怀孕，1.363 6 亿妇女分娩，58.5 万孕产妇死亡（99% 发生在发展中国家）。据估计，全世界每年至少有 2 300 万孕妇发生妊娠并发症，约 1 500 万妇女因妊娠导致慢性盆腔炎、不孕症等慢性疾病，还有 1 250 万妇女因妊娠加重原有疾病或发生与妊娠及产褥相关的疾病，如乙型肝炎、糖尿病、肺结核病、心脏病、产后抑郁症等。

母亲的健康状况也影响胎儿及儿童的健康状况，孕期感染弓形虫、风疹病毒、巨细胞病毒、人类免疫缺陷病毒（HIV）、单纯疱疹病毒以及性传播疾病病原体，可导致死胎、死产、自然流产、早产、宫内发育迟缓、出生缺陷和儿童智力、行为、运动发育障碍等。例如，2000 年 7 月在南非举行的第十三届国际艾滋病大会报道，全球获得性免疫缺陷综合征（艾滋病，AIDS）和 HIV 感染者达 3 600 万，其中育龄妇女占半数；约有 300 万 5 岁以下儿童感染了 HIV，并以每年 60 万的数目递增，90% 以上的儿童 HIV 感染是通过母婴传播的。2001 年 UNICEF 发布的《世界儿童状况》报告指出，在过去的 10 多年中，全世界共有 430 万 15 岁以下的儿童死于艾滋病，另有 140 万儿童成为 HIV 携带者。全世界现有 1 300 万艾滋病孤儿，其中绝大多数集中在撒哈拉以南的非洲地区。母婴传播包括宫内感染（出生后 48 小时内确定 HIV 阳性）、产时感染（在无母乳喂养的情况下，产后 1 周内 HIV 阴性，而产后 7~90 天 HIV 阳性）和产后感染（因哺乳引起）。HIV 感染所致不良妊娠结局在贫困地区的妇女中发生率较高。HIV 感染可增加自然流产率、早产率、低出生体重率、死胎与死产率，也增加母亲死亡率。

2. 母婴健康的相互作用　遗传、病原微生物感染、地球化学、气象、环境污染等生物、物理因素，社会应激、个性特征、应对方式等心理因素，社会支持与社会网络、经济状况、家庭结构等社会因素，以及这些因素的相互作用，影响妇女儿童的健康；同时，母婴健康状况也相互影响，例如，孕早期 TORCH 感染可引起流产、出生缺陷、出生后的发育障碍；气质特征为抚养困难型的婴儿（difficuit infant）可能会招致缺乏耐心的母亲的虐待，在早期难以建立亲子依恋。母亲教养态度、教养方式、亲子关系等均影响儿童的生长发育和心理健康状况。

因此加强母婴保健，防治母亲疾病，提高父母的科学育儿知识与技能，是做好儿童保健的基础。

3. 儿童的生存状况　在 20 世纪 80 年代末，全球每年有 1 400 多万 5 岁以下的儿童死亡，其中 2/3 为腹泻、呼吸道感染、麻疹和新生儿破伤风所致。现在，AIDS 也成为儿童死亡的主要病因之一。

2002 年 WHO 和 UNICEF 在瑞典斯德哥尔摩召开的"儿童青少年健康和发展全球磋商会议"再次呼吁，关注儿童健康。并指出，贫困是全世界儿童最大的杀手，60%儿童的死亡由营养不良引起。

根据我国第四次人口普查和全国 62 个婴儿死亡监测点的资料分析，我国婴儿死亡率波动在 13.49‰~24.68‰，近一半死亡发生在新生儿期，主要死因是肺炎、新生儿窒息、早产和新生儿破伤风等。随着年龄的增长，伤害（如车祸、溺水、窒息）导致的死亡上升至第一位。

2010 年全国婴儿死亡率为 13.1‰，5 岁以下儿童死亡率为 16‰，提前实现联合国千年发展目标。

二、妇女儿童健康问题分布的不平衡性

世界妇女儿童的生存与发展状况极不平衡，表现在国家与国家之间、一个国家的不同地区之间的差异上。

1. 发达国家与发展中国家的差异　据 WHO 1998 年的资料，全世界每年有 60 万孕产妇死亡，99%发生在发展中国家。世界孕产妇死亡率平均为 430/10 万，发达国家平均为 27/10 万，而发展中国家为 480/10 万。2001 年最不发达国家的 U-5MR 和 IMR 可高于发达国家 20~30 倍。

在 2010 年 9 月联合国千年发展目标首脑会议期间，联合国秘书长潘基文发起了一项"促进妇女儿童健康全球战略"，目的是在今后四年挽救 1 600 多万妇女儿童的生命。WHO 正在与合作伙伴一道致力于实现这一目标。

2. 国家内的地区和人群差异　在发达国家，贫困阶层的妇女儿童健康状况明显劣于中产阶层。我国 5 岁以下儿童死亡监测资料也显示，5 岁以下儿童和婴儿死亡率均存在明显的城乡和东西部差异。全国各地孕产妇死亡率差异也很大，在沿海和发达地区，特别是京、津、沪地区，孕产妇死亡率已降至发达国家的中等水平，而西南、西北的部分地区仍与非洲国家相近。

妇女儿童健康状况在国家间和地区间的巨大差异，反映了一个国家和地区的经济发展水平、战争、饥荒、卫生资源的投入和分配以及社会文明程度等状况的不同，这也是制约发展中国家在未来提高妇女和儿童健康水平的关键因素。

三、新的健康问题不断出现

在新的历史时期，妇女儿童的健康事业面临着许多新的问题。这些问题既有贫困和落后所带来的严重威胁妇女儿童生命和健康的致死性疾病，又有伴随快速的经济发展而出现的工业化、城市化、现代化和全球化所带来的新的健康问题，突出表现在环境因素、社会因素和生活方式以及行为对妇女儿童健康的影响。

1. 感染性和传染性疾病的威胁依然存在　一些已经得到控制的传染病如结核病患病人数在全球范围内回升，而新的传染病如艾滋病以出人预料的速度在世界范围内广泛传播，新的病毒、新的菌种如致病性大肠杆菌等不断构成新的、潜在的和现实的威胁。

感染性疾病在以下方面对妇女儿童的健康产生威胁：①孕期 TORCH 感染带来不良妊娠结局，如

死胎、死产、早期新生儿死亡、出生缺陷以及智力和行为问题等；②细菌耐药菌株的广泛产生和扩散，结核病近年来"死灰复燃"，发病率回升，儿童、青少年和生育期妇女最易感染，且病情发展迅速；③食物、饮用水传播的疾病尚未得到完全控制；④昆虫媒介和动物源性疾病的危害仍然严重，在世界范围内广泛流行的疟疾可引起恶性贫血和死胎、流产；⑤血液和血液制品管理还需加强，因输血导致 HIV 感染的报道不断增加；⑥与传染因子相关的慢性疾病和与宿主免疫抑制相关的感染性疾病的预防控制研究尚需加强。

2. 慢性非传染性疾病发病和死亡构成比例越来越高　损伤和中毒成为 1~4 岁和 5~14 岁年龄组儿童的第一位死因。根据 1997 年的全国疫情报告，新生儿破伤风发病率超过 1‰的县有 179 个，主要分布在广西、贵州、四川、甘肃、宁夏等省。1998 年 11 个省 44 个市县的调查结果表明，我国 1/3 的育龄妇女处于贫血状态，贫血不但严重影响妇女的健康，而且严重影响胎儿、婴儿的生长发育。绝经后妇女的心血管疾病、糖尿病、癌症和骨质疏松症等已成为影响老年妇女生命质量的主要疾病。

3. 物品滥用增加　在青少年和妇女特别是年轻妇女中吸烟、酗酒、吸毒有增加的趋势，在发展中国家尤为明显。吸烟不仅与肺癌、其他癌症、心血管疾病等相关联，还可引起胎儿生长发育迟缓，增加提早绝经和患骨质疏松症的危险；妇女酗酒更易发生肝硬化；青少年吸毒常与过早性行为以及妇女卖淫相关联。

4. 控制孕产妇死亡率任务艰巨　我国 1990 年孕产妇死亡率为 88.9/10 万，2000 年下降至 53.0/10 万，没有实现 2000 年孕产妇死亡率比 1990 年下降 1/2 的目标。2010 年全国孕产妇死亡率为 30/10 万，比 1990 年下降了 66%。

5. 心理卫生问题和心理障碍越来越引起关注　随着人们对心理健康和心理问题认识的提高，同时由于影响妇女儿童身心健康的家庭因素和社会因素不断增加，人们对心理卫生问题和心理障碍更为重视。妇幼心理卫生领域同妇幼保健其他领域相比发展滞后，知识和技术积累不足。随着社会经济的发展，人们在这一领域的需求将进一步增加，且提出越来越高的要求。

6. 贫困制约我国妇女儿童健康整体水平的提高　贫困人口占全国总人口的比例虽不足 5.5%，但贫困地区儿童和孕产妇的死亡率却占全国儿童和孕产妇死亡人数的 15%~20%。在文盲人口中，农村占 80%，边远地区文盲率更高。卫生资源在这些地区的分配相对较少，群众经济困难又制约了就医行为。

7. 妇幼保健网络和信息管理等自身发展存在的问题　随着经济体制的转轨，不少村卫生室解体，乡镇卫生院利用率低，基层妇幼保健工作受到影响。经费不足、设备短缺、专业技术人员素质不高制约着妇幼保健事业的发展。

8. 新时期出现的其他新问题　改革开放，经济的快速发展以及城市化、现代化也带来了一些新的问题，如流动人口的计划生育问题，妇女保健、儿童保健的可获得性与公平性，儿童受教育的公平性以及城市中新出现的贫困人口中妇女保健和儿童保健等问题。

面对这些问题，我国政府和妇幼保健工作者正在积极寻求解决的途径。为实施《九十年代中国儿童发展规划纲要》，确保纲要各项指标的基本完成，中央财政拿出 1 个亿，地方财政配套 1 个亿，原卫生部、国务院妇女儿童工作委员会、财政部于 2000 年 1 月至 2001 年 12 月联合在 12 个边远贫困省的 378 个县实施"降低孕产妇死亡率和消除新生儿破伤风项目"，这些措施对降低孕产妇和儿童死亡率、消除新生儿破伤风产生了积极的影响。

第二章 妇幼保健服务

妇幼保健事业是我国卫生保健事业的重要组成部分，它和临床医学、疾病预防控制一起构成我国卫生防病的基本体系。重视儿童和妇女健康是社会发展和文明的标志，也是落实计划生育基本国策的保障之一。妇幼保健通过孕前遗传咨询、孕期指导、围生保健、婴幼儿保健等措施，保证孕育一个健康的胎儿，促进婴幼儿健康成长，从而为国民健康奠定基础。

第一节　妇幼保健工作方针

妇幼保健工作方针是指导妇幼保健工作的基本指南，它是对特定历史时期社会发展、妇女儿童面临的主要健康问题以及医学模式等方面认识的科学总结。

一、历史发展

2001 年，国务院颁布的《中华人民共和国母婴保健法实施办法》，首次以法律的形式确立了妇幼保健工作方针，坚持"母婴保健工作以保健为中心，以保障生殖健康为目的，实行保健与临床相结合，面向群体，面向基层和预防为主的方针"。

1986 年，《妇幼卫生工作条例》提出了"妇幼卫生工作要认真贯彻预防为主的方针，根据妇女儿童的生理特点，运用医学科学技术，对妇女儿童进行经常性的预防保健工作，采取有效的防治措施，不断提高妇女儿童健康水平，发展我国的妇幼保健学科"的工作方针。1990 年，原卫生部在《关于省级妇幼保健机构办院方向若干意见》中指出，以《妇幼卫生工作条例》为办院依据，坚持"以保健为中心，指导基层为重点，保健与临床相结合"的办院方针。1995 年，原卫生部在制定各级妇幼保健机构评审标准中，要求各级妇幼保健机构坚持正确的发展方向，提出妇幼卫生工作要贯彻"预防为主，以保健为中心，保健与临床相结合，面向群体，面向基层"的工作方针。

从以上的历史发展过程来看，新时期妇幼保健工作的方针在以往提出的妇幼保健工作方针的基础上增加了"以保障生殖健康为目的"的内容，丰富了妇幼保健工作的内涵，顺应当今重视生殖健康的世界潮流。

二、妇幼保健工作的特点

应从妇幼保健工作的方针出发，理解妇幼保健工作的特点。

1. 公共卫生事业性质　妇女儿童健康始终是我国需要解决的重大公共卫生问题，政府和卫生部门应加强指导，给予关注。妇幼保健机构属公共卫生机构，享受公共卫生机构的有关政策。

2. 以保健为中心，保健与临床相结合　妇幼保健工作以保健为中心，以促进妇女儿童健康、提高生命质量和发挥生命潜能为目标，而不仅仅以解除病痛为目的。婚前保健、孕产妇保健、儿童保健、新生儿疾病筛查，以及对 5 岁以下儿童死亡、孕产妇死亡、出生缺陷监测和产前诊断等技术服务充分体现了以保健为中心的性质。妇幼保健工作不同于临床工作，也不完全等同于卫生防疫工作，妇幼保健工作的服务对象既有健康人群，又有患者；妇幼保健工作者临床专业知以越丰富，技能越强，早期发现妇女儿童疾患的能力也就越强，临床工作者重视预防保健工作，就能摆脱被动局面，提高服务质量。

保健与临床的结合，并不意味着强调在机构设置上功能齐全。当前，过多地强调妇幼保健机构的临床功能的倾向应该纠正，应依照新时期妇幼保健工作方针，把生殖保健有关的内容纳入妇幼保健服务。

管理是处理保健与临床关系的关键环节。保健与临床的结合，体现在保健工作与临床工作之间、保健机构与医疗机构之间、预防医学与临床医学之间，有时也体现在机构内部。省市妇幼保健院设立的临床部承担着对妇幼保健专业人员的临床业务指导、技术培训等任务。妇幼保健部门对群体健康问题进行监测，及时将信息反馈给临床部门，并提出研究课题；临床部门通过研究，总结防治经验，寻找适宜技术，反馈给妇幼保健部门，以采取群体性的防治措施，有效地保护妇女健康。

3. 面向群体、面向基层　妇女儿童占人口的 2/3，群体基数庞大。为了提高他们的健康水平，需要通过广泛的卫生保健知识的宣传教育，提高这一群体的自我保健意识，改变不良的卫生习惯和有害健康的行为，寻求健康的生活方式。同时，通过定期健康检查和疾病筛查，早期发现疾病，早期治疗，减少不良预后的发生。妇女儿童是弱势群体，且 80% 左右的妇女儿童生活在农村，但广大基层妇幼卫生资源的分配极不合理，妇幼保健工作向基层转移还有一段相当长的路要走。

4. 以保障生殖健康为目的　在 WHO 制定的 15 项"供全球监测的生殖健康指标"中，12 项是当前已经开展的妇幼保健工作。妇幼保健部门要不断拓展服务范围.丰富服务内涵，开展生殖健康服务，将传统的妇幼保健工作同国际接轨。

第二节　妇幼保健服务的内容和方法

妇女儿童的生理特点、社会地位和经济地位决定了其健康和社会生活的脆弱性；在社区卫生服务中，妇女儿童应成为优先服务的人群，应在优生优育、生殖保健、孕期和围生期保健、儿童保健、生育调节、健康教育、信息管理、科学研究等领域广泛开展妇幼保健服务。同时，妇幼保健工作是一个社会系统工程，涉及面广，群众性和社会性强。

一、妇幼保健服务的内容

妇幼保健包括技术服务、健康教育、常见病防治和管理等，可归纳为三个方面的内容，即健康评估、常见病预防控制、健康教育和健康促进。

1. 健康评估　健康评估常通过健康检查、健康筛查和健康观察等方法进行。

（1）健康检查是妇幼保健医生对自觉身心处于正常状况下的妇女、儿童应用科学的方法，实施生理和心理检查。健康检查是一种积极的保健方法，通过健康检查达到早期发现疾病并予以适当治疗的目的。通过妇幼保健医生和传播媒介，使妇女、儿童熟悉健康检查的目的、过程与结果，使他们养成乐于接受和寻求健康检查的习惯，也有助于培养他们终身重视健康的态度与行为。健康检查包括定期健康检查和临时健康检查。例如，妇幼保健部门对正常新生儿分别于出生后 3~7 天（住院分娩出院后 3~7 天）和 27~28 天各访视 1 次；1 岁内每年检查 4 次，1~3 岁每年检查 2 次，3 岁以后每年检查 1 次。孕期检查的要求：初查，在孕 3 个月前检查 1 次；复查，孕 15~20 周做唐氏综合征筛查排除胎儿染色体畸形，孕 20~24 周做 B 超，排除胎儿致死性畸形，整个孕期至少检查 5 次。妇女、儿童除定期健康检查之外，如果医务人员或妇女、儿童自己认为有必要时，还可实施临时健康检查，如传染病流行期间可增加临时健康检查。

（2）健康筛查是通过简单、易行的测验或检查方法早期发现可疑的患者，以达到早期诊断和治疗的目的。筛查方法必须简单，易于实施，重复性高；同时对疾病和发育障碍筛查要达到较高的灵敏度（真正患者被发现的比例）、特异度（被筛查阴性者诊断为无疾病的比例）和阳性预测值（被筛查阳性者是真正患者的比例）。例如，可通过测量身高、体重筛查儿童生长迟缓、低体重、消瘦和慢性严重营养不良等。

（3）健康观察是妇幼保健医师随时观察妇女和儿童健康状况的健康评估方法，可作为健康指导的依据。幼儿园保健医生日常与儿童接触多，对儿童了解较多，可及时发现儿童身体和行为的异常现象。

2. 常见病预防与控制　随着疾病谱的变化，常见病预防和控制的重点也有所转移。处于生命期不同阶段的妇女和儿童，常见病防治的重点有所不同。例如，婴儿期应特别注意防治儿童肺炎、腹泻、维生素 D 缺乏性佝偻病和缺铁性贫血等疾病，早期筛查脑瘫、智力障碍、听力障碍、视力障碍等发育障碍，实施早期干预。对围绝经期妇女，重点防治围绝经期综合征、骨质疏松症、生殖器官肿瘤等。

3. 健康教育　健康教育是运用多学科（医学、行为科学、心理学、教育学、传播学等）的理论与方法、通过多种途径（学校、家庭、社会）、采用多种手段（书籍、影视、公益广告、宣传橱窗）向公众普及卫生知识，增进他们的健康意识，引导他们改变不良的卫生习惯，掌握自我保健技能。通过有计划、有组织、有系统的教育活动，使大众在心理和行为方面向有利于健康的方面发展。

妇幼健康教育的实施，既要有专题，更应该与日常妇幼保健工作结合进行。妇幼保健工作者运用专业知识与技能，利用婚前体检、围生保健检查、住院分娩、新生儿访视、婴幼儿保健体检等时机，适时传播保健知识，指导妇女儿童和他们的家人掌握基本的和可操作的保健技能；利用医生的专业素质和影响力，改变他们不利于健康的行为和生活方式；利用社区妇幼卫生服务网络和传播媒介进行社区与社会健康教育，形成有利于妇女和儿童健康的生活与社会环境。

4. 健康促进　妇幼保健需要多部门、多学科的合作和全社会的共同努力，为妇女儿童提供良好的生存和发展环境，把社会对妇女儿童的健康责任与个人的行为结合起来，其核心是为妇女儿童提供健康的心理环境和物理环境。

妇女的生活和工作环境与家庭、社区和工作场所有关。妇女既要承担特定的职业性工作，又要承担更多的家务，还有月经期、妊娠期、围生期和围绝经期等特殊的生理时期，若家庭、工作单位乃至全社会为她们提供心理支持和物质帮助，可使她们顺利渡过这些特殊的生理时期。改善妇女生活和工作环境条件，减少环境污染，也是妇女孕育健康下一代的基本条件。

优生优育涉及婚前乃至儿童和青少年时期，包括遗传咨询，围婚、围生保健，新生儿筛查，儿童保健和早期教育等。优生优育可提高儿童的遗传素质，减少出生缺陷，防止儿童疾病的发生与发展。

二、妇幼保健服务的方法

妇幼保健服务是群众性和社会性工作，需要深入千家万户，通过调查研究，了解妇幼保健服务需求，分析面临的问题，提出解决问题的办法，组织人力物力，使工作计划付诸实施。妇幼保健工作不像临床工作，近期可以看到明显的效果。妇幼保健工作的远期效果通过长期和脚踏实地工作才能显现出来。要把妇幼卫生服务纳入社区卫生服务的体系，调动各方面的积极性和主动性。

1. 多部门协作，全社会参与　妇女和儿童的健康受社会和文化因素的影响，单纯靠卫生部门的工作，收效是有限的，需要家庭、父母、各级政府部门和社会团体的共同参与和努力。妇幼保健部门要主动与有关部门合作，争取政府和业务部门的合作与支持，同时还要寻求全社会的广泛参与和支持。

2. 加强网络建设，培训专业队伍　完善基层三级妇幼保健网，加强妇幼卫生信息网络的建设。

高等医学院校预防医学专业要加强妇幼保健课程的教学，鼓励毕业生到妇幼保健部门工作。上级妇幼保健专业机构和高等医学院校应加强专业技术人员的继续医学教育，培养技术骨干。

推广应用妇幼保健适宜技术，如母乳喂养、预防接种、生长监测、儿童疾病系统管理、产后出血防治、新生儿心肺复苏等，以降低儿童和孕产妇死亡率，提高妇女儿童的健康水平。

3. 广泛开展健康教育　妇幼保健工作者要利用广泛接触妇女儿童的机会和影响，不失时机地开展婚前保健、孕产期保健、优生优育等知识的教育，增强妇女的自我保健能力和保健意识，提高她们科学育儿水平。

4. 深入调查研究　妇幼保健部门要经常开展流行病学调查研究，分析当地妇女儿童健康的主要问题，探讨影响因素和可干预的途径，作出妇女儿童健康问题和妇幼保健服务状况的"社区诊断"，确定优先领域，为各级党政部门做好参谋。

5. 因地制宜，分类指导　我国各地经济文化发展极不平衡，妇幼保健网络和妇幼保健服务能力地区差异较大。要因地制宜，在为妇女儿童提供基本保健服务的同时，积极吸纳现代医学成果，扩大妇幼保健服务内涵，提高服务能力。

6. 提出合理指标，加强督促管理　衡量妇幼保健质量的指标很多。妇女儿童健康指标也是妇幼保健质量指标。反映妇女儿童保健内容常用指标有新生儿访视率、7 岁以下儿童保健管理率、3 岁以下儿童系统管理率、产前检查率、孕产期保健系统管理率、住院分娩率、非住院分娩中新法接生率等。

7. 发展社区妇幼卫生服务　以社区人群健康为中心的社区卫生服务，顺应了医学模式由生物医学模式向生物-心理-社会医学模式的转变，也顺应卫生服务以疾病为中心向以健康为中心，提供预防、保健、医疗、康复、健康教育、计划生育等综合服务的转变。妇幼保健服务应顺应时代的要求，把妇幼保健服务纳入社区卫生服务之中。在经济发展落后的地区可以把开展社区妇幼保健服务作为社区卫生服务的突破口。

社区妇幼卫生服务要充分调动全社会的力量，在人、财、物等方面得到保障。妇幼保健工作者要调查社区妇女儿童健康状况，了解社区资源，分析社区妇幼卫生问题的严重程度、成因和解决问题的可能性，对社区妇幼卫生问题提出社区诊断，在此基础上，根据国家和地区妇幼卫生的发展目标，制定切实可行的社区妇幼卫生服务计划，对社区妇幼卫生服务计划进行指导、监督、监测和评价，落实社区妇幼卫生服务计划，规范服务行为，提高服务水平。

第三章　儿童常见病的预防与综合管理

儿童保健工作从群体上预防和控制儿童常见疾病，遵从初级预防、二级预防和三级预防的策略。

第一节　儿童常见病概述

常见病的预防是儿童保健工作的重点内容之一。

一、儿童慢性疾病与发育障碍

1. 儿童慢性疾病　患慢性疾病的儿童指一年中疾病症状达 3 个月以上，或者需要住院治疗 1 个月以上，或者需要提供家庭和（或）社区健康服务 1 个月以上的儿童。儿童慢性疾病流行特点不同于成人，儿童期有更多的慢性疾病，如哮喘等呼吸道疾病，脑性瘫痪（脑瘫）、癫痫等神经系统疾病，唇裂、腭裂、脊柱裂、先天性心脏病等出生缺陷，血友病、再生障碍性贫血、镰状细胞性贫血等血液病，白血病等恶性肿瘤，其他还有糖尿病、慢性肾炎等。

儿童保健工作者不能将慢性疾病患儿看做一个孤立的个体，只关注其病因、治疗、转归等，而应看到其社会性。由于疾病的慢性过程和长期性，故不同慢性疾病患儿的家庭面临着一些共同的问题。首先，患儿每日护理的重担由家庭承担，有些慢性疾病需要高额医疗费用，这些费用很少得到补偿，一些家庭难以承受；同时，家庭成员还要承受巨大的精神痛苦，如哮喘患儿的父母担心孩子夜里是否有严重呼吸困难，白血病的父母担心患儿出血；其次，许多慢性疾病治疗导致的痛苦远超出一般儿童所能承受的程度；慢性疾病还影响患儿的社会交往、学习和生长发育。慢性疾病患儿的心理卫生问题是健康儿童的两倍，有严重神经系统疾病和感觉障碍的患儿，心理和行为问题更多。

2. 儿童发育障碍　儿童发育障碍包括生理和心理两个方面。发育障碍指在儿童生长发育阶段（通常在 18 岁前）出现的、在主要的生活活动中存在永久性的功能受限。常见的发育障碍有精神发育迟滞、脑瘫、特殊学习能力障碍、儿童孤独症、视力障碍、听力障碍、语言障碍等。

从病程上看，发育障碍都是慢性疾病，但发育障碍对儿童智力、行为和社会适应能力的影响更为严重，需要引起我国儿科学界和儿童保健工作者的进一步关注。

二、儿童"四病"

儿童肺炎、腹泻、缺铁性贫血和维生素 D 缺乏性佝偻病仍然是我国重点防治的婴幼儿疾病，简称"四病"。

1. 肺炎　肺炎系由病毒、细菌、衣原体、支原体、真菌、原虫或吸入异物（羊水、胎粪等）或过敏等多种原因引起的肺部炎症。临床表现为发热、咳嗽、气促、呼吸困难和肺部固定的湿啰音。肺炎是发展中国家新生儿和婴儿的常见病，是引起新生儿和婴儿死亡的第一位死因。

2. 腹泻　腹泻是由感染因素和非感染因素引起的一组以排便次数增加和性状改变为特征的疾病，是发展中国家儿童常见的死亡原因之一。尽管本病在我国的发病率和病死率已明显下降，但仍为婴幼儿期的常见病和死亡原因。

3. 维生素 D 缺乏性佝偻病　维生素 D 缺乏性佝偻病是由于维生素 D 缺乏，钙磷代谢异常，造成骨骼钙化不良为特征的全身性疾病，严重者可发生骨骼畸形。维生素 D 缺乏性佝偻病虽很少直接危及生命，但因婴幼儿生长发育受阻，免疫力下降，患儿易并发肺炎、肠炎等，并可导致迁延不愈。该病成为我国儿童重点防治的四病之一。

4. **营养性缺铁性贫血**　缺铁性贫血是由于体内储存铁缺乏而致血红蛋白合成不足引起的一种低色素、小细胞性贫血，为儿童最常见的营养性贫血。缺铁性贫血影响儿童体内血蛋白的合成，与生物合成、组织呼吸、神经递质的分解与合成有关的酶的活性降低，代谢紊乱；缺铁性贫血还影响儿童的智能发育。该病也是我国重点防治的儿童期疾病之一。

儿童"四病"发病率高，或关系儿童的生存，或严重阻碍儿童的生长发育，需要引起儿童保健工作者足够的重视。

三、儿童传染病和寄生虫病

1. **儿童传染病**　随着免疫接种在世界范围内的实施和人们卫生条件的改善，以往严重影响儿童生存和健康的传染病得到了明显的控制。然而，急性传染病（如流行性腮腺炎、百日咳、猩红热、细菌性痢疾等）、结核病仍然常见，性传播疾病和艾滋病在我国儿童中呈增高趋势。

2. **儿童寄生虫病**　寄生虫病是儿童期的常见病，可引起儿童营养障碍，进而导致生长发育障碍。常见的寄生虫病有蛔虫病、钩虫病、蛲虫病、绦虫病、肺吸虫病和梨形鞭毛虫病等。该病有明显的城乡差异，农村儿童患病率显著高于城市儿童。注意个人卫生、预防性的驱虫治疗、肉食品煮熟等措施可预防寄生虫感染。

第二节　预防接种

计划免疫工作是免疫预防中的重要内容之一，是控制及最终消灭相应传染病的根本措施。实践证明，预防严重的感染性疾病，有计划地进行预防接种是最经济、最方便、最有效的措施。

目前，我国计划免疫多种服务形式并存，农村地区以定点（乡镇医院）集中接种为主，城市逐渐纳入儿童保健服务内容。接种对象从婴幼儿、学龄前到学龄期各年龄阶段，并根据部分传染病特点，逐步发展到成人免疫接种。

一、预防接种与计划免疫

1. **免疫预防与预防接种**　免疫预防（immunoprophylaxis）是根据特异性免疫的原理，利用人工制备的抗原或抗体，接种于机体，使之产生特异免疫能力，达到预防疾病的目的。免疫预防的措施称为免疫接种或预防接种。免疫预防的方法包括人工自动免疫接种和人工被动免疫接种两种。

2. **计划免疫与扩大免疫计划**

（1）计划免疫：计划免疫是根据对传染病疫情监测和人群免疫水平调查结果的分析，有计划地为应免疫人群按年龄进行常规预防接种，以提高人群的免疫水平，达到控制和消灭相应传染病的目的。

（2）扩大免疫计划（expanded programme on immunization，EPI）　是 WHO 于 1974 年 5 月在第 27 届世界卫生大会上通过的第 57 号决议中提出的。该计划包括在全球范围内，使用针对 6 种疾病的 4 种疫苗，这 4 种疫苗分别是百白破混合疫苗、麻疹疫苗、脊髓灰质炎疫苗、卡介苗（简称四苗）。20 世纪 90 年代，WHO 又提出将新的疫苗如黄热病疫苗、乙型肝炎疫苗等纳入 EPI。最近 WHO 向世界各国推行 4 种儿童疫苗：流感嗜血杆菌疫苗、肺炎链球菌疫苗、轮状病毒疫苗和乙型肝炎疫苗。

扩大免疫计划包括 2 个方面的含义：一是要求不断增加免疫接种的覆盖面，使每个儿童出生后都能获得免疫接种的机会；二是要求不断扩大免疫接种的疫苗的种类。除接种可预防 6 种疾病的"四苗"外，各地可根据当地的情况增加接种疫苗的种类。

3. 免疫程序　免疫程序指儿童应该接种的疫苗的先后次序、时间间隔、加强免疫以及其他要求，以达到合理使用疫苗的目的。制定合理的免疫程序并严格按照免疫程序实施接种，才能充分发挥疫苗的效果，使接种疫苗的人群达到和维持高度免疫水平，有效地控制相应疾病的流行，减少预防接种的不良反应并避免疫苗的浪费。

4. 基础免疫　通过疫苗的接种，机体内可形成牢固的免疫力，产生有效的保护作用，完成了疫苗接种的基础免疫，也称初种。因为疫苗性质的不同，基础免疫时需接种的次数也不相同，减毒活疫苗只需接种一次即可获得有效的免疫效果；灭活疫苗接种一次仅能起到动员抗体产生的作用，在接种 2 次或更多次才可获得满意的效果。

5. 加强免疫　基础免疫后经过一定的时间，需再次接种相应的特异性抗原（疫苗），才能引起特异性抗体的显著升高（记忆细胞的回忆免疫反应），称为加强免疫。

基础免疫后，在一定时间内停止给予抗原刺激，机体免疫反应逐渐趋于平稳，而抗体也逐渐下降至最低水平，达不到保护机体、预防传染病的作用，此时机体有可能发生相应的传染病。但是，此时机体的免疫敏感性仍然很高，如给予相应的抗原刺激会起到加强作用，使体内抗体（主要是IgG）水平再次升高。

为消除某种传染病，在计划免疫程序规定的疫苗接种时间之外，在适当的时间和一定范围的人群中进行普遍接种某种疫苗（称为强化免疫）很有必要。

二、我国儿童预防接种

1. 原卫生部推荐的儿童计划免疫程序　目前，我国仍实施原卫生部 1989 年制定的儿童计划免疫程序，原卫生部于 1992 年又进行了修订，并将乙型肝炎疫苗纳入计划免疫。现在的计划免疫疫苗包括卡介苗、乙型肝炎疫苗、脊髓灰质炎疫苗、白百破混合疫苗、麻疹疫苗等。各地也根据当地情况进行了个别调整，一般将乙型脑炎疫苗、流行性脑脊髓膜炎疫苗纳入计划免疫。

2. 我国儿童使用的其他疫苗　新型疫苗不断研制成功，国外一些疫苗陆续进入中国市场，结合我国危害儿童身体健康的常见传染病发病情况，我国先后批准了可以使用的新疫苗，并且在部分省市已开始使用。

（1）麻疹、腮腺炎、风疹活疫苗（MMR）：MMR 可预防麻疹、流行性腮腺炎和风疹三种传染病。MMR 是将进一步减毒的麻疹病毒、腮腺炎病毒及活的减毒风疹毒株经无菌冻干制备，在三种疫苗冻干之前进行混合。

MMR 的推荐使用方案：12~15 个月初种，因为 1 岁内的婴儿可受来自母体抗体的影响，接种后难以得到足够的保护性抗体。4~6 岁、11~12 岁再次接种。接种方法：上臂外侧部位，0.5ml，皮下注射。接种后注射部位可有发热或疼痛；偶尔有发热（≥38.5℃）或皮疹，通常皮疹较轻，但也可能为全身性的，多发生在接种后 5~12 天内。

MMR 接种的禁忌证：孕妇、对新霉素或鸡蛋过敏者、呼吸道疾病患者伴发热或其他活动性感染者及结核病活动期患者、接受免疫抑制剂治疗患者、各类血液病、白血病、淋巴瘤或其他影响骨髓及淋巴系统的恶性肿瘤者、有先天性或遗传性免疫缺陷家族史者，均禁用 MMR 疫苗。个人或家族史中曾有惊厥、脑病或其他因发热引起的应激状态，使用 MMR 疫苗时应慎重。

（2）冻干流行性腮腺炎减毒活疫苗：冻干流行性腮腺炎减毒活疫苗是用流行性腮腺炎病毒减毒株接种鸡胚细胞，经培养、收取病毒液后冻干制成，用于预防流行性腮腺炎。

（3）冻干风疹活疫苗：冻干风疹活疫苗是用风疹病毒减毒株感染人二倍体细胞培养制成，可预防风疹。在我国，北京生物制品研究所于 20 世纪 90 年代初研制成功风疹活疫苗，已在国内广泛应用，收到良好的预防效果。

（4）风疹活疫苗：风疹活疫苗的接种对象是 1 岁以上的易感者。由于孕妇风疹感染常伴有胎儿感染，因此少女在育龄前（10~14 岁）接种。育龄妇女也应为接种对象，但在接种后 3 个月内应避免怀孕。该疫苗的接种是在上臂外侧三角肌附着处，皮下注射，免疫抗体可维持 7 年。接种后一般无不良反应，少数人在接种后 6~11 天时可有发热、一过性皮疹。成人接种后 2~4 周可能出现轻度关节反应。患有急慢性疾病、发热或有过敏史及孕妇不得接种。

（5）水痘减毒活疫苗：水痘减毒活疫苗是减毒水痘-带状疱疹活病毒减毒株在人二倍体细胞上培养繁殖而获得的病毒冻干制品，属非血源性疫苗，可预防儿童水痘和成人的带状疱疹。

接种对象为 12 个月以上的健康儿童或成人、高危患者及其密切接触者。1~12 岁的儿童注射 1 个剂量、13 岁及以上的儿童需注射 2 个剂量，间隔 6~10 周，对高危患者应采用与健康个体相同的免疫程序，对这些患者，可在免疫后定期测定水痘抗体证实是否受益于再免疫。免疫方法为在上臂皮下注射。患有急性严重发热性疾病时，应推迟接种；对新霉素过敏者禁用，妊娠期间禁用。该疫苗可与其他疫苗（除外麻疹疫苗）同时接种，但是，不同的疫苗应在不同的部位给予注射。

该疫苗接种后少数人局部可出现丘疹、水疱性的皮疹，皮疹大多数少于 10 个，多发生在免疫接种后的 3 周。接种该疫苗后血清中抗体阳转率为 98% 以上，但血清抗体阳转率随年龄增加而下降，因此，13 岁以上的个体，需要注射 2 个剂量，才能获得 100% 血清抗体阳转率。高危患者的血清抗体阳转率为 80%。

第三节　儿童疾病综合管理

发展中国家每年约有 1 200 万 5 岁以下儿童死亡，其中多与肺炎、腹泻、麻疹、疟疾和营养不良 5 种疾病中的一种或几种疾病有关。许多患儿常有一种或几种疾病的合并感染，不同疾病的症状与体征相互重叠。所以，如果只做出单一病种的管理，显然不合适，有必要将儿童视作一个整体，进行综合分析与处理，并且能够让基层卫生工作者掌握。为此，WHO 与 UNICEF 合作建立儿童疾病的综合管理（integrated management of childhood illness，IMCI）项目，是 WHO 继儿童急性呼吸道感染和腹泻病例管理之后的又一项全球行动。IMCI 的主要病种为影响儿童健康的肺炎、腹泻、麻疹、疟疾和营养不良 5 种常见疾病及多种致病因素，管理对象为 5 岁以下儿童。我国已在部分省份开展试点。

一、病例综合管理的内容和程序

IMCI 转变了以往只对单一疾病防治的观念，避免"只见树木，不见森林"。基层儿童保健工作者和儿科医生，需要对每一个病例进行综合管理，同时评估和处理患儿面临的疾病、喂养和其他健康问题。

病例综合管理需要评估患儿，进行疾病分类，确定治疗方案，提供喂养与护理指导，及时复诊等。

1. 评估患儿　通过询问病史、体格检查来评估患儿病情，特别是危险体征。

2. 疾病分类　当全部内容询问完毕后，医生要对填写"有"的症状，确定疾病的严重程度，按相对应的儿童疾病综合管理图表进行评估和分类。疾病的分类不等于疾病诊断。

3. 确定治疗方案　确定是否要紧急转诊，如果不需紧急转诊，接下来拟订治疗方案，指导家长对患儿进行家庭护理。

4. 治疗患儿　根据疾病进行治疗，或指导其他在家中所需的治疗。

5. 提供咨询　就喂养问题对母亲和带养者提供咨询，包括评估如何喂养患儿和给予患儿哪些食物与饮料；指导何时带患儿来复诊。

6. 复诊管理　确定初诊给予患儿治疗是否有效。

二、1 周~2 个月患儿的病例综合管理

1 周~2 个月患儿按照上述程序进行评估、分类、治疗、咨询和复诊。2 个月以内的小婴儿有其特殊性，例如，小婴儿可能死于非常严重的细菌性感染，常常只有一般的危险体征如活动减少、发热或低体温；胸壁较软，轻微胸凹陷是正常的。

（一）初诊

按小婴儿常见疾病的评估、分类和治疗程序，首先检查小婴儿是否有细菌性感染，询问有无腹泻，检查有无喂养问题或低体重，检查免疫接种情况。

1. 细菌性感染的评估、分类与治疗　通过问、望、听、触，获得患儿体征。

（1）询问与检查：主要询问患儿有无惊厥；数 1 分钟呼吸次数，若增快，再数一次；观察严重胸凹陷；观察鼻翼扇动；望和听有无呻吟；望和触有无囟门突起；观察耳部有无脓性分泌物；观察脐部有无发红或流脓，发红是否波及周围皮肤；测量体温（肛温，肛温比腋温约高 0.5℃）或感觉皮肤温度，若体温 37.5℃以上或感觉发烫，为发热，体温 35.5℃以下或感觉发凉为低体温；观察皮肤有无脓疱，是否很多或很严重；观察小婴儿有无嗜睡或昏迷；观察小婴儿活动是否比平常少等。

（2）确定危险体征并进行分类：有惊厥、呼吸增快（60 次/分钟或以上）、严重的胸凹陷、鼻翼扇动、喉喘鸣、前囟突起、脐窝发红波及腹壁皮肤、发热、有许多或严重的脓疱、嗜睡或昏迷、活动比平常少等体征之一者，被分类为"可能为严重的细菌感染"；若只有脐部发红或流脓或皮肤脓疱，则分类为"局部细菌感染"。

（3）治疗原则：若为严重细菌感染，治疗原则：给予首剂肌注抗生素、预防低血糖、指导母亲在送婴儿到医院的途中注意保暖、紧急转院。

若为局部感染，则给予适宜的口服抗生素；教会母亲在家中治疗孩子的局部感染；指导母亲在家中如何护理小婴儿；2 天后复诊。

2. 腹泻的评估、分类与治疗　通过问诊，结合望诊和触诊进行。

（1）询问与检查：主要询问患儿腹泻天数、有无便血等；观察小婴儿一般情况，包括有无嗜睡或昏迷、有无烦躁或易激惹；检查有无眼窝凹陷；捏起腹部皮肤，观察松手后皮肤恢复原状是否非常缓慢（>2 秒）或比较缓慢。

（2）确定危险体征并进行分类

1）重度脱水：有下列三项体征中的两项分类为严重脱水：嗜睡或昏迷、眼窝凹陷、皮肤恢复原状缓慢。

2）有脱水：有下列三项体征中的两项分类为有脱水：烦躁不安易激惹、眼窝凹陷、皮肤恢复原状缓慢。

3）无脱水：无足够的体征分类为重度脱水或有脱水。

4）重度迁延性腹泻：腹泻>14 天。

5）血便。

（3）治疗原则

1）重度脱水：若小婴儿可能是不严重的细菌性感染或痢疾，按脱水补液方案 C 进行，即静脉补液，以迅速补充血容量。若有可能为严重的细菌性感染或痢疾，则紧急转院，指导母亲在送医院的

途中经常给患儿喂服口服补液盐（ORS），指导母亲继续母乳喂养。

2）有脱水：按脱水方案补充液体（给予 ORS）和食物（方案 B）。若小婴儿还有可能是严重的细菌感染或痢疾，则紧急转院，让母亲在途中经常给患儿喂 ORS，指导母亲继续母乳喂养。

3）无脱水：给液体或在家中治疗腹泻，包括补充 ORS，指导正确喂养（方案 A）。

4）重度迁延性腹泻：如小婴儿有脱水，除非此时小婴儿有可能为严重的细菌性感染，否则在转诊治疗前需治疗脱水。

5）血便：紧急转诊。

3. 喂养问题和低体重的评估、分类与治疗　通过问诊，结合望、听和触诊进行。

（1）询问与检查：询问有无喂养困难；是否为母乳喂养，24 小时喂养次数；是否经常喂其他食物或饮料，每天喂几次。称量，确定年龄别体重。

小婴儿有喂养困难，询问母乳喂养 24 小时是否少于 8 次，是否进食其他食物或饮料，是否为低体重儿，同时，检查和观察有无紧急转院的指征。

询问 1 小时内是否喂过母乳。如未喂过，请母亲给婴儿喂母乳，并观察哺乳过程 4 分钟；若已喂过，请母亲在婴儿想吃时告诉医生。继续询问婴儿能否衔乳头；检查衔乳头好不好，如果婴儿衔乳头好，则指导母亲学会让婴儿衔乳头的方法，即下巴触及乳房，口张大，下唇向前伸，上唇乳晕较下唇乳晕露出得多；询问吸吮是否有力，如有力，则吸吮慢而深，时有停顿；观察有无口腔溃疡与白斑（鹅口疮）。

（2）确定危险体征并进行分类

1）不能喂乳：表现为不能喂乳，完全不能衔乳头或完全不吸吮。可能为严重的细菌性感染。

2）喂养困难或低体重：表现为衔乳头不好、吸吮不好、24 小时喂乳少于 8 次、喂其他食物或饮料、低年龄别体重、鹅口疮（口腔溃疡或白斑）。有上述症状与体征之一者，分类为喂养困难或低体重。

3）无喂养问题：非低别体重和无其他喂养不当指征。

（3）治疗

1）对不能喂乳并可能为严重细菌感染的患儿，给予首剂肌注抗生素，治疗并预防低血糖，指导母亲在送孩子到医院途中保暖，紧急转院。

2）对喂养困难或低体重患儿：指导母亲不论白天黑夜，只要婴儿想吃就哺乳。若小婴儿衔乳头不好或吸吮不好，教会正确的吸乳头姿势和衔乳头方法；如 24 小时喂乳少于 8 次，指导母亲增加喂乳次数；若喂小婴儿其他食物或饮料，指导母亲增加母乳喂养，减少其他食物和饮料，并改用杯子喂；若完全为母乳喂养，建议母亲进行母乳喂养咨询，指导催乳和正确地配制代乳品，用杯子喂养；若小婴儿有鹅口疮，教会母亲在家中治疗鹅口疮的方法，指导母亲在家中对小婴儿进行护理；对任何喂养问题或鹅口疮，2 天后复诊，低体重儿于 14 天复诊。

3）对无喂养问题小婴儿：指导母亲在家中对其进行护理，称赞母亲对小婴儿喂养得当。

（二）复诊

患儿有局部细菌感染、鹅口疮、喂养问题或低体重，均需要复诊或立即复诊。

1. 局部细菌性感染　2 天后，若脓疱或发红情况无变化或加重，转院；如脓疱或发红情况好转，在家中继续服完 5 天抗生素，继续治疗局部感染。

2. 鹅口疮　2 天后，若鹅口疮加重，或患儿衔乳头不好或吸吮不好，转院；若鹅口疮无变化或好转，同时婴儿喂养得当，继续用稀释 1 倍的甲紫涂抹口腔，完成 5 天的疗程。

3. 喂养问题　2 天后，对母亲就有关喂养的任何新问题或以前的问题提供咨询。如经咨询，母亲喂养有明显改善，嘱母亲带小婴儿再次复诊；若小婴儿为低体重，要求母亲在初诊后 14 天带小婴儿复诊并再次测量小婴儿体重；若接诊医生认为小婴儿的喂养问题不能改善或体重减轻，则转诊。

4. 低体重　14 天后，测量小婴儿体重以确定是否仍为低年龄别体重，并再次评估喂养。若小婴儿不再是低体重，鼓励母亲继续母乳喂养；若小婴儿仍为低体重，但喂养得当，应表扬母亲，嘱咐母亲在一个月后或免疫接种时再次测量小婴儿的体重；若小婴儿为低体重且仍有喂养问题，则向母亲咨询有关喂养问题，要求 14 天内再次复诊，或下次免疫接种为 14 天之内时，在免疫接种时复诊。若认为小婴儿喂养问题不能改善或体重减轻，转诊。

5. 立即复诊的情况　若小婴儿有以下体征之一者，应指导母亲立即复诊：母乳喂养或喝水差、病情加重、出现发热、呼吸困难、血便等。

三、2 个月~5 岁患儿的病例综合管理

（一）初诊的一般程序

1. 询问一般情况　询问母亲，患儿有什么问题。

2. 检查一般危险体征　通过询问和观察，确定有无下列 4 项危险体征：①不能喝水或不能喂母乳；②吃进去的东西都吐出来；③惊厥；④嗜睡或昏迷。有上述一般危险体征的患儿，需要紧急转诊，立即完成评估和转诊前的紧急治疗，避免延误转诊。

3. 询问 4 项症状　询问母亲，患儿有无①咳嗽或呼吸困难；②腹泻；③发热；④耳部疾病。

4. 评估　根据患儿的症状或问题作出评估分类，可评估咳嗽和呼吸困难、腹泻、发热、麻疹、耳部疾患。同时，检查营养不良体征，对患儿营养不良作出评估分类。评估过程中，向母亲询问患儿的免疫接种情况。在结束所针对的病例评估分类后，还需评估母亲提出的其他问题，以弥补评估表中的不足。

5. 确定治疗方案　确定患儿是否需要紧急转诊。对疾病进行评估和分类后，属重度或极重度肺炎、重度脱水、重度迁延性腹泻、极重度发热性疾病、有严重并发症的麻疹、重度乳突炎，均应给予紧急转诊。转诊前应给予首剂适宜的抗生素和必要的紧急处理，不要因为不必要的治疗而延误病情。

不需要转诊的患儿，拟订治疗方案，明确交待下次复诊的时间和何时立即复诊。

（二）初诊的评估、分类和治疗方案

1. 咳嗽或呼吸困难

（1）检查与观察：询问咳嗽或呼吸困难的时间；在患儿安静的情况下，数 1 分钟脉搏，观察有无胸凹陷，望诊或听诊有无喉喘鸣。

（2）确定危险体征并进行分类

1）重度肺炎或极重症：有任何一般的危险体征，胸凹陷或患儿安静时有喉喘鸣。

2）肺炎：有呼吸增快体征。呼吸增快体征判断标准：2~12 个月龄患儿，呼吸>50 次/分；12 个月至 5 岁患儿，呼吸>40 次/分。

3）无肺炎、咳嗽或感冒：无肺炎或其他极重症体征。

（3）治疗方案

1）重度肺炎或极重症：给予首剂适宜的抗生素；治疗时适当补充糖盐水，防止低血糖；立即紧急转诊。

2）肺炎：给予 5 天适宜的抗生素；给予适宜的制剂减轻咽痛和缓解咳嗽；指导母亲何时立即复诊，在病情无明显恶化 2 天后复诊。

3）无肺炎、咳嗽或感冒：若咳嗽超过 30 天，需转诊；若咳嗽 30 天以内，给予适宜的制剂减轻咽痛和缓解咳嗽，同时指导母亲何时需要立即复诊；若病情未好转，5 天后复诊。

2. 腹泻

（1）检查与观察：询问腹泻的时间，有无脓血便。观察患儿有无嗜睡或昏迷、有无烦躁或易激惹；检查有无眼窝凹陷；给患儿喝水，患儿有无不能喝水或喝水差、喝水急、烦渴等；捏起腹部皮肤，松手后腹部皮肤恢复的速度是否非常缓慢（>2 秒）或比较缓慢。

（2）评估并进行分类

1）脱水的评估：脱水分为重度脱水和有脱水。

重度脱水：具有下列体征中的两项：嗜睡或昏迷；眼窝凹陷；不能喝水或喝水差；皮肤恢复原状非常缓慢。

有脱水：具有下列体征中两项：烦躁或易激惹；眼窝凹陷；喝水很急，烦渴；皮肤恢复原状缓慢。

无脱水：无足够的体征分类为有脱水或重度脱水。

2）持续 14 天以上腹泻的评估。腹泻 14 天以上且有脱水，分类为重度迁延性腹泻；腹泻 14 天以上，但无脱水，分类为迁延性腹泻。

3）有脓血便腹泻的评估。有脓血便的腹泻，评估为痢疾。

（3）治疗方案

1）重度脱水：若患儿无其他严重的分类，按脱水补液方案 C 进行，即静脉补液，以迅速补充血容量。若有其他严重分类，立即紧急转诊，并嘱母亲在途中经常给患儿喂 ORS，继续给予母乳喂养。若患儿≥2 岁，并且当地有霍乱，给予治疗霍乱的抗生素。

2）有脱水：若患儿无其他严重的疾病分类，补充 ORS 并给予食物。若患儿有其他严重分类，立即转院，嘱母亲在途中继续给患儿喂 ORS，继续母乳喂养。指导母亲何时立即复诊；若症状无好转，5 天后复诊。

3）无脱水：在家中为患儿补液并给予食物，指导母亲何时立即复诊；如无好转，5 天后复诊。

4）重度迁延性腹泻：除非患儿有其他严重疾病分类，转诊前需治疗脱水，然后转院治疗。迁延性腹泻：指导母亲喂养，补充维生素和微量元素。5 天后复诊。

5）痢疾：用当地推荐治疗痢疾的口服抗生素 5 天；2 天后复诊。

3. 发热

（1）检查与观察：询问发热的时间，若持续 7 天以上，询问是否每天均发热，通过望诊或检查，判断是否有颈项强直。询问最近 3 个月内是否患过麻疹，检查麻疹体征，包括全身麻疹样皮疹和咳嗽、流涕、红眼等 3 项症状之一。

如患有麻疹或最近 3 个月内患过麻疹，检查有无口腔溃疡，溃疡是否深而广泛；检查眼有无脓性分泌物，检查角膜有无浑浊。

（2）评估并进行分类

1）发热评估：发热分为极严重的发热性疾病和发热。其中，极严重的发热性疾病是指有一项危险体征（见前述）或颈项强直。

2）麻疹分类：若患儿现患麻疹或最近 3 个月患过麻疹，根据体征，分为下列 3 类。①重度麻疹并发症：有角膜浑浊，有深而广泛的口腔溃疡；②麻疹合并眼或口腔并发症：患儿眼有脓性分泌物，有口腔溃疡；③麻疹：目前为麻疹或最近 3 个月内患过麻疹。

（3）治疗方案

1）重度麻疹并发症：给予维生素 A 和首剂合适的抗生素，若有角膜浑浊或眼脓性分泌物，给予四环素眼膏，处理后立即转诊。

2）麻疹合并眼或口腔并发症：给予维生素A；若眼有脓性分泌物，给予四环素眼膏治疗；若有口腔溃疡，给予甲紫治疗。2天后复诊。

3）麻疹：给予维生素A。

4. 耳部疾病

（1）检查与观察：询问是否有耳部疼痛和疼痛持续时间，询问耳部是否有分泌物以及分泌物持续时间。通过望诊和触诊检查，观察耳部有无脓性分泌物，触摸耳后有无压痛及肿胀。

（2）评估、分类和治疗

1）乳突炎：耳后有压痛或肿胀。治疗原则：给予首剂适宜的抗生素，给予首剂对乙酰氨基酚镇痛，立即转诊。

2）急性耳部感染：耳部有脓性分泌物，病程不到14天，有耳痛。治疗原则：给予5天适宜的抗生素，给予对乙酰氨基酚镇痛，用布芯吸干耳部分泌物，5天后复诊。

3）慢性耳部感染。耳部有脓性分泌物且超过14天。治疗原则：用布芯吸干耳部分泌物，5天后复诊。

4）耳部无感染：耳部无疼痛、无脓性分泌物，不需要处理。

5. 营养不良

（1）检查：称量体重。

（2）评估、分类和处理：根据年龄别体重，确定是否有低体重。

1）低体重：询问母亲给予患儿什么食物，评估患儿喂养，为母亲就有关儿童营养提供咨询。如果有喂养问题，5天后复诊。指导母亲何时需要立即复诊。

2）无低体重：患儿无低体重和其他营养不良的体征。询问母亲给予患者的食物，评估喂养情况，给予母亲喂养咨询。若有喂养问题，5天后复诊。同时，指导母亲何时需要立即复诊。

6. 免疫接种　根据计划免疫程序表，检查患儿的免疫接种情况。

7. 评估其他问题　评估母亲提出的其他问题。

（三）复诊

对初诊评估为肺炎、迁延性腹泻、痢疾、发热、麻疹合并眼或口腔并发症、耳部感染、低体重、喂养问题等的患儿进行复诊，评估初诊的治疗是否有效。根据复诊情况，告诉母亲是否需要再次复诊及再次复诊时间。若复诊中出现新的疾病，必须对新的疾病按前述评估、分类和治疗程序进行。

1. 肺炎

（1）评估：检查患儿是否有一般危险体征，评估患儿咳嗽或呼吸困难；询问患儿呼吸是否减慢、发热是否减退、进食是否好转。

（2）治疗：若患儿有胸凹陷或任何一项一般危险体征，给予首剂二线抗生素或肌内注射青霉素等，立即转诊；若呼吸次数未见下降，进食次数未增多，改用二线抗生素和建议母亲2天后复诊，如患儿在最近3个月患过麻疹，则转诊；若呼吸次数减慢，发热减退和进食好转，则完成5天抗生素治疗。

2. 迁延性腹泻

（1）评估：5天后复诊。询问母亲患儿的腹泻有无停止，患儿每天排稀便次数。

（2）治疗：若患儿腹泻未停止，每天仍有3次或3次以上稀便，应对其重新进行一次全面评估，给予必要的治疗后转诊；若患儿腹泻停止（每天稀便少于3次），指导母亲按患儿年龄进行常规喂养，不必停止常规补充维生素和微量元素。

3. 痢疾

（1）评估：2 天后复诊，评估患儿腹泻。询问患儿排便次数是否减少，脓血便是否减少，发热是否减退，腹痛是否减轻，进食是否好转。

（2）治疗：若患儿有脱水，治疗脱水；若患儿排便次数、脓血便的量和发热、腹痛或进食无变化或加重，立即转诊；若患儿排便次数、脓血便的量和发热、腹痛或进食有所好转，继续使用同一抗生素至疗程结束。

4. 发热

（1）评估：若患儿发热 2 天后持续不退，重新进行一次全面评估，同时评估发热的其他原因。

（2）治疗：若患儿有任何一般危险体征或颈项强直，按严重的发热性疾病治疗；若患儿有其他原因的发热，则给予相应的治疗；若发热已经持续 7 天不退，转诊。

5. 麻疹合并眼或口腔并发症

（1）评估：2 天后，检查有无红眼及脓性分泌物，检查口腔有无溃疡及异味。

（2）麻疹合并眼感染的治疗：若眼睛仍有脓性分泌物，请母亲描述是如何治疗的。若治疗方法正确，转诊；若治疗方法不正确，教会母亲正确的治疗方法。若脓性分泌物消失但红眼仍存在，继续治疗；若无脓性分泌物，红眼消失，停止治疗。

（3）口腔溃疡的治疗：若口腔溃疡加重或口腔有恶臭，转院治疗；若口腔溃疡无变化或好转，继续用稀释 1 倍的甲紫涂抹口腔，完成 5 天的疗程。

6. 耳部感染

（1）评估：5 天后重新评估耳部疾病，测量患儿体温。

（2）治疗：若患儿耳后有压痛、肿胀或高热（38.5℃或以上），立即转诊；评估为急性耳部感染，若耳部仍有疼痛或分泌物，用同一抗生素再治疗 5 天，继续用纸芯或布芯干燥耳道，5 天后复诊；若评估为慢性耳部感染，检查母亲干燥耳道的方法是否正确，鼓励母亲继续使用布芯干燥患儿的耳道；若评估为无耳部疼痛或无分泌物，称赞母亲家庭治疗认真细致，若尚未完成 5 天的抗生素疗程，嘱其完成 5 天疗程。

7. 低体重

（1）评估：30 天后，测量患儿的体重以确定是否仍为低体重，重新评估喂养情况。

（2）治疗：若患儿不再是低体重，称赞母亲并鼓励其继续正确喂养；若患儿仍为低体重，咨询母亲并发现喂养问题，指导母亲于 1 个月后带患儿复诊，直至患儿喂养正确、体重增长正常或不再是低体重。若医生认为患儿的喂养不能改善，或患儿体重还在减轻，转诊。

8. 喂养问题

（1）评估：5 天重新评估喂养，询问有关初诊时发现的问题。

（2）治疗：对母亲就有关喂养的任何问题进行咨询，若有关喂养问题有明显改善，嘱母亲带患儿再次复诊；若患儿仍为低体重，告诉母亲在距初诊 30 天时带患儿复诊，重新测量体重。

9. 立即复诊

（1）任何患儿只要不能喝水或不能喂母乳、病情加重、出现发热，需要立即复诊。

（2）若患儿无肺炎、咳嗽或感冒，出现呼吸加快、呼吸困难，应立即复诊。

（3）若腹泻患儿出现脓血便、喝水差，应立即复诊。

第四章 妇女保健

第一节 女性青春期常见的健康问题

青春期生长突增以及伴随而来的性器官和第二性征发育是神经、内分泌系统特别是性激素作用的结果。除了月经以外，还有一些常见的生理和心理健康问题困扰着青春期少女。

一、性发育异常

（一）性早熟

女性性早熟是指女孩在 8 岁以前出现乳房发育，阴毛、腋毛等第二性征的一种或一种以上，或 10 岁以前出现月经初潮。性早熟可分为真性性早熟和假性性早熟两类。

1. **真性性早熟** 如下丘脑-垂体-性腺轴活动过早启动，则生长发育过程中就会提前出现青春期全部特征，并有排卵性月经，且有生育能力。以女性多见，男女发病率约为 1：8。真性性早熟者由于青春期提前，开始时身高要比同龄人高，但在性激素作用下，骨骺愈合也提前，最终身高因过早停止增长反而比同龄人矮。

真性性早熟根据病因可分为特发性与继发性两种，以特发性性早熟为多。特发性性早熟，又称体质性性早熟，原因不明，可能是中枢神经系统的生殖发动点或下丘脑对性腺发育的抑制失去控制。特发性性早熟可用促性腺激素阻滞剂治疗。继发性性早熟多是由于影响下丘脑和垂体的疾病（如颅内肿瘤、脑炎后遗症），应针对病因进行治疗。

2. **假性性早熟** 指下丘脑-垂体-性腺轴功能尚未发育和建立，仅部分激素过多所致，第二性征过早发育，而性腺不提前发育，不伴有性功能的成熟，无排卵，不具有生殖能力。多由摄入外源性性激素（如避孕药）及含性激素的药物或化妆品，性腺或肾上腺皮质肿瘤等疾病所致的性激素分泌过多等原因引起，不伴有下丘脑-垂体-性腺轴的提前发动。临床表现可以是同性性早熟，如女性的过早女性化；也可以是异性性早熟，如肾上腺肿瘤引起的假性性早熟，可出现女性男性化或男性女性化。

性早熟儿童生理发育与心理发育及社会适应能力不一致，从而带来种种问题。性早熟女孩由于体型及第二性征的发育过早，使这些少女在感到神秘和震惊的同时，常伴随出现害羞和自卑心理，有的甚至出现严重的情绪障碍。对这些少女，要适时加强青春期教育及性教育，帮助她们解除思想顾虑，建立正确的认知。

（二）性发育延迟

女孩性发育延迟通常指女孩在 13 岁以后乳房尚未开始发育，或 15 岁时仍无月经初潮。性发育延迟可分为体质性和继发性两种，其中约 1/3 以上晚熟型是体质性的。继发性的原因主要包括影响下丘脑-垂体-性腺轴的内分泌疾病、甲状腺功能低下、生长激素缺乏、先天性卵巢发育不全（特纳综合征）等遗传性疾病、严重慢性疾病或营养不良等。性发育延迟的青少年表现为身材较正常同年儿童矮小，骨龄明显低于实际年龄，但生长速度与骨龄相符，有全身性生长落后表现。

晚熟少女由于身材矮小而出现焦虑、自卑、退缩等行为。对于体质性性发育延迟患者，一般不需特殊治疗，以心理治疗为主，等待观察即可。而对于病理性性发育延迟者则应按其病因作相应治疗，病因祛除后，症状会逐渐缓解；若效果不显著时，也可用性激素替代疗法。

二、月经失调

月经初潮后，少女常常经历一段月经不规律时期，多数会逐渐自行规律，不需治疗。但有些少女初潮后月经失调比较严重，不仅影响身体健康，也影响心理健康，需及时治疗。青春期女性月经失调最常见的是功能性子宫出血、痛经和闭经。

（一）青春期功能性子宫出血

1. 病因及发病机制　青春期下丘脑-垂体-卵巢轴功能尚未完全建立，各种因素如精神紧张、环境和气候变化、营养不良、代谢紊乱等容易干扰功能轴的平衡，引起卵巢功能失调而发生子宫异常出血。这种异常出血不是由于肿瘤、炎症、外伤、全身出血性疾病等内、外生殖器质性病变引起的。

青春期功能性子宫出血（功血）主要是无排卵型功血。由于下丘脑-垂体-卵巢轴功能失衡，影响丘脑下部对垂体促性腺激素的控制，使月经周期中不能形成促卵泡激素（FSH）、黄体生成素（LH）的峰状分泌，卵泡虽发育但不成熟，无排卵，无黄体形成。子宫内膜仅受雌激素影响呈增生期反应，而无孕激素作用，不呈分泌期改变。雌激素水平不断增加时，子宫内膜增生、腺体增多、组织变脆。当雌激素水平过低或突然下降时就导致子宫出血；当雌激素水平不稳定时，子宫内膜剥脱不规则，内膜在一处修复后另一处又脱落出血，出现长期不规则的子宫出血；当雌激素水平突然明显下降时，子宫内膜发生大量剥脱，出现出血量较多的"撤退性大出血"。同时因无黄体产生的孕激素作用，子宫内膜中螺旋小动脉不发生阶段性收缩及松弛，内膜创面血管不易收缩止血，也使子宫出血持续时间较长、不规则，而且量多。同时，精神紧张，情绪波动大，恐惧、忧伤或生活、学习环境的急骤改变等也可诱发或加重功血。

2. 临床表现　青春期功血在临床最常见的是月经周期紊乱，不规则子宫出血。临床表现为经期延长，经量时多时少，一般不伴有痛经。有的先有数周或数月的停经，然后突然发生大量出血；有的表现为断断续续的少量出血，淋漓不尽，这个月延迟到下个月；有的月经周期规则，表现为经期延长，经量明显增加。由于出血多，患者多伴有不同程度的贫血，个别病例甚至因出血量大而致休克状态。

3. 防治措施　青春期功血一般需要进行临床治疗，但让少女了解经期卫生知识，保持乐观情绪，加强营养，增强体质，对预防和缓解功血有一定作用。治疗原则包括止血、调节月经周期和诱发排卵。

（1）止血：以性激素止血为主，可以辅助使用止血药如维生素 K、止血环酸、酚磺乙胺（止血敏）等，对严重出血者可输血、止血。性激素治疗可以雌、孕激素联合用药，也可以单纯用雌激素或孕激素。急性大出血，病情稳定，可用复方单相口服避孕药，目前使用的是第三代短效口服避孕药，每次 1~2 片，每 8~12 小时一次，血止 3 日后逐渐减量至 1 片，维持至 21 日，周期结束需要在有经验医生的监护指导下使用。

（2）调节月经周期和诱发排卵：用性激素制剂调节月经周期，诱发排卵。现常用的是雌、孕激素序贯法，即人工周期。具体方法是，从撤退出血第 5 天起，每晚服用妊马雌酮 1.25mg 或戊酸雌二醇 2mg，持续服用 21 天，从服药第 11 天起加用醋酸甲羟孕酮 10mg，连用 10 天。于停药后 3~7 天出血，第 5 天再重复用药。一般 3~5 个周期后病情便得到控制。如果患者体内有一定雌激素水平，雌激素可采用半量或 1/4 量。经过几个周期调节后，部分患者可以恢复自发排卵，青春期一般不提倡用促排卵药。

（二）痛经

少女在月经前或月经期间或多或少地感到腰酸、下腹坠胀、乳房发胀、精神倦怠、情绪不稳等不适，有的甚至出现轻度水肿和痉挛性疼痛，只要不影响正常的生活、工作和学习，一般都视为正常的生理现象。但如果在经前或月经期间下腹部阵发性疼痛难以忍受，并影响到正常的生活、学习和工作时，则临床上称为痛经。

1. 病因及临床表现　痛经分为原发性和继发性两种。原发性痛经指生殖器官无器质性病变的痛经，且常发生于排卵周期初步建立时，即初潮后的 6~12 个月。继发性痛经指由于盆腔器质性疾病，如子宫内膜异位症、子宫肌瘤、子宫粘连、盆腔感染等引起的痛经，常发生在初潮 2 年之后。青春期少女的痛经大多数是原发性的，目前认为与心理社会因素关系密切，还有些与子宫发育不良及其他生物因素有关。

（1）精神性因素：很多少女对月经缺乏正确认识，认为是件倒霉的事，或月经来潮前精神十分紧张，如临大敌，这样可诱发或加重痛经。有的少女可能是对痛经特别敏感或痛觉阈较低的原因。在经期剧烈运动，不注意保暖，不注意饮食卫生，也能诱发痛经。

（2）机械因素：有的少女子宫发育不完善，子宫肌肉和纤维组织比例失调，致使月经来潮时子宫产生不协调收缩。有的少女子宫颈口或子宫颈管狭窄，子宫过度倾屈，以致经血流通不畅，刺激子宫剧烈收缩而发生痛经。有的少女子宫内膜呈块状脱落，经血引流不畅，刺激子宫收缩增强，也能引发痛经出现。

（3）前列腺素影响：前列腺素（prostaglandin，PG）大量存于子宫内膜中，在月经期间释放（尤其是有排卵周期的月经），刺激子宫肌层和血管强烈收缩，子宫张力增高，引起子宫局部缺血和经血不能顺利排出而发生痛经。

轻度痛经不影响生活、学习和工作；中度痛经影响正常生活、学习和工作；而重度痛经则疼痛难忍，不敢活动，常伴有恶心、呕吐、尿频、腹泻或便秘等症状，甚至面色苍白、手足冰冷，严重时出现晕厥。

2. 防治措施　青春期少女痛经以原发性痛经为主，宜进行以心理疏导为主，辅以镇痛的治疗。

（1）一般保健指导：首先要加强少女对月经生理与卫生知识的了解，纠正思想上不正确的认识，消除焦虑、紧张、恐惧心理。要注意经期卫生，鼓励痛经少女继续上学及进行适度的活动，分散对痛经的注意力。平时适当加强营养，注意劳逸结合，保证充足睡眠，进行体育锻炼，以增强体质。大多数痛经可以自行缓解。

（2）药物治疗：对少数痛经严重，不得缓解的少女，疼痛发作时可服用一些药物：①前列腺素合成酶抑制剂：在月经来潮时即开始口服药物，连服 2~3 天。常用的药物有布洛芬、酮洛芬等。布洛芬 200~400mg，每日 3~4 次；氟芬那酸 100~200mg 或甲芬那酸 500mg，每日三次，连续服用 2~3 天，疼痛多可缓解。②口服避孕药：通过抑制排卵减少月经血前列腺素含量。

（三）闭经

青春期少女闭经通常分为原发性和继发性闭经。一般认为，超过 13 岁第二性征还没有发育，或年龄超过 15 岁，第二性征发育，月经还未来潮称为原发性闭经；初潮后，月经停止 6 个月以上者或按照自身原有月经周期计算停止 3 个周期以上，称为继发性闭经。

1. 闭经分类及病因　正常的月经周期有赖于下丘脑-垂体-卵巢轴功能的建立和稳定，以及子宫内膜对性激素的良好反应和下生殖道通畅。根据导致闭经的病变部位不同，可将闭经分为五种：

（1）生殖道闭锁：任何生殖道闭锁引起的横向阻断，均可导致闭经，如阴道横膈、无孔处女膜等。

（2）子宫病变：子宫发育不良、先天性子宫缺如，子宫内膜结核导致子宫内膜破坏，形成瘢痕，失去了对卵巢激素的反应功能。此外，一种男性假两性畸形——睾丸女性化也出现闭经，患者染色体为 46，XY，有睾丸，但靶器官缺乏雄激素受体而表现型为女性。

（3）卵巢病变：常见的有特纳综合征、多囊卵巢综合征、卵巢男性肿瘤等。特纳综合征染色体核型为 45，X0 或嵌合体（45，X0/46，XX 或 45，X0/47，XXX），先天性卵巢发育不全，因而表现为第二性征不发育、原发闭经及身材矮小等。多囊卵巢综合征患者卵巢增大、包膜增厚、卵巢皮质有大小不等的囊状滤泡，但滤泡不能破裂、无排卵，引起性激素分泌失调，导致闭经或月经不规则。卵巢男性肿瘤主要指含睾丸细胞瘤，由于肿瘤细胞分泌大量雄性激素，破坏了少女下丘脑-垂体-卵巢轴的平衡，引起闭经及女性男性化。

（4）垂体病变：主要为垂体微腺瘤，患者一般无明显临床症状，但肿瘤明显增大后压迫视神经而出现视力障碍、头痛等临床症状。由于雌激素水平低下，患者除闭经外，生殖器官出现萎缩。垂体前叶功能减退，如希恩综合征（垂体梗死）或原发性脑垂体促性腺功能低下。

（5）下丘脑及中枢神经系统病变或功能失调：常见原因多为精神因素如紧张、恐惧、忧虑、环境较大变迁、过度劳累等；全身性疾病或营养不良、神经性厌食、运动性闭经，如严重胃肠功能紊乱、肺结核、严重贫血等；还有些患者无明显诱因。

2. 防治措施　由器质性疾病引起的闭经，要针对原发病进行治疗。由中枢神经系统和下丘脑功能紊乱引起的闭经，要提高体质，供给足够营养，保持标准体重，运动性闭经要适当减少运动量。应激性或精神因素所致闭经，应进行耐心地心理治疗，消除精神紧张和焦虑。在明确病因后，给予相应激素治疗，使少女恢复正常月经及排卵。

三、少女妊娠

少女妊娠（teenage pregnancy）一般指 13～17 岁少女的妊娠，又称青春期妊娠（ado-lescent pregnancy）。少女妊娠不论在发达国家还是在发展中国家都相当普遍，而且发生率呈上升趋势。

据统计，美国每年有 100 万人次的少女怀孕，其中 30% 发生在 15 岁以下，而且资料显示，16～19 岁少女怀孕不见明显升高，但 15 岁以下少女怀孕则急骤上升。在我国，少女妊娠明显增加，特别是社会对恋爱低龄化以及婚前性行为的容忍态度，少女妊娠可能有进一步增加的趋势。我国某城市调查显示，婚前性行为发生率为 64.10%，未婚妊娠率为 39.60%。

（一）危害

由于少女的性器官和生理功能仍处在逐步成熟过程，另一方面心理和社会的条件都不成熟，此期怀孕会给少女的身心健康带来很大损害。

1. 过早性生活造成生殖器官的损伤、感染　青春期少女的生殖道发育不成熟，阴道较短且表面组织薄弱，过早性行为可造成处女膜严重撕裂、阴道撕裂伤而发生大出血。同时，生殖器官的损伤可能并发感染，严重者可造成婚后不孕或终生的疾患。

少女过早发生性行为，增加了感染性传播性疾病（sexually transmitted disease，STD）的机会。少女时期，其生物、文化及社会等因素都处于不利状态，发生性行为更易患 STD。少女感染 STD 后，有的由于自己不知道已感染，有的因为害羞或经济原因而未能及时就医，从而贻误诊治导致慢性感染，引起更多的并发症，对健康产生极其不良影响。

2. 妊娠对身体危害　少女一旦怀孕，主要结局是施行人工流产手术。研究表明，人工流产可增加以后妊娠分娩的危险，如胎盘植入、产后出血、宫外孕等。人工流产后还会因引起子宫内膜损伤、宫腔粘连、输卵管粘连或内分泌紊乱而导致不孕。未婚先孕者常不敢到正规医院去终止妊娠，而在医疗条件不足的私人诊所进行手术，更会导致并发症的发生，如出血不止、感染、子宫穿孔等。

一方面，少女怀孕后容易发生子痫、贫血、难产、产褥感染、产后大出血等合并症，以及中期引产或非法药物堕胎等，引起妊娠少女的死亡，甚至成为一些国家青春期女性的主要死因之一。根据 WHO 资料显示，15~19 岁年龄组的孕产妇死亡率高于 20~34 岁组。另一方面，少女妊娠若以分娩为结局，也能给婴儿带来危害，出现早产、低出生体重、出生缺陷、精神发育迟滞和高死亡率等。

3. 心理健康的危害　少女发生性行为，多是在紧张、偷偷摸摸的状态下进行，过程中造成的疼痛可引起少女对性生活的恐惧，甚至产生厌恶情绪，对婚后正常的性生活造成不良影响。由于社会道德、规范反对婚前性行为，少女在发生性行为或发生妊娠后往往产生担心、懊悔、自责，心理上有沉重的负罪感，有的出现失眠、精神失常，甚至导致自杀。

同时，少女大都仍处于学习阶段，少女妊娠后还可能面临辍学、组织家庭困难、家庭破裂、弃婴、生活贫困等一系列社会问题。

（二）预防措施

进入青春期的少女，随着性生理的发育，性心理也开始发展，从性意识的觉醒到出现性冲动和性欲要求，这些都是成长过程中的正常现象。在这一时期要通过适时、适度的性教育，让少女了解相关的性知识、性伦理、性道德；加强法制教育、普及有关 STD 知识；充分认识婚前性行为和少女妊娠给个人、家庭及社会带来的不良后果。帮助青春期少女形成正确的性观念，培养良好的道德观，建立正常的友谊，提高自我行为能力，促进青少年健康成长。

第二节　妊娠并发症与合并症的防治

一、妊娠并发症的防治

（一）妊娠期高血压疾病

妊娠期高血压疾病（hypertensive disorders complicating pregnancy）是妊娠与血压升高并存的一组疾病，发生率 5%~12%，严重影响母婴健康，是孕产妇和围生儿病死率升高的主要原因。

1. 危险因素　妊娠期高血压疾病的病因至今尚未明了，根据流行病学调查结果，可能与以下因素有关。

（1）孕产妇一般情况：体型矮胖者，40 岁以上，有子痫前期病史，发生危险度增高。

（2）本次妊娠情况：多胎妊娠，首次妊娠，妊娠间隔 10 年以上，早孕期收缩压 ≥130mmHg 或舒张压 ≥80mmHg 者发生危险度增高。

（3）合并内、外科疾病：慢性高血压、肾炎、糖尿病、营养不良、贫血、低蛋白血症、抗磷脂抗体阳性等患者易并发妊娠期高血压疾病。

（4）子痫前期家族史：外祖母、母亲或姐妹有子痫前期史的孕妇，发生机会增多。

2. 分类　妊娠期高血压疾病包括妊娠期高血压、子痫前期、子痫，以及慢性高血压并发子痫前期和慢性高血压合并妊娠。

3. 对母婴的影响　妊娠期高血压疾病基本病理生理变化是全身小血管痉挛，内皮损伤及局部缺血，全身各系统各脏器灌流减少，对母儿造成危害，甚至导致母儿死亡。

（1）对孕产妇的影响：病情严重的孕产妇可能发生胎盘早剥、肺水肿、HELLP 综合征（溶血性贫血、肝酶升高、血小板减少）、弥漫性血管内凝血或急性肾衰竭、心力衰竭等并发症，发生子痫抽搐的患者有可能发生脑水肿、脑出血及脑疝，均可导致患者死亡。

（2）对胎婴儿的影响：由于子宫血管痉挛可以引起胎盘供血不足及胎盘功能减退，可能导致胎儿宫内发育迟缓、胎儿窘迫、死胎、死产、新生儿窒息，甚至导致新生儿死亡。此外，病情严重患者常需提前终止妊娠，由于早产儿独立生活能力差，死亡率相应增高。

4. 预防措施　妊娠期高血压疾病是孕产妇死亡的重要原因之一。对低危人群尚无有效的预防方法，对高危人群可能有效的预防方法包括：

（1）适度锻炼：妊娠期适度锻炼，合理安排休息，以保持妊娠期身体健康。

（2）指导孕妇注意合理膳食，妊娠期不推荐严格限制盐的摄入，也不推荐肥胖孕妇限制热量摄入。低钙饮食的孕妇每日至少补充 1g 钙，减少脂肪和盐的摄入，增加蛋白质、维生素、铁、钙及锌等的摄入，对预防妊娠期高血压疾病有一定作用。近年来有人认为，从妊娠 20 周开始每日补充钙片 2g，可以降低妊娠期高血压疾病的发生率。坚持充足的睡眠和保持心情的愉快也有助于抑制妊娠期高血压疾病的发生及其发展。

（3）口服低剂量阿司匹林：高凝倾向孕妇孕前或孕后每日睡前口服低剂量阿司匹林（25~75mg/日）直至分娩。

（4）目前尚无有效的、可靠的预测方法，首次产前检查应进行风险评估，主张联合多项指标综合评估预测，常用的方法有。

1）高危因素：妊娠期高血压疾病发病的高危因素均为该病较强的预测指标。

2）生化指标：包括可溶性酪氨酸激酶（升高者子痫前期的发生率升高 5~6 倍）、胎盘生长因子、胎盘蛋白 13 和可溶性内皮因子。

3）物理指标：子宫动脉血流波动指数（PI）的预测价值较好。妊娠早期子宫动脉 PI>95th%，妊娠中期子宫动脉 PI>95th%，预测子痫前期的敏感度较高。

5. 处理　妊娠期高血压疾病在妊娠期病情复杂、变化快，分娩和产后生理变化以及各种不良刺激等均可导致病情加重。因此，对产前、产时和产后的病情进行密切监测和评估十分重要。监测和评估的目的在于了解病情和进展情况，合理干预，早防早治，避免不良临床结局发生。监测和评估的内容包括①基本检查：了解头痛、胸闷、视物模糊、上腹部疼痛等自觉症状，检查血压、血常规、尿常规、体质量、尿量、胎心、胎动、胎心监护；②孕妇特殊检查：包括眼底检查，凝血功能，心、肝、肾功能，血脂，血尿酸和电解质等检查；③胎儿的特殊检查：包括胎儿发育情况、B 超和胎心监护监测胎儿宫内状况和脐动脉血流等。

妊娠期高血压疾病的治疗目的是预防重度子痫前期和子痫的发生，降低母胎围生期患病率和死亡率，改善母婴预后。治疗基本原则是休息、镇静、解痉。注意休息，并取侧卧位，但子痫前期患者住院期间不建议绝对卧床休息，同时保证充足蛋白质和热量，不建议限制食盐摄入。为保证充足睡眠，必要时可睡前服用地西泮 2.5~5.0mg。有指征时应降压、利尿，密切监测母胎情况，适时终止妊娠。根据病情轻重分类，进行个体化治疗。

（1）妊娠期高血压：可在家或住院治疗，主要休息、镇静、密切监测母胎情况，适时终止妊娠。

（2）子痫前期：轻度子痫前期患者应评估后决定是否院内治疗，重度子痫前期患者应住院治疗，可以镇静、解痉，有指征时应降压、利尿，密切监测母胎情况，适时终止妊娠。

1）降压：降压的目的是预防子痫、心脑血管意外和胎盘早剥等严重母胎并发症。收缩压≥160mmHg 或舒张压≥110mmHg 的孕妇应降压治疗。目标血压：孕妇无并发脏器功能损伤，收缩压应控制在 130~155mmHg，舒张压应控制在 80~105mmHg；孕妇并发脏器功能损伤，收缩压应控制在 130~139mmHg，舒张压应控制在 80~89mmHg。降压过程力求下降平稳，不可波动过大，且血压不可低于 130/80mmHg，以保证子宫胎盘血流灌注。常用的口服降压药：拉贝洛尔、硝苯地平；如口服降压药物效果不理想，可使用静脉用药。孕期一般不使用利尿剂降压，以防血液浓缩、有效循环血量减少和高凝倾向。禁止使用血管紧张素转换酶抑制剂和血管紧张素Ⅱ受体阻滞剂。

2）解痉：首选硫酸镁治疗。硫酸镁是子痫治疗的一线药物，也是重度子痫前期预防子痫发作的预防用药。对于轻度子痫前期患者也可考虑应用硫酸镁。过量硫酸镁会使呼吸及心肌收缩功能受到抑制，可危及生命。用药前及用药中均应注意观察硫酸镁的不良反应，如膝反射、尿量和呼吸。发现镁中毒时，应立即停用硫酸镁并静脉缓慢注射10%葡萄糖酸钙10ml。

3）镇静。首选地西泮（安定）。硫酸镁治疗效果不佳者可选用冬眠合剂治疗。

4）扩容。子痫前期孕妇需要限制补液量以避免肺水肿，不推荐扩容治疗，除非有严重的体液丢失或高凝状态者。

5）利尿。子痫前期患者不主张常规应用利尿剂，利尿仅限于全身性水肿、急性心力衰竭、肾功能不全、肺水肿、脑水肿时，甘露醇主要用于脑水肿，甘油果糖适用于肾功能损伤的患者，严重低蛋白血症有腹腔积液者应补充蛋白质后再应用利尿剂。

6）适时终止妊娠：终止妊娠的方式：妊娠期高血压疾病患者，如无产科剖宫产指征，原则上考虑阴道试产。但如果不能短时间内阴道分娩，病情可能加重，可考虑放宽剖宫产指征。

终止妊娠的时机：①妊娠期高血压、轻度子痫前期孕妇可至37周以后；②重度子痫前期患者，26周前经治疗病情不稳定者建议终止妊娠。孕26~28周根据母胎情况决定是否期待治疗。孕28~34周，如病情不稳定，经积极治疗24~48小时病情仍加重，应终止妊娠；如病情稳定，可以考虑期待治疗，并建议转致具备早产儿救治能力的医疗机构。34周以上患者，胎儿成熟后可考虑终止妊娠。

（3）子痫：子痫发作时的紧急处理包括一般急诊处理，控制抽搐、控制血压，预防子痫复发以及实施终止妊娠等。一般急诊处理包括保持气道通畅，维持呼吸、循环功能稳定，密切观察生命体征、尿量等。避免声、光等刺激，预防坠地外伤、唇舌咬伤。必须要有专人护理，加用床档以防患者从床上跌落，还可在患者上、下臼齿之间放置一缠以纱布的压舌板，以防咬伤唇舌。硫酸镁是治疗子痫和预防复发的首选药物。子痫患者抽搐控制2小时后可考虑终止妊娠。

（二）妊娠期出血

妊娠期出血是产科的常见急症。妊娠早期出血以流产为常见，妊娠晚期出血以前置胎盘、胎盘早剥最为常见。其他如胎盘边缘血窦破裂、轮廓状胎盘、脐带帆状血管破裂等亦可引起出血。

1. 流产（abortion）　流产指妊娠不足28周或胎儿体重不足1 000g时而终止妊娠。发生在妊娠12周前的为早期流产；发生在妊娠12~28周者为晚期流产。流产又分为自然流产和人工流产。胚胎着床后31%发生自然流产，其中80%为早期流产，早期流产中约2/3为隐性流产。自然流产的发生率占全部妊娠的15%左右，多数为早期流产，又约75%发生在妊娠16周前。

（1）原因：流产原因较多，主要有以下几种。

1）胚胎因素：在早期流产中，染色体异常占50%~60%，且多为染色体数目异常，其次为结构异常。异常的胚胎发生流产时，流产排出物多为一空孕囊或已退化的胚胎。

2）母体因素：①全身性疾病：妊娠患全身疾病，如严重感染、高热疾病、严重贫血或心力衰竭、血栓性疾病、慢性消耗性疾病、慢性肝肾疾病或高血压等，有可能导致流产。TORCH感染虽对孕妇影响不大，但可感染胎儿导致流产；②生殖器官异常：子宫畸形（如双角子宫、纵隔子宫及子宫发育不良等）、盆腔肿瘤（如子宫肌瘤等）、宫腔粘连等均可影响胎儿的生长发育而致流产；③内分泌异常：黄体功能不全、甲状腺功能亢进或甲状腺功能低下、糖尿病血糖控制不良等均可导致孕妇发生流产；④创伤：妊娠期无论是严重的躯体（手术或撞击腹部）或心理（过度紧张、焦虑、恐惧等精神创伤）不良刺激均可导致流产。

3）父方因素：研究证明精子染色体异常可以导致自然流产。

4）免疫因素：胚胎及胎儿与母体之间存在着一种复杂而特殊的免疫学关系。母儿双方免疫不适应可引起母体对胎儿排斥而致流产。与流产有关的免疫因素主要有父方的组织相容性抗原、胎儿特异抗原、血型抗原、母体细胞免疫调节失调、母体封闭抗体缺乏等。

5）外界不良因素：可能导致流产的有害因素有化学因素（如镉、铅、有机汞、叶酸阻滞剂、DDT 等）、物理因素（如放射性物质、噪声及高温等）及吸烟、过量饮酒、毒瘾等不良行为。

（2）临床分型及诊断要点：流产的主要症状是停经后阴道流血和腹痛。早期流产往往先有出血而后出现腹痛，全程伴有阴道流血。晚期流产的过程与早产相似，先有腹痛，继之出现阴道流血。

1）先兆流产：先兆流产指在妊娠 28 周前出现少量阴道流血或（和）腹痛，但宫口未开、胎膜未破，妊娠物尚未排出，胚胎或胎儿仍然存活，妊娠仍有希望继续。检查时可以发现子宫大小与停经月份相符，妊娠试验结果为阳性，B 超检查可见有胎心搏动。

2）难免流产：先兆流产继续发展至不可避免时，称为难免流产。此时，阴道流血量增多，腹痛加剧或出现阴道流水（胎膜破裂）。妇科检查可以发现宫口已扩张，有时尚可见胚胎组织或胎囊堵塞于子宫颈口内，子宫大小与停经月份相符或略小。

3）不全流产：难免流产发展为不全流产时，妊娠物已部分排出体外，但仍有部分残留于宫腔内，多由难免流产发展而成。此时，阴道流血持续不止，甚至可能发生大出血而引起休克。妇科检查可以发现宫口已扩张，宫颈口有妊娠物堵塞及持续性血液流出，或部分妊娠物排入阴道内，子宫小于停经月份。

4）完全流产：妊娠物已完全排出称为完全流产。阴道流血逐渐停止，腹痛也随之消失。妇科检查可以发现子宫口关闭，子宫接近正常大小。

5）稽留流产：胚胎或胎儿在宫内已死亡尚未自然排出者，称为稽留流产。此时，早孕反应消失，腹部不再增大，胎动消失，不能闻及胎心。妇科检查可以发现子宫小于停经月份，B 超可协助诊断。

6）复发性流产：指同一性伴侣连续发生自然流产 3 次及 3 次以上者。早期复发性流产的原因多为黄体功能不足、甲状腺功能低下、胚胎染色体异常等。晚期复发性流产的常见原因为宫颈内口松弛、子宫畸形、子宫肌瘤、自身免疫异常、血栓前状态等。

（3）防治：为预防流产的发生，妊娠前应做好心理和生理准备，妊娠后及早建卡，及早进行第一次产前检查。有遗传性疾病家族史、高龄或不良孕产史者必须接受产前遗传咨询。孕妇在发生阴道流血时，应行妇科检查，通过 B 超鉴别流产的不同类型以正确处理，切忌盲目保胎。

1）先兆流产：发生先兆流产时，应卧床休息，禁性生活，必要时可服用对胎儿影响小的镇静剂。黄体功能不全者可用黄体酮治疗，此外可服用维生素 E、叶酸。定期行 B 超检查及血 β-HCG 测定，避免盲目保胎致稽留流产。

2）难免流产：难免流产一经确诊，应立即或及早使胚胎和胎盘组织完全排出。早期流产常用吸宫术，晚期流产吸宫及刮宫有困难者，可用缩宫素促进宫缩，使妊娠物排出，必要时行清宫术以清除残留的妊娠物。

3）不全流产：一经确诊应尽快清除宫腔内残留组织。出血时间长者应给予抗生素预防感染，出血多者应输血或输液。

4）完全流产：若无感染迹象不需特殊处理，以休息为主。

5）稽留流产：胎死宫内时间长者，先口服炔雌醇，提高子宫对缩宫素的敏感性，并在做好输液、输血准备的情况下，清除宫内物。一次不能刮净者，可于 5~7 天后再行刮宫，注意抗感染及防治凝血功能异常。

6）复发性流产：针对导致流产的原因进行治疗。宫颈内口松弛者可于妊娠14~18周行子宫颈口环扎术，分娩发动前拆除缝线；黄体功能不全者可用黄体酮、中药保胎，同时服用复合维生素等。

2. 异位妊娠　异位妊娠指孕卵在子宫腔外着床，包括输卵管妊娠、卵巢妊娠、腹腔妊娠、宫颈妊娠及子宫残角妊娠等。最常见的异位妊娠为输卵管妊娠，约占异位妊娠的95%左右。在输卵管妊娠中孕卵可种植在输卵管的任何部位，最常见的为壶腹部。

（1）病因：任何因素促使受精卵运行迟缓，干扰受精卵的发育，阻碍受精卵及时进入宫腔，都可导致异位妊娠。

1）慢性输卵管炎：输卵管黏膜炎严重时可引起管腔闭塞而致不孕，轻者输卵管管腔虽通但不畅，或纤毛受损影响受精卵运行；输卵管周围炎致输卵管粘连、扭曲、蠕动减弱，管腔受压影响受精卵运行，均可致孕卵着床于输卵管。

2）输卵管发育异常：输卵管过长，肌层发育差，黏膜纤毛缺乏等。

3）输卵管手术后：输卵管结扎术或输卵管电凝等形成的输卵管瘘管以及输卵管成形术、输卵管再造术等均可造成管腔狭窄而致输卵管妊娠。

4）输卵管周围肿瘤：子宫肌瘤、卵巢肿瘤均能压迫输卵管，造成输卵管扭曲移位，管腔变窄，而致输卵管妊娠。

5）其他：输卵管子宫内膜异位症可增加受精卵在输卵管着床的可能性。宫内节育器避孕失败、口服紧急避孕药失败发生异位妊娠的机会较大。

（2）临床表现：与病变部位、流产或破裂与否、出血量多少及出血速度有关。在输卵管妊娠早期，未发生流产或破裂，常无特殊临床表现，其过程与早孕或先兆流产相似。

1）症状：除输卵管间质的异位部妊娠停经时间较长外，多有6~8周停经史。腹痛是输卵管妊娠患者就诊的主要症状。输卵管妊娠患者发生流产或破裂前，由于胚胎在输卵管内逐渐增大，使输卵管膨胀，常表现为一侧下腹部隐痛或酸胀。发生流产或破裂后，患者常感下腹部撕裂样痛，并伴有恶心、呕吐。胚胎死亡后常有不规则阴道流血，色暗红或深褐，量少，一般不超过月经量。由于腹腔内急性出血及剧烈腹痛，轻者出现晕厥，重者出现休克。

2）体征：腹腔内出血较多时，患者可出现面色苍白、脉快而细弱、血压下降等休克表现。腹部检查时下腹有明显压痛及反跳痛，尤以患侧为主。妇科检查时阴道内常有少量来自宫腔的血液，子宫一侧或后方可触及肿块，其大小、形状、质地常有变化，边界多不清楚，触痛明显。输卵管妊娠流产或破裂者，阴道后穹隆饱满，有触痛，宫颈举痛明显。

（3）诊断：输卵管妊娠发生流产或破裂后，诊断多无困难。输卵管妊娠尚未发生流产或破裂时，由于临床表现不明显，诊断较困难，往往需要辅助检查，方能确诊。主要检查手段有。

1）阴道后穹隆穿刺：是一种简单可靠的方法，适用于怀疑有腹腔内出血的患者。抽出暗红色不凝血，说明有血腹症存在。陈旧性异位妊娠，可抽出小血块或不凝固的陈旧血液。值得注意的是，穿刺阴性不能排除输卵管妊娠。

2）妊娠试验或血β-HCG测定：阳性者在排除宫内孕后，可帮助诊断；阴性者不能完全排除异位妊娠，尤其是陈旧性宫外孕。

3）B超．B超对异位妊娠诊断必不可少，还有助于明确异位妊娠部位和大小。阴道超声检查较腹部超声检查准确性高，主要可协助诊断宫腔内有无孕囊存在。如果一侧附件有低回声区，见妊娠囊及原始心管搏动，可诊断异位妊娠。

4）诊断性刮宫：很少应用，适用于不能存活宫内妊娠的鉴别诊断和超声检查不能确定妊娠部位者。

5）腹腔镜检查：是异位妊娠诊断的金标准，适用于输卵管妊娠流产或破裂前及原因不明急腹症的诊断。异位妊娠未破裂型，可见一侧输卵管肿大，表面呈蓝紫色，腹腔内无出血或有少量出血。

（4）防治：育龄妇女应做好计划生育，选择安全可靠的避孕措施，减少人工流产及感染的机会，积极防治生殖道感染及其损伤。一旦停经或出现不规则阴道流血，不论是否伴有腹痛，均应及早到医院就诊，明确原因，早期治疗。输卵管妊娠流产或破裂属于急腹症，严重的内出血可危及妇女生命，一经诊断应立即手术迅速止血。伴有休克者，在输液、输血抗休克的同时进行手术。一般采用输卵管切除术，必要时行对侧输卵管结扎术。对于病情较稳定或迫切要求保留生育能力者，在病情允许的情况下可以用药物保守治疗。

3. 前置胎盘　妊娠 28 周后胎盘附着于子宫下段，下缘达到或覆盖子宫颈内口，其位置低于胎儿先露部，称为前置胎盘。按胎盘与宫颈口的关系，分为完全性、部分性、边缘性前置胎盘三型。我国的统计资料表明，前置胎盘的发生率 0.24%~1.57%，国外报道为 0.50%。

（1）对母婴的影响：对母亲的影响主要是反复失血引起贫血，甚至失血过多发生休克。由于母亲失血过多致胎儿宫内缺氧甚至死亡，如大量出血时为保证母亲安全被迫提早分娩，围生儿死亡率高。

（2）病因

1）子宫内膜病变与损伤：孕妇曾有多次刮宫、流产、产褥感染、剖宫产、子宫手术史者，尤其伴有子宫内膜炎或损伤者易形成前置胎盘。另据报道，前置胎盘患者再次妊娠时复发率为 4%~8%。

2）胎盘面积过大：双胎、多胎、母儿血型不合时胎盘面积过大，可延伸至子宫下段形成前置胎盘。其中，双胎并发前置胎盘的发生率较单胎妊娠高 1 倍。

3）胎盘异常：主要是指副胎盘，通常情况下胎盘在子宫体部，而副胎盘则可达子宫下段近宫颈内口处。

4）吸烟、吸毒、辅助生殖技术受孕、子宫形态异常、妊娠中期 B 超检查提示胎盘前置状态等为高危人群。

（3）分类：依据胎盘下缘和宫颈内口的关系，分为以下 3 种类型。

1）中央性前置胎盘：宫颈内口全部被胎盘组织所覆盖。

2）部分性前置胎盘：宫颈内口部分被胎盘组织所覆盖。

3）边缘性前置胎盘：胎盘下缘附着于子宫下段，下缘达到宫颈内口，但不超越宫颈内口。

（4）诊断

1）病史：妊娠晚期或临产时突然发生无痛性阴道流血，既往有多次刮宫、分娩史，子宫手术史，孕妇不良生活习惯，辅助生殖技术或高龄孕妇，双胎等病史，应考虑为前置胎盘。若出血早、量多，则完全性前置胎盘的可能性很大。

2）体征：根据失血量而不同，多次出血，呈贫血貌，急性大量出血，可发生休克。检查腹部可发现：子宫软，无宫缩，无压痛；子宫大小与孕周相符，可伴有胎位不正、胎先露高浮、胎心音改变等。

3）症状：妊娠晚期无痛性反复阴道出血，出血量逐次增多。中央性前置胎盘出血最早，更凶猛，往往在妊娠 28~30 周发生；边缘性前置胎盘可在妊娠 37~40 周，甚至临产后发生出血，量也比较少；部分性前置胎盘出血时间介于两者之间。

4）辅助诊断：主要是 B 超诊断。由于其安全无创伤及准确性高，成为诊断前置胎盘最常用的方法，基本取代了传统的阴道检查方法。腹部超声检查应适当充盈膀胱，以较好地暴露子宫颈内口，但不可过度充盈。检查后壁附着的胎盘时，可将胎儿先露部向宫底方向轻推，或孕妇取头低臀高位，使胎儿先露远离子宫颈内口，通过超声易见到胎盘下缘。如在胎儿先露部与子宫内口之间见到有丰富血窦的胎盘组织，即可做出诊断。伴有出血时，可见到出血暗区存在。

近年来，国内外均开展了阴道超声检查，具有不需充盈膀胱及不需上推胎先露的优点，诊断符合率更高，但在已有阴道流血时应谨慎使用。

（5）防治：育龄妇女应做好计划生育工作，防止多产，避免多次刮宫。妊娠期发生出血均需及时就医，及时诊断后正确处理。妊娠期常规 B 超检查至少 3 次，及早了解胎盘和宫颈内口的关系，并动态随访。

前置胎盘处理的原则是止血补血。应根据流血量、有无休克、妊娠周数、产次、胎位、胎儿是否存活、是否临产、前置胎盘类型等情况综合做出决定。

1）期待疗法：目的是在保证孕妇安全的前提下保胎。适用于妊娠 34 周以前或胎儿体重 <2 000g，阴道出血不多，患者一般情况良好，胎儿存活的前置胎盘患者。

2）终止妊娠：终止妊娠指征为孕妇反复发生多量出血甚至休克，无论胎儿成熟与否，为了孕妇安全应终止妊娠；孕 36 以上；胎儿肺成熟者；孕 34~36 周出现胎儿宫内窘迫征象，经促胎肺成熟处理后；胎儿已死亡或出现难以存活的畸形等。剖宫产术可以迅速结束分娩，于短时间内娩出胎儿，对母儿均较安全。剖宫产指征：完全性前置胎盘，持续大量阴道流血；部分性或边缘性前置胎盘出血量较多，先露高浮，胎龄达妊娠 36 周以上，短时间内不能分娩，有胎心、胎位异常者。

3）紧急情况转诊时的处理：如果患者阴道流血多，怀疑凶险性前置胎盘，当地无医疗条件处理应转诊。孕妇立即取左侧卧位、吸氧、静脉滴注或输血、止血、抑制宫缩，由有经验的医师护送，迅速转诊到上级医疗机构。途中严密监护患者的生命体征、出血量、胎心等。

4. 胎盘早剥　在妊娠 20 周后至胎儿娩出前，正常位置的胎盘部分或全部从子宫壁剥离，称胎盘早剥。往往起病急，进展快，如果处理不及时，可危及母儿生命，是严重威胁母儿生命的妊娠晚期并发症之一。胎盘早剥的发生率国内报道为 0.46%~2.10%，造成的围生儿死亡率达 20%~35%。

（1）病因

1）血管病变：胎盘早剥的孕妇常并发重度子痫前期、慢性高血压、慢性肾脏疾病或已有全身血管病变者。

2）机械性因素：外伤（特别是腹部直接受撞击或摔倒后腹部直接触地等）、脐带过短或脐带绕颈、在分娩过程中胎先露部下降均可能促使胎盘早剥。另外，双胎妊娠的第一个胎儿娩出过快以及羊水过多破膜时羊水流出过快，使子宫内压骤然降低，子宫突然收缩，也可导致胎盘自子宫壁剥离。

3）子宫静脉压突然升高：妊娠晚期或临产后，孕产妇长时间取仰卧位时可发生仰卧位低血压综合征。此时由于巨大的妊娠子宫压迫下腔静脉，使回心血量减少，血压下降；而子宫静脉淤血，静脉压升高，引起蜕膜静脉床淤血或破裂，也可导致部分或全部胎盘从子宫壁剥离。

（2）临床表现

1）Ⅰ度胎盘早剥：以外出血为主，胎盘剥离面积不超过胎盘面积的 1/3，多见于分娩期。主要症状为阴道流血，出血量一般不多，常无腹痛或轻度腹痛。

2）Ⅱ度胎盘早剥：胎盘剥离面积约 1/3，常有突发的持续性腹痛、腰酸或腰背痛。无阴道流血或阴道流血不多，贫血程度与阴道流血量不符。腹部检查见子宫大于妊娠孕周，宫底随胎盘后血肿增大而升高。

3）Ⅲ度胎盘早剥：胎盘剥离面积超过 1/2，可出现恶心、呕吐、面色苍白、四肢湿冷、脉搏细数、血压下降等休克症状，且休克程度大多与母血丢失成正比。腹部检查见子宫硬如板状，宫缩间歇时不能松弛，胎位扪不清，胎心消失。

（3）诊断

1）询问病史：了解有无危险因素。

2）临床表现：怀疑胎盘早剥时，应当在腹部体表画出子宫高度，以便观察。Ⅰ度胎盘早剥临床表现不明显，依靠超声检查确诊；Ⅱ度和Ⅲ度胎盘早剥症状和体征比较典型，诊断多无困难。

3）超声检查：B 超最早出现的征象是底蜕膜区回声带消失，胎盘与子宫壁间界限不清；典型的胎盘早剥在胎盘与子宫壁间可出现液性暗区，提示胎盘后血肿存在，必须注意 B 超阴性不能排除胎盘早剥，尤其是子宫后壁的胎盘，仍需严密观察和随诊。

（4）防治：应加强产前检查，积极防治妊娠期高血压疾病、慢性高血压、慢性肾炎。妊娠期避免长时间仰卧与外伤，避免宫内压骤减。处理羊水过多或在多胎分娩时，避免宫腔压力骤减，放羊水或娩出第一个胎儿时速度要慢。

胎盘早剥处理的原则是早期识别、积极处理休克、迅速终止妊娠，控制弥散性血管内凝血（DIC），减少并发症。

1）纠正休克：建立静脉通道，迅速补充血容量，改善血液循环。

2）及时终止妊娠：①剖宫产适用于Ⅰ度胎盘早剥，出现胎儿宫内窘迫现象；Ⅱ度胎盘早剥，不能短时间内结束分娩者；Ⅲ度胎盘早剥，产妇病情恶化，胎儿已死，不能立即分娩者；破膜后产程无进展者。发现有子宫胎盘卒中，在按摩子宫同时，可以用热水纱垫湿敷子宫，多数子宫收缩转佳。若发生难以控制的大量出血，应快速输入新鲜血、凝血因子，行子宫切除术。②阴道分娩适用于：Ⅰ度胎盘早剥，一般情况良好，病情较轻，以外出血为主，宫口已经扩张，估计短时间内可以结束分娩者。产程中应密切观察心率、血压、宫底高度、阴道流血量以及胎儿宫内状况，发现异常征象，应行剖宫产术。

（三）早产

早产指妊娠在 28 足周至不满 37 足周结束，此时娩出的新生儿称早产儿，体重一般<2 500g，发育尚不够成熟。早产时易发生新生儿肺透明膜病、肺炎、出血、智力发育不全以及新生儿死亡。据统计，国内早产占分娩总数的 5%~15%，其中约 15%的早产儿于新生儿期死亡；8%虽然能存活，但常遗留智力障碍或神经系统后遗症。75%以上的围生儿死亡与早产有关。

1. 病因

（1）孕妇因素

1）孕产史：初产妇分娩次数≥3 次者易发生早产；有早产、晚期流产史者易发生早产，再发早产是无早产史者的 2 倍；妊娠间隔不到 2 年者易早产。

2）孕妇合并急、慢性疾病：如病毒性肝炎、急性肾盂肾炎、急性阑尾炎、严重贫血、慢性肾炎、心脏病、性传播疾病及重度营养不良等，孕妇早产的发生率增加。

3）子宫畸形：包括双子宫、双角子宫、纵隔子宫等；宫颈内口松弛与子宫肌瘤等皆可引发早产。

4）妊娠期疾病：孕妇患有重度子痫前期、子痫、产前出血等产科疾病以及合并内外科疾病，因病情需要，必须提前终止妊娠者。

5）其他：此次为多胎妊娠、胎儿及羊水量异常、宫颈长度过短，孕妇年龄过小或过大、过度消瘦、有宫颈手术史、有烟酒嗜好或吸毒等。

（2）胎儿、胎盘因素：如多胎、胎儿畸形；羊水过多、胎膜早破；宫内感染；胎盘功能不全；前置胎盘、胎盘早剥等。

2. 临床表现及诊断

（1）早产临产：妊娠满 28 周至不到 37 足周，出现规律宫缩，每 20 分钟 4 次或每 60 分钟内 8 次，同时宫颈管进行性缩短，宫颈缩短 80%以上，伴有宫口扩张。

（2）先兆早产：妊娠满 28 周至不到 37 足周，孕妇虽然有上述规律宫缩，但宫口未扩张，经阴道超声测量宫颈长度<20mm 者。

3. 预防　计划妊娠，避免在年龄过大或过小、生育间隔过短、多胎妊娠，禁烟酒，控制好如高血压、糖尿病、甲状腺功能亢进症等原发病，进行孕前保健。加强妊娠期保健，指导妊娠期营养和卫生。妊娠晚期应禁止性生活，防止胎膜早破和绒毛膜羊膜炎。对有早产高危因素及早产倾向者应重点管理：嘱其注意休息，适当减少劳动和活动，必要时给予抑制宫缩等处理；积极防治贫血、心脏病、肝炎等；积极纠正胎位异常；对有早产先兆者应积极抑制宫缩；对宫颈功能不全的孕妇，应于妊娠 12～14 周行子宫颈内口缝扎术。

4. 处理

（1）先兆早产及早产的保胎治疗

1）卧床休息：一般取侧卧位，以改善胎盘功能，抑制宫缩。

2）药物抑制宫缩：目的是防止即刻早产，为完成促胎肺成熟治疗，以及转运孕妇到有早产儿抢救条件的医院分娩，赢得时间。死胎、严重胎儿畸形、重度子痫前期、子痫、绒毛膜羊膜炎等不使用宫缩抑制剂。

3）应用硫酸镁：妊娠 32 周前早产常规应用硫酸镁作为胎儿中枢神经系统保护剂治疗，应用硫酸镁时间不超过 48 小时。

4）促胎肺成熟：所有妊娠 28～34 周先兆早产应给予一个疗程糖皮质激素促胎肺成熟，主要药物是倍他米松和地塞米松，两者效果相当。地塞米松 6mg 肌内注射，12 重复一次，共 4 次。若早产临床，来不及完成整疗程，也应给药。

（2）早产的处理

1）早产儿尤其是小于 32 周的早产儿需要良好的新生儿救治条件，故对有条件者可转到有早产儿救治能力的医院分娩。

2）产程中加强监护，不提倡常规会阴侧切，也不提倡没有指征地应用产钳，早产儿出生后适当延长 30～120 秒后断脐，可以减少新生儿输血的需要，减少新生儿脑室内出血的发生。

3）早产儿的处理：出生后应立即擦干全身的羊水，减少散热，防止新生儿硬肿症的发生。尽早开奶和母乳喂养可防止坏死性小肠炎、新生儿低血糖等，并可增强早产儿的抵抗力。

（四）胎膜早破

临产前胎膜自然破裂，称胎膜早破。根据孕周的不同，可将胎膜早破分为：①足月妊娠胎膜早破（PROM）：胎膜破裂至自然临产的时间一般较短，70%可在 24 小时内临产，母儿预后较佳；②未足月胎膜早破（PPROM）：孕周越小，围生儿预后越差，孕产妇和胎儿感染率和围产儿死亡率显著上升。

1. 危险因素

（1）宫腔内压力不均或压力过高：胎位异常，如臀位，尤其是足先露、横位易发生胎膜早破；头盆不称，胎头高浮时，胎先露未能很好地衔接，前羊水囊内压力不均，也易发生胎膜早破；双胎、羊水过多、过多负重、剧烈咳嗽也可使宫腔内压力剧增，超过胎膜及宫颈承受能力时可发生胎膜早破。

（2）羊绒毛膜炎或胎膜发育不良：病原微生物通过上行感染侵入胎膜或经血行播散到子宫发生绒毛膜羊膜炎，胎膜变脆，局部产生大量过氧化物酶，使胎膜承受力变弱而易破裂。

（3）宫颈内口功能不全：孕妇因强行扩张宫颈或因胎位不正、巨大儿造成宫颈裂伤而未得到及时修补，在下次妊娠时易发生胎膜早破和早产，多见于经产妇，尤其是年龄较大、宫颈弹性较差者。宫颈过短或宫颈锥切后，胎膜接近阴道，缺乏宫颈黏液保护，易受病原微生物感染，导致胎膜早破。

（4）机械性刺激：妊娠晚期性交的刺激及精液中前列腺素诱发的宫缩，妊娠晚期盆腔检查，腹部受撞击，腹部外倒转术，胎儿镜、羊膜镜操作均可造成胎膜早破。

2. 诊断

（1）病史：孕妇主诉突然有水自阴道流出，并湿透内裤或床单，表现为持续少量地流水或间歇性流水，常于咳嗽、排尿、屏气时发生，有的仅为一次性、突发性的流水或仅感外阴较平时湿润。

（2）检查：阴道流出的液体混有胎脂颗粒或胎粪即可诊断。不能诊断者，可进行以下检查。

1）阴道液酸碱度测定：平时阴道液的 pH 值为 4.5~5.5，羊水的 pH 值为 7.0~7.5，尿液为 5.5~6.5。以 pH 试纸测试，阴道液偏碱性（pH≥6.5）时，视为阳性，胎膜早破的可能性很大。

2）羊水结晶试验：取后穹隆液体涂片，干燥后镜检，见到羊齿状结晶，提示胎膜已破。

3）B 超或羊膜镜检查：B 超发现羊水量明显减少可以协助诊断。尤其是用羊膜镜直接见到胎儿毛发或胎儿其他部位即可诊断。

3. 预防　积极预防和治疗下生殖道感染，重视孕期卫生指导，注意营养平衡；妊娠后期禁止性生活；妊娠期避免负重及腹部受撞击；宫颈内口松弛者，应卧床休息，并于妊娠 14 周左右施行宫颈环扎术。

4. 处理

（1）妊娠足月或近足月的胎膜早破（孕周≥36 周）：随着破膜时间的延长，宫内感染的风险显著增加。无剖宫产指征者应在破膜后 2~12 小时内积极引产。良好的规律宫缩引产至少 12~18 小时，如仍在潜伏期才考虑引产失败。

（2）未足月胎膜早破：根据孕周、有无感染、胎儿宫内情况、当地的医疗属片及孕妇和家属意愿等综合分析，选择保守治疗或终止妊娠。

1）保守治疗：对妊娠 28~33 周无继续妊娠禁忌，应保胎、延长孕周至 34 周，保胎过程中给予糖皮质激素和抗生素治疗，密切监测母胎状况。

过去一致认为，28 孕周之前的新生儿难以存活，主张放弃保胎。随着对极低体重儿护理质量的提高，已有极低体重儿存活的报道，可以根据孕妇和家属意愿决定是否保胎治疗。

2）终止妊娠：无论任何孕周，明确诊断的宫内感染、胎儿窘迫或胎盘早剥者应及时终止妊娠。孕 35 周后，90% 以上胎儿肺已经成熟，新生儿 RDS 的发生率显著下降，应终止妊娠。

第 6 部分

放 射 医 学

第一章　X 线成像

第一节　X 线成像的基本原理与设备

一、X 线的产生特性

（一）X 线的产生

1895 年，德国科学家伦琴发现了具有很高能量，肉眼看不见，但能穿透不同物质，能使荧光物质发光的射线。因为当时对这个射线的性质还不了解，所以称为 X 射线，为纪念发现者，后来也称为伦琴射线，现简称 X 线（X-ray）。

一般说，高速行进的电子流被物质阻挡即可产生 X 线。具体说，X 线是在真空管内高速行进成束的电子流撞击钨（或钼）靶时产生的。因此，X 线发生装置主要包括 X 线管、变压器和操作台。X 线管为一高真空的二极管，杯状的阴极内装着灯丝；阳极由呈斜面的钨靶和附属散热装置组成。变压器为提供 X 线管灯丝电源和高电压而设置。一般前者仅需 12V 以下，为一降压变压器；后者需40~150kV（常用为 45~90kV）为一升压变压器。操作台主要为调节电压、电流和曝光时间而设置，包括电压表、电流表、时计、调节旋钮和开关等。在 X 线管、变压器和操作台之间以电缆相连。X 线的发生程序是接通电源，经过降压变压器，供 X 线管灯丝加热，产生自由电子并云集在阴极附近。当升压变压器向 X 线管两极提供高压电时，阴极与阳极间的电势差陡增，处于活跃状态的自由电子，受强有力的吸引，使成束的电子以高速由阴极向阳极行进，撞击阳极钨靶原子结构。此时发生了能量转换，其中约 1% 以下的能量形成了 X 线，其余 99% 以上则转换为热能。前者主要由 X 线管窗口发射，后者由散热设施散发。

（二）X 线的特性

X 线是一种波长很短的电磁波。波长范围为 0.0006~50nm。目前 X 线诊断常用的 X 线波长范围为 0.008~0.031nm（相当于 40~150kV 时）。在电磁辐射谱中，居 γ 射线与紫外线之间，比可见光的波长要短得多，肉眼看不见。

除上述一般物理性质外，X 线还具有以下几方面与 X 线成像相关的特性：

1. 穿透性　X 线波长很短，具有很强的穿透力，能穿透一般可见光不能穿透的各种不同密度的物质，并在穿透过程中受到一定程度的吸收，即衰减。X 线的穿透力与 X 线管电压密切相关，电压愈高，所产生的 X 线的波长愈短，穿透力也愈强；反之，电压低，所产生的 X 线波长愈长，其穿透力也弱。另一方面，X 线的穿透力还与被照体的密度和厚度相关。X 线穿透性是 X 线成像的基础。

2. 荧光效应　X 线能激发荧光物质（如硫化锌镉及钨酸钙等），产生肉眼可见的荧光。即 X 线作用于荧光物质，使波长短的 X 线转换成波长长的荧光，这种转换叫做荧光效应。这个特性是进行透视检查的基础。

3. 摄影效应　涂有溴化银的胶片，经 X 线照射后，可以感光，产生潜影，经显、定影处理，感光的溴化银中的银离子（Ag^+）被还原成金属银（Ag），并沉淀于胶片的胶膜内。此金属银的微粒，在胶片上呈黑色。而未感光的溴化银，在定影及冲洗过程中，从 X 线胶片上被洗掉，因而显出胶片片基的透明本色。依金属银沉淀的多少，便产生了黑和白的影像。所以，摄影效应是 X 线成像的基础。

4. 电离效应　X 线通过任何物质都可产生电离效应。空气的电离程度与空气所吸收 X 线的量成正比，因而通过测量空气电离的程度可计算出 X 线的量。X 线进入人体，也产生电离作用，使人体产生生物学方面的改变，即生物效应。它是放射防护学和放射治疗学的基础。

二、X 线成像的基本原理

X 线之所以能使人体在荧屏上或胶片上形成影像，一方面是基于 X 线的特性，即穿透性、荧光效应和摄影效应；另一方面是基于人体组织有密度和厚度的差别。由于存在这种差别，当 X 线透过人体各种不同组织结构时，被吸收的程度不同，所以到达荧屏或胶片上的 X 线量有差异。这样，在荧屏或 X 线上就形成黑白对比不同的影像。

因此，X 线影像的形成，应具备以下三个基本条件：首先，X 线应具有一定的穿透力，这样才能穿透照射的组织结构；第二，被穿透的组织结构，必须存在着密度和厚度的差异，这样，在穿透过程中被吸收后剩余下来的 X 线量，才会是有差别的；第三，有差别的剩余 X 线仍是不可见的，还必须经过显像，例如经 X 线片、荧屏或电视屏显示才能获得具有黑白对比、层次差异的 X 线影像。

人体组织结构是由不同元素所组成，依各种组织单位体积内各元素量总和的大小而有不同的密度。人体组织结构的密度可归纳为三类：属于高密度的有骨组织和钙化灶等；中等密度的有软骨、肌肉、神经、实质器官、结缔组织以及体内液体等；低密度的有脂肪组织以及存在于呼吸道、胃肠道、鼻窦和乳突内的气体等。当强度均匀的 X 线穿透厚度相等的不同密度组织结构时，由于吸收程度不同，在 X 线片上或荧屏上将出现、具有黑白（或明暗）对比、层次差异的 X 线影像。在人体结构中，胸部的肋骨密度高，对 X 线吸收多，照片上呈白影；肺部含气体密度低，X 线吸收少，照片上呈黑影。

X 线穿透低密度组织时，被吸收少，剩余 X 线多，使 X 线胶片感光多，经光化学反应还原的金属银也多，故 X 线胶片呈黑影；使荧光屏产生荧光多，故荧光屏上也就明亮，高密度组织则恰相反。病理变化也可使人体组织密度发生改变。例如，肺结核病变可在原属低密度的肺组织内产生中等密度的纤维性改变和高密度的钙化灶。在胸片上，于肺影的背景上出现代表病变的白影。因此，不同组织密度的病理变化可产生相应的病理 X 线影像。

人体组织结构和器官形态不同，厚度也不一致。其厚与薄的部分，或分界明确，或逐渐移行。厚的部分，吸收 X 线多，透过的 X 线少，薄的部分则相反，因此，X 线投影可有不同表现。在 X 线片和荧屏上显示出的黑白对比和明暗差别以及由黑到白和由明到暗，其界线呈比较分明或渐次移行，都是与它们厚度间的差异相关的。

密度和厚度的差别是产生影像对比的基础，是 X 线成像的基本条件。应当指出，密度与厚度在成像中所起的作用要看哪一个占优势。例如，在胸部，肋骨密度高但厚度小，而心脏大血管密度虽低，但厚度大，因而心脏大血管的影像反而比肋骨影像白。同样，胸腔大量积液的密度为中等，但因厚度大，所以其影像也比肋骨影像为白。需要指出，人体组织结构的密度与 X 线片上的影像密度是两个不同的概念。前者是指人体组织中单位体积内物质的质量，而后者则指 X 线片上所示影像的黑白。但是物质密度与其本身的比重成正比，物质的密度高，比重大，吸收的 X 线量多，影像在照片上呈白影；反之，物质的密度低，比重小，吸收的 X 线量少，影像在照片上呈黑影。因此，照片上的白影与黑影，虽然也与物体的厚度有关，却可反映物质密度的高低。在术语中，通常用密度的高与低表达影像的白与黑。例如用高密度、中等密度和低密度分别表达白影、灰影和黑影，并表示物质密度。人体组织密度发生改变时，则用密度增高或密度减低来表达影像的白影与黑影。

三、X 线成像设备

X 线机包括 X 线管及支架、变压器、操作台以及检查床等基本部件。20 世纪 60 年代以来，影像增强和电视系统技术的应用，使它们逐渐成为新型 X 线机的主要部件之一。为了保证 X 线摄影质量，新型 X 线机在摄影技术参数的选择、摄影位置的校正方面，都更加计算机化、数字化、自动化。为了适应影像诊断学专业的发展，近 30 多年来，除通用型 X 线机以外，又开发了适用于心血管、胃肠道、泌尿系统、乳腺及介入放射、儿科、手术室等专用的 X 线机。

第二节　X 线图像特点

X 线图像是 X 线束穿透某一部位的不同密度和厚度组织结构后的投影总和，是该穿透路径上各层投影相互叠加在一起的影像。正位 X 线投影中，它既包括有前部，又有中部和总后的组织结构。重叠的结果，能使体内某些组织结构的投影因累积增益而得到很好的显示，也可使体内另一些组织结构的投影因减弱抵消而较难或不能显示。

由于 X 线束是从 X 线管向人体作锥形投射，因此，将使 X 线影像有一定程度放大并产生伴影。伴影使 X 线影像的清晰度减低。处于中心射线部位的 X 线影像，虽有放大，但仍保持被照体原来的形状，并无图像歪曲或失真；而边缘射线部位的 X 线影像，由于倾斜投射，对被照体则既有放大，又有歪曲。

第三节　X 线检查技术

X 线图像是由从黑到白不同灰度的影像所组成。这些不同灰度的影像反映了人体组织结构的解剖及病理状态。这就是赖以进行 X 线检查的自然对比。对于缺乏自然对比的组织或器官，可人为地引入一定量的在密度上高于或低于它的物质，便产生人工对比。因此，自然对比和人工对比是 X 线检查的基础。

一、普通检查　包括荧光透视和摄影

1. 荧光透视（fluoroscopy，透视）　为常用 X 线检查方法。由于荧光亮度较低，因此透视一般须在暗室内进行。透视前须对视力行暗适应。采用影像增强电视系统，影像亮度明显增强，效果更好。透视的主要优点是可转动患者体位，改变方向进行观察；了解器官的动态变化，如心、大血管搏动，膈运动及胃肠蠕动等；透视的设备简单，操作方便，费用较低，可立即得出结论等。主要缺点是荧屏亮度较低，影像对比度及清晰度较差，难以观察密度与厚度差别较少的器官以及密度与厚度较大

的部位。例如头颅、腹部、脊柱、骨盆等部位均不适宜透视。另外，缺乏客观记录也是一个重要缺点。

2. X 线摄影（radiography）　所得照片常称平片（plain film）。这是应用最广泛的检查方法。优点是成像清晰，对比度及清晰度均较好；不难使密度、厚度较大或密度、厚度差异较小部位的病变显影；可作为客观记录，便于复查时对照和会诊。缺点是每一照片仅是一个方位和一瞬间的 X 线影像，为建立立体概念，常需作互相垂直的两个方位摄影，例如正位及侧位；对功能方面的观察，不及透视方便和直接；费用比透视稍高。

这两种方法各具优缺点，互相配合，取长补短，可提高诊断的正确性。

二、特殊检查

1. 体层摄影（tomography）　普通 X 线片是 X 线投照路径上所有影像重叠在一起的总和投影。一部分影像因与其前、后影像重叠，而不能显示。体层摄影则可通过特殊的装置和操作获得某一选定层面上组织结构的影像，而不属于选定层面的结构则在投影过程中被模糊掉。体层摄影常用于明确平片难以显示、重叠较多和处于较深部位的病变。多用于了解病变内部结构有无破坏、空洞或钙化，边缘是否锐利以及病变的确切部位和范围；显示气管、支气管腔有无狭窄、堵塞或扩张；配合造影检查以观察选定层面的结构与病变。

2. 软线摄影　采用能发射软 X 线的钼靶管球，用以检查软组织，特别是乳腺的检查。

3. 其他　特殊检查方法还有①放大摄影，采用微焦点和增大人体与照片距离以显示较细微的病变；②荧光摄影，荧光成像基础上进行缩微摄片，主要用于集体体检；③记波摄影，采用特殊装置以波形的方式记录心、大血管搏动，膈运动和胃肠蠕动等。

三、造影检查

人体组织结构中，有相当一部分，只依靠它们本身的密度与厚度差异不能在普通检查中显示。此时，可以将高于或低于该组织结构的物质引入器官内或周围间隙，使之产生对比以显影，即造影检查。引入的物质称为造影剂（contrast media）。造影检查的应用，显著扩大了 X 线检查的范围。

（一）造影剂

按密度高低分为高密度造影和低密度造影剂两类。

1. 高密度造影剂　为原子序数高、比重大的物质。常用的有钡剂和碘剂。

钡剂为医用硫酸钡粉末，加水和胶配成。根据检查部位及目的，按粉末微粒大小、均匀性以及用水和胶的量配成不同类型的钡混悬液，通常以重量/体积之比来表示浓度。硫酸钡混悬液主要用于食管及胃肠造影，并可采用钡气双重对比检查，以提高诊断质量。

碘剂种类繁多，应用很广，分有机碘和无机碘制剂两类。有机碘水剂类造影剂注入血管内以显示器官和大血管，已有数十年历史，且成为常规方法。它主要经肝或肾从胆道或泌尿道排出，因而广泛用于胆管及胆囊、肾盂及尿路、动脉及静脉的造影以及作 CT 增强检查等。20 世纪 70 年代以前均采用离子型造影剂。这类高渗性离子型造影剂可引起血管内液体增多和血管扩张，肺静脉压升高，血管内皮损伤及神经毒性较大等缺点，使用中可出现不良反应。20 世纪 70 年代并发出非离子型造影剂，它具有相对低渗性、低黏度、低毒性等优点，大大降低了不良反应，适用于血管、神经系统及造影增强 CT 扫描。可惜费用较高，目前尚难以普遍使用。

上述水溶性碘造影剂有以下类型：①离子型，以泛影葡胺（urografin）为代表；②非离子型以碘苯六醇（iohexol）、碘普罗胺（iopromide）碘必乐（iopamidol）为代表；③非离子型二聚体，以碘曲仑（iotrolan）为代表。

无机制碘剂当中，布什化油（lipoidol）含碘40%，常用于支气管、瘘管子宫输卵管造影等。碘化油造影后吸收极慢，故造影完毕应尽可能吸出。

脂肪酸碘化物的碘苯酯（pantopaque），可注入椎管内作脊髓造影，但近来已用非离子型二聚体碘水剂。

2. 低密度造影剂　为原子序数低、比重小的物质。目前应用于临床的有二氧化碳、氧气、空气等。在人体内二氧化碳吸收最快，空气吸收最慢。空气与氧气均不能注入正在出血的器官，以免发生气栓，可用于蛛网膜下隙、关节囊、腹腔、胸腔及软组织间隙的造影。

（二）造影方式

有以下两种方式。

1. 直接引入　包括①口服法：食管及胃肠钡餐检查；②灌注法：钡剂灌肠，支气管造影，逆行胆道造影，逆行泌尿道造影，瘘管、脓腔造影及子宫输卵管造影等；③穿刺注入法：可直接或经导管注入器官或组织内，如心血管造影，关节造影和脊髓造影等。

2. 间接引入　造影剂先被引入某一特定组织或器官内，后经吸收并聚集于欲造影的某一器官内，从而使之显影，包括吸收性与排泄性两类。吸收性如淋巴管造影；排泄性如静脉胆道造影或静脉肾盂造影和口服法胆囊造影等。前二者是经静脉注入造影剂后，造影剂聚集于肝、肾，再排泄入胆管或泌尿道内；后者是口服造影剂后，造影剂经肠道吸收进入血循环，再到肝胆并排入胆囊内，即在蓄积过程中摄影，现已少用。

（三）检查前准备造影反应的处理

各种造影检查都有相应的检查前准备和注意事项。必须严格执行，认真准备，以保证检查效果和患者安全。应备好抢救药品和器械，以备急需。在造影剂中，钡剂较安全，气体造影时应防止气栓的发生。静脉内气栓发生后应立即将患者置于左侧卧位，以免气体进入肺动脉。造影反应中，以碘造影剂过敏较常见并较严重。在选用碘造影剂行造影时，以下几点值得注意：①了解患者有无造影的禁忌证，如严重心、肾疾病和过敏体质等；②作好解释工作，争取患者合作；③造影剂过敏试验，一般用1ml 30%的造影剂静脉注射，观察15分钟，如出现胸闷、咳嗽、气促、恶心、呕吐和荨麻疹等，则为阳性，不宜造影检查（但应指出，尽管无上述症状，造影中也可发生反应，因此，关键在于应有抢救过敏反应的准备与能力）；④作好抢救准备，严重反应包括周围循环衰竭和心脏停搏、惊厥、喉水肿、肺水肿和哮喘发作等。遇此情况，应立即终止造影并进行抗休克、抗过敏和对症治疗。呼吸困难应给氧，周围循环衰竭应给去甲肾上腺素，心脏停搏则需立即进行心外按摩。

四、X线检查方法的选择原则

X线检查方法的选择，应该在了解各种X线检查方法的适应证、禁忌证和优缺点的基础上，根据临床初步诊断，提出一个X线检查方案。一般应当选择安全、准确、简便而又经济的方法。因此，原则上应首先考虑透视或摄平片，必要时才考虑造影检查。但也不是绝对的，例如不易为X线穿透的部位，如颅骨就不宜选择透视，而应摄平片。有时两三种检查方法都是必须的，例如对于某些先天性心脏病，准备手术治疗的患者，不仅需要胸部透视与平片，还必须作心管造影。对于可能产生一定反应和有一定危险的检查方法，选择时更应严格掌握适应证，不可视作常规检查加以滥用，以免给患者带来痛苦和损失。

第四节 X 线分析与诊断

X 线诊断是重要的临床诊断方法之一。诊断以 X 线影像为基础，因此需要对 X 线影像进行认真、细致地观察，分辨正常与异常，了解 X 线影像所反映的正常与病理的解剖特点。综合 X 线各种病理表现，联系临床资料，包括病史、症状、体征及其他临床检查资料进行分析推理，才可能提出比较正确的 X 线诊断。因此，X 线诊断的准确性，在相当程度上，取决于对 X 线影像的特点及其解剖、病理基础的认识和诊断思维方法的正确与否。为了做出正确的 X 线诊断，在分析和诊断中应遵循一定的原则和步骤。

观察分析 X 线片时，首先应注意投照技术条件。例如，摄影位置是否准确，摄影条件是否恰当，即照片质量是否满足 X 线诊断需要。为了不致遗漏重要 X 线征象，应按一定顺序，全面而系统地进行观察。例如，分析胸片时，应注意胸廓、肺、纵隔、膈及胸膜，并应结合临床，着重对其中某一方面进行观察。在分析肺片时，应从肺尖到肺底、从肺门到肺周依次进行观察。在分析骨关节片时，应依次观察骨骼、关节及软组织。在分析骨骼时，则应注意骨皮质、骨松质及骨髓腔等。否则很易被引人注目的部分所吸引，忘记或忽略观察其他部分，而这部分恰好是更重要而必须阅读的部分。

在观察分析过程中，应注意区分正常与异常。为此，应熟悉正常解剖和变异情况以及其 X 线表现。这是判断病变 X 线表现的基础。观察异常 X 线表现，应注意观察它的部位、分布、数目、形状、大小、边缘、密度及其均匀性与器官本身的功能变化和病变的邻近器官组织的改变。因为分析这些 X 线表现，才可能推断该异常影像的病理基础。在分析判断时，还需找出一个或一些有关键意义的 X 线表现，以便提出一个或几个疾病来解释这些表现，也就是提出初步的 X 线诊断。

X 线诊断是否正确，还必须用其他临床资料和影像诊断检查结果加以验证。临床资料中的年龄、性别、职业史、接触史、生活史、体征及重要检查发现和治疗经过等，对确定 X 线诊断都具有重要意义。如初步考虑的 X 线诊断与其他临床资料是吻合的，则诊断的准确性就比较大；如不吻合，则需复核照片的观察与分析是否准确，推理是否符合逻辑，初步 X 线诊断是否妥当，临床资料是否齐全与准确。

应当指出，X 线诊断是有价值的，但也有一定限制。一些疾病的早期或病变很小，则可以没有异常 X 线表现，以致不能作出诊断。

X 线诊断结果基本上有三种情况：①肯定性诊断，即经过 X 线检查，可以确诊；②否定性诊断，即经过 X 线检查，排除了某些疾病。但应注意有一定限制，因病变从发生到出现 X 线表现需要一定时间，在该时间内 X 线检查可以呈阴性；病变与其所在器官组织间的自然对比好坏也会影响 X 线征象。因此，要正确评价否定性诊断的意义；③可能性诊断，即经过 X 线检查，发现了某些 X 线征象，但不能确定病变性质，因而列出几个可能性。

第五节 X 线诊断的临床应用

X 线诊断用于临床已有百年历史。尽管其他一些先进的影像检查技术，例如 CT 和 MRI 等对一部分疾病的诊断，显示出了很大的优越性，但并不能取代 X 线检查。一些部位的检查，例如胃肠道、骨关节及心血管，仍主要使用 X 线检查。X 线还具有成像清晰、经济、简便等特点，因此，在国内外，X 诊断仍然是影像诊断中使用最广泛和最基本的方法。

第六节　X线检查中的防护

X线检查应用很广，接触X线的人也越来越多。因此，应该重视X线检查中的防护问题。应了解放射防护的意义、方法和措施。

一、放射防护的意义

X线穿透人体将产生一定的生物学效应。若接触的X线量过多，超过容许曝光量，就可能产生放射反应，甚至产生一定程度的放射损害。但是，如X线曝光量在容许范围内，一般则少有影响。因此，不应对X线检查产生疑虑或恐惧，而应强调和重视防护，如控制X线检查中的曝光量并采取有效的防护措施，安全合理的使用X线检查，尽可能避免不必要的X线曝光，以保护患者和工作人员的健康。近二三十年来，由于X线设备的改进，高千伏技术、影像增强技术、高速增感屏和快速X线感光胶片的使用，使X线曝光量已显著减少，放射损害的可能性也越来越小。但是仍不能掉以轻心，尤其应重视孕妇、小儿和长期接触射线的工作人员。近年来介入放射学开展越来越多，射线防护问题应予注意。

二、放射防护的方法和措施

技术方面，可以采取屏蔽防护和距离防护原则。前者使用原子序数较高的物质，常用铅或含铅的物质，作为屏障以吸收不必要的X线。后者利用X线曝光量与距离平方成反比这一原理，通过增加X线源与人体间距离以减少曝光量。

从X线管到达人体的X线，有原发射线和继发射线两类。后者是前者照射穿透其他物质过程中发生的，其能量较前者小，影响较大。通常采用X线管壳、遮光筒和光圈、滤过板、荧屏后铅玻璃、铅屏、铅橡皮围裙、铅手套以及墙壁等，进行屏蔽防护。增加人体与X线源的距离以进行距离防护，是简易的防护措施。

患者方面，为了避免不必要的X线曝光和超过容许量的曝光，应选择恰当的X线检查方法，设计正确的检查程序。每次X线检查的曝光次数不宜过多，也不宜在短期内作多次重复检查（对体层摄影和造影检查尤为重要）。在投照时，应当注意投照位置、范围及曝光条件的准确性。对照射野相邻的性腺，应用铅橡皮加以遮盖。

放射线工作者方面，应遵照国家有关放射护卫生标准的规定制定必要的防护措施，正确进行X线检查的操作，认真执行保健条例，定期监测射线工作者所接受的剂量。透视时要戴铅橡皮围裙和铅手套，并利用距离防护原则，加强自我防护。

在介入放射学操作中，应避免不必要的X线透视与摄影。应采用数字减影血管造影（digital subtraction angiography, DSA）设备，声像图（USG）和CT等进行监视。

第二章　计算机体层成像

CT 是 Hounsfield　1969 年设计成功，1972 年公诸于世的。CT 不同于 X 线成像，它是用 X 线束对人体层面进行扫描，取得信息，经计算机处理而获得的重建图像。显示的是断面解剖图像，其密度分辨力明显优于 X 线图像，从而显著扩大了人体的检查范围，提高了病变的检出率和诊断的准确率。CT 也大大促进了医学影像学的发展。由于这一贡献，Hounsfield 获得了 1979 年的诺贝尔奖。

第一节　CT 的成像基本原理与设备

一、CT 的成像基本原理

CT 是用 X 线束对人体某部一定厚度的层面进行扫描，由探测器接收透过该层面的 X 线，转变为可见光后，由光电转换变为电信号，再经模拟/数字转换器（analog/digital converter）转为数字，输入计算机处理。图像形成的处理有如对选定层面分成若干个体积相同的长方体，称为体素（voxel）。扫描所得信息经计算而获得每个体素的 X 线衰减系数或吸收系数，再排列成矩阵，即数字矩阵。数字矩阵可存贮于磁盘或光盘中。经数字/模拟转换器（digital/analog converter）把数字矩阵中的每个数字转为由黑到白不等灰度的小方块，即像素（pixel），并按矩阵排列，构成 CT 图像。所以，CT 图像是重建图像。每个体素的 X 线吸收系数可以通过不同的数学方法算出。

二、CT 设备

CT 设备主要有以下三部分：①扫描部分由 X 线管、探测器和扫描架组成；②计算机系统，将扫描收集到的信息数据进行贮存运算；③图像显示和存储系统，将经计算机处理、重建的图像显示在电视屏上或用多幅照相机或激光照相机将图像拍下。

探测器从原始的 1 个发展到现在的多达4 800个。扫描方式也从平移/旋转、旋转/旋转、旋转/固定，发展到新近开发的螺旋 CT 扫描（spiral CT scan）。计算机容量大、运算快，可达到立即重建图像。由于扫描时间短，可避免运动，例如，呼吸运动的干扰可提高图像质量；层面是连续的，所以不会漏掉病变，而且可行三维重建，注射造影剂做血管造影可得 CT 血管造影（CT angiography，CTA）。超高速 CT 扫描的扫描方式与前者完全不同。扫描时间可短到 40 毫秒以下，每秒可获得多帧图像。由于扫描时间很短，可摄得电影图像，能避免运动所造成的伪影，因此，适用于心血管造影检查以及小儿和急性创伤等不能很好合作的患者检查。

第二节　CT 图像特点

CT 图像是由一定数目由黑到白不同灰度的像素按矩阵排列构成。这些像素反映的是相应体素的 X 线吸收系数。不同 CT 装置所得图像的像素大小及数目不同。大小可以是 1.0mm×1.0mm，0.5mm×0.5mm 不等；数目可以是 256×256，即65 536个，或 512×512，即262 144个。显然，像素越小，数目越多，构成图像越细致，即空间分辨力（spatial resolution）高。CT 图像的空间分辨力不如 X 线图像高。

CT 图像是以不同灰度来表示，反映器官和组织对 X 线的吸收程度。因此，与 X 线图像所示的黑白影像一样，黑影表示低吸收区，即低密度区，如肺部；白影表示高吸收区，即高密度区，如骨骼。但是 CT 与 X 线图像相比，CT 的密度分辨力高，有高的密度分辨力（density resolutiln）。因此，人体软组织的密度差别虽小，吸收系数虽多接近于水，也能形成对比而成像，这是 CT 的突出优点。所以，CT 可以更好地显示由软组织构成的器官，如脑、脊髓、纵隔、肺、肝、胆、胰以及盆部器官等，并在良好的解剖图像背景上显示出病变的影像。

X 线图像可反映正常与病变组织的密度，如高密度和低密度，但没有量的概念。CT 图像不仅以不同灰度显示其密度的高低，还可用组织对 X 线的吸收系数说明其密度高低的程度，具有一个量的概念。实际工作中，不用吸收系数，而换算成 CT 值，用 CT 值说明密度。单位为 Hu（Hounsfield unit）。

水的吸收系数为 10，CT 值定为 0Hu，人体中密度最高的骨皮质吸收系数最高，CT 值定为 +1 000Hu，而空气密度最低，定为 -1 000Hu。人体中密度不同和各种组织的 CT 值则居于 -1 000Hu ~ +1 000Hu 的 2000 个分度之间。可见人体软组织的 CT 值多与水相近，但由于 CT 有高的密度分辨力，所以密度差别虽小，也可形成对比而显影。

CT 值的使用，使在描述某一组织影像的密度时，不仅可用高密度或低密度形容，且可用 CT 值来说明密度高低的程度。

CT 图像是层面图像，常用的是横断面。为了显示整个器官，需要多个连续的层面图像。通过 CT 设备上图像的重建程序的使用，还可重建冠状面和矢状面的层面图像。

第三节　CT 检查技术

一、基本检查技术

（一）检查前准备

1. 扫描前详细询问病史，复习有关影像学检查资料和实验室检查结果，了解申请检查的部位和目的，以确定适宜的扫描方案。如需进行增强扫描要告知患者检查的风险，并取得患者或家属签字同意。

2. 腹部检查前 4 小时应禁食，急诊除外。扫描前两天不服泻药，少食水果和蔬菜。扫描前一周不作胃肠钡剂造影，不服含金属的药物。扫描前口服 2% ~ 3% 的含碘水溶液 800 ~ 1 000ml，检查前 30 分钟口服 1 000ml 饮用水，扫描前 10 分钟再次口服 300ml 饮用水，使胃肠道充盈。盆腔检查前需憋尿。

3. 胸腹部检查前应训练患者平静呼吸与屏气，喉部扫描时嘱患者不要做吞咽动作，眼眶扫描时嘱患者两眼球向前凝视，闭眼不动。

4. 儿童或不合作的患者可用镇静剂甚至麻醉药以制动，危重患者需采取监护，并准备急救措施。

5. 增强扫描患者检查前应禁食 4 小时并口服苯海拉明、地塞米松等预防过敏药物，最好采用非离子型对比剂，如采用离子型对比剂必须作碘过敏试验。

6. 去除扫描范围内患者穿戴的金属物体，例如发卡、耳环、义齿、金属拉链、皮带扣等。

（二）适应证

CT 可用于全身各系统器官的检查，但由于其空间分辨率和时间分辨率的限制，以及主要依靠密度差异和形态变化来显示病变，因此其对于细小病变和空腔器官的观察有一定的限度。主要适应证包括：

1. 中枢神经系统　主要用于颅内肿瘤、脓肿与肉芽肿、寄生虫病、外伤性血肿与脑损伤、脑梗死、脑出血、先天性畸形、椎管内肿瘤与椎间盘突出等。

2. 头面颈部　对眼眶和眼球良恶性肿瘤、眼肌病变、乳突及内耳病变、耳的先天发育异常、鼻窦和鼻腔的炎症及肿瘤、鼻咽部肿瘤、喉部肿瘤、甲状腺肿瘤以及颈部肿块等有较大诊断价值。

3. 胸部　可用于诊断气道、肺、纵隔、胸膜、胸壁、膈肌、心脏、心包和大血管疾病等。

4. 腹盆部　主要用于肝、胆、胰、脾、腹膜腔及腹膜后间隙以及泌尿生殖系统的疾病诊断，尤其是占位性、炎症性和外伤性病变等。

5. 脊柱和骨关节　可用于脊柱退行性病变（如椎管狭窄、椎间盘病变）、脊柱外伤和脊柱肿瘤等、骨与关节外伤、炎症及肿瘤的诊断，也可用于显示细微的骨质结构变化。

（三）禁忌证

1. 绝对禁忌证　多系统功能衰竭的临床表现极不稳定的患者。

2. 相对禁忌证

（1）碘过敏者。

（2）急性或慢性肾功能不全者。

（3）肝功能不正常或肝功能严重损害者。

（4）心力衰竭、严重心律失常者（尤以室性）。

（5）严重的凝血功能紊乱者。

（6）不能稳定的平卧在检查床上的患者。

（7）刚刚做完口服钡剂检查的患者。

（8）孕妇。

（四）检查方法

CT 检查时患者摆好位置后先扫定位图以确定扫描范围，然后按设好的扫描程序开始扫描。

CT 常用的检查技术有普通扫描（平扫）、增强扫描、特殊扫描（如薄层扫描、重叠扫描、靶区扫描、高分辨率扫描、延迟扫描、动态扫描等）、造影 CT 以及 CT 容积扫描和三维重建等，根据不同的检查部位和检查目的采用不同的检查方法。扫描结束后，进行必要的图像后处理，调节窗宽和窗位，进行照片和存档。

1. 普通扫描　是指不使用对比剂的单纯 CT 扫描，常规采用轴位即横断层面扫描，颅面还可作冠状层面扫描（现在多排螺旋 CT 可以通过对容积数据后处理获得冠、矢状面等重建图像，就没有必要再单独进行冠状面扫描）。

2. 增强扫描　一般通过静脉注射水溶性有机碘对比剂后进行扫描，目前最常用的是静脉快速推注的增强扫描。目的是增加组织与病变之间的密度差，有利于发现平扫未显示或显示不清楚的病变，也可以根据病变的强化特点，有助于病变的定性，还可以观察血管性病变。CT 血管造影（CTA）是经周围静脉快速注入水溶性碘对比剂，在靶血管对比剂充盈的高峰期，用螺旋 CT 对其进行快速容积数据采集，获得的图像再经计算机后处理技术，重建成三维血管影像。CTA 是一种创伤小的血管造影检查，可清楚显示较大动脉的主干和分支，清晰地显示动脉与肿瘤的关系，从不同角度观察血管狭窄、闭塞或动脉瘤等情况。

二、特殊扫描技术

为了更清楚地显示解剖结构或病变，除普通扫描外，对某些部位还需应用一些特殊扫描技术。

1. 薄层扫描　指扫描层厚≤5mm的扫描，主要优点是减少部分容积效应，真实反映病灶及组织器官的内部结构。一般用于检查较小的病灶和较小的组织器官，如脑垂体、肾上腺、胰腺、眼眶、内耳等。进行三维重建等图像后处理时，也需进行薄层扫描以获得较好的图像质量。

2. 重叠扫描　重叠扫描是指层间距小于层厚，使相邻扫描层面部分重叠的扫描。重叠扫描可以减少部分容积效应，图像更真实地反映病灶，提高小病灶的检出率。但重叠越多，接受X线照射量也增多。

3. 高分辨率扫描　采用较薄的扫描层厚和高分辨率图像重建算法（或骨算法重建）获得良好的组织细微结构及高的图像空间分辨率。空间分辨率高，层厚薄对显示小病灶及病灶的细微变化优于常规CT扫描，一般是在常规扫描的基础上对兴趣区进一步检查或用于小器官或小病变的检查，例如肺部弥漫性与结节性病变、垂体微腺瘤、内耳和肾上腺等检查。

4. 靶扫描　也称目标CT扫描、放大CT扫描，是仅对感兴趣区进行局部扫描，常用小的FOV、薄层（1~5mm）以获得清晰的放大图像，可明显提高空间分辨率。常用于组织结构比较小的器官或病灶，如垂体、内耳、肾上腺和肺内小结节等。

5. 造影CT　造影扫描与普通扫描的区别是在扫描前或扫描中需向体内引入造影剂。可使用阴性造影剂如空气等，阳性造影剂如碘剂等，来增加靶器官与周围对比。在某些情况下还可使用中性造影剂如水等，目的是使靶器官如胃肠道等空腔器官充分扩张，避免褶皱折叠造成诊断困难，同时又不致于遮盖由其他阴性或阳性造影剂造成的改变。造影CT可分为血管造影CT和非血管造影CT两种。血管造影CT是将血管造影和CT扫描两种技术相结合的一种检查方法，主要用于肝脏占位性病变的检查，对肝内小肿瘤的检出率高于常规CT、动态CT和血管造影，目前被认为是检测小肝癌最敏感的方法；非血管造影CT主要包括脑池造影CT、脊髓造影CT和胆系造影CT等。随着多排螺旋CT和磁共振技术的普及，这些方法多已不再采用。

6. 动态扫描　即多期扫描，指静脉团注对比剂后，在较短时间内对某一部位进行快速连续扫描，可以获得动脉早期、动脉期、静脉期、静脉晚期及延迟期等不同时相的强化图像。

7. 灌注扫描　指在对比剂首次通过受检组织的过程中对选定的区域进行快速连续扫描，然后利用灌注软件测量图像的CT值变化，采用灰阶或色彩在图像上表示，利用一定的数学模型计算组织的血容量（BV）、血流量（BF）、对比剂达峰时间（TTP）、对比剂平均通过时间（MTT）和组织通透性（Permeability）等参数，从而反映这一组织的血供和血流动力学变化情况。

8. 心脏门控成像　随着CT时间分辨率的提高，利用心电图门控技术采集心脏在某一相对静止时相的图像，从而解决了心脏运动与CT成像的矛盾，获得清晰的心脏和冠状动脉图像。

9. 低剂量扫描　指在保证诊断要求的前提下，降低扫描参数，从而降低患者接受的剂量，主要用于肺癌患者的复查和高危人群的筛查。

10. 双能量扫描　采用两种不同能量的X线对同一部位进行扫描，根据不同物质的能谱变化利用软件进行区分和诊断。

11. 结肠CT扫描技术　针对临床结肠镜检查困难或失败的患者，在按结肠镜检查肠道准备后，于CT室由肛门插管注入二氧化碳或空气1 000~3 000ml后，行CT扫描，并利用相关计算机软件进行处理，可用于结肠肿瘤，息肉等病变的观察。

三、CT三维重建技术

CT三维重维技术是指在工作站上应用计算机软件将螺旋扫描所获得的容积数据进行后处理，重建出直观的立体图像。主要后处理重建有多层面重建、容积再现技术、表面遮盖显示、最大密度投影、CT仿真内镜技术等。

1. 多层面重建（MPR）　是将扫描的容积数据，按照需要画线重新组合成冠状、矢状、斜位和曲面图像。MPR 图像仍然是二维图像，但它能从不同角度反映目标的解剖关系，而且保留了像素的 CT 值信息，可以进行密度测量。曲面的 MPR 图像可以了解复杂目标的解剖结构。其缺点是没有直接展示三维模型，因此不能直接进行三维测量。

2. 容积再现技术（VRT）　是将容积数据按照 CT 值分别定义为不同的色彩、灰阶和透明度，采用三维显示扫描范围内的各种结构。人为改变体素的亮度和对比度，可以在不失真的情况下改变组织与周围的对比度，突出目标的形态。通过不同的颜色可以更好地区分不同组织器官。通过改变透明度可以更形象地显示不同组织和器官的三维关系。由于保留了全部原始的断层数据，使目标的三维现实层次更丰富，形态准确逼真。但是，也正是由于采用了全部数据，没有给特定目标确定表面界限，使得三维的距离、角度和容积的测量无法实现。

3. 表面遮盖显示（SSD）　是将连续平面图像形成的三维模型，以不同 CT 值或 CT 值范围为界限形成多组界面，并以光照和投影的方式显示不同界面的关系。通过计算扫描范围内组织表面的所有相关像素的 CT 值，保留所选 CT 阈值范围内的像素影像，将超出阈值范围的像素作透明处理，从而形成阈值范围内的组织表面影像。表面遮盖法优势在于图像直观立体，目标的三维关系明确清晰，不易混淆。其缺点是在大量原始数据中仅保留了简单的界面关系，而内部信息丢失，无法进行内部结构的进一步分析。同时由于器官的界面是由人为规定的 CT 值范围确定的，造成明显失真，不能反映形态复杂器官的实际情况，形态受主观影响较大，可重复性差。

4. 最大密度投影（MIP）　是将扫描的容积数据按照 CT 值的大小进行投影，在投影方向上仅保留 CT 值最大的像素而忽略掉 CT 值较低的像素，这样形成的二维投影就是最大密度投影，多应用于血管成像。相应的，如果投影仅保留最小 CT 值的像素形成的就是最小密度投影（MinIP）。这种方法由于使用了计算机自动提取模型，目标简化，突出目标与周围的对比，使目标的三维关系显示清楚。这种方法的主要缺点是对于周围对比度不高的实体目标，很难提取准确的影像。另外，由于这种方法一般仅使用灰度对比，对于微小病变有时会受周围物体遮盖而被忽略；而且这种方法在显示相对简单的三维关系时比较可靠，对于复杂的关系，由于相互遮盖，很难做出准确判断。

5. CT 仿真内镜（CTVE）　是利用计算机软件，将螺旋 CT 容积扫描获得的图像数据进行后处理，重建出空腔器官内表面的立体图像，类似纤维内镜所见。目前多用于观察气管、支气管、胃肠道、鼻腔、鼻窦、鼻咽、喉、膀胱和主动脉等。这种方法的优点是有利于了解目标的走行及内部有无狭窄或隆起、凹陷性病变。由于受到视野、视距、视角的影响，仿真内镜的影像经常出现畸变，因此很少用作精确的测量诊断。与纤维内镜相比，仿真内镜具有检查无痛苦、无需麻醉、可以观察阻塞部位以远的情况等优点，同时也有患者须承受辐射、无法进行活检和无法观察黏膜充血、出血等颜色改变等缺点。对于 1cm 以上病变，仿真内镜与纤维内镜的检出率相似。

6. 透明显示技术（Raysum）　是一种三维透明显示生物体结构的计算机图像处理技术，对所选择的三维组织或物体内的所有像素进行投影，可以观察内部结构，类似于透明法图像，多应用于含气的脏器（如鼻咽部、气道、肺、胃肠道等）的三维 CT 成像，一般在应用时可与阈值技术合并应用。

第四节　CT 分析与诊断

在观察分析时，应先了解扫描的技术条件，是平扫还是增强扫描，再对每帧 CT 图像进行观察。结合一系列多帧图像的观察，可立体地了解器官大小、形状和器官间的解剖关系。病变在良好的解剖背景上显影是 CT 的特点，也是诊断的主要根据，大凡病变够大且同邻近组织有足够的密度差，即可显影。根据病变密度高于、低于或等于所在器官的密度而分为高密度、低密度或等密度病变。如果密度不均，有高有低，则为混杂密度病变。发现病变要分析病变的位置、大小、形状、数目和边缘，还可测定 CT 值以了解其密度的高低。如行造影增强扫描，则应分析病变有无密度上的变化，即有无强化。如病变密度不增高，则为不强化；密度增高，则为强化。强化程度不同，形式亦异，可以是均匀强化、不均匀强化或只病变周边强化，即环状强化。对强化区行 CT 值测量，并与平扫的 CT 值比较，可了解强化的程度。此外，还要观察邻近器官和组织的受压、移位和浸润、破坏等。

综合分析器官大小、形状的变化，病变的表现以及邻近器官受累情况，就有可能对病变的位置、大小与数目、范围以及病理性质作出判断。与其他成像技术一样，还需要与临床资料结合，并同其他影像诊断综合分析。

CT 在发现病变、确定病变位置及大小与数目方面是较敏感而可靠的，但对病理性质的诊断，也有一定的限制。

第五节　CT 诊断的临床应用

CT 诊断由于其特殊诊断价值，已广泛应用于临床。但 CT 设备比较昂贵，检查费用偏高，某些部位的检查，诊断价值，尤其是定性诊断，还有一定限度，所以不宜将 CT 检查视为常规诊断手段，应在了解其优势的基础上，合理地选择应用。

CT 诊断应用于各系统疾病有以下特点及优势：

1. CT 检查对中枢神经系统疾病的诊断价值较高，应用普遍。对颅内肿瘤、脓肿与肉芽肿、寄生虫病、外伤性血肿与脑损伤、脑梗死、脑出血以及椎管内肿瘤与椎间盘脱出等病诊断效果好，诊断较为可靠。因此，脑的 X 线造影除脑血管造影仍用于诊断颅内动脉瘤、血管发育异常和脑血管闭塞以及了解脑瘤的供血动脉以外，其他如气脑、脑室造影等均已少用。螺旋 CT 扫描，可以获得比较精细和清晰的血管重建图像，即 CTA，而且可以做到三维实时显示，有希望取代常规的脑血管造影。

2. CT 对头颈部疾病的诊断也很有价值。例如，对眶内占位病变、鼻窦早期癌、中耳小胆脂瘤、听骨破坏与脱位、内耳骨迷路的轻微破坏、耳先天发育异常以及鼻咽癌的早期发现等。但明显病变，X 线平片已可确诊者则无需 CT 检查。

3. 对胸部疾病的诊断，CT 检查随着高分辨力 CT 的应用，日益显示出它的优越性。通常采用造影增强扫描以明确纵隔和肺门有无肿块或淋巴结增大、支气管有无狭窄或阻塞，对原发和转移性纵隔肿瘤、淋巴结结核、中心型肺癌等的诊断均有很大帮助。肺内间质、实质性病变也可以得到较好的显示。CT 对平片检查较难显示的部分，例如同心脏、大血管重叠病变的显像，更具优越性。对胸膜、膈、胸壁病变，也可清楚显示。

4. 心及大血管的 CT 检查，尤其是后者，具有重要意义。心脏方面主要是心包病变的诊断、心腔及心壁的显示。由于扫描时间一般长于心动周期，影响图像的清晰度，诊断价值有限。但冠状动脉和心瓣膜的钙化、大血管壁的钙化及动脉瘤改变等，CT 检查可以很好显示。

5. 腹部及盆部疾病的 CT 检查，应用日益广泛，主要用于肝、胆、胰、脾、腹膜腔及腹膜后间隙以及泌尿和生殖系统的疾病诊断。尤其是占位性病变、炎症性和外伤性病变等。胃肠病变向腔外侵犯以及邻近和远处转移等，CT 检查也有很大价值。当然，胃肠管腔内病变情况主要仍依赖于钡剂造影和内镜检查及病理活检。

6. 骨关节疾病，多数情况可通过简便、经济的常规 X 线检查确诊，因此使用 CT 检查相对较少。

第三章　数字减影血管造影

血管造影，因血管与骨骼及软组织影重叠，血管显影不清。过去采用光学减影技术可消除骨骼和软组织影，使血管显影清晰。DSA 则是利用计算机处理数字化的影像信息，以消除骨骼和软组织影的减影技术，是新一代血管造影的成像技术。Nudelman 于 1977 年获得第一张 DSA 的图像。目前，在血管造影中这种技术应用已很普遍。

第一节　DSA 的成像基本原理与设备

DSA 是数字 X 线成像（digital radiography，DR）的一个组成部分。DR 是先使人体某部在影像增强器（IITV）影屏上成像，用高分辨力摄像管对 IITV 上的图像行序列扫描，把所有得连续视频信号转为间断各自独立的信息，有如把 IITV 上的图像分成一定数量的水方块，即像素。复经模拟/数字转换器转成数字，并按序排成字矩阵。这样，图像就被像素化和数字化了。

数字矩阵可为 256×256、512×512 或 1024×1024。象素越小、越多，则图像越清晰。如将数字矩阵的数字经数字/模拟转换器转换成模拟图像，并于影屏上显示。该图像就是经过数字化处理的图像。

DR 设备包括 IITV、高分辨力摄像管、计算机、磁盘、阴极线管和操作台等部分。数字减影血管造影的方法有几种，目前常用的是时间减影法（temporal subtraction method）。

经导管内快速注入有机碘水造影剂。在造影剂到达欲查血管之前，血管内造影剂浓度处于高峰和造影剂被廓清这段时间内，使检查部位连续成像，比如每秒成像一帧，共得图像 10 帧。在一系列图像中，取一帧血管内不含造影剂的图像和含造影剂最多的图像，用这同一部位的两帧图像的数字矩阵，经计算机行数字减影处理，使两个数字矩阵中代表骨骼及软组织的数字被抵销，而代表血管的数字不被抵销。这样，这个经计算机减影处理的数字矩阵经数字/模拟转换器转换为图像，则没有骨骼和软组织影像，只有血管影像，达到减影目的。这两帧图像称为减影对，因在不同时间所得，故称为时间减影法。时间减影法的各帧图像是在造影过程中所得，易因运动而不尽一致造成减影对的不能精确重合，即配准不良，致使血管影像模糊。

第二节　DSA 检查技术

根据将造影剂注入动脉或静脉而分为动脉 DSA（intraarterial　DSA，IADSA）和静脉 DSA（intravenous DSA，IVDSA）两种。由于 IADSA 血管成像清楚，造影剂用量少，所以应用多。

IADSA 的操作是将导管插入动脉后，经导管注入肝素 3 000～5 000U，行全身低肝素化，防止导管凝血。将导管尖插入欲查动脉开口，导管尾端接压力注射器，快速注入造影剂。注入造影剂前将 IITV 影屏对准检查部位。于造影前及整个造影过程中，以每秒 1~3 帧或更多的帧频，摄像 7~10 秒。经操作台处理即可得减影的血管图像。

IVDSA 可经导管或针刺静脉，向静脉内注入造影剂，再进行减影处理。

第三节　DSA 的临床应用

目前，IDASA 对动脉的显示已达到或超过常规选择性动脉造影的水平，应用选择性或超选择性插管，对直径 $200\mu m$ 以下的小血管及小病变，IADSA 也能很好显示。而观察较大动脉，已可不作选择性插管。所用造影剂浓度低，剂量少，还可实时观察血流的动态图像，作为功能检查手段。DSA 可行数字化信息储存。

IVDSA 经周围静脉注入造影剂，即可获得动脉造影，操作方便，但检查区的大血管同时显影，互相重叠，造影剂用量较多，故临床应用少，不过在动脉插管困难或不适于作 IADSA 时可以采用。

DSA 有助于心、大血管的检查。对主动脉夹层、主动脉瘤、主动脉缩窄或主动脉发育异常和检查肺动脉可用 IVDSA。DSA 对显示冠状动脉亦较好。

IADSA 对显示颈段和颅内动脉均较清楚，可用于诊断颈段动脉狭窄或闭塞、颅内动脉瘤、血管发育异常和动脉闭塞以及颅内及颅内肿瘤的供血动脉和肿瘤染色等。对腹主动脉及其大分支以及肢体大血管的检查，DSA 也很有帮助。

DSA 技术发展很快，现已达到三维立体实时成像，更有利于显示病变。

第四章　超声成像

超声是超过正常人耳能听到的声波，频率在20 000Hz（Hertz，赫）以上。超声检查是利用超声的物理特性和人体器官组织声学性质上的差异，以波形、曲线或图像的形式显示和记录，借以进行疾病诊断的检查方法。20 世纪 40 年代初就已探索利用超声检查人体，50 年代已研究、使用超声使器官构成超声层面图像，70 年代初又发展了实时超声技术，可观察心脏及胎儿活动。超声诊断由于设备不似CT 或 MRI 设备的昂贵，可获得器官的任意断面图像，还可观察运动器官的活动情况，成像快，诊断及时，无痛苦与危险，属于非损伤性检查，因此，在临床上应用已普及，是医学影像学中的重要组成部分。不足之处在于图像的对比分辨力和空间分辨力不如 CT 和 MRI 高。

第一节　USG 的成像基本原理与设备

一、超声的物理特性

超声是机械波，由物体机械振动产生。具有波长、频率和传播速度等物理量。用于医学上的超声频率为 2.5~10MHz，常用的是 2.5~5MHz。超声需在介质中传播，速度因介质不同而异，固体中最快，液体中次之，气体中最慢。在人体软组织中约为 150m/s。介质有一定的声阻抗，声阻抗等于该介质密度与超声速度的乘积。

超声在介质中以直线传播，有良好的指向性。这是可以用超声对人体器官进行探测的基础。当超声传经两种声阻抗不同相邻介质的界面时，其声阻抗差大于 0.1%，而界面又明显大于波长，即大界面时，则发生反射，一部分声能在界面后方的相邻介质中产生折射，超声继续传播，遇到另一个界面再产生反射，直至声能耗竭。反射回来的超声为回声。声阻抗差越大，则反射越强，如果界面比波长小，即小界面时，则发生散射。超声在介质中传播还发生衰减，即振幅与强度减小。衰减与介质的衰减系数成正比，与距离平方成反比，还与介质的吸收及散射有关。超声还有多普勒效应（Doppler effect），活动的界面对声源作相对运动可改变反射回声的回率。这种效应使超声能探查心脏活动和胎儿活动以及血流状态。

二、超声的成像基本原理

人体结构对超声而言是一个复杂的介质，各种器官与组织，包括病理组织有其特定的声阻抗和衰减特性，因而构成声阻抗上的差别和衰减上的差异。超声射入体内，由表面到深部，将经过不同声阻抗和不同衰减特性的器官与组织，从而产生不同的反射与衰减。这种不同的反射与衰减是构成超声图像的基础。将接收到的回声，根据回声强弱，用明暗不同的光点依次显示在影屏上，则可显出人体的断面超声图像，称为声像图（sonogram 或 echogram，USG）。

人体器官表面有被膜包绕，被膜同其下方组织的声阻抗差大，形成良好界面反射，声像图上出现完整而清晰的周边回声，从而显出器官的轮廓。根据周边回声能判断器官的形状与大小。超声经过不同正常器官或病变的内部，其内部回声可以是无回声、低回声或不同程度的强回声。

1. 无回声　是超声经过的区域没有反射，成为无回声的暗区（黑影），可能由下述情况造成。

①液性暗区：均质的液体，声阻抗无差别或差很小，不构成反射界面，形成液性暗区，如血液、胆汁、尿和羊水等。血管、胆囊、膀胱和羊膜腔等呈液性暗区。病理情况下，如胸腔积液，心包积液，腹腔积液、脓液，肾盂积水以及含液体的囊性肿物及包虫囊肿等也呈液性暗区，成为良好透声区。在暗区下方常见回声增强，出现亮的光带（白影）。②衰减暗区：肿瘤，如巨块型癌，由于肿瘤对超声的吸收，造成明显衰减，而没有回声，出现衰减暗区。③实质暗区：均质的实质，声阻抗差别小，可出现无回声暗区。肾实质、脾等正常组织和肾癌及透明性变等病变组织可表现为实质暗区。

2. 低回声　实质器官如肝，内部回声为分布均匀的点状回声，在急性炎症出现渗出时，其声阻抗比正常组织小，透声增高，而出现低回声区（灰影）。

3. 强回声　可以是较强回声、强回声和极强回声。①较强回声：实质器官内组织致密或血管增多的肿瘤，声阻抗差别大，反射界面增多，使局部回声增强，呈密集的光点或光团（灰白影），如癌、肌瘤及血管瘤等；②强回声：介质内部结构致密，与邻近的软组织或液体有明显的声阻抗差，引起强反射，例如骨质、结石、钙化，可出现带状或块状强回声区（白影），由于透声差，下方声能衰减，而出现无回声暗区，即声影（acoustic shadow）；③极强回声：含气器官如肺、充气的胃肠，因与邻近软组织的声阻抗差极大，声能几乎全部被反射回来，不能透射，而出现极强的光带。

三、超声设备

超声设备类型较多。早期应用幅度调制型（amplitude mode），即 A 型超声，以波幅变化反映回波情况。灰度调制型（brightness mode），即 B 型超声，系以明暗不同的光点反映回声变化，在影屏上显示 9~64 个等级灰度的图像，强回声光点明亮，弱回声光点黑暗。根据成像方法的不同，分为静态成像和动态成像或实时成像（real timeimagimg）两种。前者获得静态声像图，图像展示范围较广，影像较清晰，但检查时间长，应用少；后者可在短时间内获得多帧图像（20~40 帧/秒）故可观察器官的动态变化，但图像展示范围小，影像稍欠清晰。

超声设备主要由超声换能器即探头（probe）和发射与接收、显示与记录以及电源等部分组成。换能器是电声换能器，由压电晶体构成，完成超声的发生和回声的接收，其性能影响灵敏度、分辨力和伪影干扰等。B 型超声设备多用脉冲回声式。电子线阵式多探头行方形扫描，电子相控阵式探头行扇形扫描。为了借助声像图指导穿刺，还有穿刺式探头：电子线阵式和电子相控阵式。探头性能分 3.0m、3.5m、5.8MHz 等，兆赫越大，其通透性能越小。根据检查部位选用合适的探头。例如眼的扫描用 8MHz 探头，而盆腔扫描，则选用 3.0MHz 探头。一个超声设备可配备几个不同性能的探头备选。显示器用阴极射线管，记录可用多帧照相机和录像机等。

第二节　USG 图像特点

声像图是以明（白）暗（黑）之间不同的灰度来反映回声的有无和强弱，无回声则为暗区（黑影），强回声则为亮区（白影）。

声像图是层面图像。改变探头位置可得任意方位的声像图，并可观察活动器官的运动情况。但图像展示的范围不像 X 线、CT 或 MRI 图像那样大和清楚。

第三节　USG 检查技术

超声探查多用仰卧位，但也可用侧卧位等其他体位。探查过程中可变更体位。切面方位可用横切、纵切或斜切面。

　　患者采取适宜体位，露出皮肤，涂耦合剂，排出探头与皮肤间的空气，探头紧贴皮肤扫描，扫描中观察图像，必要时冻结，即停帧，细致观察，作好记录，并摄片或录像。

　　应注意器官的大小、形状、周边回声，尤其是后壁回声、内部回声、活动状态、器官与邻近器官的关系及活动度等。

第四节　USG 图像分析与诊断

　　观察声像图时，首先应了解切面方位，以便于认清所包含的解剖结构。注意周边回声，包括器官和较大肿块的边缘回声，借此可观察其大小、形状、位置与活动情况。应用游标可测量其径线、面积或体积，判断是否增大或缩小；有无局部膨隆；有无移位，活动如何等。要观察器官与较大肿块所得声像图的改变进行综合判断。如为局部病变，则应确定病变的位置（例如位于某一器官的哪一部位）；病变的大小、数目；病变的物理性质，是液性、实质性、含气性或混合性；病理性质，是炎性或肿瘤性、良性或恶性、原发还是转移，是癌还是肉瘤等。

　　声像图对发现病变、确定病变位置和大小较易，确定病变为液性、实质性或含气性也较为可靠。鉴别是良性或恶性也有可能，例如良性病变的周边回声清楚，边缘光滑，内部回声均匀，衰减不明显；而恶性病变则周边回声不清，边缘不光滑，轮廓不规则，内部回声不均匀，出血坏死区可无回声，而衰减也较为明显。

第五节　USG 诊断的临床应用

　　超声对心、腹部和盆部器官包括妊娠的检查应用较多。如对肝癌、肝血管瘤、肝脓肿、肝硬化、胆囊结石与肿瘤、胰腺及脾的疾病、腹腔积液的诊断；肾、膀胱、前列腺、肾上腺、子宫、卵巢的检查；眼、甲状腺及乳腺的检查；妊娠的诊断，胎位、胎盘的定位，多胎、死胎、胎儿畸形及葡萄胎的检查。

　　应当指出，超声诊断也有其限制。由于超声的物理性质，使超声对骨骼、肺和胃肠的检查受到限制。声像图表现反映的是器官和组织声阻抗差的改变，缺少特异性，因此对于病变性质的判断，需综合分析，并与其他影像学表现和临床资料相结合才可靠。病变过小，直径 0.5cm 左右，或声阻抗差不大，不引起反射，则难以在声像图上显示出来。此外，超声设备的性能、检查人员的技术与经验均影响诊断的结果。

第五章 磁共振成像

磁共振成像是利用原子核在磁场内共振所产生信号经重建成像的一种成像技术。核磁共振（nuclear magnetic resonance，NMR）是一种核物理现象。早在 1946 年 Block 与 Purcell 就报道了这种现象并应用于波谱学。Lauterbur 在 1973 年发表了 MR 成像技术，使核磁共振不仅用于物理学和化学，也应用于临床医学领域。近年来，核磁共振成像技术发展十分迅速，已日臻成熟完善。检查范围基本上覆盖了全身各系统，并在世界范围内推广应用。为了准确反映其成像基础，避免与核素成像混淆，现改称为磁共振成像。参与 MRI 成像的因素较多，信息量大而且不同于现有各种影像学成像，在诊断疾病中有很大优越性和应用潜力。

第一节 MRI 的成像基本原理与设备

一、磁共振现象与 MRI

含单数质子的原子核，例如人体内广泛存在的氢原子核，其质子有自旋运动，带正电，产生磁矩，有如一个小磁体。小磁体自旋轴的排列无一定规律。但如在均匀的强磁场中，则小磁体的自旋轴将按磁场磁力线的方向重新排列。在这种状态下，质子带正电荷，它们像地球一样在不停地绕轴旋转，并有自己的磁场，用特定频率的射频脉冲（radionfrequency，RF）进行激发，作为小磁体的氢原子核吸收一定量的能而共振，即发生了磁共振现象。停止发射射频脉冲，则被激发的氢原子核把所吸收的能逐步释放出来，其相位和能级都恢复到激发前的状态，这一恢复过程称为弛豫过程（relaxationprocess），而恢复到原来平衡状态所需的时间则称为弛豫时间（relaxationtime）。有两种弛豫时间，一种是自旋-晶格弛豫时间（spin-lattice relaxationtime）又称纵向弛豫时间（longitudinal relaxation time）反映自旋核把吸收的能传给周围晶格所需要的时间，也是 90°射频脉冲质子由纵向磁化转到横向磁化之后再恢复到纵向磁化激发前状态所需时间，称 T1。另一种是自旋-自旋弛豫时间（spin-spin relaxation time），又称横向弛豫时间（transverse relaxation time）反映横向磁化衰减、丧失的过程，即横向磁化所维持的时间，称 T2。T2 衰减是由共振质子之间相互磁化作用引起，与 T1 不同，它引起相位的变化。

正常情况下，质子处于杂乱无章的排列状态。当把它们放入一个强外磁场中，就会发生改变。它们仅在平行或反平行于外磁场两个方向上排列。

人体不同器官的正常组织与病理组织的 T1 是相对固定的，而且它们之间有一定的差别，T2 也是如此。这种组织间弛豫时间上的差别，是 MRI 的成像基础。有如 CT 时，组织间吸收系数（CT 值）差别是 CT 成像基础的道理。但 MRI 不像 CT 只有一个参数，即吸收系数，而是有 T1、T2 和自旋核密度（P）等几个参数，其中 T1 与 T2 尤为重要。因此，获得选定层面中各种组织的 T1（或 T2）值，就可获得该层面中包括各种组织影像的图像。

MRI 的成像方法也与 CT 相似，将检查层面分成 Nx，Ny，Nz……一定数量的小体积，即体素，用接收器收集信息，数字化后输入计算机处理，获得每个体素的 T1 值（或 T2 值），进行空间编码。

二、MRI 设备

MRI 的成像系统包括 MR 信号产生和数据采集与处理及图像显示两部分。MR 信号的产生是来自大孔径，具有三维空间编码的 MR 波谱仪，而数据处理及图像显示部分则与 CT 扫描装置相似。

MRI 设备包括磁体、梯度线圈、供电部分、射频发射器及 MR 信号接收器负责 MR 信号产生、探测与编码；模拟转换器、计算机、磁盘与磁带机等，则负责数据处理、图像重建、显示与存储。

磁体有常导型、超导型和永磁型三种，直接关系到磁场强度、均匀度和稳定性，并影响 MRI 的图像质量，因此非常重要。通常用磁体类型来说明 MRI 设备的类型。常导型的线圈用铜、铝线绕成，磁场强度最高可达 0.15~0.3T，超导型的线圈用铌-钛合金线绕成，磁场强度一般为 0.35~2.0T，用液氦及液氮冷却；永磁型的磁体由用磁性物质制成的磁砖组成，较重，磁场强度偏低，最高达 0.3T。

梯度线圈，修改主磁场，产生梯度磁场。其磁场强度虽只有主磁场的几百分之一，但梯度磁场为人体 MR 信号提供了空间定位的三维编码的可能。梯度场由 X、Y、Z 三个梯度磁场线圈组成，并有驱动器以便在扫描过程中快速改变磁场的方向与强度，迅速完成三维编码。

射频发射器与 MR 信号接收器为射频系统，射频发射器是为了产生临床检查目的不同的脉冲序列，以激发人体内氢原子核产生 MR 信号。射频发射器及射频线圈很像一个短波发射台及发射天线，向人体发射脉冲，人体内氢原子核相当于一台收音机接收脉冲。脉冲停止发射后，人体氢原子核变成一个短波发射台，而 MR 信号接收器则成为一台收音机接收 MR 信号。脉冲序列发射完全在计算机控制之下。

MRI 设备中的数据采集、处理和图像显示，除图像重建由 Fourier 变换代替了反投影以外，与 CT 设备非常相似。

第二节　MRI 图像特点

一、灰阶成像

具有一定 T1 差别的各种组织，包括正常与病变组织，转为模拟灰度的黑白影，则可使器官及其病变成像。MRI 显示的解剖结构非常逼真，在良好清晰的解剖背景上，再显示病变影像，使得病变同解剖结构的关系更明确。

值得注意的是，MRI 的影像虽然也以不同灰度显示，但反映的是 MR 信号强度的不同或弛豫时间 T1 与 T2 的长短，而不像 CT 图像，灰度反映的是组织密度。

MRI 的图像主要反映组织间 T1 特征参数时，为 T1 加权像（T1 weighted image，T1WI），它反映的是组织间 T1 的差别；如主要反映组织间 T2 特征参数时，则为 T2 加权像（T2 weighted image，T2WI）。

因此，一个层面可有 T1WI 和 T2WI 两种扫描成像方法。分别获得 T1WI 与 T2WI 有助于显示正常组织与病变组织。正常组织，如脑神经各种软组织间 T1 差别明显，所以 T1WI 有利于观察解剖结构，而 T2WI 则对显示病变组织较好。

在 T1WI 上，脂肪 T1 短，MR 信号强，影像白；脑与肌肉 T1 居中，影像灰；脑脊液 T1 长；骨与空气含氢量少，MR 信号弱，影像黑。在 T2WI 上，则与 T1WI 不同，例如脑脊液 T2 长，MR 信号强呈白影。

二、流空效应

心血管的血液由于流动迅速，使发射 MR 信号的氢原子核离开接收范围之外，所以测不到 MR 信号，在 T1WI 或 T2WI 中均呈黑影，这就是流空效应（flowing void）。这一效应使心腔和血管显影，是 CT 所不能比拟的。

三、三维成像

MRI 可获得人体横面、冠状面、矢状面及任何方向断面的图像，有利于病变的三维定位。一般 CT 则难以作到直接三维显示，需采用重建的方法才能获得状面或矢状面图像以及三维重建立体像。

四、运动器官成像

采用呼吸和心电图门控（gating）成像技术，不仅能改善心脏大血管的 MR 成像，还可获得其动态图像。

第三节　MRI 检查技术

MRI 扫描技术有别于 CT 扫描，不仅要横断面图像，还常要矢状面或（和）冠状面图像，还需获得 T1WI 和 T2WI。因此，需选择适当的脉冲序列和扫描参数。常用多层面、多回波的自旋回波（spin echo，SE）技术。扫描时间参数有回波时间（echo time，TE）和脉冲重复间隔时间（repetition time，TR）。使用短 TR 和短 TE 可得 T1WI，而用长 TR 和长 TE 可得 T2WI。时间以毫秒计。依 TE 的长短，T2WI 又可分为重、中、轻三种。病变在不同 T2WI 中信号强度的变化，可以帮助判断病变的性质。例如，肝血管瘤 T1WI 呈低信号，在轻、中、重度 T2WI 上则呈高信号，且随着加重程度，信号强度有递增表现，即在重 T2WI 上信号特强；肝细胞癌则不同，T1WI 呈稍低信号，在轻、中度 T2WI 呈稍高信号，而重度 T2WI 上又略低于中度 T2WI 的信号强度。再结合其他临床影像学表现，不难将两者区分。

MRI 常用的 SE 脉冲序列，扫描时间和成像时间均较长，因此对患者的制动非常重要。采用呼吸门控和（或）呼吸补偿、心电门控和周围门控以及预饱和技术等，可以减少由于呼吸运动及血液流动导致的呼吸伪影、血流伪影以及脑脊液波动伪影等的干扰，可以改善 MRI 的图像质量。

为了克服 MRI 中 SE 脉冲序列成像速度慢、检查时间长的主要缺点，近年来先后开发了梯度回波脉冲序列、快速自旋回波脉冲序列等成像技术，已取得重大成果并广泛应用于临床。此外，还开发了脂肪抑制和水抑制技术，进一步增加 MRI 信息。

MRI 另一新技术是磁共振血管造影（magnetic resonance angiography，MRA）。血管中流动的血液出现流空现象。其 MR 信号强度取决于流速，流动快的血液常呈低信号。因此，在流动的血液及相邻组织之间有显著的对比，从而提供了 MRA 的可能性。目前已应用于大、中血管病变的诊断，并不断改善。MRA 不需穿刺血管和注入造影剂，有很好的应用前景。MRA 还可用于测量血流速度和观察其特征。

MRI 也可行造影增强，即从静脉注入能使质子弛豫时间缩短的顺磁性物质作为造影剂，以行 MRI 造影增强。常用的造影剂为钆——二乙三胺五醋酸（Gadolinium-DTPA，Gd-DTRA）。这种造影剂不能通过完整的血脑屏障，不被胃黏膜吸收，完全处于细胞外间隙内以及无特殊靶器官分布，有利于鉴别肿瘤和非肿瘤的病变。中枢神经系统 MRI 作造影增强时，病灶增强与否及增强程度与病灶血供的多少和血脑屏障破坏的程度密切相关，因此有利于中枢神经系统疾病的诊断。

MRI 还可用于拍摄电视、电影，主要用于心血管疾病的动态观察和诊断。基于 MRI 对血流扩散和灌注的研究，可以早期发现脑缺血性改变。它预示着很好的应用前景。植入心脏起搏器的人需远离 MRI 设备。体内有金属植入物，如金属夹，不仅影响 MRI 的图像，还可对患者造成严重后果，也不能进行 MRI 检查，应当注意。

第四节　MRI 分析与诊断

观察前，要先了解 MRI 设备的类型、磁场强度和扫描技术条件，如 TR 与 TE 的长短，因为它们直接影响图像的对比度，还有助于分辨 T1WI 和 T2WI。

观察 MRI 时，需要对每帧图像进行分析，要结合冠状面、矢状面和横断面图像进行观察，以便获得立体的概念，便于对病变位置乃至起源作出判断。要结合 T1WI 和 T2WI，尤其对轻重不同的 T2WI 进行分析，因为比较两个加权像上病变的信号强度变化，有助于对病变性质的判断。

MRI 显示解剖结构清晰而逼真，可很好地观察器官大小、形状和位置等情况，所以，引起器官形态变化的疾病有可能做出诊断。在良好的解剖背景上显示病变是 MRI 诊断的突出优点。在观察病变时需注意病变的位置、大小、形状、边缘轮廓和与有关器官的关系等，还要观察病变 T1、T2 的长短或 MR 信号的强弱与均匀性，因为这有助于病变性质的判断。例如脑水肿表现为长 T1、长 T2，多数脑瘤为长 T1、长 T2，含脂类病变表现为短 T1 和不同程度的长 T2。血管由于流空效应而显影，故可分析病变同血管的关系。

第五节　MRI 诊断的临床应用

MRI 诊断广泛应用于临床，时间虽短，但已显出其优越性。在神经系统应用较为成熟。三维成像和流空效应使病变定位诊断更为准确，并可观察病变与血管的关系。对脑干、幕下区、枕大孔区、脊髓与椎间盘的显示明显优于 CT。对脑脱髓鞘疾病、多发性硬化、脑梗死、脑与脊髓肿瘤、血肿、脊髓先天异常与脊髓空洞症的诊断有较高价值。纵隔在 MRI 上，脂肪与血管形成良好对比，易于观察纵隔肿瘤及其与血管间的解剖关系。对肺门淋巴结与中心型肺癌的诊断，帮助也较大。心脏大血管在 MRI 上因可显示其内腔，所以，心脏大血管的形态学与动力学的研究可在无创伤的检查中完成。对腹部与盆部器官，如肝、肾、膀胱、前列腺和子宫，颈部和乳腺，MRI 检查也有相当价值。在恶性肿瘤的早期显示，对血管的侵犯以及肿瘤的分期方面优于 CT。骨髓在 MRI 上表现为高信号区，侵及骨髓的病变，如肿瘤、感染及代谢疾病，MRI 上可清楚显示。在显示关节内病变及软组织方面也有其优势。MRI 在显示骨骼和胃肠方面受到限制。

MRI 还有望于对血流量、生物化学和代谢功能方面进行研究，对恶性肿瘤的早期诊断也带来希望。在完成 MR 成像的磁场强度范围内，对人体健康不致带来不良影响，所以是一种非损伤性检查。但是，MRI 设备昂贵，检查费用高，检查所需时间长，对某些器官和疾病的检查还有限度，因之，需要严格掌握适应证。

第六章　计算机 X 线成像和图像存档与传输系统

第一节　计算机 X 线成像

传统的 X 线成像是经 X 线摄像，将影像信息记录在胶片上，在显定影处理后，影像才能于照片上显示。计算机 X 线成像（computed radiography，CR）则不同，是将 X 线摄照的影像信息记录在影像板（image plate，IP）上，经读取装置读取，由计算机计算出一个数字化图像，复经数字/模拟转换器转换，于荧屏上显示出灰阶图像。CR 与 DSA 中所述的 DR 同属数字化成像。

一、CR 的成像原理与设备

CR 的成像要经过影像信息的记录、读取、处理和显示等步骤。影像信息的记录：用一种含有微量元素铕（Eu^{2+}）的钡氟溴化合物结晶（BaFX：Eu^{2+}，X＝CI. Br. I）制成的 IP 代替 X 线胶片，接受透过人体的 X 线，使 IP 感光，形成潜影。X 线影像信息由 IP 记录。IP 可重复使用达千次。

1. 影像信息的读取　IP 上的潜影用激光扫描系统（图 1-6-2）读取，并转换成数字信号。激光束对匀速移动的 IP 整体进行精确而均匀的扫描。在 IP 上由激光激发出的辉尽性荧光，由自动跟踪的集光器收集，复经光电转换器转换成电信号，放大后，由模拟/数字转换器转换成数字化影像信息。由 IP 扫描完了后，则可得到一个数字化图像。

2. 影像信息的处理　影像的数字化信号经图像处理系统处理，可以在一定范围内任意改变图像的特性。这是 CR 优于 X 线照片之处，X 线照片上的影像特性是不能改变的。图像处理主要功能有：灰阶处理、窗位处理、数字减影血管造影处理和 X 线吸收率减影处理等。

（1）灰阶处理：通过图像处理系统的调整，可使数字信号转换为黑白影像对比，在人眼能辨别的范围内进行选择，以达到最佳的视觉效果。这有利于观察不同的组织结构。例如胸部可得到两张分别显示肺和纵隔最佳图像。

（2）窗位处理：以某一数字信号为 0，即中心，使一定灰阶范围内的组织结构，以其对 X 线吸收率的差别，得到最佳的显示，同时可对这些数字信号进行增强处理。窗位处理可提高影像对比，有利于显示组织结构，如骨小梁的显示。

（3）数字减影血管造影处理：选择血管造影一系列 CR 图像中的一帧为负片（蒙片）行数字减影处理，可得到 DSA 图像。

（4）X 线吸收率减影处理：用两个不同的 X 线摄影条件摄影，选择其中任何一帧作为负片进行减影，则可消除某些组织。例如对胸部行减影处理可消除肋骨影像，利于观察肺野。

3. 影像的显示与存储　数字化图像经数字/模拟转换器转换，于荧屏上显示出人眼可见的灰阶图像。荧屏上的图像可供观察分析，还可用多帧光学照相机摄于胶片上，用激光照相机可把影像的数字化信号直接记录在胶片上，可提高图像质量。激光照相机同自动洗片机联成一体，可减少操作程序。

CR 的数字化图像信息还可用磁带、磁盘和光盘作长期保存。

二、CR 的临床应用

CR 的图像质量与所含的影像信息量可与传统的 X 线成像相媲美。图像处理系统可调节对比，故能达到最佳的视觉效果；摄像条件的宽容范围较大；患者接受的 X 线量减少；图像信息可由磁盘或光盘储存，并进行传输，这些都是 CR 的优点。

CR 图像与传统 X 线图像都是所摄部位总体的重叠影像，因此，传统 X 线能摄照的部位也都可以用 CR 成像，而且对 CR 图像的观察与分析也与传统 X 线相同。所不同的是 CR 图像是由一定数目的像素所组成。CR 对骨结构、关节软骨及软组织的显示优于传统 X 线成像，还可行矿物盐含量的定量分析。CR 易于显示纵隔结构，如血管和气管。对结节性病变的检出率高于传统的 X 线成像，但显示肺间质与肺泡病变则不及传统的 X 线图像。CR 在观察肠管积气、气腹和结石等含钙病变优于传统 X 线图像。用 CR 行体层成像优于 X 线体层摄影。胃肠双对比造影在显示胃小区、微小病变和肠黏膜皱襞上，CR 优于传统的 X 线造影。CR 是一种新的成像技术，在不少方面优于传统的 X 线成像，但从效价比，尚难于替换传统的 X 线成像。在临床应用上，CR 不像 CT 与 MRI 那样不可代替。

三、DR 检查技术

数字 X 线摄影（digital radiography，DR），主要由 X 线摄影设备和全数字平板探测器组成。全数字平板探测器是 DR 的核心部件，其作用是采集 X 线信息，将透过人体的 X 线转换为相应的数字信号。获得 X 线衰减后的不同组织密度信息的数字矩阵后，经计算机处理，重建输出到显示器成像。

目前临床使用的 DR 设备中全数字平板探测器按照探测器中传感器的材料和信号转换方式划分主要有三种：CCD 型平板探测器（间接转换数字探测器）、非晶硅平板探测器（间接转换数字探测器）和非晶硒平板探测器（直接转换数字探测器）。我国还曾于 1999 年与俄罗斯科学研究机构共同安置成功多丝正比电离室型直接摄影装置。根据闪烁晶体材料的不同，间接转换数字探测器又可分为碘化铯（Cesiumiodide，CsI）探测器和硫氧化钆（Gd2O2S）探测器两种类型。按照数据连接传输方式划分主要有三种：有线平板探测器、无线平板探测器及有线/无线两用平板探测器。按照其使用方式可划分为固定式和便携式两种类型。

（一）优点

1. 量子检出效率（DQE）更高，很大程度地提高了图像质量，降低了曝光量。

2. 成像速度快，工作流程短。缩短了检查时间，大大地提高了工作效率，使患者流通率更快。

3. 探测器信号采集的动态范围和图像显示的动态范围大，丰富的灰度表现能力能够有效地反映人体组织细微的密度变化。

4. 可进行多种图像后处理，如对比度、亮度、边缘处理、增强、黑白反转、放大、缩小、伪彩等。

5. 图像存档和传输系统（PACS）性能好，可实现放射科无胶片化、网络化，便于教学、科研和会诊。

与常规屏-片系统相比，DR 成像在影像分辨率和速度方面具有显著优势，DR 影像锐利度好，细节显示清楚，放射剂量小，曝光宽容度大，可进行各种影像后处理。利用 DR 摄影技术，X 光影像拍摄后可以立即显示在医生诊断工作站的医学专用监视器上，这样医生便可立即知道此次 DR 摄影是否已成功获取正确的投照位置。DR 影像会直接发送至 PACS 系统，以便立即转发至医用胶片打印机和临床观察工作站。DR 的高速和工作流效率可以减少患者等待时间，并提高患者 DR 摄影检查的流通量，减轻医务人员负担。

（二）应用

DR 基本临床应用同 CR，还可用于乳腺检查。DR 高级临床应用有：

1. 组织均衡　该技术使得在以往多次曝光才可显示的不同密度的组织，在一次曝光后同时清晰显示。满足医生在短时间内对不同组织的观察，组织均衡突破了模拟胶片对组织显示的局限性，可为临床医生提供更多的诊断信息。该技术对于颈椎，可见到常规模拟胶片难以看到的颈 7、胸 1 椎体结构；同时有助于对这一部位的骨折和异物的诊断。对于胸片，该技术提高了心后、膈后和脊柱的显示，对临床充血性心力衰竭患者的心后显示尤其有效。该技术减少重复曝光，减少患者剂量，减少放射技师劳动强度，增加患者流通量。

2. 双能成像　该技术以两次曝光为基础进行双能采集，获得三幅图像：标准图像、软组织图像、骨组织图像。双能成像能做到去除骨组织信息或去除软组织信息，从而获得不同的两种图像效果，有利于检测含有钙化的良性结节，减少 CT 的检查量。在腹部检查中，DR 双能成像技术可去除腹平片（KUB）与静脉肾盂造影（IVP）检查中的肠气重叠干扰，提高结石与泌尿器结构的显示率。

3. 全景拼接成像　因探测器尺寸及曝光范围受限，对欲观察组织结构多次曝光，后经计算机分析处理，自动或手动拼接成欲观察组织的全景图像。全脊柱拼接摄影用于脊柱畸形矫正的 X 线摄影。全下肢拼接摄影用于人工关节置换、下肢畸形矫正的 X 线摄影。

4. 数字融合体层摄影　数字融合体层摄影是基于大平板探测器的应用，一次扫描可以同时得到兴趣区多层面的图像。成像时间短，仅需通过监视器立即观察到断层结果，还可随意作出任何层面调整，随密度分辨率不如螺旋 CT，但针对自身具有一定对比度的骨骼、肺部以及使用造影剂的部位，通过大平板所具有的高分辨率、边缘轮廓增强以及高信噪比的特点，同样可以完成精确的诊断。

对于进行过金属植入手术后的骨骼以及存在高密度对比剂部位组织的观察，融合体层摄影比 CT、MRI 更具有优势，受金属伪影的影响极小。早期肺癌及肺转移的普查，因其辐射剂量明显少于 CT，可选做为检查方式。

第二节　图像存档和传输系统

图像存档和传输系统（picture archiving communicating system，PACS）是存放和传输图像的设备，不是成像装置。当前，X 线图像、CT 与 MRI 大多是以照片形式在放射科档案室存档。需要时，要从档案室借调，占用很多人力，借调中，照片丢失或错拿时有发生，而且效率低。由于影像诊断技术应用越来越普及，图像数量大增，照片存档与借调工作大且不便。因此，人们提出了用另一种方式存放与传输图像，以使图像高效率使用并能安全保存。由于计算机、存档装置和通信技术的发展，使这一设想成为可能。

一、PACS 的基本原理与结构

PACS 是以计算机为中心，由图像信息的获取、传输与存档和处理等部分组成。

1. 图像信息的获取　CT、MRI、DSA、CR 及 ECT 等数字化图像信息可直接输入 PACS，而众多的 X 线图像需经信号转换器转换成数字化图像信息才能输入。可由摄像管读取系统、电耦合器读取系统或激光读取系统完成信号转换。PACS 速度快，精度高，但价格贵。

2. 图像信息的传输　在 PACS 中，传输系统对数字化图像信息的输入、检索和处理起着桥梁作用。方法有①公用电话线：将影像信息以电信号形式通过公用电话线联网完成信息传输；②光导通信：将影像信息以光信号形式通过光导纤维完成信息传输；③微波通信：将影像信息以微波形式进行传输，有如电视台发射电波，由电视机接收再现图像。后者速度快，但成本高。

3. 图像信息的储存与压缩　图像信息的储存可用磁带、磁盘、光盘和各种记忆卡片等。图像信息的压缩储存非常必要。因为，一张 X 线照片的信息量很大，相当于 1500 多页 400 字稿纸写满汉字的信息量，而一个 30.48cm 光盘也只能存储 2000 张 X 线照片的信息。压缩方法多用间值与哈佛曼符号压缩法，影像信息压缩 1/5~1/10，仍可保持原有图像质量。

4. 图像信息的处理　图像信息的处理由计算机中心完成。计算机的容量、处理速度和可接终端的数目决定 PACS 的大小和整体功能。软件则关系到检索能力、编辑和图像再处理的功能。

（1）检索：在输入图像信息时要同时准确输入病历号和姓名等，便于检索时使用。

（2）编辑：删去无意义的图像，避免不必要的存储，并把文字说明与相应的图像信息一并存入。

（3）再处理：在终端进行。包括图像编组、对兴趣区作图像放大、窗位与窗宽的调节以及用激光相机把荧屏上的图像照在胶片上。

二、PACS 的临床应用

PACS 已经在荷兰、美国和日本等少数国家应用。根据联网范围分为微型、小型、中型和大型 PACS。微型只用于放射科内。小型用于医院内各科，中型则用于一个城市各医院之间。PACS 使医生在远离放射的地方及时看到图像，可提高工作效率与诊断水平；避免照片的借调手续和照片的丢失与错放；减少照片的管理与存放空间；减少胶片的使用量。可在不同地方同时看到不同时期和不同成像手段的多个图像，便于对照、比较。在终端进行图像再处理，使图像更便于观察。中型 PACS 使患者只要有一张磁卡，就可在市内，乃至国内参加 PACS 的医院看到以前不同医院的各种图像，避免重复检查，有利于诊断和会诊。但是，PACS 不能存储大量的图像，由于荧屏数目的限制，也难满足同时观察十几张乃至几十张的图像，而且在荧屏上观察图像还需一个适应过程。PACS 投资甚高，使实际应用受到限制。

第七章　不同成像技术的综合应用

　　医学影像学中有 X 线、CT、DSA、USG 和 MRI 等多种成像技术，在每种成像技术中还有多种检查方法。应当指出，各种成像技术和检查方法都有它的优势与不足，并非一种成像技术可以适用于人体所有器官的检查和疾病诊断，也不是一种成像技术能取代另一种成像技术，而是相辅相成、相互补充和印证。在选用时就要权衡利憋，进行选择。

　　虽然有了 CT 和 MRI 等先进的成像技术，但是它们每日能检查的例数有限，检查费用高，而且不是对人体所有部位都能进行检查，所以不以代替大量而有效的 X 线诊断。一般而言，在神经系统，对头颅和脊椎疾病，X 线平片多可解决诊断问题；对颅内和椎管内疾病，如肿瘤、脑损伤和脑血管意外等，则 CT 或 MRI 为好。对心脏大血管疾病，用普通 X 线检查与超声心动图多可作出诊断，但如观察心、大血管疾病细节，则常需用心血管造影。对肺与纵隔应先用 X 线检查，必要时再用 CT 或 MRI。腹内与盆腔内器官 X 线检查价值有限，而 USG 与 CT 则较为可靠，应用较多。胃肠道的检查，钡剂造影是有效而可靠的诊断方法。骨关节疾病，X 线检查在多数情况下可以解决诊断问题。因此，应该在充分了解、掌握各种影像检查方法的优劣、适用范围、价值与限度的基础上，根据患者症状、体征及其他临床检查中得出的初步诊断，本着有效、安全、经济、简便的原则，提出影像检查的程序。如何作好影像学检查程序设计，已成为应该掌握的基本知识和日常工作中面临的重要课题。

第八章　常见疾病的影像学诊断

第一节　中枢神经系统疾病的影像学诊断

一、血肿的表现及鉴别诊断（表 6-1）

表 6-1　血肿的表现及鉴别诊断

	脑内血肿	硬膜外血肿	硬膜下血肿
临床表现	多发生于额颞叶；位于受力点或对冲部位脑表面区	多由脑膜血管损伤所致，脑膜中动脉常见；血液聚集于硬膜外间隙；硬膜与颅骨内板紧密粘连；血肿较局限（呈梭形）	多由脑桥静脉或静脉窦损伤出血所致；血液浓聚于硬膜下腔，沿脑表面广泛分布
影像学检查	CT 检查：边界清楚；类圆形高密度灶；MRI 检查：血肿信号变化和血肿期龄有关	CT 检查：颅板下梭形或半圆形高密度灶、边缘锐利，多位于骨折附近；不跨越颅缝	CT 检查：①急性期，颅板下新月形或半月形高密度影，常伴有脑挫裂伤或脑内血肿，脑水肿和占位效应明显；②亚急性期或慢性期：呈稍高、等、低混合密度灶

二、硬膜外血肿和硬膜下血肿的 CT 鉴别（表 6-2）

表 6-2　硬膜外血肿和硬膜下血肿的 CT 鉴别

鉴别点	硬膜外血肿	硬膜下血肿
形态	梭形或半圆形	新月形或半月形
血肿范围	局限，不跨越颅缝	广泛，不受颅缝限制
占位效应	有	显著
伴随病变	颅骨骨折	脑挫裂伤
临床表现	昏迷—中间清醒—再昏迷	持续昏迷

三、脑出血血肿的 CT 诊断（表 6-3）

表 6-3　脑出血血肿的 CT 诊断

鉴别点	急性期	吸收期	囊变期
边界	清楚	模糊	清楚
血肿密度	均匀高密度	等或低密度	脑脊液样低密度

续 表

鉴别点	急性期	吸收期	囊变期
周围水肿带	宽窄不一	增宽	无
占位效应	有	逐渐减轻	无

第二节 呼吸系统疾病的影像学诊断

一、肺野

后前位胸像上自纵隔肺门向外的透光区域。分区：内、中、外三带（均分）；上、中、下三野（2、4 前肋下缘）。

二、肺门

肺动脉、静脉、支气管及淋巴组织。中野内带 2~4 前肋间、左高右 1~2cm。

三、肺纹理

自肺门向外周放射状分布的树枝状影，主要成分是肺动脉分支，正常时上细下粗。

四、肺叶和肺段

右肺分为上中下三叶，左肺分为上下两叶。右肺有 10 个肺段，左肺有 8 个肺段。

五、支气管充气征

指肺实变扩展到肺门附近时，较大的含气支气管与实变的肺组织形成对比，在实变区中可以见到含气的支气管分支影，又称为支气管气像。

六、纵隔和膈肌的移位（表 6-4）

表 6-4 纵隔和膈肌的移位比较

	肺气肿	肺不张	肺实变	气胸	胸腔积液
表现	双肺透明度增加；侧位片上显示胸骨后透亮区增加；胸廓膨大，肋间隙变窄，形成桶状胸	患侧肺野致密不透光，胸廓塌陷，肋间隙变窄，健侧代偿性的通气过度	实变部位均匀的致密影，在实变阴影中出现的支气管充气征。肺体积变化不大	患侧肺萎陷致透亮度降低，并向肺门侧压缩	游离性胸腔积液：少量，中量和大量积液 局限性胸腔积液：包裹性积液，叶间积液和肺底积液
纵隔	变窄，"滴状胸"	向患侧移位	—	张力性气胸可有向健侧移位	大量游离性胸腔积液，纵隔移向健侧
膈肌	膈肌低平，心影狭长	患侧膈肌抬高	—	下降变平，伴有矛盾呼吸	下移

七、大叶性肺炎

多为肺炎链球菌致病。起病急，寒战、高热，胸痛，咳铁锈色痰。病理改变分为充血期、红色肝病期、灰色肝变期、消散期。

1. 病理分期

（1）充血期：肺泡壁毛细血管扩张、充血、肺泡内浆液渗出。

（2）红肝样变期：病变发展至实变期，大量纤维蛋白及红、白细胞等渗出，使肺组织变硬。

（3）灰肝样变期。

（4）消散期：炎性渗出物逐渐被吸收消散，肺泡重新充气。

2. X 线和 CT 表现

（1）充血期：阴性或纹理增多，透明度降低；CT 表现为边缘模糊的磨玻璃样阴影。

（2）实变期：密度均匀致密影，支气管充气征。

（3）消散期：实变区密度降低，大小不等，分布不规则的斑片状阴影。

八、肺脓肿

化脓性细菌引起的，肺坏死性炎性疾病。临床表现为寒战、高热、咳嗽、胸痛，1 周后咳大量脓臭痰。

1. 感染途径

（1）吸入性，口鼻腔吸入含菌的分泌物。

（2）血源性：金黄色葡萄球菌败血症。

（3）附近器官直接感染：胸壁感染，膈下感染，肝脓肿→肺部。

2. 感染物→支气管后→阻塞→致病菌大量繁殖→局部肺组织炎症→坏死、液化→支气管排出→空洞。治疗后可痊愈。超过 3 个月不愈者即为慢性肺脓肿。

3. 急性肺脓肿影像表现　早期，肺内出现大片状致密影，边缘模糊，密度均匀，中心处密度减低。血源性者为两肺多发致密影。坏死物咳出后，在实变内见厚壁空洞，内有液平面，可有胸膜增厚或胸腔积液。

4. 慢性肺脓肿影像表现　厚壁空洞，可为多房，内外壁清楚，有或无液面。周围见斑片状及条索状影，可并发胸膜肥厚。

九、肺癌

常见。起源于支气管或肺泡上皮及支气管腺体。

1. 组织学分型　鳞癌、小细胞癌、腺癌、大细胞癌。

2. 按解剖部位分类

（1）中心型：发生于肺段以上支气管。生长方式有腔内生长、管壁浸润和腔外生长。

（2）周围型：发生于肺段以下支气管。

（3）弥漫型：沿肺泡管和肺泡弥漫性生长。

3. 扩散

（1）淋巴结转移：支气管肺淋巴结、肺门及纵隔淋巴结。

（2）血行转移：肺、脑、肾上腺、肝等。

（3）直接蔓延：纵隔、胸膜、胸壁等。

4. 临床表现　早期可无症状，偶为检查发现。呛咳、无痰。间断性痰中带少量血丝为常见表现。

副肿瘤综合征。累及周围组织、器官时出现相应的症状和体征。

5. 中央型肺癌的影像表现　支气管改变：壁增厚、腔内肿块及管腔狭窄。阻塞性改变：肺气肿、肺炎及肺不张。肺门肿块。纵隔淋巴结转移及邻近结构的浸润。

6. 周围型肺癌的影像表现　肺内的结节或肿块，亦可为浸润影或条索影。以下特征有助于诊断：分叶、毛刺、支气管充气征、血管集束征、胸膜凹陷征、空洞。CT 及 MRI 增强后轻中度强化。

7. 细支气管肺泡癌 X 线表现

（1）结节型：类圆形或星状结节，密度不均，可见毛刺征、胸膜凹陷等。

（2）炎症型：肺叶或肺段的实变，可见支气管充气征。

（3）弥漫型：网状结节影、斑片状或蜂窝状影。

第三节　循环系统疾病的影像学诊断

一、体型、胸廓类型和心脏类型（表 6-5）

表 6-5　体型、胸廓类型和心脏类型

体型	胸廓形态	横膈位置	心膈面	心影	心胸比率
瘦长型	狭长	低位	小	垂位心	<0.5
矮胖型	短宽	高位	大	横位心	>0.5
正常型	适中	适中	适中	斜位心	0.5

注：心胸比率：心脏横径（左右心缘至体中线的最大距离之和）和胸廓横径（通过右膈顶水平胸廓的内径）的比率。正常成人心胸比率为 0.5。

二、心脏普通 X 线摄影

常用的体位有后前正位、右前斜位、左前斜位和侧位。

1. 后前位上　心右缘分为两段，上段由主动脉和上腔静脉构成，下段为右心房构成；心左缘分为三段，自上而下依次为主动脉结，肺动脉段和左心室。

2. 右前斜位（后前位左旋45°）上　心前缘自上而下由主动脉及升主动脉、肺动脉、右心室前壁和左心室构成；后缘上段为左心房下段为右心房。

3. 左前斜位（后前位右旋60°）上　心前缘上段为右心房，下段为右心室，心后缘上段为左心房，下段为左心室。

4. 左侧位上　心前缘下段是右心室前壁，上段由右心室漏斗部、肺动脉干和升主动脉构成；心后缘上中段由左心房构成，下段由左心室构成。

三、肺循环的改变

1. 肺充血　指肺动脉内血流量增多。X 线表现：①肺动脉段膨隆；②两肺门影增大，边缘清晰，搏动增强，"肺门舞蹈"（肺动脉高压时，肺门出现舞蹈样搏动）；③肺动脉分支成比例增粗。

2. 肺少血　指肺血流量减少。X 线表现：肺门影缩小，肺纹理变细且稀疏，肺野透光度增加；

代偿性侧支循环建立。

3. 肺动脉高压　肺血流量增加或肺循环阻力增高引起。分为高流量性肺动脉高压、阻塞性肺动脉高压。X 线表现：①肺动脉段突出；②肺门截断现象（肺动脉高压时，肺动脉段和肺门动脉扩张明显，肺动脉外围分支纤细，稀疏，肺血亦减少，与扩张的肺门动脉不相称，有骤然间粗细不同的鲜明改变，称为肺门截断征或残根征）；③肺动脉分支成比例增粗；④肺门舞蹈；⑤右心室增大。

4. 肺静脉高压　病因：左房压增高，左室阻力增加，肺静脉阻力增加。表现：肺淤血，间质性肺水肿，肺泡性肺水肿。

（1）肺淤血：肺静脉回流受阻，血液淤滞于肺内。X 线表现：肺门影增大、肺纹理增粗、模糊，肺野透亮度减低；反射性血管痉挛，上肺静脉扩张增粗，下肺静脉收缩变细。

（2）肺水肿：毛细血管–肺静脉压超过 10mmHg 时，液体大量渗入肺间质和肺泡所致。

1）间质性肺水肿：不同部位的肺泡间隔水肿增厚形成小叶间隔线，胸膜下或者胸腔少量积液。Kerley A 线自肺野外围斜行引向肺门，常见于急性左心衰竭；Kerley B 线位于肋膈角区，水平横行，常见于二尖瓣狭窄和急性左心衰竭。Kerley C 线位于肺野下，呈网格状，常见于肺静脉压明显加重者。

2）肺泡性肺水肿：好发于肺中内带，边缘模糊的斑片状阴影，常融合成片，可见支气管充气征。以两肺门为中心则形成"蝴蝶状"阴影是典型征象。常见于急性左心衰竭和尿毒症。

四、先天性心脏病的血流动力学改变：

1. 房间隔缺损（ASD）　左心房压力一般均高于右心房。当存在 ASD 时，左房的血液分流进入右房，使右心房右心室及肺血流量增加，引起右心房右心室的肥厚和扩张，久之可形成肺动脉高压。

2. 室间隔缺损（VSD）　一般情况是左心室收缩压高于右心室。VSD 时，左心室的血流进入右心室，通过肺循环进入左心房，引起左房、左室和右室容量负荷，心腔扩大。

3. 动脉导管未闭（PDA）　一部分血液从主动脉经未闭的导管持续进入肺动脉，引起连续性的左向右分流，导致左心负荷增加，使左心室肥厚扩张。引起不同程度的肺动脉高压。当肺动脉高压超过体动脉水平可导致双向或从右向左分流。

4. 法洛四联症（TOF）　主要包括肺动脉狭窄、室间隔缺损、主动脉骑跨和右心室肥厚。其中肺动脉狭窄起主要作用，狭窄的肺动脉使得射血阻力增加，通过 VSD 从右向左分流的血液量增加。引起体循环血氧饱和度降低，导致发绀、红细胞增多等一系列变化。

5. 艾森门格综合征　肺循环的血流量增多，肺血管内阻力增加，右心室压增高。当右心室的压力接近左心室时，左向右的分流量减少。当右心室的压力高于左心室时，患者可出现发绀。

五、二尖瓣狭窄的影像学表现

X 线：心影增大，呈二尖瓣型，肺动脉段突出，左房（后前位见"双弧征"，左心缘见"四弧征"）右室增大。肺淤血或间质性肺水肿，可同时并有肺动脉高压。主动脉结不大。二尖瓣区及左房壁可出现钙化，可有含铁血黄素沉着征象。

CT 与 MRI：可见瓣叶钙化及房、室增大、左房附壁血栓，瓣膜运动受限及瓣口狭窄等。

六、心脏各房室增大的表现（表6-6）

表 6-6　心脏各房室增大表现

房室增大	影像学表现	常见疾病
左房增大	心右缘出现双房影；气管隆凸开大；食管中下段局限性压迹和移位	二尖瓣病变；左心室衰竭；先天性心脏病：室间隔缺损和动脉导管未闭
右房增大	右房段向右上膨隆	右心衰竭，三尖瓣病变，房间隔缺损，右心房黏液瘤，肺静脉异常引流
左室增大	—	高血压，主动脉关闭不全，二尖瓣关闭不全，动脉导管未闭
右室增大	心尖圆隆上翘，可见肺动脉段突出	二尖瓣狭窄，慢性肺源性心脏病，肺动脉狭窄

第四节　消化系统疾病的影像学诊断

一、检查方法

1. 胃肠道造影是检查胃肠道的主要手段：钡剂和碘剂是主要的造影剂。钡剂造影的禁忌证：①胃肠道穿孔时禁用硫酸钡，可以采用有机碘水溶液才代替；②完全性或者是麻痹性的肠梗阻时；③两周内有消化道出血时；④胃镜检查 48 小时之后。

2. 血管造影

（1）动脉造影：股动脉穿刺，将导管分别送置不同的血管使之显影，以观察消化道出血、血管畸形和肿瘤病变。在血管造影的基础上可行介入性治疗，如消化道大出血栓塞止血、肿瘤化疗加栓塞等。造影剂：76%泛影葡胺、优维显、欧乃派克等。

（2）静脉造影：门静脉造影、下腔静脉造影。

3. 胆道造影口服或者静脉胆囊（胆影葡胺）及胆道造影（碘番酸）、T管逆行造影（泛影葡胺）、内镜逆行性胰胆管造影（ERCP）、经皮肝穿胆管造影。

4. 腹部检查方法

（1）普通检查：①腹部平片（站立位、仰卧位、侧卧位）；②腹部透视：一般仅用于急腹症（如胃肠道穿孔、肠梗阻）及消化道异物。

（2）造影检查：消化道常用造影剂为医用纯净硫酸钡。常用的造影方法有：①食管钡餐造影：用以观察食管形态、轮廓、黏膜及功能；②胃肠钡餐造影：观察胃肠道黏膜、形态、位置、轮廓及功能；③十二指肠低张造影：用以观察十二指肠、胆总管下端及胰头部病变；④全消化道造影用以观察食管、胃、各组小肠直至回盲部；⑤插管法：更易发现小肠病变。口服法、插管法；⑥钡剂灌肠造影，用以观察结肠病变，造影前应清洁肠道。

二、胃

1. 胃常见的四种类型

（1）牛角型：呈横位且张力高，上宽下窄如牛角。此型多见胖型。

（2）钩型：张力中等，胃角明显，胃下极可至髂嵴水平，形如鱼钩，常见类型。

（3）瀑布型：胃底大呈囊袋状而后倾，钡充满胃底后流入胃体，钡入胃的过程有如瀑布。

（4）长钩型：胃腔上窄下宽如水袋状，胃下极位于髂嵴水平下。此型常见于瘦长体形人。

2. 充盈缺损　局部向腔内突出而未被对比剂充盈，由钡剂勾勒出消化道轮廓构成局限性内凹改变，如胃肠道肿瘤突向腔内形成的影像。

3. 龛影　胃肠道壁溃烂达一定深度；钡剂造影时钡剂填充其内，切线位可见突出腔外钡斑。

4. 半月综合征　胃癌的龛影形态不规则，多呈半月形，位于胃轮廓之内，周围绕以宽窄不一的透明带，即环堤，轮廓不规则而锐利，其中常见到结节状和指压状充盈缺损，以上表现称为半月综合征。

5. 胃良恶性溃疡的 X 线鉴别（表6-7）

表 6-7　胃良、恶性溃疡的 X 线鉴别

X 线表现	良性溃疡	恶性溃疡
龛影形状	圆形或者椭圆形，边缘光滑整齐	不规则，扁平，有多个尖角
龛影位置	突出于胃轮廓之外	位于胃轮廓之内
龛影周围和口部	黏膜水肿的表现如黏膜线、项圈征、狭颈征等；黏膜皱襞向龛影集中而直达口部	指压迹样充盈缺损，有不规则环堤，皱襞中断破坏
附近胃壁	柔软，有蠕动波	僵硬，峭直，蠕动消失

6. 胃溃疡和十二指肠溃疡的表现

（1）胃溃疡

临床特点：反复性、周期性与节律性上腹痛；恶心、呕吐、嗳气与反酸等症状；呕血或黑便，严重者有幽门梗阻。

影像学表现：

1）直接征象

龛影：切线位呈乳头状，锥状或其他形状；其边缘光滑整齐，底部平整或欠平。

其周围常有黏膜水肿形成的透明带：①黏膜线：为龛影口部一条宽 1~2mm 光滑整齐的透明线；②项圈征：龛影口部的透明带，宽 0.5~1cm，犹如项圈；③狭颈征：龛影口部明显狭小，龛影狭长。溃疡周围瘢痕收缩致皱襞均匀纠集；皱襞向龛影口部集中而且逐渐变窄。

2）间接征象：功能性改变、痉挛性改变、胃液分泌多、胃蠕动改变。

3）胃溃疡特殊类型：①穿透性溃疡：龛影大而深，均超过 1.0cm，形如囊袋，狭窄征象显著；②穿孔性溃疡：溃疡甚大，也呈囊袋，可出现液面与分层现象；③胼胝性溃疡：溃疡底部纤维组织厚达 1~2cm，其周围宽度与厚度常达 1~2cm，见较宽透明带，常伴黏膜纠集；④多发性溃疡：胃内同时发生两个以上溃疡，多在 2~4 个间，2 个较多见，多发龛影，黏膜纠集而紊乱。

（2）十二指肠溃疡

临床特点：症状多为周期性节律性右上腹痛，进食后可缓解，伴有反酸、嗳气，可有呕吐、黑便、梗阻、穿孔等。

影像学特点：十二指肠溃疡的直接征象为龛影；球部变形也是球部溃疡常见征象；球部溃疡也有表现为钡剂激惹征。

7. 胃癌

（1）早期胃癌：指癌限于黏膜或黏膜下层而不论大小或有无转移。

病理分型：依形态分三型与三个亚型：Ⅰ型：隆起型，癌灶高出正常黏膜2倍以上。Ⅱ型：浅表型，癌灶较平坦，无隆起或凹陷。Ⅱa型：浅表隆起型；Ⅱb型：浅表平坦型；Ⅱc型：浅表凹陷型。Ⅲ型：凹陷型，癌灶凹陷，不越过黏膜下层。

临床特点：症状轻微或无任何症状；表现多与胃炎与溃疡类似。

影像学表现：①隆起型：肿瘤呈类圆形突向胃腔（超过5mm）；境界锐利、基底较宽、表面较粗糙；双重法及加压法可显示充盈缺损像；②浅表型：肿瘤表浅而平坦，形状不规则，三种亚型隆起与凹陷不超过5mm，胃小区与胃小沟呈不规则破坏；③凹陷型：肿瘤形成明显凹陷，深度超过5mm。双重法及加压法显示为明显的龛影，周边黏膜皱襞出现截断杵状或融合。

（2）进展期胃癌

病理特点：癌组织越过黏膜下层侵及肌层；亦称中晚期胃癌或侵袭性胃癌；常有远处或近处的癌细胞浸润。

分型：Ⅰ型，癌灶向腔内突起，形成蕈伞巨块；基底较宽，可呈菜花状，有溃疡；外形不整，生长缓慢，转移较晚；Ⅱ型，癌灶向壁内生长，且形成大溃疡；溃疡呈火山口样，溃疡底部不平；边缘隆起，质硬，呈环堤状表现；Ⅲ型，与Ⅱ型类似，有形状不整的溃疡；环堤较低，或欠完整，宽窄不一，与邻近胃壁境界不清，浸润生长；Ⅳ型，为胃癌在壁内弥漫性浸润性生长；胃壁弥漫性增厚不形成突起肿块；病变可累及胃的一部分或胃全部。

临床特点：上腹痛、渐进性消瘦与食欲减退；可有恶心、呕吐咖啡样物或黑便；出现转移后有相应的症状与体征。

影像学表现：①钡餐造影：Ⅰ型，局限性不规则充盈缺损，表面欠光滑但境界清楚；Ⅱ型，不规则龛影，多呈半月形；外缘平直，而内缘不整齐；龛影于胃轮廓内，有环堤；常见结节状或指压状充缺；伴黏膜纠集中断于环堤外；Ⅲ型：类似Ⅱ型，但浸润生长；环堤外缘可呈斜坡状隆起；环堤外缘有破坏界限不清；Ⅳ型：胃壁呈不规则增厚且僵硬；局限或弥漫胃腔狭窄变形；与正常胃壁间无明确界限。②CT造影：胃内软组织块影固定于胃壁；胃壁增厚僵直，呈凹凸不平。依胃癌CT表现，可分4期：Ⅰ期，腔内肿块，无胃壁增厚，无扩散；Ⅱ期，胃壁厚度>1.0cm，但未超出胃壁；Ⅲ期，胃壁厚，侵及邻近器官，无转移；Ⅳ期，见原发灶并发现远处转移的征象。

（3）特殊部位的胃癌

贲门癌：贲门区结节状、分叶状充缺；胃壁僵硬而致胃腔不能扩张；黏膜粗糙或中断，可伴龛影；透视下可见钡剂分流或转向。

胃窦癌：狭窄段呈漏斗状、长条或线形；狭窄的边缘极不规则或结节状；胃壁僵硬，无蠕动，交界分明；可出现"肩胛征"或"袖口征"。

三、结肠癌

病理特点：结肠癌分布以直肠与乙状结肠多见；与高脂低纤饮食及结肠息肉病有关；多为腺癌，其次为黏液癌、胶样癌；尚有乳头状腺癌、类癌、腺鳞癌等。大体病理分三型：增生型、浸润型、溃疡型。

临床特点：发病年龄以40~50岁最多，男性较多；腹部肿块、便血与腹泻或顽固性便秘；亦可有脓血便与黏液样便，粪便变细。

影像学表现：X线：①增生型，腔内不规则充盈缺损，轮廓不规则；病变多见于肠壁某侧，黏膜有破坏；局部肠壁僵硬而平直，结肠袋消失；②浸润型，病变区肠管狭窄，常累及一小段肠管；狭窄可偏一侧或环绕肠壁成环状狭窄；轮廓可光滑整齐，也可呈不规则状；常可引起梗阻，或钡止于肿瘤的下界；③溃疡型，肠腔内较大的龛影，形状多不规则；病变区边界多不整齐，有一些尖角；

黏膜中断，肠壁僵硬，结肠袋消失。

CT：①发现结、直肠内较小而隐蔽灶；②了解癌肿与其周围组织的关系；③主要价值还在于结肠癌的分期：Ia 期，病灶限于黏膜及黏膜下层，无转移；Ib 期，癌肿已经侵入黏膜固有层，无转移；Ⅲ期：任何程度的原发癌，有淋巴结转移；Ⅳ期，任何程度的癌肿，发生远隔转移者。

四、肝癌和肝海绵状血管瘤的鉴别（表 6-8）

表 6-8 肝癌和肝海绵状血管瘤的鉴别

	肝癌	肝海绵状血管瘤
临床表现	肝区疼痛，肿胀，食欲减退，乏力，消瘦，甲胎蛋白阳性。分型：巨块型，≥5cm，最多见；结节型，<5cm；弥漫型，<1cm；小肝癌，≤3cm（单个癌结节最大直径<3cm 或者两个癌结节最大直径之和<3cm）	肝海绵状血管瘤为肝内最常见的良性肿瘤。其 CT 平扫与肝癌的表现相似，增强扫描采用"二快一慢"、"早出晚归"的扫描方式 90%可与肝癌鉴别开来。"二快一慢"就是注射造影剂要快，开始扫描要快，延迟扫描要长
CT 和 MRI 表现	肝内肿块：平扫多为低密度，边缘不清，增强扫描时肿块边缘较前清晰。动脉期明显强化。MRI 表现：T1WI 表现为低信号，境界不清，T2WI 表现为高信号，常不均匀，有时肿瘤边缘可见一低信号环的包膜，增强扫描肝癌信号可明显增强，可低于或高于肝脏实质信号，边缘较前清晰，其中的坏死和瘢痕区无强化 门静脉受累和癌栓形成：CT 增强表现为门静脉扩张，内有充盈缺损。MRI 表现为低信号的门静脉内有高信号的块影 肝癌的增强扫描表现为动脉期呈明显强化，门静脉期强化程度明显减弱，因为肝癌主要为动脉供血。肿瘤强化呈"快进快出"	血管瘤 MRI 表现为 T1WI 均匀低信号，较大肿瘤其中心区结构不均匀且信号更低，为其中的血管和纤维化所致。T2WI 肿瘤信号很高，"灯泡征"。MRI 对血管瘤与肝癌的鉴别诊断优于 CT、USG。肝海绵状血管瘤在"二快一慢"的 CT 增强扫描时，早期肿瘤边缘呈血窦样强化，以后随着时间的延长原强化的血窦范围逐渐扩大，密度逐渐降低，以后肿瘤转为等密度，这个过程比较长，10~20 分钟

五、食管癌和食管静脉曲张的鉴别（表 6-9）

表 6-9 食管癌和食管静脉曲张的鉴别

	食管癌	食管静脉曲张
病理特点	因发生于食管黏膜，以鳞癌多见；腺癌或未分化癌少，偶见鳞腺癌；癌组织易穿透肌层侵及邻近器官；转移途径多为淋巴道与血行转移。早期食管癌仅浸润黏膜，黏膜下层，无淋巴结转移。大体病理形态分为 4 型：①平坦型；②糜烂型；③斑块型；④乳头型。中晚期食管癌：累及肌层或外膜或外膜外，局部或远处淋巴结转移可分为 5 型：①髓质型；②蕈伞型；③溃疡型；④硬化型；⑤腔内型	肝硬化→门静脉高压→门静脉血流阻力增加→通过不畅→胃冠状静脉、食管静脉丛及胃短静脉→淤血扩张→食管下端附近出现侧支循环→门静脉血经上述静脉及侧支逆流入上腔静脉→食管下端与胃底的静脉曲张→静脉曲张起始于食管裂孔段以上→逐渐向上蔓延→晚期可累及上段
临床表现	男性多于女性且多为中老年；早期很少有症状或症状轻微；主要表现为进行性吞咽困难；后期只进流食，最后不能进食；晚期患者可出现恶病质表现	早期可无任何症状；呕血或柏油粪样便；多伴脾大、脾功能亢进；肝功能异常及腹腔积液等

续表

	食管癌	食管静脉曲张
X线表现	早期食管癌：①平坦型：切线位可见管壁边缘欠规则；扩张性差或钡剂涂布不连续；②糜烂型：黏膜粗糙呈细颗粒状或大颗粒网状或黏膜粗细不均扭曲或聚拢、中断；③隆起型：病变呈不规则状扁平隆起；颗粒状或结节状充盈缺损；④凹陷型：切线位示管壁边缘轻微不规则；正位像可为单个或数个浅钡斑；外围见颗粒状隆起或皱襞集中。中晚期食管癌①髓质型：范围较长的不规则充盈缺损；可伴有表面大小不等的龛影；管腔变窄，见软组织致密影；②蕈伞型：偏心性菜花或蘑菇状充盈缺损；边缘锐利，有小溃疡为其特征；与正常食管分界清，近端扩张；③溃疡型：较大而不规则的长形龛影；其长径与食管的纵轴一致可见龛影位于食管轮廓内；④硬化型：管腔狭窄呈环状，范围较局限；边界较光整，与正常区分界清；钡餐通过受阻，上方食管扩张；⑤腔内型：巨大息肉样或菜花状充盈缺损；有浅溃疡、黏膜皱襞中断破坏；管腔扩张，而狭窄梗阻不明显	早期下段食管黏膜皱襞增粗或稍迂曲；管腔边缘略呈锯齿状，食管壁尚柔软；典型者为串珠状或蚯蚓状的充盈缺损；管壁边缘不规则，蠕动弱，排空延迟
CT表现	Ⅰ期：癌瘤限于食管内，无蔓延或转移 Ⅱ期：管壁增厚>5mm，尚未向外浸润 Ⅲ期：癌瘤直接浸润周围，有局部转移 Ⅳ期：癌瘤直接浸润周围，有远处转移	食管壁增厚、内壁凹凸不平；增强扫描时可见均一性强化

六、胆囊

1. 胆结石和胆囊炎的诊断

（1）USG：胆结石。①胆囊腔无回声内出现形态稳定的强回声团；②后方伴有干净的声影；③光团随体位变化而移动。

急性胆囊炎：胆囊肿大，囊壁弥漫性增厚，形成"双边影"；急性胆囊炎胆囊壁穿孔时，可显示胆囊壁局部膨出或缺损及胆囊周围限局性积液。胆囊超声莫菲征阳性。慢性胆囊炎：轻者胆囊大小正常或囊壁稍厚，囊内有结石回声。炎症较重者胆囊肿大，囊壁增厚，囊内有结石及沉积物回声。增殖型胆囊壁显著增厚可>1.5cm，需与肿瘤鉴别。萎缩型胆囊缩小，囊腔缩窄，其内可充满结石而表现为WES三联征。偶见严重萎缩的胆囊仅残存一块瘢痕组织，与肝门部组织或肠管粘连。

（2）X线：胆结石：阳性结石因结石含钙盐，X线可以显示，呈圆形、多面形等，多发和单发，有的呈蛋壳样。胆囊造影可以显示结石位于胆囊内。阴性结石平片不能显示。造影检查可以显示胆囊内有单发或多发充盈缺损，圆形或多面形；脂肪餐后胆囊缩小，结石显示更清。

胆囊炎：可单独或合并结石存在。平片：胆囊附近肠淤张，胆囊扩大，偶可钙化。口服造影表现：胆囊不显影；显影淡、迟，胆囊增大或缩小；胆囊收缩功能不良。静脉法胆系造影：若胆管显示良好而胆囊不显影或显示淡、迟，可诊断胆囊疾病。

（3）CT：胆囊壁增厚，>3mm。胆囊壁钙化。胆囊增大。胆囊周围低密度水肿环。胆囊壁积气。胆囊内有高、低密度充盈缺损影。胆道和胆囊在造影时可显示负性影。CT对胆道疾病的显示优于平片而不如USG。

（4）MRI：T2WI像结石为低信号，在高信号的胆汁的对比下形式清晰。胆囊壁增厚在T1WI像上形式清晰。磁共振胆管成像（MRCP）可较清晰地显示胆道内结石的充盈缺损和梗阻的部位。MRI对胆道疾病的诊断价值不如USG、CT。

2. WES 三联征　结石填满胆囊时，胆囊无回声区消失，胆囊前半部分呈弧形强光带，后方伴声影。若胆囊壁增厚，则出现"囊壁-结石-声影"三联征。

七、急腹症

急腹症的常用检查方法是腹部平片。

1. 胃肠道穿孔

临床表现：起病骤然，持续性上腹剧痛，延及全腹；扣及腹肌紧张，全腹压痛等腹膜刺激症状。

影像学表现：①X 线：站立位可见膈下游离性气体影；小网膜囊、腹膜后局限性积气；腹脂线模糊、肠曲反应性淤积；腹腔间隙或隐窝可见脓腔征象；②CT：横结肠系膜上方的腹腔积液，肝右叶后与右肾间水样密度；横结肠系膜下方的腹腔积液，膀胱直肠陷凹等处水样密度；小网膜囊的局限性腹腔积液，胃体后与胰腺间水样低密度；脓肿内有时可见气体密度影，增强扫描脓肿周边环状强化。

2. 肠梗阻　可以分为机械性肠梗阻，动力型肠梗阻和血运型肠梗阻。其中机械性肠梗阻又分为单纯性和绞窄性，单纯性又分为完全性和不完全性的；动力型肠梗阻分为麻痹性和痉挛性肠梗阻；血运型肠梗阻多见于肠系膜血栓形成或者栓塞。

（1）单纯性小肠梗阻

X 线表现：多在梗阻后 3~6 个小时；梗阻近端肠管充气扩张，呈拱门样改变，且小肠、结肠扩张分别>3cm、6cm；长短不一、高低不等的阶梯状液面征，透视下随肠蠕动而上下运动。肠曲舒展，横贯于腹腔大部，常在上中腹部呈层层地平行排列、互相靠拢显示鱼肋样（弹簧样）黏膜皱襞或皱襞稀少。

CT：能敏感显示扩张肠曲的部位和程度，肠套叠引起的梗阻可出现三层肠壁影。

（2）绞窄性小肠梗阻

X 线：除单纯性肠梗阻 X 线表现外；尚可见假肿瘤征和咖啡豆征；多小跨度卷曲肠祥和长液面；空、回肠换位征或排列紊乱；结肠一般无气体或少量气体。

CT：CT 检查可协助确定假肿瘤征；偶可见肠系膜血管扭曲、变形。

3. 肠套叠　肠套叠分为三层：由内到外分别称为内筒、中筒与外筒；内筒与中筒称套入部，外筒又称套鞘；中筒与外筒的反折部则合称套叠颈部；中筒与内筒的反折部则称为套叠头部。

X 线：可见软组织块影，多在右中、右下或肝曲部；见不全肠梗阻或梗阻，肠管扩张或气液平面；钡灌肠检查时，套叠头部可显示为充盈缺损；头部呈杯口、球或哑铃状，钡入套鞘呈钳状；钡排出后附着于黏膜皱襞的钡呈螺旋弹簧状；空气灌肠检查时，套入部与钡灌肠表现相反；在气体对比下其软组织块影呈半圆或哑铃形。

临床特点：典型的渐发性腹痛、呕吐；可有黏液血便与腹部包块；严重者脱水、高热与休克。

第五节　泌尿系统疾病的影像学诊断

一、解剖特征

1. 肾盂肾盏的形态　肾小盏：体部和穹隆部；肾大盏：顶端、颈部和基底部；肾盂：常见型、分支型和壶腹型；肾大盏和肾盂的形态变化较大。

2. 输尿管三个生理狭窄：肾盂连接处、越骨盆边缘、入膀胱处。

二、肾结石

平片显示单发或多发圆形、类圆形或桑椹状致密影。典型的结石形态为具有肾盂肾盏形态的结石，常为鹿角状或珊瑚状。鹿角状、桑椹状、分层状为三种典型结石。肾结石需要与淋巴结钙化、胆石、肠内容物鉴别。阴性结石需造影，可表现为充盈缺损。

三、肾结核

排泄性尿路造影：肾功能差，显影迟、淡。小盏杯口圆钝或虫蚀样破坏，肾内脓腔形成，肾盂积脓、肾盏狭窄变形。

四、自截肾

晚期病变波及全肾，全肾广泛破坏，肾影缩小或增大，肾盂肾盏无法辨认，最后肾功能完全消失，称为自截肾

五、肾癌

平片有时可见肾增大呈分叶状，或局限性隆起，有时可见钙化。

IVP 示肾盏受压伸长、狭窄或扩张或闭塞，肿瘤较大可形成"手握球"表现，肾盂肾盏破坏。

动脉造影可显示血管移位、分离、聚拢、伸直和网状、不规则杂乱和池状充盈，血管也可狭窄和中断。

超声检查：肾表面隆起，并可见边缘不光整肿块，呈强弱不等回声或混合性回声。淋巴结转移时，肾动脉和主动脉周围可见低回声结节。当血管内有瘤栓时，腔内散在稀疏的回声团块。

CT 表现：肾实质内肿块。密度可均匀，可以不均匀，肿瘤内发生坏死或大出血时则不均匀。增强扫面早期，肿块呈不均一强化。肿瘤向外侵犯，致肾周脂肪密度增高，消失和肾筋膜增厚。肾静脉和下腔静脉发生瘤栓时，管径增粗，增强检查其内有低密度充盈缺损。淋巴结转移时肾血管和腹主动脉周围单个或者多个类圆形软组织密度结节。

MRI 表现：T1W1 上，肿块信号常低于正常肾皮质；T2W1 上，肿块常呈混杂密度，周边可有低信号带，代表假包膜。

第六节 骨关节系统疾病的影像学诊断

在骨关节系统中 CT 检查主要用于 X 线诊断有困难时，或用于软组织和解剖比较复杂的部位。骨关节系统中 MRI 检查：能够很好地显示正常软组织，如脂肪、肌肉、肌腱、韧带、软骨和骨髓，以及病变，如，肿块、坏死、出血和水肿等。一般 MRI 检查不作为首选，应在 X 线平片的基础上进行，正确地评价和应用 X 线、CT 和 MRI 的检查，对诊断骨关节疾病是有十分重要的意义。

一、骨质疏松

骨质疏松是指单位体积内正常骨组织减少，亦就是说，有机质和无机质成比例地减少。X 线表现：骨质密度减低，骨小梁变细、减少、骨间隙增宽，骨皮质变薄甚至出现分层和囊变和骨折。

二、骨质软化

骨质软化是指单位体积内有机成分正常，而矿物质减少。X 线表现：骨密度减低，骨小梁变细、

模糊、骨间隙增宽、骨皮质变薄，承重骨常出现变形，同时还可见假骨折线，表现为宽 1~2mm 的光滑透亮线，与骨皮质垂直，好发于耻骨肢、肱骨、股骨上段和胫骨等。

三、骨质破坏

骨质破坏是指正常骨组织被病理性骨组织所取代而造成的骨组织消失。骨质破坏方式：囊状破坏、膨胀性破坏、溶骨性破坏。X 线表现：骨质密度局限性减低，骨小梁稀疏消失而形成骨质缺损，骨皮质呈筛孔状或虫蚀状骨质缺损。

四、骨质增生硬化

骨质增生硬化是指一定单位体积内骨量的增多。X 线表现：骨质密度的增高，伴或不伴有骨骼的增大，骨小梁的增多、增粗、密集、骨皮质增厚、致密。甚至于髓腔变窄或消失。

五、骨膜增生

又称骨膜反应，是因骨膜成骨细胞层受炎症、出血、肿瘤等刺激所引起的骨质增加。正常骨膜是不显影的，一旦出现应视为病理变化。X 线表现：可见与骨皮质平行的细线状致密影，同骨皮质间可见一宽 1mm 透亮间隙，其形态各异，如线状、花边状、层状、日光状或放射状等

六、骨质坏死

骨质坏死是指骨组织局限性供血中断，代谢停止，坏死的骨质称为"死骨"。X 线表现：骨质局限性密度增高，原因是死骨表面有新生骨的形成，骨小梁增粗，为绝对密度增高；死骨周围骨质吸收，或在肉芽、脓胞包绕衬托下形成相对性的骨质密度增高。

七、骨内与软骨内钙化

原发于软骨内类肿瘤、骨梗死、关节软骨或椎间盘退变而出现钙化。X 线表现：颗粒状或小环状无结构的致密影。对于软骨类肿瘤的钙化：良性表现为三均一，即形态完整、密度均匀、境界清楚；恶性表现为三不均一，即形态不完整、密度不均匀、境界不清楚。

八、骨折

骨折是指骨小梁、骨皮质和骨软骨的连续性的中断。骨折线的基本 X 线征象：①骨折线多为一条低密度的透亮线，少数为一高密线；②骨折断端呈锯状，无硬化边；③骨折线走行僵直。

九、儿童骨折的特点

1. 骺离骨折　在儿童由于骨骺尚未与干骺端结合，在外力的作用下，引起骺板损伤，骨骺与干骺端分离，即骺离骨折。X 线特点：表现为骺线增宽，骺与干骺端对位异常，还可以是骺与干骺端一并撕裂。

2. 青枝骨折　在儿童，骨骼的柔韧性较大，外力不容易使骨质完全断裂，仅表现为骨皮质发生皱折、凹陷或隆起。

3. 小儿长骨的组成　骨干、干骺端、骨骺、骨骺板、关节间隙。

十、Colles 骨折

Colles 骨折是桡骨远端 2~3cm 以内的不同类型的骨折，远侧断端向桡侧、背侧移位；向掌侧

成角。

十一、急性化脓性骨髓炎

临床表现：发病急、高热和明显全身中毒症状；患肢活动障碍和深部疼痛；局部红、肿和压痛。

病理：细菌栓子经滋养动脉滞留于干骺端，因为干骺端血供丰富、血管弯曲且相互吻合、血流缓慢。

X线表现：2周以内无骨质破坏、主要表现为①软组织密度增高；②软组织肿胀，是从内到外依次肿胀；③肌间隔模糊、消失，皮下脂肪与肌肉分界不清；④皮下脂肪层呈条纹状、网格状影。2周以后，骨质呈大片状溶骨性破坏，表现为骨小梁破坏、中断、消失，骨皮质中断，病变范围广；死骨形成，表现为小片状或长条状高密影；骨膜增生，呈葱皮状、日光状、Codmas 三角恶性骨肿瘤常有广泛的不同形式的骨膜新生骨，而且后者还可被肿瘤破坏，形成骨膜三角或称 codman 三角形成或花边状等；骨质增生，表示新生骨形成（一般10天后出现）。

十二、骨肉瘤

骨肉瘤为起源于间叶组织以瘤骨形成为特征的原发性恶性骨肿瘤。分为成骨型、溶骨型和混合型。

临床表现：多见于青年，以 11～20 岁，男性最多见。好发于股骨下端、胫骨上端和肱骨上端。临床主要表现为局部进行性疼痛、肿胀和功能障碍。局部可皮肤通常较热并静脉曲张。病变进展快。

X线表现：骨质呈不规则的溶骨发生破坏，边界不清晰，破坏区可突破骨皮质进入软组织形成软组织肿块，同时可见形态不的骨膜反应或 Codmams 三角，骨质破坏区内或软组织肿块内可见肿瘤骨形成；肿瘤骨可为云絮状、针状和斑块状致密影。肿瘤骨的形成是诊断骨肉瘤最为主要的依据。儿童时期，骺软骨板对骨质的破坏有一相对的屏障作用。

CT：骨质呈大片状溶骨性破坏或呈虫蚀状骨质缺损；骨质增生；软组织肿块常偏于病骨一侧或围绕病骨生长；病变区内或软组织肿块内可见瘤骨形成；同时可见膜增生反应和 Codmas 三角征象。CT 能够更好地显示肿瘤骨和肿瘤在髓腔蔓延的范围。

十三、慢性化脓性骨髓炎

原因：急性化脓性骨髓炎治疗不及时、引流不畅或治疗不彻底；骨内留有死骨或死腔所致。

X线表现：①广泛的骨质增生、硬化；髓腔变窄、消失；髓腔内有死骨及死腔形成。死腔的特点呈圆形、类圆形或不规则形，边缘光滑、清晰有明显的硬化缘；②骨皮质增厚；③骨膜增生与骨皮质融合，使骨干增粗、变形；骨膜增生常呈花边状、层状改变；④软组织弥漫性肿胀。

第 7 部分

心 电 图

第一章　心电图基础知识

一、心电图

心脏的电激动过程影响着全身各部位，使体表的不同部位发生了电位差，产生了电动力。在心电周期的整个过程中，此电位差也在不间断地变动，通过心电图机把这些变动的电位差记录成曲线，就是心电图。

二、心电图的导联

1. 双极标准肢体导联　Ⅰ、Ⅱ、Ⅲ导联。
2. 加压单极肢体导联　aVR、aVL、aVF 导联。
3. 单极心前导联　V_1、V_2、V_3、V_4、V_5、V_6 导联（图 7-1）。

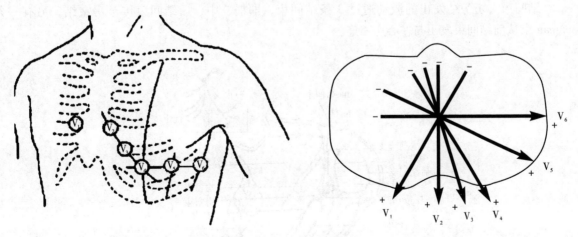

图 7-1　心前导联
右胸导联：V_3R、V_4R、V_5R 导联；后壁导联：V_7、V_8、V_9

4. 导联轴（图7-2）

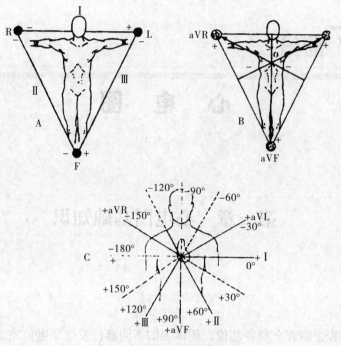

图 7-2　肢体导联的导联轴

A. 标准导联的导联轴　B. 加压单极肢体导联的导联轴　C. 肢体导联额面六轴系统

三、心脏传导系统

1. **窦房结**　位于右心房后上部上腔静脉与右心房连接处的界沟附近，并沿界沟的长轴排列，埋在心外膜下 1mm 的深处，长 15mm，宽 5~7mm，厚 1.5~2.0mm。窦房结是心脏正常起搏点，起源于窦房结的心律称为窦性心律。

2. **结间束**　窦房结发出的激动通过 3 条结间束，即前、中、后结间束传至房室结，另有一条 Bachman 束从前结间束发出与左心房相连。

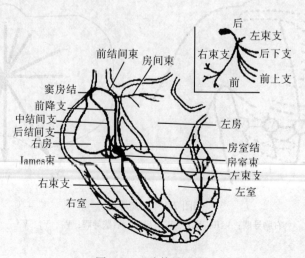

图 7-3　心脏传导系统

3. 房室交界区 房间隔右侧，冠状窦前方，三尖瓣基底上方。

房结（AN）区（心房与房室结交界处）、结（N）区（传导最慢）、结希（NH）区共同构成了心电图上的 P 波。

4. 房室束（希氏束）及分支 房室束长约 10mm，宽约 3mm。

（1）左束支：左束支在室间隔左侧起始部位又分为前上支和后下支两束纤维（左前分支、左后分支）、左中隔支。

（2）右束支：右束支沿室间隔右侧下行直到心尖处才开始分支为浦肯野（Purkinje）纤维。希氏束及束支共同构成了心电图的 PR 段。

5. Purkinje 纤维 为心脏传导系统中传导速度最快的部分。

四、模式心电图 （图 7-4）

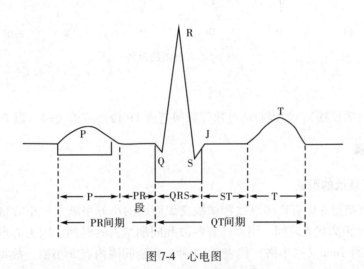

图 7-4 心电图

1. P 波 是心电周期的第一个波。反映心房除极过程。

2. PR 间期 心房开始除极至心室开始除极的间隔时间。P 波与 PR 段合计为 PR 间期。

3. PR 段 反应心房复极过程、希氏束、束支的电活动。

4. QRS 波 QRS 波是紧跟 P 波后的一个综合波，是心室除极波形成的总称。QRS 综合波的命名，最初一个向下的波为 q 波，R 波为最初一个向上的波，可继于 q 波之后，亦可为起始波，S 波为 R 波之后的向下波，R' 波是继 S 波后的上升波，S' 波是继 R' 波后的下降波。如整个 QRS 综合波为一个向下的波而无向上的波，称为 QS 波。各波根据波幅大小，分别以 q、Q、r、R、s、S 表示（图 7-5）。

5. J 点 QRS 波终末部与 ST 段起始部的交接点。

6. ST 段 心室早期复极的电位和时间改变。

7. T 波 反映心室晚期复极过程产生的电位和时间变化。

8. QT 间期 代表心室除极、复极的全过程。

9. U 波 有时 T 波后可见 U 波，一般公认为心肌传导纤维的复极所造成，也有人认为是心室的后电位。

10. TP 段 代表心室的电收缩期（复极与除极）完毕到下一个心电周期心房开始除极的时间。

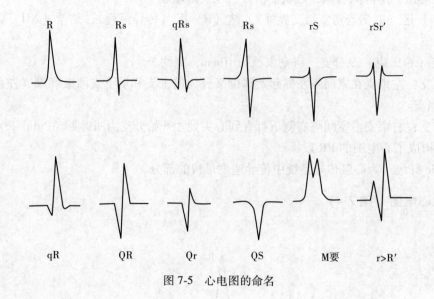

图 7-5　心电图的命名

常以此段作为基线（零位线）。如因心动过速等原因造成 TP 段短或消失时，以 PR 段为参考。

五、心电图测量

（一）心电图记录纸的组成

心电图多是直接描记在印有许多纵线和横线交织而成的小方格纸上，小方格的各边细线间隔均为 1mm，纸上的横向距离代表时间，用以计算各波和间期所占的时间，因为心电图纸移动的速度一般为 25mm/s，所以每 1mm（一小格）代表 0.04 秒；粗线间隔内有 5 小格，故每两条粗线之间代表 0.2 秒。纸上的纵向距离代表电压，用以计算各波振幅的高度和深度。当输入定准电压为 1mv 使曲线移位 10mm 时，每小格（1mm）代表 0.1mV（图 7-6）。

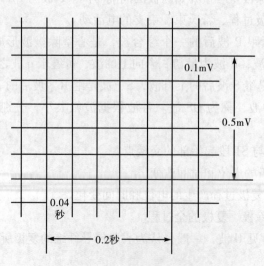

图 7-6　心电图记录纸

（二）各波振幅和时间测量

1. 测量各波的时间应选择波形比较清晰的导联。从波形的起始部内缘测量至波形的终末部分的内缘。

2. 各波振幅的测量　如测量一个向上波形的高度，应从等电线的上缘垂直地量到波的顶端，测量一个向下波形的深度时，应从等电线（基线）的下缘垂直地量到波的最低处。测量一个双向的 P 波，应将等电线的上缘垂直地量到波的顶点，加上自等线下缘垂直地量到波的最低处振幅算术和（图 7-7）。

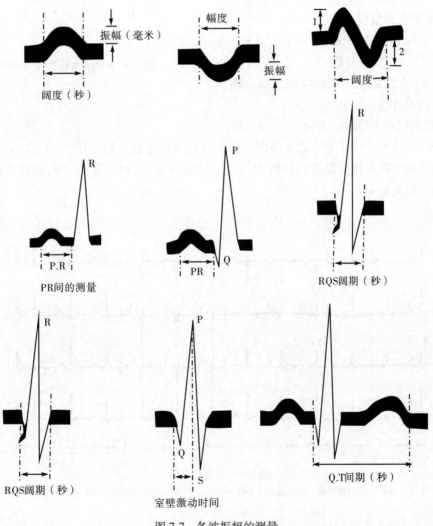

图 7-7　各波振幅的测量

（三）心电的测量

心电轴就是心电向量的电轴，通常指心室除极向量（QRS 向量）在额面上的电轴。只与肢体导联有关。

1. Bailey 六轴系统（图 7-8）

2. 确定电轴　以 Ⅰ、aVF 导联 QRS 波的主波方向，可估测心电轴的大致方位。

（1）Ⅰ↑、aVF↑Ⅰ象限。

（2）Ⅰ↑、aVF↓Ⅳ象限。

（3）Ⅰ↓、aVF↑Ⅱ象限。

（4）Ⅰ↓、aVF↓Ⅲ象限。

正常电轴：0°～+90°；电轴左偏：0°～-90°；电轴右偏：+90°～+180°；电轴极度右偏：+180°～+270°或-90°～-180°。

3. 测量方法

（1）综合波目测法（误差±15°）

1）确定电轴是否偏移。

2）在六个肢体导联中确定一个［R］-［S］≈0或［R］≈［S］导联。

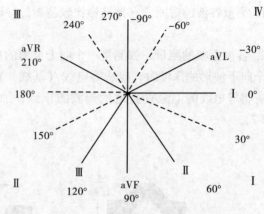

图 7-8　Bailey 六轴系统（电轴）

3）在 Bailey 六轴系统中在该导联所对应的象限做该导联的垂直线。

4）取该垂直线与Ⅰ导联的夹角。

5）如［R］-［S］=0，平均心电轴即为所做垂直线的度数；如［R］-［S］>0，平均心电轴即为所做垂直线的度数在该导联正向旋转 15°；如［R］-［S］<0，平均心电轴即为所做垂直线的度数在该导联负向旋转 15°。

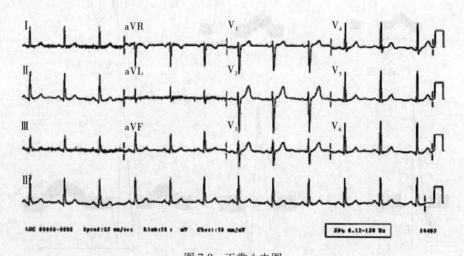

图 7-9　正常心电图

Ⅰ↑、aVF↑心电轴不偏，电轴落在Ⅰ象限 0～90°。在 6 个肢体导联中，aVL 导联［R］-［S］最趋近于 0

（2）快速目测法（适用于 R 波或 S 波明显的心电图）

1）确定电轴是否偏移。

2）在 6 个肢导中找到一个 QRS 波振幅的代数和最大（正负均可），则平均心电轴大致平行于该导联轴。

3）在最大振幅导联临近的两个导联中选出次大振幅的导联。

4）最大振幅导联轴±7.5°次大振幅的导联，则为平均心电轴。

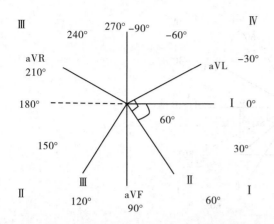 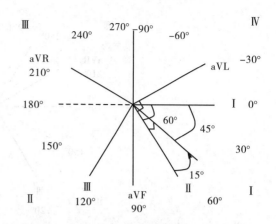

图 7-10　Bailey 六轴系统做 aVL 导联在 Ⅰ 象限的垂直线
aVL 导联在 Ⅰ 象限的垂直线于 Ⅰ 导联夹角为 60°

图 7-11　心电轴即为 45°
aVL 导联 [R] － [S] >0，在 aVL 导联正向旋转旋转 15°

例：上图（1.1）心电图

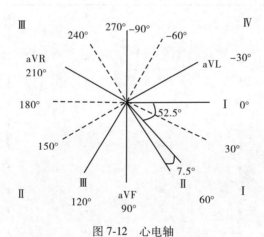

图 7-12　心电轴

　　Ⅰ↑、aVF↑心电轴不偏，电轴落在 Ⅰ 象限 0~90°。在 6 个肢体导联中 Ⅱ 导联 QRS 波振幅的代数和最大，平均心电轴大致平行于 Ⅱ 导联轴。在 Ⅱ 导联临近的两个导联（Ⅰ 导联和 aVF 导联）中，Ⅰ 导联 QRS 波振幅的代数和>aVF 导联 QRS 波振幅的代数和。以 Ⅱ 导联向 Ⅰ 导联旋转 7.5°，为平均心电轴

（3）精确测量法

1）确定电轴是否偏移。

2）分别测出 Ⅰ 导联、aVF 导联 ORS 波 [R-S] 代数和。

3）在 Ⅰ 导联，aVF 导联分别将上述数值取相同合适的值在相应导联上标出。

4）在相应值上做出其对应象限的垂直线，两垂直线相交之处为平均心电轴。

　　例：上图（1.1）心电图

　　Ⅰ↑、aVF↑ 心电轴不偏，电轴落在 Ⅰ 象限 0~90°。Ⅰ 导联 QRS 波 [R-S] 代数和为 6，aVF 导联 ORS 波 [R-S] 代数和为 5。在 Ⅰ 导联，aVF 导联分别将上述数值取相同合适的值在相应导联上标出。在相应值上做出其对应象限的垂直线，两垂直线相交之处为平均心电轴。

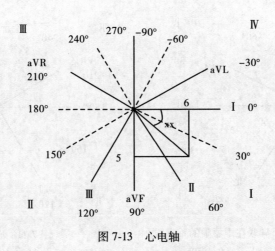

图 7-13　心电轴

（4）根据各导联主波方向

Ⅰ	Ⅱ	Ⅲ	aVR	aVL	aVF	度数
+	+	-	-	+	±	0°
+	+	-	-	+	+	+15°
+	+	±	-	+	+	+30°
+	+	+	-	+	+	+45°
+	+	+	-	±	+	+60°
+	+	+	-	-	+	+75°
±	+	+	-	-	+	+90°
-	+	+	-	-	+	+105°
-	+	+	±	-	+	+120°
-	+	+	+	-	+	+135°
-	±	+	+	-	+	+150°
-	-	+	+	-	+	+165°
-	-	+	+	-	±	-165°
-	-	±	+	-	-	-150°
-	-	-	+	+	-	-105°
±	-	-	+	+	-	-90°
+	-	-	+	+	-	-75°
+	-	-	±	+	-	-60°
+	-	-	-	+	-	-45°
+	±	-	-	+	-	-30°
+	+	-	-	+	-	-15°

第二章　成人正常心电图

一、P 波

（一）方向及形态

1. 方向　Ⅰ、Ⅱ、aVF、V_4、V_5、V_6 导联，P 波直立；aVR 导联 P 波倒置；aVL、V_1、V_2、V_3 导联，P 波可直立、平坦、双向或倒置。

2. 形态　圆拱状、平坦或倒置。

（二）时间（宽度）

不超过 0.12 秒。

（三）电压（振幅）

P 波振幅在肢体导联不超过 0.25mV；在胸前导联，直立的 P 波不超过 0.15mV，V_1、V_2 导联双向的 P 波应<0.20 mV。

二、PR 间期

成人正常心率（60～100 次/分）时，PR 间期为 0.12～0.20 秒。在幼儿或心动过速的情况下，PR 间期相应缩短。在老年或心动过缓的情况下，PR 间期可略延长，但不超过 0.22 秒。

三、QRS 波

（一）形态

1. 胸前导联　正常人 V_1、V_2 导联多成 rS 型，V_1 的 R 波一般不超过 1.0mV；V_5、V_6 导联可呈 qR、qRs、Rs 或 R 型，R 波多在 1.2～1.8mV，最高不超过 2.5mV。在 V_3、V_4 导联，R 波和 S 波的振幅大体相等。所以自右至左（自 V_1 至 V_6）R 波逐渐增高，S 波逐渐减小，R/S 的比值逐渐增大：V_1 小于 1，V_5 大于 1，V_3 近于 1。

2. 肢体导联　QRS 波的形态与振幅取决于额面 QRS 环最大向量投影的角度，若最大向量接近 90° 并做顺钟向运行时，aVF，Ⅲ导联呈 qR 型，而 aVL、Ⅰ导联呈 rS 或 RS 型，此时 RaVF 不应超过 2.0mV。当额面 QRS 环最大向量接近 0° 并做逆钟向运时，aVL、Ⅰ导联呈 qR 型，而 aVF、Ⅲ导联呈 rS 或 RS 型，此时 RaVL 不应超过 1.2 mV。

（二）时间和电压

1. 时间<0.12 秒，多数在 0.06～0.10 秒。

2. Q 波　当 QRS 波呈 qR 型时，q 波时间不应超过 0.04 秒，电压 Q/R 不应大于 1/4，超过这个标准时，则称为异常 Q 波。

3. R 波和 S 波　aVL 的 R 波应<1.2mV；aVF 的 R 波应<2.0mV；aVR 的 R 波应<0.5mV；V_1 的 R 波应<1.0mV；V_5 的 R 波应<2.5mV；V_1 的 R 波+V_5 的 S 波应<1.2mV；V_5 的 R 波+V_1 的 S 波在男性应<4.0mV，在女性应<3.5mV。

四、ST 段

正常人 ST 段压低在 R 波为主的导联上不应超过 0.5mm（即 0.05mV），Ⅲ导联可下降 0.1mV；而 ST 段抬高除 $V_{1\sim2}$ 导联可抬高 3mm（0.3mV）外，V_3 导联不超过 0.5mV，其余导联不应超过 1mm（0.1mV）。测定 ST 段要在 J 点（QRS 波终点）后 0.04 秒处，与 TP 段（等电线）的标准基线做比较，如心率过快至 TP 段融合，便以 PR 段作为对照基线测定之。ST 段时限正常应为 0.12~0.16 秒。

五、T 波

1. 形态　外形钝圆、平滑而宽大，前支坡度较小，后支坡度较陡。

2. 方向　与 QRS 波主波方向一致。在Ⅰ、Ⅱ、$V_4\sim V_5$ 导联直立，aVR 导联倒置。Ⅲ、aVL、aVF、$V_1\sim V_3$ 导联可以直立，双向或倒置，但若 V_1 导联直立，$V_2\sim V_6$ 导联就不应倒置。

3. 振幅　胸前导联振幅中，T 波较高，$V_2\sim V_4$ 导联可高达 1.5mV，但不应超过 1.5mV，V_1 的 T 波不超过 0.4mV，一般不超过 0.6mV。在 R 波为主的导联上，T 波不应低于 R 波的 1/10；$Tv_5 > Tv_1$。当 V_3 导联 T 波倒置时，右侧的 V_1、V_2 导联 T 波不应该直立。

六、QT 间期

成人正常心率（60~100 次/分）时，QT 间期为 0.32~0.44 秒。由于 QT 间期受心率的影响很大，所以常用校正的 QT 间期公式（$QT_c = QT/\sqrt{RR\ 间期}$），一般<0.44 秒。

七、U 波

U 波是在 T 波后 0.02~0.04 秒出现的小波，方向一般与 T 波一致，振幅很小，时间 0.16~0.25 秒，一般在胸前导联（尤其在 V_3）较清楚，可达 0.05~0.2mV。产生原理有人认为系浦肯野纤维的复极波，发生 U 波的时间恰为心动周期的超常期，凡使 U 波波幅增大的因素均可使心肌应激性提高。故在 U 波上发生的刺激，容易诱发快速的室性心律失常。U 波明显增高常见于血钾过低，U 波倒置可见于高血钾和心肌缺血等。

第三章　成人异常心电图

第一节　窦性心律及失常

一、正常窦性心律及不同年龄组的窦性过缓与过速（图 7-14，图 7-15，表 7-1）

1. 窦性心律 P 波形态　呈圆拱状，Ⅰ、Ⅱ、aVF、V_4、V_5、V_6 导联直立，aVR 导联 P 波倒置。
2. P 波按规律发生。
3. PR 间期>0.12 秒。

表 7-1　正常窦性心率及不同年龄组窦性过速与过缓心率

年龄	窦性心率（次/分）	窦性心动过速（次/分）	窦性心动过缓（次/分）
1 岁以下	100~140	>140	<100
1~6 岁	80~120	>120	<80
成人	60~100	>100	<60

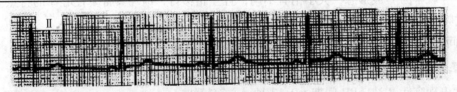

图 7-14　窦性心动过缓

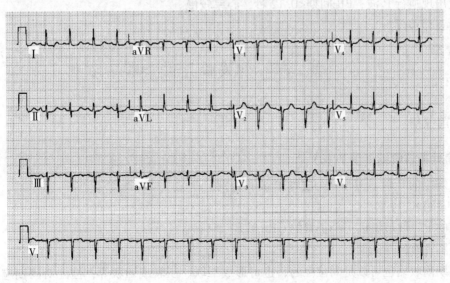

图 7-15　窦性心动过速

二、窦性心律不齐（包括室性时相窦性心律不齐）

窦性心律不齐指窦性心律之 PP 间隔，若在同导联相差>0.12 秒，在不同导联相差>0.16 秒。窦性心律不齐常见于下列情况：

1. 呼吸性窦性心律不齐　心率随呼吸而改变，吸气时迷走神经张力减弱，心率快；呼气时迷走神经张力增强，心率慢。

2. 室性时相性窦性心律不齐　常见于二度或三度房室传导阻滞，凡有 QRS 波的 PP 间隔，较不杂有 QRS 波的 PP 间隔为短，相差在 0.12s 以上。发生机制：①心室收缩时对心肌的机械牵拉，刺激了窦房结；②心室收缩后，心房内压力增高，引起迷走神经张力减低。

3. 异位搏动　特别是房室性异位搏动，易诱发窦性心律不齐。

4. 神经性窦性心律不齐　如压迫眼球、颈动脉窦，导致迷走反射，以及自主神经功能紊乱，均可产生窦性心律不齐。

三、窦性停搏（窦性静止）

心电图一段较长时间不出现窦性 P 波，且最长 PP 间隔与基础 PP 间隔无倍数关系。较长的窦性停搏后常出现房室交界性逸搏或室性逸搏。

四、游走性心律

（一）窦房结内游走

窦房结内的起搏点不固定在一点，而游走于这一结内。心电图表现：

1. 同一导联中的 P 波形态，大小稍有不同，且互相移行，但均具备窦性心律的特点。

2. P 波频率 45~100 次/分，PR 间期均>0.12 秒。

3. PR 间期与 PR 间期稍有不齐，且具有 RP 间期短者，则 PR 间期稍长，反之亦然。

（二）窦房结与房室交界区之间游走

1. 一度出现窦性 P 波，PR 间期≥0.12 秒，心率较快。

2. 一度出现逆行 P 波，PR 间期<0.12 秒，心率较慢。

3. 两者互相移行。

第二节　自发性异位心律

一、期前收缩

（一）房性期前收缩（图 7-16）

1. 期前发生的 P′波，其形状与窦性 P 波有差别。

2. P′R 间期>0.11 秒。

3. 期前的 P′波后继以一个正常的 QRS 波。

4. 常是不完全代偿间期。

5. 房性期前收缩也可以是间位性的，也可形成二联、三联或四联等，但配对间期应相等（图 7-17）。

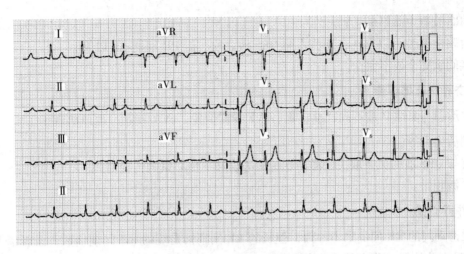

图 7-16　房性期前收缩

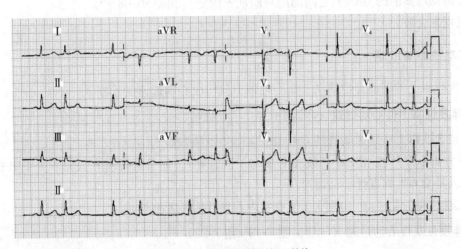

图 7-17　房性期前收缩二联律

（二）室性期前收缩

1. 期前发生的 QRS 波，其前无 P 波。

2. QRS 波一般宽大畸形，时间大多>0.12 秒。

3. T 波于主波方向相反。

4. 除间位性（插入性）室性期前收缩外，代偿间期完全。

（三）交界性期前收缩

1. 期前出现的 QRS 波，形态与正常窦房结下传的 QRS 波相同。

2. 在 QRS 波前如有逆行 P′波，则 P′R 间期应<0.11 秒，在后则 RP′间期应<0.2 秒，逆行 P′波

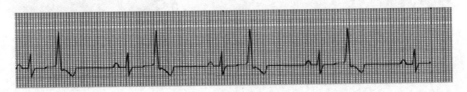

图 7-18　室性期前收缩

也可落在 QRS 波群中而不易见到。

3. 有时窦性 P 波可以出现在期前收缩 QRS 波之前，但 PR 间期<0.12 秒。

4. 代偿间歇完全或不完全。

（四）交界区逸搏心律

1. P'波形态与窦性 P 波不同，Ⅱ、Ⅲ、aVF 导联倒置，aVR 直立，也可出现Ⅰ、V5、V6 导联倒置，V1 先圆后尖型等。

2. P'波与 QRS 波的关系取决于激动逆传至心房和下传心室的传导时间。

3. QRS 波正常。

（五）并行心律

1. 异位搏动间的 RR 间隔虽不一致，但长的 RR 间期恰是短的 RR 间期倍数，或者诸 RR 间期可以找到一个最大公约数（代表并行节奏点的频率）。

2. 异位搏动与其前的 QRS 波之间的配对间期不固定（相差>0.08 秒）

3. 易出现融合波。

二、阵发性心动过速

连续 3 次或以上的期前异位搏动，在心电图上就构成心动过速的诊断。

（一）阵发性室上性心动过速（PSVT）

1. 3 次或 3 次以上连续而匀齐的 QRS 波，心室率>160 次/分。

2. 往往分辨不出 P 波（没有 P 波或 P 波与 T 波重叠），如果能辨别 P'波形状及 P'R 间期，则可辨别是房性或是交界性阵发性心动过速。

3. QRS 波时限正常（<0.10 秒）（伴有室内差异性传导者例外）。

（二）阵发性室性心动过速（PVT，图 7-19~图 7-22）

1. 3 次或 3 次以上连续而迅速的搏动，QRS 波时限>0.12 秒，T 波与 QRS 波主波方向相反，心

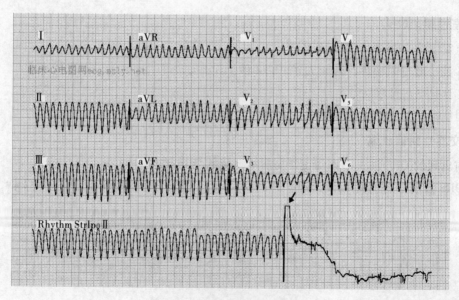

图 7-19　多形性室性心动过速

室率 120~180 次/分。

2. 如能发现 P 波，则 P 波的频率比 QRS 波慢，且 P 波与 QRS 波之间无固定的关系。

3. 如能发现有的 P 波传至心室，形成心室夺获或室性融合波，则更能明确诊断。

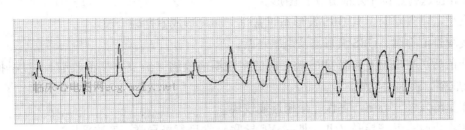

图 7-20　尖端扭转性室性心动过速

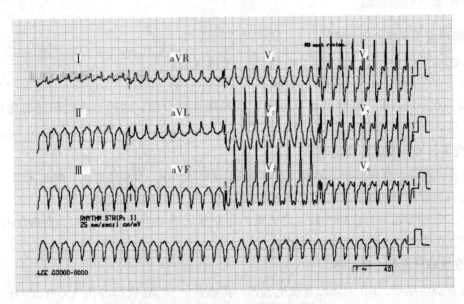

图 7-21　室性心动过速伴不明确

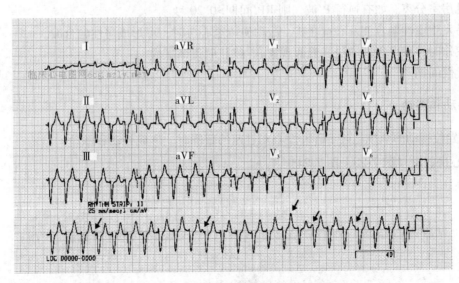

图 7-22　室性心动过速伴明确房室分离

（三）分支型室性心动过速

1. QRS 波时限多≤0.12 秒，少数亦可>0.12 秒。

2. 呈不完全性右束支传导阻滞合并左前分支传导阻滞（异位起搏点位于左后分支）或左后分支传导阻滞（异位起搏点位于左前分支）图形。

3. 如发生心室夺获时，其 QRS 波形态正常化，亦可形成室性融合波。

4. 恢复窦性心律时，QRS 波形态及电轴正常。

5. 发作前后可发现与发作时 QRS 波相同的室性期前收缩（分支型期前收缩），过早搏动可为舒张晚期期前收缩，提前时间短。

6. 发作呈阵发性，心率与窦性心律相近或较快。

7. 发作终止时，下壁导联（Ⅱ、Ⅲ、aVF 导联）常呈复极异常（T 波平坦）。

三、非阵发性心动过速

（一）非阵发性房性心动过速

1. 3 次或 3 次以上房性 P'波，70～140 次/分，节律规则。

2. QRS 波呈室上型，P'R 间期>0.12 秒。

3. 有窦房竞争时，可见窦性 P 波，房性 P'波及房性融合波，两种心律频率甚为接近，互相消长、时隐时现。

（二）交界区非阵发性心动过速

1. 3 次或 3 次以上交界区期前收缩，心室率60～130 次/分，QRS 波形态、时间正常，节律规则。

2. 交界区激动控制心室，而心房仍由窦房结控制，可出现干扰与脱节。

3. 可见到各种形式的房性融合波。也可见出现交界区激动逆向传至心房，而激动心房，则Ⅱ、Ⅲ、aVF 导联 P'波倒置，P'R 间期<0.11 秒。

（三）室性非阵发性心动过速

1. QRS 波宽大畸形，RR 间隔匀齐或稍不齐，其频率介于室性逸搏心律（<40 次/分）与阵发性室性心动过速（>120 次/分）之间，常见频率60～120 次/分。

2. 可见房室分离。如有逆行 P'波，则 RP'间期>0.20 秒。

3. 容易发生室性融合波及心室夺获，激动逆传至心房时，可形成房性融合波。

4. 当发作时，频率逐渐增快（温醒现象），终止时逐渐减慢。

5. 无代偿间期。

四、扑动和颤动

自发性异位搏动的频率超过了阵发性心动过速的范围时，形成扑动和颤动。

（一）心房扑动（图 7-23、图 7-24）

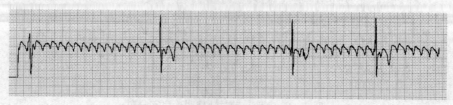

图 7-23　心房扑动

1. P 波消失，代之以 240~350 次/分、间隔匀齐、形态相同的锯齿波，命名为 F 波（扑动波）。

2. QRS 波与 F 波呈某种固定比例关系（心室律齐）或比例关系不固定（心室律不齐）。

3. 心电图上无明显的基线。

4. 出现 4∶1 以上的传导比例，应疑及房室交界区有阻滞现象，但也可能因分层阻滞所致。

5. 少数心房扑动的 F 波大小、形态和间隔相互之间略有差别，称为不纯性心房扑动。这是介于房扑和房颤之间的一种房性异位心律。

房扑 2∶1 传导：

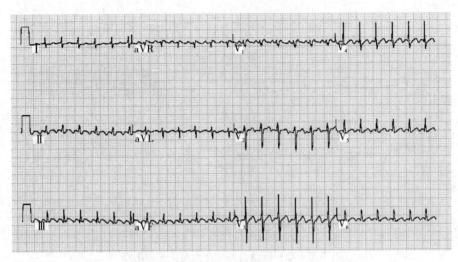

图 7-24　心房扑动 2∶1 传导

（二）心房颤动（图 7-25）

1. P 波消失，代之以大小不同、形态各异、间隔不齐，频率为 350~600 次/分的 f 波。

2. 心室搏动间隔完全不匀齐（RR 间隔不等）。

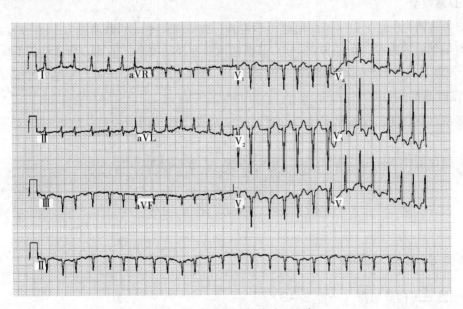

图 7-25　心房颤动伴快速心室率

（三）心房颤动合并房室传导阻滞的诊断（图 7-26）

1. 主要取决于心室率（RR 间期）。

2. 同一导联中有 3 次或 3 次以上 RR 间隔>1.5 秒（心室率 40 次/分），说明是交界区或室性逸搏，可诊断为心房颤动合并二度房室传导阻滞。

3. 当心室率规则（RR 间期匀齐）而缓慢（RR 间隔>1.5 秒），说明 QRS 波与 f 波完全无关，则可诊断心房颤动合并三度房室传导阻滞。

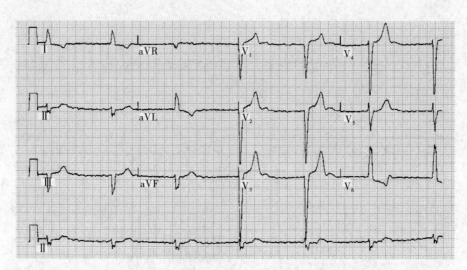

图 7-26　心房颤动合并完全性房室传导阻滞

（四）心室扑动

1. 心电图出现连续而匀齐的正弦型扑动波，无法将 QRS 波与 ST-T 区别出来。

2. 扑动波的频率常在 180~250 次/分。

（五）心室颤动

1. QRS-T 波消失，代之以一系列快速而不匀齐、波幅高低不一的颤动波。

2. 心室颤动波的频率 250~500 次/分。其振幅比心室扑动波小，但比心房颤动的 f 波要大，一般的规律是心室颤动发生的初期波幅较高（>0.5mV），持续一段时间后变低（<0.5mV）。

（六）室性紊乱性心律

1. 呈多源性室性期前收缩和室性心动过速，夹杂有室性逸搏或停搏，QRS 波形态不一，RR 间隔长短不等。

2. 可同时伴有完全性房室传导阻滞、心室扑动或心室颤动等。

第二节　心脏传导阻滞

一、窦房传导阻滞（S-AB）

（一）一度窦房传导阻滞（一度 S-AB）

体表心电图上无法反映窦房传导时间，故不能做出这项诊断。

（二）二度窦房传导阻滞（二度 S-AB）

1. 二度 I 型窦房传导阻滞

（1）PP 间隔由长而递次缩短，达到最短后突然又变长。

（2）以上规律反复出现。

2. 二度 II 型窦房传导阻滞

（1）规律 PP 间期后面突然脱落一个 P-QRS 波。

（2）长 PP 间期与短的 PP 间期成整数倍关系。

（三）三度窦房传导阻滞（三度 S-AB）

全部窦房结的激动都不能传入心房，心电图上没有窦性 P 波出现，无法和窦性停搏区别，无从做出诊断。

二、不完全性房内传导阻滞（房内传导延缓）

1. P 波增宽，时限>0.11 秒。

2. P 波切迹，切迹间无明显界限（可作为与左心房扩大的鉴别）。

3. P 波改变常为暂时性或动态性。

三、房室传导阻滞（AVB）

（一）一度房室传导阻滞（一度 AVB）

1. PR 间期大于正常最高值，或成人≥0.21 秒，儿童>0.18 秒。

2. 每个 P 波后均有 QRS 波。

3. 前后两次心电图 PR 间期差距>0.04 秒。

（二）二度房室传导阻滞（二度 AVB）

1. 二度 I 型 AVB（文氏型）

（1）PR 间期依次逐渐延长，但"增加量"逐渐减少，直至最后一个 P 波不能传入心室，发生

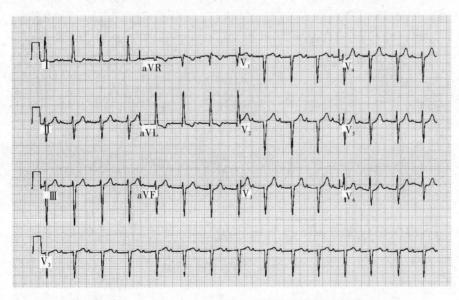

图 7-27　一度 AVB 合并左前分支传导阻滞（双支阻滞）

心搏脱落。

（2）PR 间期进行性延长时，由于增加量逐渐减少，故 RR 间隔逐渐缩短，直至最后出现长的间歇。

（3）长的间歇小于两次短 RR 间期之和，且间歇后的 RR 间期最长。

（4）上述现象周而复始。

（5）常有室性时相性窦性心律不齐。

2. 二度Ⅱ型 AVB（莫氏型）

（1）PR 间期固定不变。

（2）周期性的 P 波不能下传至心室，可呈 2∶1、3∶1 等房室间传导，但 RR 间期是整齐的，或成倍数关系。

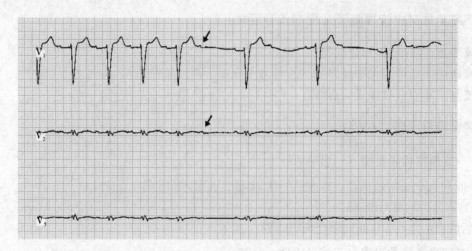

图 7-28　2∶1 房室传导阻滞

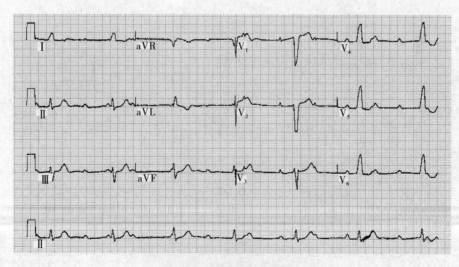

图 7-29　三度房室传导阻滞

（三）高度传导阻滞

1. 半数以上 P 波不能下传心室，但 PR 间期固定。

2. 伴有交界性逸搏。

3. 只有极少数 P 波下传激动心室，心电图上则诊断近似完全性房室传导阻滞。

（四）三度（完全性）房室传导阻滞（三度 AVB，CBVB）（图 7-29）

1. PP 和 RP 间隔各自保持自己的节律，P 波和 QRS 波之间无固定关系。

2. P 波的频率大于 QRS 波的频率。

3. 心室频率缓慢而匀齐，通常频率在 30~45 次/分。

总结：一度延长（PR 间期延长），二度脱落（P 波后面 QRS 波脱落），三度就是各走各（P 波与 QRS 波群无关系）。

第四节　心室内传导阻滞

一、机制

心室内传导阻滞是指希氏束分支以下部位的传导阻滞。一般分为左、右束支传导阻滞及左前分支、左后分支传导阻滞。临床上除心音分裂外无其他特殊表现。诊断主要依靠心电图。

二、完全性左束支传导阻滞（CLBBB，图 7-30）

1. QRS 波时限延长　≥0.12 秒。

2. QRS 波形态的改变。

（1）V_5、V_6 导联 QRS 波呈"M"形。

（2）电轴可轻中度左偏。

3. ST 段与 T 波改变　aVR、V_1、V_2 导联 ST 段抬高，T 波直立，I、V_5、V_6 导联 ST 段降低，T 波倒置。

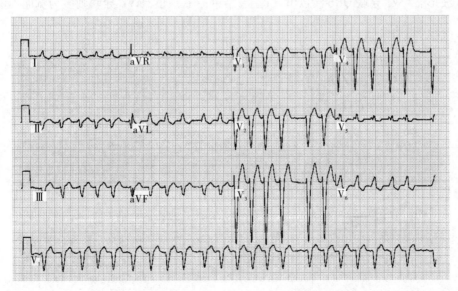

图 7-30　心房颤动伴左束支传导阻滞

三、不完全性左束支传导阻滞 （ILBBB）

1. QRS 波时限稍延长，0.10~0.11 秒。

2. V_5、V_6 导联 QRS 波呈"M"形。

3. ST 段与 T 波改变，Ⅰ、V_5、aVL 导联 ST 段下降，T 波平坦。

四、左中隔支传导阻滞 （LSB）

1. Ⅰ、aVL、V_5、V_6 导联无 q 波或 q，<0.01 秒。

2. V_1、V_2 导联 QRS 波呈 Rs 型，尤其 V_2 的 R/S 必须>1。

3. V_2 导联 R 波>V_6 导联 R 波。

五、左前分支传导阻滞 （LAH）

1. QRS 波形态的改变

（1） Ⅰ、aVR 导联呈 qR 型，R_{aVR}> $R_Ⅰ$。

（2） Ⅱ、Ⅲ、aVF 导联呈 rS 型，$S_Ⅲ$>$S_Ⅱ$。

2. 电轴显著左偏，$-45°$~$-90°$。有认为电轴$-30°$~$-45°$为不完全左前分支传导阻滞。

3. QRS 波不增宽或轻度增宽，时限<0.11 秒。

六、左后分支传导阻滞 （LPH）

1. QRS 波形态的改变

（1） Ⅰ、aVR 导联呈 rS 型，S_{aVR}> $S_Ⅰ$。

（2） Ⅱ、Ⅲ、aVF 导联呈 qR 型，$R_Ⅲ$>$R_Ⅱ$。

2. 电轴右偏，$+90°$~$+120°$。

3. QRS 波时限正常或稍延长，均< 0.11 秒。

七、完全性右束支传导阻滞 （CRBBB，图 7-31）

1. QRS 波时限延长>0.12 秒以上。

2. QRS 波形态　V_1 导联 QRS 波以 R （r）波结束；Ⅰ、Ⅱ、aVL 导联则多为宽而不深的 S 波。

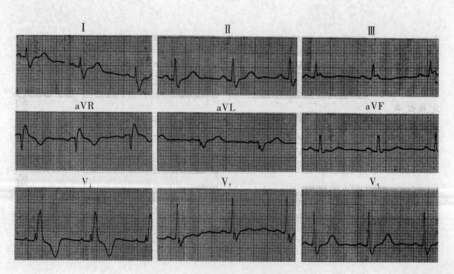

图 7-31　完全性右束支传导阻滞

3. 在 QRS 波基本向上的导联中出现 ST 段下降、T 波倒置。

八、不完全性右束支传导阻滞（IRBBB）

心电图表现同完全性右束支传导阻滞，QRS 波时限<0.10~0.12 秒。

九、室内传导阻滞

心电图上 QRS 波时限延长，>0.12 秒，但 QRS 波形图形既不符合典型的完全性左束支传导阻滞，也不符合典型的完全性右束支传导阻滞的特征。这类改变肯定激动在心室内的传导发生了缓慢及阻滞，但部位难以确定，通常统称室内传导阻滞。

第五节　预激综合征

一、机制

由于解剖学上房室间存在绕过房室交界的捷径（房室旁路），经心房下传的激动，一方面循房室交界区→希氏束正常传导途径下传；另一方面，循异常房室旁路下传，心室肌的激动实际上是两者的融合波。房室交界区的传导速度较慢，故异常房室旁路心室附着处的心肌是心室内首先激动的部位，由于它比循房室交界区下传的激动更早激动心室，故称预激波（"delta"波，以 Δ 为符号），同时 PR 间期缩短，QRS 波时限延长（PJ 间期正常），并继发 ST-T 改变。

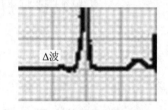

图 7-32　预激波

二、心电图诊断

（一）典型的预激综合征（WPW，存在 Kent 束房室旁路传导）

1. PR 间期<0.12 秒。

2. QRS 波的初始部位粗顿（预激波，图 7-32）。

3. QRS 波时限>0.10 秒。

4. 一般 PJ 间期正常，约 0.27 秒（图 7-33，图 7-34）。

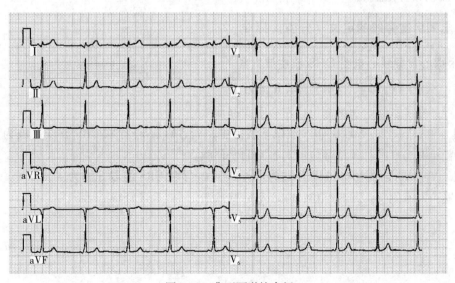

图 7-33　典型预激综合征

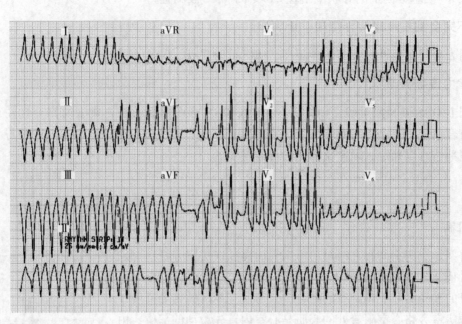

图 7-34　心房颤动伴预激综合征

（二）短 PR 综合征（L-G-L，存在 James 纤维传导）

1. 正常窦性心律时 PR 间期<0.12 秒。

2. QRS 波正常（伴有束支阻滞或室内传导阻滞例外）。

3. QRS 波初始无预激波。

（三）变异型预激综合征（存在 Mahaim 纤维）

1. PR 间期正常。

2. QRS 波时限>0.10 秒。

3. QRS 波初始有预激波。

三、心电图房室旁路的定位（分型）标准

（一）根据心前导联心电图 QRS 波主波方向

1. A 型　从 V$_1$~V$_6$ 导联，QRS 波以 R 波为主。

旁路位置：左房室间。预激部位：左心室底部预激。

2. B 型　V$_1$、V$_2$、V$_3$ 导联，QRS 波以 S 波为主，V$_4$、V$_5$、V$_6$ 导联 QRS 波以 R 波为主。

旁路位置：右房室间。预激部位：右心室侧壁预激。

3. C 型　V$_1$、V$_2$ 导联 QRS 波以 R 波为主，V$_5$、V$_6$ 导联 QRS 波以 S 波为主。

旁路位置：左室侧壁。预激部位：左心室后壁预激。

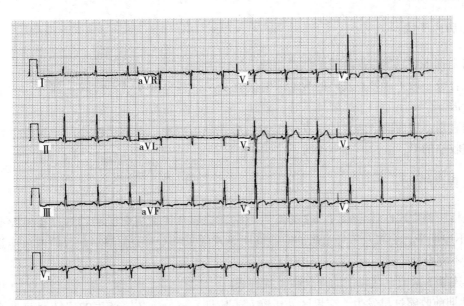

图 7-35　短 PR 综合征

（二）根据 QRS 波初始预激波的极性定位（表7-2）

表 7-2　旁路定位的 Callagher 标准

旁路位置	QRS 波初始 0.04 秒预激波的极性											
	I	II	III	aVR	aVL	aVF	V₁	V₂	V₃	V₄	V₅	V₆
1. 右室前间隔旁	+	+	+(±)	-	±	+	±	±	(±)	+	+	+
2. 右室前壁	+	+	-(±)	-	+(±)	±	±	+(±)	+(±)	+	+	+
3. 右室侧壁	+	±(-)	-	-	+	(±)	±	±	±	+	+	+
4. 右室后壁	+	-	-	±	+	-	+(±)	±	+	+	+	+
5. 右室后间隔旁	+	-	-	-(+)	+	-	+	+	+	+	+	+
6. 左室后间隔旁	+	-	-	±	+	-	+	+	+	+	+	+
7. 左室后壁	-	-	-	±	+	-	+	+	+	+	+	-(±)
8. 左室侧壁	-(±)	(±)	±	±	-(±)	-	+	+	+	+	-(±)	-(±)
9. 左室前壁	-(±)	+	+	-	-(±)	+	+	+	+	+	+	+
10. 左室前间隔旁	+	+	+(±)	-	±	+	±(±)	+	+	+	+	+

注：初始 0.04 秒预激波的极性：±，等电位线；+，正向；-，负向。

第六节　干扰与脱节

一、窦房结干扰

心电图表现：房性期前收缩后出现完全性代偿间期（在房性期前收缩后两个 PP 间隔等于一般窦

性搏动 PP 间隔的两倍）。

二、心房内干扰

心房内干扰多数以房性融合波的形式出现。

房性融合波：两个起搏点发出的激动同时到达心房，各自激动了心房的一部分，产生的 P′波称为房性融合波。

心电图表现：房性融合波常见于发生较晚的房性期前收缩，其形态既不同于窦性 P 波，也不同于房性期前收缩的 P′波，形态介于两者之间。

三、交界区干扰

干扰是指一种生理性传导障碍，它的发生是由于心肌及传导组织激动以后，有一段不应期（反拗期）。在不应期中，心肌及传导组织的应激性明显减低，对再来的刺激不起反应或反应迟缓。分完全性干扰和不完全性干扰。

脱节由连续 3 次或 3 次以上的完全性干扰构成。

1. 房性期前收缩过早发生，交界区处于绝对不应期，不能下传，产生的房性期前收缩（交界区完全性干扰）。如这一期前收缩落在交界区相对不应期，则 P′R 间期延长（>0. 20 秒或比原来窦性心律 PR 间期延长），称为交界区不完全干扰。

2. 交界区逸搏

（1）交界区处于绝对不应期，P 波不能下传，P 波在前面 QRS 波在后时，PR 间期必须<0. 10 秒；或 P 波位于 QRS 波与 T 波之间，说明 P 波与 QRS 波无关，为交界区完全性干扰。

（2）当窦性激动下传时，正处于交界区相对不应期，则必然 P 波发生在 T 波下降支或更晚，其后即有 QRS 波，但 PR 间期必然大于正常范围，属交界区不完全干扰现象。

3. 室性期前收缩时，激动可逆传至交界区，随之而来的窦性 P 波，因落在交界区绝对不应期，不能下传，其后无 QRS 波。

四、心室内干扰

1. 室性融合波　两个节奏点发出的激动同时到达心室，各自激动了心室的一部分，产生的 QRS 波称为室性融合波。

（1）在同一导联可见 3 种形态的 QRS 波，一种为正常窦性心律下传的 QRS 波；另一种为室性期前收缩；介于二者之间的 QRS 波则为室性融合波。

（2）室性融合波的 QRS 波时限不应大于室性异位激动的 QRS 波。

（3）室性融合波的 PR 间期，应与窦性心律的 PR 间期相同或稍短，但两者之间相差不应超过0. 06 秒。

2. 室内差异性传导　85%室内差异性传导呈右束支传导阻滞的图形。

（1）期前激动必须是提前从室上发出的。

（2）QRS 波形态必须与正常下传的不同。

（3）隐匿性传导。

第七节　心 房 扩 大

一、右心房扩大（图 7-36）

1. 肢体导联 P 波尖耸，电压≥0.25mV（尤以Ⅱ、Ⅲ、aVF 导联明显）。
2. 心前 V₁ 导联直立的 P 波≥0.20mV；正负双向 P 波，其前半部分直立高耸，电压>0.15MV。

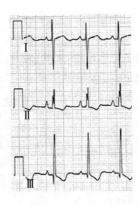

图 7-36　右心房扩大

二、左心房扩大（图 7-37）

1. P 波时间延长，>0.11 秒。
2. P 波粗顿或切迹，切迹前锋小于后峰，双峰间距>0.04 秒。

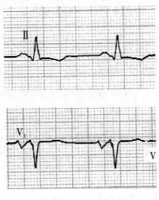

图 7-37　左心房扩大

三、双心房扩大

1. P 波时间延长，>0.11 秒。

2. P 波振幅增高，肢体导联>0.25mV，心前 V_1 导联正负双向，正向部分>0.20mV，负向部分>0.10 mV。

第八节 心 室 肥 厚

一、左心室肥厚（图 7-38）

1. QRS 波电压增高　$R_I + S_{III} > 2.5mV$；$R_{aVL} > 1.2 MV$；$R_{aVF} > 2.0MV$。
R_{V_5} 或 $R_{V_6} + S_{V_1} > 4.0mV$（男），>3.5mV（女）。

2. 心电轴轻度→中度左偏（+29°~-30°），只有参考价值。

3. QRS 波时限延长，但≤0.11 秒。

4. 以 R 波为主的导联 ST 段下降>0.05mV，T 波平坦、双向或倒置（除外药物等引起）。

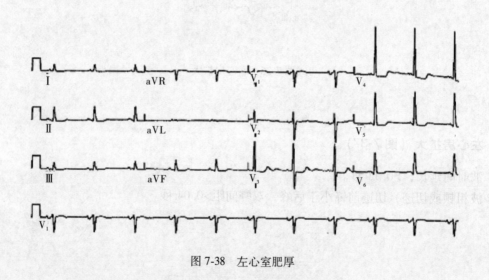

图 7-38　左心室肥厚

二、右心室肥厚（图 7-39）

1. QRS 波形态和电压的改变

I 导联：R/S < 1；aVR 导联：R > 0.5MV，R/Q > 1；V_1 导联：呈 Rs、R、rSR′ 或 qR 型，R > 1.0MV，R/S > 1；V_5 导联：R/S < 1；$R_{V_1} + S_{V_5} > 1.2mV$。

2. 心电轴右偏（>+110°）。

3. ST 段与 T 波的改变　V_1 导联：ST 段下降，T 波双向或倒置。V_5 导联：T 波直立。

三、室间隔肥厚

1. I、aVL、V_5 或 V_6 导联 Q 波明显加深，>0.3mV，时限仍<0.04 秒，此 Q 波光滑无粗钝和

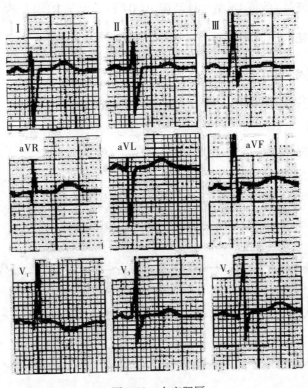

图 7-39　右室肥厚

V₁ 导联呈 qR，R 波高达 1.2mV

切迹。

　　2. 如为心室间隔下部及左室外侧壁局限性肥厚，则 II、III、aVF 及 V₅、V₆ 导联有深而不宽、光滑无粗钝和切迹的 Q 波。

　　3. 反映室间隔除极的 V₁、V₂ 初始 r 波电压增高。

　　4. 上述异常 Q 波一般均伴有同导联的 T 波直立。

四、双侧心室肥厚

1. 左及右侧心前导联分别呈现左、右心室肥厚的心电图改变。

2. 心电图上有左心室肥厚明显改变，但 aVR 导联 R 波大于 Q 波，V₅ 导联 S 波大于 R 波。

3. 自心前导联的改变可以判断为左心室肥厚，但心电轴右偏+90°以上。

第九节　心 肌 梗 死

一、机制

　　绝大多数心肌梗死是冠心病所致。其机制是在已狭窄的冠状动脉管壁产生血栓，或者内膜出血堵塞了该支冠状动脉血流，使其所供给血液的心肌区域发生变性或坏死，而丧失了心肌电活力。

　　1. 心肌缺血（超急性期）　表现为 T 波与 QRS 波主波方向相反，上升支与下降支对称。

2. 心肌损伤　表现为 ST 段抬高，与 T 波融合，弓背向上，形成损伤型"单向曲线"改变。

3. 心肌坏死　QRS 波呈 QS 或 Qr 型（Q 波限>0.04 秒，大于 R1/4，称为梗死型 Q 波）。

二、各部位心肌梗死的心电图改变

（一）前间壁心肌梗死

V_1、V_2、V_3 导联 QRS 波呈 QS 或 Qr 型。

（二）前壁心肌梗死

1. $V_2 \sim V_4$ 导联出现梗死型 Q 波或"QS"型。

2. V_1 导联仍可正常呈"rS"型。

3. 也可以出现 V_1 导联以左 r 波逐渐减小，到 V_5、V_6 导联 R 波才增高。

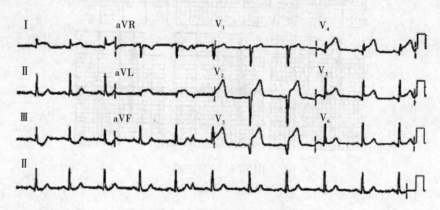

图 7-40　急性前壁心肌梗死

（三）侧壁心肌梗死

侧壁梗死位于左心室前侧壁及高侧壁。心电图表现：Ⅰ、aVL、V_5、V_6 导联 QRS 波出现梗死型 Q 波，同时 R 波振幅较正常减小。

（四）正后壁心肌梗死

范围包括左心室后基底部及背部，位于胸后背侧，心电图表现：

1. V_1、V_2 导联 QRS 波呈 Rs 型，R/S 大于 1，R 波>0.04 秒，且上行支粗顿或有切迹。

2. V_1、V_2 导联 ST 段下降，T 波直立。

3. V_7、V_8、V_9 导联 QRS 波出现梗死型 Q 波，呈 Qr 型。

（五）下壁心肌梗死

Ⅱ、Ⅲ、aVF 导联 QRS 波出现梗死型 Q 波。

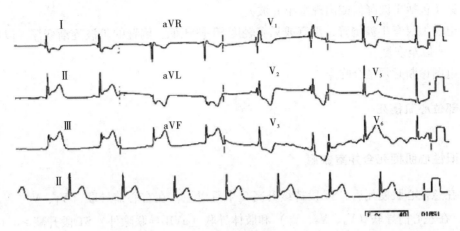

图 7-41　下壁心肌梗死

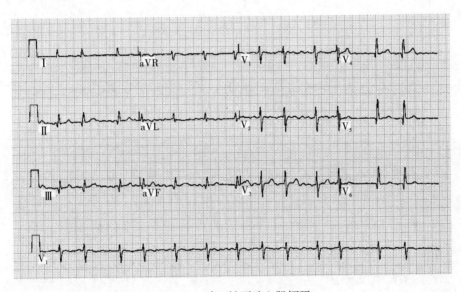

图 7-42　陈旧性下壁心肌梗死

（六）右心室心肌梗死

右侧心前导联有所显示，当有下壁及正后壁心肌梗死时对合并右心室心肌梗死的诊断有意义。

三、心内膜下心肌梗死

心内膜下心肌梗死属于非透壁性心肌梗死，也属于非 Q 波型心肌梗死。

1. Q 波型和非 Q 波型心肌梗死。

2. 透壁性和非透壁性心肌梗死　非透壁性心肌梗死不仅指心内膜下心肌梗死，还包括 QR 或 qR 型的心肌梗死。

3. 心内膜下心肌梗死的心电图表现

（1）相应导联较持久（可达数日之久）的 ST 段压低，可伴有 T 波倒置，QRS 波群可无改变或仅有轻微改变（包括 T 波降低或出现微小 q 波）。

（2）心电图上仅有 T 波倒置，没有或只有轻度 ST 段压低，倒置的 T 波逐渐变深，以后在数周到数月内逐渐变浅以至恢复。

（3）心电图诊断必须结合临床。

四、多部位心肌梗死

五、陈旧性心肌梗死合并室壁瘤

1. 发生在急性心肌梗死后，ST 段持续升高 2 个月以上，在右心前导联（V_1、V_2、V_3）ST 段升高 ≥ 0.3 mV，在左心前导联（V_4、V_5、V_6）和肢体导联（aVR 导联除外）ST 段升高 ≥ 0.1 mV。

2. 持续的 ST 段抬高，若伴随异常 Q 波，则诊断意义更大。

3. 排除心肌梗死以外可能产生的 ST 段升高和（或）异常 Q 波的各种临床情况。

六、心肌梗死合并束支传导阻滞 （图 7-43）

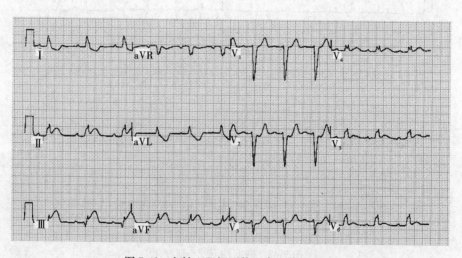

图 7-43　急性心肌梗死伴左束支传导阻滞

第十节　其他心电图

一、$S_I S_{II} S_{III}$ 综合征 （右心室负荷过重）

1. 在三个标准导联（I、II、III 导联）中，每一个导联 $S \geq R$，$S > 0.3$ mV，$S_{II} > S_{III}$。

2. QRS 波时限正常。

3. V_1 导联常有 R′波。

二、ST-T 改变

（一）正常变异范围

1. 仅个别（1~2 个）导联，特别是Ⅱ、Ⅲ、aVF 导联，如 QRS 波呈"rS"型或小综合波，T 波平坦或倒置，ST 段呈斜形下降（振幅<0.05mV）或上升（振幅<0.10mV），则应视为正常范围。

2. 应密切结合临床，特别是年轻患者，临床正常，则应从严掌握，可描写改变特征，不下心电图诊断结论。

3. 心动过速（心率>110 次/分）可出现继发性 ST-T 改变，则诊断内心动过速，对 ST-T 改变，只进行特征的描写。

（二）早期复极综合征

1. V_1、V_2、V_3 导联 ST 段上升>0.3mV，V_5、V_6 导联 ST 段上升>0.10 mV，T 波起点与 ST 段终点有明确界限。

2. ST 段不延长，<0.12 秒。

3. 肢体导联改变不明显。

（三）冠状动脉供血不足所致 ST-T 改变

1. 慢性冠状动脉供血不足所致 ST-T 改变

（1）ST 段多数呈水平型下降或延长（ST 段水平型延长>0.12 秒）；ST 段与 T 波交界处呈一明显的角度，尚可以出现其他各种下降的类型。

（2）T 波：由于 ST 段时限延长，T 波变得对称，呈尖耸型，Ⅰ、aVL、V_4~V_6 导联 T 波倒置。

2. 急性冠状动脉供血不足所致 ST-T 改变

（1）劳力型心绞痛：多呈 ST 段下降和 T 波倒置的改变。

（2）变异型心绞痛：损伤型 ST 段抬高。

第 8 部分

社 区 护 理

第一章 社区护理概论

第一节 社 区 护 理

一、社区护理的基本概念

（一）社区护理的定义

社区护理（community health norsing）是社区卫生服务工作中必不可少的一部分。由地段保健、家庭护理及公共卫生护理的理论逐步发展、完善而形成的。美国护理协会指出：社区护理是将公共卫生学与护理学相结合，用以促进和维护社区人群健康的一门综合学科。社区护理以健康为中心，以社区人群为服务对象，利用护理学和公共卫生学中的诸多概念和技术，通过广泛、持续的护理活动，维持和促进健康、预防疾病、减少残障，努力提高社区人群的生活质量为最终目的。

公共卫生学是一门预防疾病、延长寿命、促进身心健康和工作效率的科学和艺术。通过有组织的社会力量，达到预防疾病、延长寿命是公共卫生学的主要目的。

护理学是医学领域里一门综合性应用科学，它结合了自然科学与社会科学的理论，形成了护理的理论体系与护理技术操作。护理是诊断和处理人类现存的或潜在的健康问题的过程。随着护理模式的转变，护理学的范围也在逐步拓宽，从疾病的护理扩展至疾病的预防，但侧重点仍是依靠护理人员的力量，帮助患者恢复健康、减少残障。

我国社区卫生服务发展的特点，社区护理工作涵盖着治疗、预防保健和康复护理，只不过随着护理服务对象不同其侧重内容不一。因此，社区护理可定义为"综合应用护理学和公共卫生学的理论与技术，以社区为基础、以人群为对象、以服务为中心，将医疗、预防、保健康复、健康教育、计划生育等融于护理学中，并以促进和维护人群健康为最终目的，提供连续性、动态性和综合性的护理服务。

（二）社区护理的发展过程

社区护理起源于西方国家，发展过程可划分为四个阶段：家庭护理阶段、地段护理阶段、公共卫生护理阶段和社区护理阶段（表 8-1）。

表 8-1　社区护理的发展过程

阶段	护理对象	护理类型	护理内容
家庭护理	贫困患者	以个体为导向	治疗
地段护理	贫困患者	以个体为导向	治疗
公共卫生护理	群体和家庭	以家庭为导向	治疗与预防
社区护理	个体、家庭和社区	以人群为导向	治疗、预防和健康促进

我国公共卫生护理发展起始于 1925 年，北京协和医学院在护理教育课程中增设了预防医学课程。自 1997 年，随着社区卫生服务工作的开展和大力推进，社区护理逐渐形成一门独立的学科。2002 年 1 月原卫生部《社区护理管理的指导意见（试行）》的通知，界定了社区护士的定义和基本条件，2005 年又做了一些修改和补充。特别是自 2006 年国务院发布《发展城市社区卫生服务的指导》以来，社区护理逐渐形成规范的人才培养模式、人力要求、服务内容和服务形式等。如社区护理人员要获得初级任职资格，必须通过参加全国卫生专业技术资格考试的护理专业考试；在全国卫生专业技术资格考试护理中级资格专业中增设面向社区护理的专业；在护理高级专业技术资格标准条件的有关政策规定中进一步体现社区护理的要求和特点等。

二、社区护理工作的特点

1. 以健康为中心　社区护理的主要目标是促进和维护人群的健康，所以预防性服务和治疗性护理服务在社区护理工作中同等重要。

2. 以社区人群为服务对象　社区护理的对象是社区全体人群，既包括健康人群、亚健康人群和患病人群，也包括个体、家庭和社区。

3. 社区护士具有高度的自主性　在社区护理过程中，社区护士往往独自深入家庭进行各种护理活动，故要求社区护士具备较强的独立工作能力和高度的自主性，同时也具有高度的慎独精神和职业自律性。

4. 社区护士必须和其他相关人员密切合作　社区护理的内容及对象决定社区护士在工作中不仅仅要与卫生保健人员密切合作，还要与社区居民、社区管理人员等相关人员密切协调。

三、社区护理的功能

随着社区护理的不断发展，工作范围不断扩展。在我国，作为社区卫生服务的重要组成部分，社区护理工作主要围绕社区卫生服务的内容开展。根据社区卫生服务机构的功能，按照服务对象以及工作重点不同，社区护理具有 10 个功能。

1. 提供社区健康护理　通过收集整理和统计分析社区内群体的健康资料，评估社区群体的健康状态和分布情况，发现社区群体的健康问题和影响因素，参与检测影响群体健康的不良因素，参与处理和预防紧急意外事件以及传染病的消毒和隔离等。

2. 提供个人及其家庭健康护理　通过家庭访视和居家护理等方式对家庭中存在的健康问题的个体进行护理和保健指导，了解和发现家庭健康问题，对个体及其家庭整体提供健康护理。

3. 提供社区保健服务　为社区不同年龄阶段人群提供预防保健服务，以妇女、儿童老年人为重点人群。

4. 开展社区健康教育　健康教育的对象可以是社区内具有不同健康需求的个人、家庭和群体。教育内容主要围绕疾病预防、不同年龄阶段的预防保健、健康促进等，如妇幼保健知识、儿童保健知识、疾病及一般保健知识、老年保健知识、影响人群健康的主要危险因素等，提高居民预防疾病、维持和促进健康的意识，纠正不良生活行为习惯，促进健康行为，提供社区群体的健康水平。

5. 开展计划免疫与预防接种　参与完成社区儿童的计划免疫任务，进行免疫接种的实施和管理。

6. 进行定期健康检查　与全科医师共同进行定期的健康普查的组织、管理，并建立居民健康档案。

7. 实施社区慢性疾病患者与其他疾病患者的管理　为社区的高血压、糖尿病等慢性病患者和传染病患者以及精神障碍患者提供所需要的护理管理服务。

8. 提供社区急重症患者的转诊服务　对在社区无法进行妥善抢救和管理的急重症患者，做到安全转诊到相关的医疗机构，使他们得到及时、必要的救治。

9. 提供社区临终护理服务　帮助临终患者减少痛苦、安详地走完人生最后一段，同时尽量减少对其家庭成员带来的影响，为社区临终患者及其家属提供所需要的综合护理服务。

10. 参与社区卫生监督管理工作。

第二节　社区护士

一、社区护士的角色与应具备的能力

（一）社区护士的角色

社区护士在社区护理服务中将主要扮演以下六种角色：

1. 照顾者　向社区居民提供各种照顾，包括生活照顾及医疗照顾。

2. 教育者　向社区居民提供各种教育指导服务，包括患者教育、健康人群教育、患者家属的指导。

3. 被咨询者　向社区居民提供有关卫生保健及疾病防治咨询服务，解答居民的疑问和难题。

4. 组织与管理者　根据社区的具体情况及居民的需求，设计、组织各种有益于健康促进和健康维护的活动。

5. 协调与合作者　由于社区健康活动很多是团队的合作，因此，社区护士须协调社区内各类人群的关系，包括社区卫生服务机构内各类卫生服务人员间的关系、卫生服务人员与居民或社区管理者的关系等。

6. 观察与研究者　社区护士不仅要向社区居民提供各种卫生保健服务，同时还要注意观察、探讨、研究与护理及社区护理相关的问题，为护理学科的发展及社区护理的不断完善贡献自己的力量。

（二）社区护士的核心能力

借鉴国际护士协会（2003 年）提出的护士核心能力框架，社区护士的"核心能力"主要涵盖以下 9 个能力。

1. 人际交往、沟通的能力　社区护理工作既需要其合作者的支持、协助，又需要护理对象的理解、配合。社区护士的主要合作者包括社区卫生服务站的其他卫生工作人员，如全科医师及社区管理者，如街道、居委会的工作人员；社区护理的对象则是社区的全体居民，如病人、家属、健康人群。面对这些具有不同的年龄、家庭、文化及社会背景的合作者和护理对象，社区护士必须具有社会学、心理学及人际沟通技巧方面的知识，才能更好地开展工作。

2. 综合护理的能力　综合护理能力主要包括各专科护理技能及中西医结合的护理技能。根据社区护士的主要职责，社区护士即是全科护士，将面对各种患者和残障者，如外科术后的患者、卒中恢复期患者、精神病患者和临终患者等。在工作中，社区护士就不免要应用到内科、外科、神经科、精神科、中医科以及老年和康复等方面的护理技能。因此，社区护士必须具备各专科护理技能及中西医结合的护理技能，才能满足社区人群的需求。

3. 独立判断、解决问题的能力　社区护士不同于医院护士，前者常常处于独立工作状态。在社区，社区护士将独立地进行各种护理操作、独立地运用护理程序、独立地开展健康宣教、独立地进行咨询或指导。此外，无论是社区的服务站还是患者家里，护理条件及设备均不如医疗机构，这就要求社区护士具备较高的解决问题或应变能力。因此，独立判断、解决问题或应变能力对于社区护理人员非常重要。

4. 预见的能力　预见能力主要应用于预防性服务，而预防性服务是社区护士的主要职责之一。社区护士有责任向患者或残疾人、家庭及健康人群提供预防性指导和服务。社区护士要在问题发生之前，找出可能导致问题发生的潜在因素，从而提前采取措施，避免或减少问题的发生。因此，预见能力也是社区护士所应必备的。

5. 基本的组织、管理的能力　社区护士一方面要向社区居民提供直接的护理服务；另一方面还要调动社区的一切积极因素，大力开展各种形式的健康促进活动。社区护士有时要负责人员、物资和各种活动的安排，有时要组织本社区有同类兴趣或问题的机构人员学习，如老人院中服务员的培训或餐厅人员消毒餐具的指导，这些均需要一定的组织、管理能力。

6. 收集信息和处理信息的基本能力　社区护士肩负着发展社区护理，完善护理学科的重任。因此，社区护士应具备科研能力，能独立或与他人共同进行社区护理科研活动。在社区护理实践中，善于总结经验提出新的观点，探索适合我国国情的社区护理模式，推动我国社区护理事业的发展。

7. 应对社区急性事件的基本能力。

8. 不断获取与本专业发展有关的新知识，培养促进自身与专业发展的能力。

9. 自我防护的能力　社区护士的自我防护能力主要包括两个方面，即法律的自我防护及人身的自我防护。首先，社区护士常常在非医疗机构提供有风险的医疗护理服务，如在患者家中进行静脉输液。社区护士应加强法律意识，不仅要完整记录患者病情，还要在提供一些医疗护理服务前与患者或家属签订有关协议书，以作为法律依据。其次，社区护士在非医疗机构场所提供护理服务时，应避免携带贵重物品，并注意自身防护。

社区护士的能力将直接影响社区护理的质量。只有加强社区护士的能力培养，提高社区护理队伍的整体素质，才能保证社区护理的质量，才能保证我国的社区护理事业健康蓬勃地发展。

二、社区护理的工作内容

（一）国家公共卫生的项目内容

社区护理是国家推行公共卫生的重要支柱，社区护士需要对这些项目有所认识，从而配合其工作内容。有关的公共卫生类别有 10 种，项目有 25 项。

1. 卫生信息管理

（1）日常信息收集：如包括疾病预防控制。

（2）健康档案管理：如居民健康状况。

（3）社区卫生诊断：如影响健康危险因素。

2. 健康教育

（1）卫生知识普及：例如健康咨询、知识讲座、宣传日活动等。

（2）重点人群和重点场所健康教育：例如定期到学校、幼儿园健康教育，针对疾病高危人群健康教育。

3. 慢性病防治

（1）高危人群筛查与管理：例如对肥胖者的筛查与管理。

（2）重点慢性病筛查：例如对高血压、糖尿病等筛查。

（3）重点慢性病管理：例如对确诊慢性阻塞性肺疾病患者的管理。

4. 妇女保健

（1）孕前保健：如孕前咨询和指导。

（2）孕产期保健：如产后家庭访视。

（3）更年期保健：如生理和心理知识咨询和指导。

（4）妇女常见疾病筛查：如乳腺检查等。

5. 婴幼儿保健

（1）新生儿保健：如新生儿家庭访视。

（2）婴幼儿保健：如生长发育监测与咨询。

6. 老年保健　例如老年人的自我保健。

7. 传染病、地方病、寄生虫病防治

（1）疫情报告和监测：例如传染病媒介监测。

（2）预防接种：例如儿童预防接种及管理。

（3）结核病防治：例如对肺结核可疑症状者进行登记并及时管理。

8. 精神卫生　严重精神病患者管理：例如对患者进行治疗督导、康复和管理。

9. 康复　残疾康复：例如家庭和社区康复训练。

10. 计划生育技术指导　计划生育指导：例如指导与咨询。

（二）社区护理范畴

社区护士提供的护理服务非常广泛，有在社区提供不同的促进健康的活动和康复项目，同时还有特殊人群的保健、健康状况监测等。总的来说，社区护理范畴包括：

1. 一般健康监测护理　如监测个体或人群健康状况。

2. 专科护理　例如伤口、糖尿病、产后照顾。

3. 健康教育和促进　例如加强自我照顾能力、改善生活素质。

4. 社区康复项目　例如与多专业合作提供康复项目。

（三）社区护理主要工作方法

社区护理工作方法是社区护士对社区中的个人、家庭和社区提供健康护理服务时使用的方法。常用的工作方法有护理程序、家庭访视、居家护理、社区流行病学调查、健康教育、健康普查、保健指导以及组织社区活动等（表8-2）。

表 8-2　社区护理工作常用方法

方法与技术	对象	特点
健康护理程序	个人、家庭和社区	应用护理程序对社区中存在或潜在健康问题的个人、危机家庭以及社区群体和组织进行健康护理
社区健康教育	具有不同健康需求的个人、家庭和群体	以健康教育理论为框架，有目的、有计划地开展教育
家庭访视	存在或潜在健康问题的个人和家庭	在家庭访视中社区护士的主要作用是协调、计划和指导家庭健康管理
居家护理	需要生活照顾的老年人、慢性病患者以及需要特殊护理的患者等	生活护理、护理技术操作及护理指导为主

第二章　社区护理基本理论与方法

第一节　护理程序

护理程序在护理实践中的应用对护理专业的发展产生了极其深远的影响，它本身就是护理学专业化的重要标志之一。运用护理程序进行临床工作，一方面改变了医护、护患关系；另一方面也使护理人员不再是被动地、单纯地执行医嘱，而是逐渐向教育者、研究者和管理者转化。

护理程序（nursing process）是一种科学地确认问题和解决问题的工作方法，是在临床护理工作中通过一系列有目的、有计划、有步骤的行动，对护理对象生理、心理、社会、文化、发展及精神等多个层面进行整体护理，使其达到最佳的健康状态，是综合的、动态的、具有决策和反馈功能的过程。护理程序包括 5 个步骤：评估（nursing assessment）、诊断（nursing diagnosis）、计划（nursing planning）、实施（implementation）和评价（evaluation）。

一、社区护理评估

社区护理评估（community nursing assessment）是社区护理程序的第一步，是社区护士有目的、有系统、有计划地收集、整理、分析有关护理对象健康状况及相关因素等资料的过程，其目的是发现健康问题和导致健康问题存在的相关因素，为确定护理问题提供依据。评估过程包括两个步骤：收集资料、对收集的资料进行整理分析和解释。这两个步骤不是截然分开的，而是相互交叉融合在一起。

（一）评估内容

社区评估的内容可从社区构成、社区功能和社区状态三方面展开，也可围绕社区卫生状况从社区环境特征、人口特征和社区卫生资源三方面展开。

1. 按照社区构成、社区功能和社区状态评估要点

（1）社区构成：包括社区的组成部分，涉及社区范围及周边状况。①社区人口：包含人口总数及其构成，其构成可按照性别、年龄、婚姻、民族、教育程度、职业等区分，还包括家庭总数及其型态；②生活环境：包含自然环境和社会环境；③卫生保健系统与设施：包含卫生人力资源如医护人员的数量、素质、提供保健服务的能力、设备与人口比例，社区卫生服务中心、健身设施、药店数量与分布等。

（2）社区功能：包括社区的运行过程，涉及各组织功能发挥与组织间协调。①社区管理：包含社区组织间沟通协调方式、居民参与决策方式、社区档案的建立及利用等；②社区活动：包含常规活动及临时活动的开展、社区内部活动及对外交流活动等；③社区发展：包含社区历史的传承、社区发展规划、社区评价体系等。

（3）社区状态：兼顾社区构成与功能，常通过"百分率"或"构成比"来体现。①人口质量：包含人口动态，如出生率、死亡率、患病率、发病率、平均寿命等；家庭生活质量，如离婚率、结婚率、贫困率、家庭暴力以及和睦家庭等情况；②组织质量：包含社区内各类组织的功能状况，教育质量，如失学率、升学率、旷课率、及格率、毕业率等；劳动质量，如失业率、就业率、事故发

生率、产品合格率等；服务质量，如顾客利用率、顾客满意度、差错发生率等；③环境质量：包含环境污染、环境美化、绿化率、犯罪率、社会支持系统等。

2. 按照社区环境特征、人口特征和社区卫生资源评估要点

（1）社区环境特征：社区所在位置、面积；地理特点（如周围环境、是否靠近河川或山脉等、气候、周围植物与动物等生态环境的分布情况）；人为环境（如居民房、厂房、桥梁建设、垃圾处理等情况，是否对社区居民健康造成影响）。

（2）社区人口特征：人口数量、人口密度、人口组成（如性别、年龄的组成，婚姻构成及职业构成情况等）；近年来社区人口增长或减少的情况，人口流动情况；社区人群的文化习惯、社会等级构成情况，从事的职业情况；社区居民的健康水平（平均寿命、主要健康问题、疾病罹患情况、死亡情况、致残情况、人群的健康行为及生活方式）。

（3）社区卫生资源：有用的保健资料（如各种卫生记录、工厂、学校出勤记录、医院就诊记录、人口普查资料等）；与健康有关的机构（种类、数目、地理位置及分布、是否易获取、利用情况）；卫生人力资源，如医护人员的数量、素质、提供保健服务的能力、设备及人口比例、卫生经费等；其他社区资源，如社区内的养老院、托儿所、食堂、休息空间、活动场地、社区团体及活动开展情况。

（二）评估方法

具体评估方法可根据评估目的、评估对象及评估者的特点进行选择。

（1）社区实地考察：又称挡风玻璃似的调查（windshield survey），是指护理人员通过自己观察大体上了解社区的特点，如人群的一般特性、住宅的一般形态及结构、社区居民聚集场所的情况、各种服务机构的种类及位置、垃圾的处理情况等。

（2）重要人物访谈（key informants interview）：通过对社区中各层次人员（在社区居住和工作的人员）进行访谈或问卷调查，可以从中了解社区发展的过程，社区的主要健康问题及需求等。

（3）系统调查：是指基于评估工具对评估对象进行整体、全面地调查。主要适用于社区基本资料的现状把握及追踪调查。

（4）查阅文献：通过各种图书馆资料、统计报表或社区所具有的社区居民档案、社区医院相关记录等资料来了解社区的组织机构、数量、居委会的情况、社区人口特征及人口流动情况等。

（5）参与性观察：社区护士直接参与社区活动，此时她是以社区成员的角色出现。通过观察，了解居民目前的健康状况资料，了解社区活动安排及居民的参与情况。

个体评估的重点内容可以随着个体年龄、健康状态不同而有所差异，主要包括生理健康状况、生长发育、生活方式和健康行为、精神和心理状态、所处发展阶段以及发展任务的完成情况、社会支持系统等。

（三）健康资料分析

资料收集后的整理与分析是社区护理评估的重要环节。资料的完整、全面、有预见性是准确判断社区护理诊断的关键。资料整理与分析包括：

1. 资料的整理　将收集的资料分类。目前，分类方式有很多：按身体、心理、社会等方面分类，按马斯洛（Maslow）的基本需要层次论分类，按高登（Gardon）的功能性健康形态分类，从流行病学方面分类等。

2. 资料分析　分析资料是对已归纳和分类整理出来的资料和数据进行解释、确认和比较，分析社区存在的健康问题和影响因素，为确定社区健康诊断奠定基础过程。分析资料应遵循以下原则：

（1）原始数据资料要经过统计学处理，文字资料要进行含义的解释与分析：资料可分为定量资料和定性资料。对定性资料，如发病和死亡等指标通常按年龄、性别、年份及其他有关死亡的变量

分组后进行分析，计算标化率，并与相类似社区、省市和全国资料进行比较。对定量资料，按内容进行分类，按问题提出的频率确定问题的严重程度。

（2）去粗取精，去伪存真：在收集的资料中，可能存在影响资料的准确性和完整性的各种混杂因素，这时就需要通过分析消除混杂因素，找出本质问题。

（3）注意进行不同区域的横向比较：尤其是当疾病的分布有地域性时，需要对该地区居民的特征或该地区的生物、化学、物理、社会环境进一步分析和解释，并与其他地区进行横向比较。

（4）立足于社区健康护理：确定的健康问题和诊断应是社区整体的健康问题，以社区环境（包括自然环境和社会环境）和群体健康问题为主，而不是仅局限于个人或家庭的健康问题。

3. 报告评估结果　向社区评估小组的成员及领导、社区居民等报告评估结果，并寻求反馈。

二、社区护理诊断

社区护理诊断（community nursing diagnosis）是对收集的社区资料进行分析，推断社区现存的或潜在的健康问题的过程。社区护理诊断的特点是把重点放在社区整体的健康上。

（一）社区护理诊断的形成

北美护理诊断协会（NADNA）提出的护理诊断名称多以人患病时的问题为主，面对社区和人群的护理诊断则较少；从社区角度来看，现规定的护理诊断名称缺乏社会性的、经济的和环境的问题。以 Martin 为首的内部拉斯加（Nebraska）州奥马哈（Omaha）访视护士协会于 20 世纪 70 年代中期开始发展适用于社区卫生服务的 Omaha 系统。

1. 社区护理诊断标准　社区护理诊断的确定，需要根据以下标准来判断：诊断反映出社区目前的健康状况；与社区健康需要有关的各种因素均应考虑在内；每个诊断合乎逻辑且确切；诊断必须以现在取得的各项资料为根据。

2. 社区护理诊断的形成

（1）得出结论：对具体健康问题的评估的结论应该是以下结论中的一个：此时没有健康问题，不需提供促进健康的活动；此时虽没有明显健康问题，但需要提供促进健康的活动；有现存的、潜在的或是可能的健康问题；现存的、潜在的或是可能的护理问题。

（2）核实：进一步对相关资料分析，核实上述结论的有关因素。

3. 社区护理诊断的陈述　社区护理诊断的陈述，可采用 PES 公式，即健康问题（problem，P）、原因（etiology，E）、症状体征或有关特征（sign & symptoms，define characteristics，S）。在社区护理中，为了最大限度地提高社区的健康水平，护理人员把社区作为一个整体来考虑，关注可能影响社区健康水平的各种因素。从健康到疾病是连续的过程，无论是积极的或消极的，还是社区或政策制定中的某些特殊不足之处，都是社区护理诊断所关注的内容。

（二）优先顺序的确定

当社区护理诊断在一个以上时，护理人员需要判断哪个问题最重要、最需要优先予以处理。

1. 准则　遵循的原则通常采用 Muecke（1984 年）提出的 8 个准则：①社区对问题的了解；②社区对解决问题的动机；③问题的严重程度；④可利用的资源；⑤预防效果；⑥护士解决问题的能力；⑦健康政策与目标；⑧解决问题的迅速性和持续的效果等。每项可分为 0~4 分或 1~10 分标准，综合分数越高，越是急需解决的问题（表 8-3）。同时，护理问题优先顺序的排列还应考虑到服务对象的意见和要求。

表 8-3 默克（Muecke）的社区问题优先顺序决定准则

护理问题	社区对题的了解	社区动机	问题的严重性	可利用资源	预防效果	医（护）能力	政策	迅速性、持续性	合计
慢性病发病率高									
不适当的医疗行为									
预防性行为缺乏									
子宫颈癌筛查									

2. 步骤　①列出所有社区护理诊断；②选择排定优先顺序的准则（8 项）；③决定诊断重要性的比重；④评估者自我评估每个诊断的重要性；⑤合计每个诊断所有评估准则的得分，得分越高，意味着越需优先处理。

（二）Omaha 社区护理诊断系统

Omaha 护理诊断系统是专用于社区护理实践的分类系统。它由护理诊断（问题）分类系统、护理干预分类系统和护理结果评量系统三部分构成。目前，在我国使用还不多。

Omaha 护理干预分类系统是护理活动的目录，包括健康教育、指导和咨询、治疗和程序、个案管理和监测 4 个范畴的护理干预。

三、社区护理计划

社区护理计划（community nursing planning）的制订应鼓励社区居民参与，是整个社区护理计划能够针对社区居民的健康需求，为社区居民提供连续的高质量护理。其目的是明确护理目标、确定护理要点、提供评价标准、设计实施方案。社区护理计划是一种合作性的、有顺序的、循环的程序，已达到预期的目标。

（一）制订社区护理目标

护理目标即期望服务对象在接受护理干预后所能达到的结果。护理目标的制订应以服务对象如社区、群体或家庭为中心，应做到 SMART，即特定的（specific）、可测量的（measurable）、可达到的（attainable）、相关的（relevant）、有时间期限的（timely），以便护理计划的落实和护理评价的实施。护理目标可分为长期目标和短期目标，书写目标时应注意。

1. 目标的陈述应针对提出的护理诊断（问题），简单明了，使用可测量或可观察到的词汇，可以使用长期与短期目标相结合的方法，实施起来更有针对性。

2. 一个护理诊断可制订多个目标，但是一个目标只针对一个护理诊断。

3. 目标陈述中要包括具体的评价日期和时间。

（二）制订社区护理计划

1. 实施计划　社区护理实施计划是社区护士帮助护理对象达到预定目标所采取的具体方法。制订社区护理实施计划应先确定目标人群、社区护理计划实施小组；达到目标的最佳干预策略和方法以及可利用的资源等，然后在反复评价和修改的基础上制订（表 8-4）。社区护理干预计划是一种多方合作、合理利用资源、体现优先顺序的行动方案。其步骤包括以下几点。

（1）选择合适的社区护理措施：目标确定后，护理人员要与服务对象进行充分协商，共同选取适当措施，使护理对象能够积极参与，为自己的健康负责。

（2）为社区护理措施排序：通过排序可以及早执行有效的措施，尽早控制社区健康问题。

（3）确定所需的资源及其来源：针对每项社区护理措施都要确定实施者及合作者，需要的器械、场所、经费及分析相关资源与获取途径。

（4）记录社区护理计划：当社区护理措施确定后，将确定的社区护理诊断、目标、具体措施等完整记录下来。

（5）评价和修改社区护理计划：记录成书面形式后，要和护理对象共同探讨，及时发现问题并修改，使实施更顺利。

2. 评价计划　拟定社区护理评价计划时，可参照4W1H原则和RUMBA准则。

（1）4W1H：指社区护理计划应明确参与者（who）、参与者的任务（what）、执行时间（when）、地点（where）及执行的方法（how）。

（2）RUMBA：指真实的（realistic）、可理解的（understandable）、可测量的（measurable）、行为目标（behavioral）、可实现的（achievable）。

表 8-4　社区护理计划表

护理问题：

相关因素	具体目标	实施计划			
		实施内容	执行者	时间	场所

四、社区护理计划的实施

实施是制订好的计划付诸实践。在实施过程中，护理人员并不是计划的唯一执行者，她还需要将有关人员（如其他健康保健人员、社区负责人、社区居民等）调动起来共同参与计划的实施。只有多方面参与，才能保证护理计划在社区的实施。

1. 实施前准备　在实施计划前，护理人员和其他参与者都应问自己几个问题："谁是实施计划的人员？"（who），"实施过程中每个人的任务与职责是什么？"（what），"实施者都了解为什么去做和怎么去做她们所承担的工作吗？"（why，how），"实施者知道何时和在哪里实施这些计划吗？"（when，where）。只有在实施计划前明确这些问题，并充分准备，才能保证护理计划的顺利实施。

2. 实施　实施计划为护士提供了展示创造力、锻炼临场发挥及应变能力的机会。在实施过程中，护理人员要做到

（1）应用适合的理论与实施行动相结合，如应用系统理论或变革理论实施计划。

（2）提供一个适于护理计划开展的环境，如为健康教育讲座寻找和提供一个清洁而安静的房间。

（3）社区护士要与其他健康保健人员一起向所要实施护理计划的目标人群进行解释，让他们了解计划实施的意义、给他们所带来的好处、他们应如何配合等。

（4）在实施过程中要对每天所进行的活动有详细的了解，判断根据设定的目标，所必要的活动是否按时实施。确认人力安排是否妥当，确认物力、财力、时间安排的合理性。

（5）了解信息传播与人员沟通是否及时准确。

3. 实施后记录　记录计划实施过程，如护理措施的执行情况、服务对象的反应、健康教育内容、服务对象的咨询问题、诊察结果等。记录方式可以问题为中心进行记录，也称PIO（problem，intervention，outcome）记录，即问题–措施–结果的记录。记录要求及时、准确、真实、重点突出。

五、评价

评价是护理程序的最后阶段，是对实施护理措施后的情况以及是否达到护理目标予以评价的过程。

1. 结果评价　结果评价是评价的主要内容。结果评价是对护理措施实施后的效果进行评价，与所制订的总体目标和具体目标进行比较，判断目标是完全达到、部分达到，还是未达到。当目标完全实现时，说明护理措施有效，可根据具体情况选择终止措施或继续实施；如果目标部分实现或未实现，应分析原因，重新考虑资料收集、诊断的确定和措施实施中是否有问题，需要调整护理计划，再一次确定护理诊断、护理目标、拟定护理措施并实施。除结果评价外，还可对护理措施实施的过程进行过程评价。

2. 修整计划　修整计划时需回顾制订护理计划的全过程，重新考虑收集资料，诊断，目标、措施是否合理、恰当，护士与服务对象是否取得共识等。

第二节　家庭护理评估

家庭护理评估（family nursing assessment）是为了确定家庭健康问题而收集主、客观资料的过程，为进行家庭护理提供依据。

一、家庭概念和类型

现代家庭指的是由两个或多个人员组成，具有血缘、婚姻、情感、经济供养关系，是家庭成员共同生活与相互依赖的场所。我国常见的家庭类型有

1. 核心家庭　又称为夫妇家庭，是指由一对已婚夫妇及其未婚子女组成的家庭，也包括无子女的夫妇家庭和由一对夫妇与领养的子女组成的家庭。核心家庭的特点：规模小、人数少，结构简单，关系单纯，家庭内部只有一个权力中心，便于做出决定。核心家庭是现代社会家庭的主要类型。

2. 主干家庭　又称直系家庭，是由一对已婚夫妇同其父母、未婚子女或未婚兄弟姊妹构成的家庭。主干家庭的每一代仅有一对夫妇。主干家庭的人数相对较多，往往有一个权力中心，还有一个次中心存在。

3. 联合家庭　又称复式家庭，是由两对以上同代已婚夫妇同其父母，及其未婚或已婚子女组成的家庭。联合家庭规模较大，可能同时存在多个权力中心，结构相对不稳定。

4. 特殊家庭　除以上三种传统的家庭形式外，还有一些其他类型家庭，如单身家庭、单亲家庭、同居及空巢家庭等。

二、家庭结构和功能

（一）家庭结构

家庭结构分为家庭外部结构和家庭内部结构。家庭外部结构主要指家庭的人口结构，即家庭的类型；家庭内部结构是指家庭成员间的互动情况，反映家庭成员间的关系。家庭内部结构包括角色结构、权力结构、沟通过程和价值系统四个方面。

1. 角色结构　是指家庭成员在家庭中所承担的各种角色，包括正式角色和非正式角色。正式角色是指为满足家庭功能所必须执行的角色，如父亲、母亲、女儿等角色；非正式角色通常是依据成员的人格特质而定，为满足家庭成员的情感需求，维持家庭和谐而承担的角色，如"和事佬"、"受

气包"等。每个家庭成员可能同时承担多重角色,可能出现角色冲突、角色一致、角色不一致、角色互补等情况。

2. 权力结构 是家庭成员所拥有的对家庭的影响力、控制权和支配权。家庭权力结构分为三种类型:①传统权威型:家庭权威依所在社会的传统而定,如在父系社会,父亲是一家之主,对家庭事情具有最高决定权;②工具权威型:又称情况权威型,指家庭权力因家庭具体情况而变化,如谁赚钱养家,谁的权力大;③分享权威型:指家庭成员共同分享权力,共同参与协商做出决定,即民主家庭。

3. 沟通过程 家庭沟通是指家庭成员之间在情感、愿望、意见、信息等方面的相互交换。家庭结构越复杂,家庭沟通也越复杂。

4. 价值系统 是家庭在价值观念方面所特有的思想、态度和信念。家庭的生活方式、教育方式、健康观念、保健行为等均受到家庭价值观的影响,家庭价值观有意或无意中成为家庭成员的行为导向。

(二) 家庭功能

家庭功能是指家庭本身所固有的性能和功用。家庭功能随着社会的发展有所变化,但最基本的功能是满足家庭成员在心理、生理及社会各个层次的基本需要,包括:

1. 情感功能 指满足家庭成员情绪精神上需求的功能。

2. 生殖功能 指维持家庭世代延续和为社会培养新生代的功能。

3. 社会化功能 指为家庭成员提供社会教育,帮助子女完成社会化过程的功能。

4. 经济功能 指提供充分经济资源并合理分配,满足家庭在衣食住行等多方面需求的功能。

5. 健康照顾功能 是指通过家庭成员之间相互照顾,维持家庭成员健康的功能,包括满足家庭成员在饮食、卫生、休息、预防保健、疾病照顾等各方面的需要,如提供适当的饮食、衣物、居住条件,维持适于健康的居住环境,提供充足的健康保健方面的支持,在生病时能得到适当的照顾等。

三、家庭生活周期

家庭生活周期就是指家庭由诞生、成熟至衰退、消失和新家庭诞生的循环过程。家庭发展任务是指家庭在生活周期各个阶段所面临的、普遍出现的、需要家庭成员共同去解决的问题,如果顺利解决,家庭则进入下一发展阶段,如果没有解决,家庭有可能停滞,影响家庭整体的健康发展。

关于家庭生活周期,应用最为广泛的是杜瓦尔(Duvall)1977年提出的发展阶段模式。杜瓦尔以核心家庭为主将家庭发展过程分为8个阶段,每个阶段家庭都用相应的发展任务需要完成(表8-5),健康的家庭会妥善处理各阶段的发展任务,使家庭渐趋成熟。杜瓦尔的家庭发展阶段理论倾向于将所有的家庭都看成核心家庭,家庭的发展阶段是在假设每个家庭都从子女出生到自立的基础上划分的,因而不能完全代表现代的所有家庭。

表 8-5 Duvall 的家庭生活周期八个发展阶段及发展任务

阶段	期间	发展任务
1. 新婚期家庭	结婚到第一胎出生前	建立双方满意的关系,性生活协调及计划生育
2. 生育期家庭	最大的孩子 0~2.5 岁	调整进入父母角色,存在经济和照顾孩子的压力
3. 有学龄前儿童家庭	最大的孩子 2.5~6 岁	抚育孩子,儿童生理、心理的健康成长与发展
4. 有学龄期儿童家庭	最大的孩子 6~13 岁	教育孩子,使孩子社会化

阶段	期间	发展任务
5. 有青少年家庭	最大的孩子 13~20 岁	青少年的教养与沟通，青少年与异性交往
6. 有年轻人家庭	最大到最小的孩子离开家	把孩子从家庭释放到社会，继续为其提供支持，父母逐渐感到孤独
7. 中年期家庭	从所有孩子离家到退休	巩固婚姻关系，计划退休后生活
8. 老年期家庭	退休到死亡	面临各种老年疾病，适应和应对多种丧失如工作、配偶、朋友

四、家庭健康评估

家庭健康评估，即家庭评估，是指收集家庭健康相关资料，以了解家庭结构和功能状态，分析家庭现存或潜在的家庭压力事件，确定家庭健康需求和家庭健康问题，为进一步提供有针对性的家庭护理，促进家庭的健康发展提供依据。

（一）家庭评估内容

根据家庭健康的特点和护理要求，家庭护理专家在多年研究的基础上提出了不同的家庭评估模式，不同的评估模式其家庭评估内容的侧重点有所不同，目前社区使用较多的是 Galgary 家庭评估模式和 Friedman 家庭评估模式。Friedman 家庭评估模式由 Friedman 于 1984 年在参考家庭发展周期理论和一般系统论的基础上提出，本节将以 Friedman 家庭评估模式为指导，介绍家庭评估的内容。

1. 家庭基本资料 ①家庭住址、联系电话；②家庭成员的基本情况，如姓名、性别、年龄、职业、民族、文化程度、婚姻状况、宗教信仰、主要健康问题等；③家庭类型。

2. 家庭发展阶段 家庭的发展史，家庭目前所处的发展阶段、主要的发展任务及其完成情况。

3. 家庭结构 ①角色结构，如家庭成员承担的正式、非正式角色，有无角色冲突、角色不一致等；②权力结构，如家庭的权力类型，家庭中谁是掌权者，面临问题时，采用何种方式决策等；③沟通过程，主要是评估家庭成员间的沟通方式和沟通内容，如家庭中一般都谈论什么、谈论时是否常发生冲突等；④价值系统，如家庭的健康观、消费观、家庭总体价值取向等。

4. 家庭功能 ①情感功能，如家庭成员间的关系是否融洽，家庭成员间是否彼此关怀等；②社会化功能，如家庭成员有哪些社会化学习需求、家庭成员有无社会化不足、家庭在社区的社会地位等；③生育功能，如家庭现有几个孩子，避孕方法是否正确等；④经济功能，如家庭经济的主要来源、家庭收支是否平衡、有无经济压力等；⑤健康照顾功能，包括家庭在提供饮食、卫生、休息与睡眠、预防保健、疾病照顾方面的情况，如家庭中由谁准备食物，准备食物的人是否有均衡饮食的知识，家庭成员的清洁卫生习惯、睡眠习惯，有无吸烟和饮酒等不良嗜好，家庭日常的活动、休闲、娱乐情况，有无定期体检，生病时如何应对，家庭中目前患病的成员由谁照顾，有无照顾困难等。

5. 家庭环境 ①住所情况：种类、结构、楼层、屋内活动空间、通风、采光、照明、卫生、安全情况等；②周围环境：包括家庭周围的自然环境，医疗、文化、娱乐、交通等公共服务设施是否便利等；③家庭与社区关系：家庭对社区资源的利用情况、家庭与社区邻里的互动情况等。

6. 家庭压力和应对 家庭现存和潜在的压力事件、家庭应对能力、家庭应对方法与效果等。

7. 家庭成员的健康状况 家庭成员的主要健康问题及其对患病成员和家庭的影响，家庭的应对情况等。

（二）家庭评估资料整理与分析

家庭健康相关资料收集后，社区护士可以使用家系图、家庭图、社会支持图等进行资料的整理和分析。

（三）家庭访视的概念与类型

家庭访视，简称家访，是指为促进个体和家庭的健康，在服务对象的家庭环境里提供护理服务活动。家庭访视是社区护士开展社区护理工作的重要手段。护士通过家庭访视，能够了解服务对象的家庭环境、家庭成员情况、家庭结构和家庭功能，从而发现家庭成员和家庭整体现存或潜在的健康问题，合理利用家庭内、外资源，实施护理活动，解决家庭及其成员的健康问题，维持和促进家庭健康。

按照家庭访视的目的不同，家庭访视可分为四类。①评估性家访：是对家庭环境、家庭结构、家庭成员等进行全面的评估，确定家庭健康问题，为进一步制订家庭护理计划提供依据，常用于年老体弱、存在家庭危机或有家庭健康问题的家庭；②预防性家访：是为家庭提供疾病预防和保健方面的工作，如产妇与新生儿访视等；③急诊性家访：对家庭出现的临时健康问题或紧急情况提供护理，如外伤、家庭暴力、食物中毒等；④连续照顾性家访：是为居家患者提供定期的、连续的照顾，常用于慢性病患者、行动不便者、临终患者及其家属等。

家庭访视的主要步骤包括访视前准备、访视过程以及访视后工作。

1. **访视前准备**　家庭访视前的准备工作非常重要，是关系到访视成功与否的重要环节。访视前的准备工作包括确定访视对象、制订访视计划、准备访视物品以及联络访视家庭、安排访视路线等。

2. **访视过程**　家庭访视和在医疗机构内提供护理服务的工作环境有很大不同，社区护士在家庭访视过程应充分运用专业的知识和技能，为访视对象提供高质量的护理服务，同时注意患者和护士自身的安全，最大程度地降低护理风险。

3. **访视后工作**

（1）用物的处理与补充：访视回来后，社区护士应洗手，把使用过的物品进行必要的处理，检查并补齐访视包内基本物品。

（2）记录总结：访视后，护士要及时记录访视情况，包括访视对象的具体情况、护理措施的实施情况、实施效果等，分析并评价本次家庭访视的效果、目标达成情况，并根据本次家庭评估获得的资料，完善家庭健康档案。

（3）完善访视计划：根据收集的家庭健康资料和新出现的问题，修改并完善下一步访视计划。如果访视对象的问题已经解决，也可停止访视。

（4）沟通协作：根据访视对象的具体情况，可以与其他社区卫生服务人员讨论，共同协商处理一些社区护士无法独立解决的问题；如果有必要也可以协助访视对象转诊到其他医疗机构，或者帮助访视对象联系一些社会福利机构、团体等。

（四）家庭访视的注意事项

由于服务场所的变化，周围可利用资源的变化，也给社区护理工作造成一些特殊的护理风险和安全隐患。社区护士在家庭访视过程中应注意以下问题，以最大限度地降低护理风险，保障社区护士和服务对象的安全。

1. **签订家庭访视协议**　访视家庭确定后，社区卫生服务机构应与被访家庭签订家庭访视协议，确认家庭是否同意被访，明确访视双方的责任、义务和权力，确定访视的方式、内容和时间，在访视对象知情同意的前提下提供家庭访视服务。

2. **明确服务项目与收费标准**　社区卫生服务机构应明确家庭访视过程可提供服务项目种类和收费标准，访视护士不应再接受其他礼金、礼物等。

3. 选择合适访视时间　每次访视时间不宜太长，一般控制在 1 小时内，尽量避开家庭吃饭、会客或外出的时间等。

4. 注意访视态度和沟通技巧　家庭访视时，社区护士的态度应稳重大方、举止符合基本礼仪，充分尊重访视对象的家庭隐私，并熟练利用沟通技巧，获得访视对象的信任；面对临时出现的、各种复杂的情况，及时做出判断和调整，利用现场可利用的家庭和社区资源正确应对相关问题。注意不能与访视对象过分亲热，以免影响家庭关系和护理服务的专业性。

5. 加强患者安全问题的防范　包括①社区护士按相关规章、制度、流程实施护理操作，如严格遵守无菌技术操作原则、消毒隔离制度、护理操作流程等；②社区护士的技术熟练，操作时注意观察，一旦有问题，及时发现，及时处理；③访视包内准备必要的抢救物品，一旦发生危险，现场实施抢救。

6. 加强护士自身安全问题的防范　包括①社区卫生服务机构建立安全访视制度，社区护士按照有关规定进行工作；②机构内的其他人员应知道访视护士的家庭访视行程和计划，如什么时候离开社区站、预计什么时候回来，乘坐什么交通工具、访视家庭的具体地址、联系电话等；③访视前，尽可能先电话联系访视对象，确认访视对象的地址，尽量了解访视对象的家庭情况，判断访视对象家中有无不安全因素，如打架、酗酒、吸毒等；④初次访视或者去偏僻的地方访视，最好有人陪同；⑤对突发事件灵活应对，如遇到家访对象有敌意、情绪异常，或家庭中有不安全因素，如吵架、吸毒，或者护士自觉环境陌生，不能控制时，在提供急需的护理后，护士可立即离开现场；⑥随身携带证件、手机、零钱，勿携带贵重的物品和首饰；⑦注意路途交通安全等。

第三节　社区健康档案管理

一、社区健康档案的概念

社区健康档案（community health record）是记录与社区居民健康有关信息的系统性文件，由全科医生和社区护士提供的、以社区为基础的、协调性的医疗保健服务的必备工具，是了解社区卫生工作情况、确定社区中主要健康问题及制订卫生保健计划的重要文献资料。

二、社区健康档案的类型

社区健康档案可分为个人健康档案、家庭健康档案和社区健康档案三个类型。个人健康档案包括以问题为导向的健康记录和以预防为导向的记录方式。家庭健康档案通过家庭各成员健康资料的总体分析得以建立。社区健康档案通过社区健康调查，了解社区卫生服务状况、卫生服务资源利用情况以及居民健康状况进行统计分析后得以建立。根据记录材质，健康档案可以分为纸质健康档案和电子健康档案。

三、社区健康档案的内容

社区档案内容主要包括社区基本资料、卫生服务资源、卫生服务状况、社区居民健康状况四部分。

（一）社区基本资料

社区地理及环境状况及影响居民健康的危险因素，社区产业及经济现状以及影响居民的健康因素，社区动员潜力（指可以动员起来为居民健康服务的社区人力、财力和物力），社区组织的种类、配置及相互协调等情况。

（二）社区卫生服务资源

1. 卫生和服务机构　①医疗保健机构，如医院、保健所、防疫站、社区卫生服务中心（站）、私人诊所等；②福利机构，如福利院、敬老院、老年公寓等；③医学教育机构，如医学院校和护理学校等。每个机构的服务范围、优势服务项目、地点等均有必要记录在社区档案中。医生可根据以上情况进行双向转诊、会诊、咨询等，从而充分利用卫生资源，为居民提供协调性保健服务。

2. 卫生人力资源　包括本社区卫生服务人员的数量、构成和结构等状况。

（三）社区卫生服务状况

1. 门诊利用情况　社区卫生服务中心/站的年门诊量、健康管理覆盖的量，中心/站可提供的服务内容。

2. 转会诊情况　家庭病床、家庭访视的人次、转诊统计，转诊统计包括转诊率、患病种类及构成、转诊单位等。

3. 家庭访视情况　包括一定时期内（通常为1年）家庭访视人次、家庭访视原因、家庭问题分类及处理情况、家庭病床数等。

4. 住院情况　如果有病房，住院统计包括住院病人数量（住院率）、患病种类及构成、平均住院时间等。

（四）社区居民健康状况

1. 社区人口资料　如人口数量、年龄和性别构成、各年龄组性别比、文化构成、职业构成、家庭构成、婚姻状况、出生率、死亡率、人口自然增长率等。

2. 社区居民患病资料　如社区疾病谱、疾病分布（包括年龄、性别分布与职业分布等）。

3. 社区死亡资料　如年龄、性别、职业和社区死因谱。

4. 社区居民健康危险因素评估　如社区居民生活压力事件、不良饮食习惯、获得医疗卫生服务的障碍因素等进行评估。

四、家庭健康档案的内容

家庭健康档案（family health record）是以家庭为单位，对患者家庭相关资料、家庭主要健康问题进行记录而形成的系统资料。家庭健康档案包括家庭基本资料、家庭评估资料、家庭主要健康问题目录、健康问题描述、家庭成员健康记录等。

1. 家庭基本资料　家庭基本资料一般放置于家庭健康档案的首页，主要包括家庭地址、家庭成员人数、家庭各成员的一般资料，还包括居住环境、厨房及卫生设施、家用设施等物理环境资料。

2. 家庭评估资料　家庭评估资料包括家庭结构、家庭功能、家庭生活周期、家庭内外资源等内容。

3. 家庭主要健康问题目录及健康问题描述　家庭主要健康问题目录主要记录家庭生活周期各阶段的重大生活事件及家庭功能评价结果。

4. 家庭成员健康记录　在家庭健康档案中，每一个家庭成员都应该有一份个人健康档案，其内容可参考个人健康档案。

五、个人健康档案的内容

个人健康档案包括以问题为导向的健康记录和以预防为导向的记录方式。

1. 以问题为导向的健康记录　个人健康档案除了记录社区居民生理疾病外，对影响居民健康的各种相关问题或因素都要记录。通常包括明确诊断的疾病、尚未明确鉴别的症状以及居民自我感觉的不适、社会适应等问题。以问题为导向的健康记录（problem oriented medical record，POMR）包括患者的一般资料、健康问题记录、健康问题描述、健康体检表、重点人群健康管理记录表及接诊记录表、会诊记录表、双向转诊单等内容。

（1）患者一般资料：包括人口学资料、健康行为资料、既往史和家庭史、生物学基础资料、生活环境。

（2）健康问题目录的问题：可以是已经确诊的疾病名称，也可以是患者出现的某些异常症状、体征或是实验室检查结果，以及家庭问题、行为问题等。

（3）健康问题描述：指的是对健康问题目录中所列的问题依据问题编号采用"SOAP"的形式逐一描述。SOAP 是以问题为导向的健康档案的核心部分，主要包括主观资料（subjective data）、客观资料（objective data）、对健康问题的评估（assessment）及健康问题的处理计划（plan）。

（4）重点人群健康管理记录表：包括孕产妇健康管理记录表、慢性病健康管理记录表、重性精神疾病患者健康管理记录表、老年人健康管理记录表。

（5）接诊记录表和会诊记录表：与医院现行的记录方式基本相同。社区卫生服务中的转诊是双向的，患者在上级医院的治疗、护理、检查情况都应记录在健康档案中。

2. 以预防为导向的健康记录　以预防为导向的健康记录主要包括周期性健康检查记录表和免疫接种记录表。以预防为导向的健康记录体现了社区护理以健康为中心，以达到早期发现病患及危险因素、及时干预的目的。

六、社区健康档案的管理

社区健康档案是记录与社区居民健康有关的文件资料，它包括以问题为向导的病史记录和健康检查记录，以预防为主的保健卡，以及个体、家庭和社区与健康有关的各种记录。

（一）建立社区健康档案的目的

1. 掌握居民的基本情况和健康状况。
2. 为解决居民主要健康问题提供依据。
3. 开展社区干预。
4. 开展全科医疗服务，进行居民健康动态管理。
5. 为全科医学和社区护理的教学与科研提供信息资料。
6. 为评价社区卫生服务质量和技术水平提供依据。
7. 为司法工作提供依据。

（二）建档的方式

1. 社区整体的档案是在社区各个部门的共同协调下完成（详细内容见社区健康评估的内容）。
2. 家庭健康档案建立的过程（详见社区家庭评估相关内容）。
3. 居民个人健康档案建立　是由社区医务人员负责建立居民健康档案，并根据主要健康问题和服务提供情况填写相应记录。同时为服务对象填写并发放居民健康档案信息卡，可以通过入户服务（调查）、疾病筛查、健康体检等多种方式建档，并将医疗卫生服务过程中填写的健康档案相关记录表单，装入居民健康档案袋统一存放。有条件的地区录入计算机，建立电子化健康档案。按照《国家基本公共卫生服务规范（2009）》的流程确定建档对象。

（三）社区健康档案的保管及使用

1. 社区卫生服务中心（站）应通过多种信息采集方式建立各层次档案。健康档案应及时更新，保持资料的连续性。

2. 健康档案进行编码，如民健康档案，采用 16 位编码制，以国家统一的行政区划编码为基础，以乡镇（街道）为范围，村（居）委会为单位，编制居民健康档案唯一编码。同时将建档居民的身份证号作为身份识别码，为在信息平台下实现资源共享奠定基础。

3. 健康档案应按照国家有关专项服务规范要求记录相关内容，记录内容应齐全完整、真实准确、书写规范、基础内容无缺失。各类检查报告单据和转、会诊的相关记录应粘贴留存归档。

4. 健康档案管理要具有必需的档案保管设施设备，按照防盗、防晒、防高温、防火、防潮、防尘、防鼠、防虫等要求妥善保管健康档案，指定专（兼）职人员负责健康档案管理工作，保证健康档案完整、安全。

5. 健康档案的建立要遵循自愿与引导相结合的原则，在使用过程中要注意保护服务对象的个人隐私。

6. 加强信息化建设，有条件的地区应利用计算机管理健康档案。积极推进网络信息建设，逐步完成健康档案相关信息与不同等级医疗机构、民政机构、居民个人的信息共享。提高档案的利用效率。

7. 将健康档案的建档率、档案的合格率和使用率纳入社区考核指标体系。

第三章　社区健康促进与健康教育

第一节　概　述

一、基本概念

1. 健康促进的定义　WHO 曾经给健康促进（health promotion）作过如下定义："健康促进是促进人们维护和提高他们自身健康的过程，是协调人类与他们环境之间的战略，规定个人与社会对健康各自所负的责任"。美国健康教育学家劳伦斯·格林（Lawrence W. Green）指出："健康促进是指一切能促使行为和生活条件有益于健康改变的教育与环境支持的综合体"。其中环境包括社会的、政治的、经济的和自然环境的，而支持指政治、立法、财政、组织、社会开发等各个系统。1995 年 WHO 西太区办事处发表《健康新视野》（New Horizons in Health）重要文献，指出"健康促进是指个人与其家庭、社区和国家一起采取措施，鼓励健康的行为，增强人们改进和处理自身健康问题的能力"。健康促进的基本内涵包括个人和群体行为改变以及政府行为改变两个方面，并重视发展个人、家庭、社会的健康潜能。

由此可见，健康促进是一个综合的教育，是调动社会、经济和环境条件的活动，以减少它们对个体和大众健康的不利影响。

社区健康促进是指社区的个人及其家庭和社区一起采取措施，增强社区人群改进和处理自身健康问题的能力。

2. 健康教育的定义　健康教育（health education）是指通过信息传播和行为干预，帮助个人和群体掌握卫生保健知识、树立健康观念，自愿采纳有利于健康行为和生活方式的教育活动与过程。其目的是消除或减轻影响健康的危险因素，预防疾病，促进健康和提高生活质量。健康教育又是有评价的教育活动，这就与传统意义上的卫生宣传有着较大的差别。

社区健康教育是在社区范围内，以家庭为单位，社区居民为对象，以促进居民健康为目标，有计划、有组织、有评价的健康教育活动。它作为初级卫生保健的第一要素，是社区护理的工作重点。

社区健康教育的目标：①引导和促进社区人群健康和自我保护意识；②使居民学会基本的保健知识和技能；③促使居民养成有利于健康的行为和生活方式；④合理利用社区的保健服务资源；⑤减低和消除社区健康危险因素。健康教育的核心目标是促使个体或群体改变不健康的行为和生活方式。然而，改变行为和生活方式是一项艰巨而复杂的任务。很多不良行为受到社会习俗、文化背景、经济条件和卫生服务状况的影响。仅凭社区卫生服务人员一己之力是很难达到理想效果的。因此，真正的健康教育除了包括卫生宣传，还要提供改变行为所必需的条件，以便促使个体、群体和社会的行为改变。因此，社区护士在工作中，除了要出色地完成健康教育讲座等卫生宣传工作，还要有意识地与社区中各种部门或组织合作，努力创造适宜的环境与完备的条件，以便提高健康教育的效果。

3. 健康教育与健康促进的关系　健康促进的含义比社区健康教育更为广泛，健康促进涉及整个人群和人们社会生活的各个方面。健康促进将客观的支持与主观的参与融为一体，即健康促进不仅包括了健康教育的行为干预内容，同时还强调行为改变所需要的组织支持、政策支持、经费支持等各项策略。

4. 健康教育的相关理论　人类的健康相关行为受到遗传、心理、自然与社会环境等众多因素的影响。健康相关行为的改变是一个相当复杂的过程。因此，各国学者、专家提出多种改变行为的理论，以期改变人们不良的健康相关行为，促进人类健康。本节着重介绍应用较多也比较成熟的理论模式——知-信-行模式。

知-信-行是知识、信念和行为的简称，健康教育的知-信-行（knowledge，attitude，belief，and practice，KABP 或 KAP）模式实质上是认知理论在健康教育中的应用。知-信-行理论认为：卫生保健知识和信息是建立积极、正确的信念与态度，进而改变健康相关行为的基础；具有积极、正确的信念与态度，才有可能主动地形成有益与健康的行为，改变危害健康的行为。

二、重点教育对象与主要内容

社区健康教育是面对社区全体居民的，因此，社区健康教育的对象不仅仅包括患病人群，还包括健康人群、亚健康人群、高危人群及患者家属和照顾者。

1. 健康人群　健康人群是社区中的主体人群，他们由各个年龄阶段的人群组成。对于这类人群，健康教育主要侧重于促进健康与预防疾病的知识与技能。目的是帮助他们保持健康、远离疾病。由于年龄段不同，各个群体的健康教育重点也不尽相同。儿童的主要健康教育内容包括生长发育的促进、常见病的预防、意外伤害的防治、健康生活习惯的建立等。成年人的主要健康教育内容包括良好生活习惯的维持、避免不良生活刺激、老年期疾病的早期预防、心理健康保健等。女性则还要增加生殖健康、围生期保健、更年期保健等。老年人的主要健康教育内容包括养生保健、老年期常见病的预防以及心理健康等。

2. 具有致病危险因素的高危人群　高危人群主要是指目前仍然健康，但本身存在某些致病的生物因素或不良行为及生活习惯的人群。这一类人群某些疾病的发生率高于一般健康人群，如果希望降低疾病发生率，这类人群是干预的重点。对高危人群的健康教育重点依然是健康促进与疾病预防，但与高危因素有关的疾病预防应当作为首选教育内容。高危人群主要健康教育内容包括对危险因素的认识、控制与纠正。

3. 患病人群　患病人群包括各种急、慢性疾病患者。这类人群依据疾病可以分为临床期患者、恢复期患者、残障期患者及临终患者 4 期。对前 3 期患者的健康教育重点是促进疾病的康复，主要健康教育内容是与疾病治疗和康复相关的知识与技能。临床期患者更侧重于与治疗相关的内容，恢复期及残障期患者更侧重于康复的内容。对于临终患者，健康教育重点是如何轻松地度过人生的最后阶段，主要健康教育内容包括正确的认识死亡、情绪的宣泄与支持等。

4. 患者家属和照顾者　患者家属和照顾者与患者长期生活在一起，一方面他们可能是同类疾病的高危人群；另一方面长期照顾工作给他们带来了巨大的生理和心理压力。因此对他们的健康教育也十分必要。对于这类人群，健康教育的重点是提供给他们足够的照顾技巧以及自我保健知识。主要健康教育内容包括疾病监测技能、家庭护理技巧以及自我保健知识等。

三、社区医护人员的健康教育职责

依照《中华人民共和国执业医师法》等有关法律法规，对患者进行健康教育是社区医护人员必须履行的责任和义务。原卫生部在 2001 年 11 月印发的《城市社区卫生服务基本工作内容（试行）》中，将健康教育列为社区卫生服务的一项基本工作任务。因此，健康教育是社区医护人员向社区居民提供社区卫生服务的一项重要手段，社区医护人员是社区健康教育的主要实施者，其具体任务是

1. 做好辖区内的社区诊断，掌握影响社区居民健康的主要问题。

2. 依据市、区健康教育规划和计划要求，结合本社区的主要健康问题，制订社区健康教育工作计划和实施方案。

3. 普及健康知识，提高社区居民健康知识水平，办好社区健康教育宣传。

4. 针对社区不同人群，特别是老人、妇女、儿童、残疾人等重点人群，结合社区卫生服务，组织实施多种形式的健康教育活动。

5. 负责社区疾病预防控制的健康教育，针对社区主要危险因素，对个体和群体进行综合干预。

6. 对社区居民进行生活指导，引导社区居民建立科学、文明、健康的生活方式。

7. 对社区健康教育效果进行评价。

8. 指导辖区内学校、医院、厂矿、企业、公共场所的健康教育工作。

第二节　社区健康教育程序

健康教育是有组织、有计划、有目的、系统的教育活动，其质量取决于全过程周密的计划、组织和管理。健康教育程序的理论基础是护理程序，其过程可划分为健康教育评估、确定健康教育诊断、制订健康教育计划、实施健康教育和评价健康教育的过程与效果 5 个步骤。也可以利用健康教育或健康促进相关理论作为理论框架。

一、社区健康教育需求评估

社区健康教育需求评估是社区护士通过各种方式收集有关教育对象和教育环境的资料，并对此进行分析，了解教育对象对健康教育的需求，为健康教育诊断提供依据。当社区护士希望在一个社区开展健康教育工作之前，一般需要进行以下两方面的评估。

（一）教育对象的评估

在社区中，健康教育的对象可以是个人、家庭或人群。对教育对象进行评估的主要目的是掌握教育对象的一般状况、各种健康问题及相对应的各种危险因素的发生率、分布、频率、强度，并了解教育对象的学习能力、学习态度和动机等。教育对象的一般状况包括年龄分布、性别构成、职业状况、受教育程度、家庭经济条件以及一般的生活习惯等，这部分资料可以通过问卷调查的方式获得。健康问题与危险因素则可以通过健康体检和相关因素调查来获得。学习能力可以通过观察、测量、考核等方式确定，学习态度和动机可以通过访谈、问卷调查等方式进行考察。

除了上述常用指标外，在对社区人群进行评估时，还可以调查居民对健康知识的了解程度、对相关信息的信任程度以及健康相关行为实施情况。通过对居民健康知识、健康信念和健康行为现状的评估，还可以发现他们真正的健康教育需求，为进一步开展健康教育工作做好准备。

（二）社区环境评估

主要是指对社区的环境进行评估，以此了解居民的生产生活环境及可能存在的健康风险。一般包括两方面内容：①社区物理环境：常用的有明确社区边界范围；医疗保健服务地点距离居民居住地的远近，提供的服务是否及时；自然环境是否适宜居住，有无污染源或危险环境；人工建筑是否与自然环境协调，是否会威胁社区安全等；②社区人文社会环境：主要包括各种社会系统，如保健系统、福利系统、教育系统、经济系统、宗教系统、娱乐系统、沟通系统、安全与运输系统等。

单独依靠社区护士一般难以进行全面详细的社区环境评估，此时就需要借助社区内的其他资源，如居委会、业主委员会等机构，通过他们的协助了解社区基本的生活设施、卫生条件、交通状况及周边单位的性质等。社区护士通过分析获得的信息，可以发现社区内的健康风险并提供相应的健康指导。例如通过环境评估，社区护士发现某小区的照明条件较差，而在其中又居住了大量离退休老人。通过分析护士认为这些老人发生跌倒的可能性高于其他地区的老人，因此，在对这些老人进行合理运动的健康教育时，可以适当增加一些预防跌倒的方法，以减少老人跌倒的发生率。

社区护士在进行健康教育需求评估时，需要注意的问题是，健康教育需求并不仅仅指社区居民主动提出希望了解的健康知识，还包括一些隐性的健康教育需求，即通过调查分析所发现的健康问题或健康风险。

二、社区健康教育诊断

社区健康教育诊断是指社区健康教育者或社区护士根据已收集的资料，进行认真分析，从而确定教育对象的现存的或潜在的健康问题及相关因素。社区健康教育诊断可以分六步进行。

1. 列出教育对象现存或潜在的健康问题　教育者应根据收集的资料，找出教育对象现存的和可能出现的健康问题。

2. 选出可通过健康教育解决或改善的健康问题　教育者在列出的所有健康问题中，排除由生物遗传因素所导致的健康问题，从而挑选出可通过健康教育改善的健康问题。

3. 分析健康问题对教育对象健康所构成的威胁程度　教育者将挑选出的健康问题按其严重程度加以排列。

4. 分析开展健康教育所具备的能力及资源　教育者对社区内及本身所具备开展健康教育的各种人力、物力资源及能力进行分析，从而决定所能开展的健康教育项目。

5. 找出与健康问题相关的行为因素及环境因素和促进教育对象改变行为的相关因素　教育者应对教育对象及其环境进行认真的分析，从而找出与健康问题相关的行为因素及环境因素和促进教育对象改变行为的相关因素。

6. 确定健康教育的首选问题　根据以上一系列分析，教育者最后确定健康教育的首选问题。

三、社区健康教育计划

在完成了对社区健康教育诊断后，就可以制订社区健康教育计划。为了使社区健康教育计划能有效地实施，社区护士应与其他社区卫生服务人员、社区基层组织领导及教育对象共同磋商制订。在制订计划时，一定要以教育对象为中心。计划的内容应包括

（一）确定健康教育目标

任何一个健康教育计划都必须有明确的目标，这是计划实施和效果评价的依据。如果目标制订不当，将直接影响健康教育计划的执行效果。

1. 计划的总体目标　总体目标是计划希望达到的最终结果，是总体上的努力方向。如社区糖尿病管理的总体目标可以是"人人保持正常血糖"。这个目标一般较为宏观，需要长时间的努力才能达到，有时计划制订者本人并不能看到其实现，但正是因为总体目标的存在，可以使健康教育工作具有连续性和明确的方向。

2. 计划的具体目标　具体目标是为实现总体目标而设计的具体、量化的指标，其基本要求是具体、可测量、可完成、可信并有时间限制。在实际工作中，经常出现的问题是目标不具体，如"通过健康教育使居民改变不良生活习惯"，这个目标就过于笼统。目标不具体的直接表现就是目标的可测量性较差，例如在上述目标中，不良生活习惯的改变就很难以测量。因此，一个良好的具体目标应当可以回答：对谁？将实现什么变化？在多长时间之内实现这种变化？在什么范围内实现这种变化？变化程度多大？如何测量这种变化？例如，"通过1年的健康教育，使社区内体质指数超过28的老

年人中有 30%体重指数下降到 24 以内"就是一个较好的具体目标的例子。

（二）编制健康教育计划

当健康教育目标确定以后，就需要制订健康教育计划，其目的是准确地阐明健康教育的内容，确定具体培训哪些内容、给予多少知识和技能以及如何培训这些技能。健康教育计划的制订主要是通过任务分析的方法来完成。

1. 任务分析　设计健康教育的具体内容，首先应对教育对象所要完成的任务进行分解剖析，从分解后的每一部分任务中去寻找需要进行教育的具体内容。其基本原则就是把每一项工作看成是由一系列任务组成的，每一个任务包含不同的子任务，每个子任务的执行都需要一定的能力和技能，而这些能力与技能就是需要进行健康教育的内容。换而言之，健康教育的实质就是培训为完成任务所必须具备的知识、态度、交流技能、操作技能和决策技能，后三者又可以看作是行为技能。

2. 选择评价方法　通过任务分析得出教育内容之后，可以根据需要培训的内容选择评价方法。知识性的内容可以通过让社区居民复述、解释、判断正误及举例说明的方法来评价其对知识的掌握程度。态度方面的内容可以通过访谈、观察等方法进行评价。交流技能可以通过实例示范或访谈的方法来评价。操作技能可以通过让居民实际操作演示的方法评价。决策技能则可以通过观察、示范、判断正误的方法来评价。

3. 完成健康教育计划　明确的健康教育计划可以帮助社区护士准备教学内容、用具，合理安排时间及准备评价用具，同时还可以使不同的护士进行相同的健康教育内容时保持一致。

四、社区健康教育实施

实施是将计划中的各项措施变为实践。在制订了完善的社区健康教育计划后，即可付诸实施。

（一）在社区健康教育的具体实施过程中还应注意做好

1. 首先开发领导层，得到社区基层领导及管理者的支持。
2. 协调社会各界力量，创造执行计划的良好内、外环境。
3. 认真做好健康教育者的培训。
4. 培养典型，以点带面。
5. 不断调查研究，探讨新的教育形式和方法。
6. 及时总结工作，交流、推广好的经验。

（二）质量评价

质量控制的目的是确保各项活动都按照目标完成并符合质量要求。主要内容包括对活动的进度监测、内容监测、数量与范围监测、经费使用监测，以及目标人群参与度、满意度和认知、行为变化的监测等。要完成上述内容，通常采用的方法有记录和报告、现场考察和参与、审计及调查等。

五、社区健康教育的评价

评价是对照计划进行检查、总结。社区健康教育评价是对社区健康教育活动进行全面地监测、核查和控制，是保证社区健康教育计划设计、实施成功的关键措施。因此，社区健康教育的评价应贯穿社区健康教育活动的全过程。

在实际工作中，健康教育评价可以分为三种：即时评价、阶段评价及效果评价。即时评价是指在进行健康教育时，教育者应通过教育对象的不同形式反馈，如面部表情、提问等，及时修改教育方式及方法；阶段评价是指在健康教育的过程中，教育者应定期按照计划检查教育进度及效果；效果评价则是指在健康教育结束时，教育者应对照计划对教育活动进行全面检查、总结。

评价的主要方法有座谈会、家庭访问、问卷调查、卫生学调查、卫生知识小测验以及卫生统计方法等。在实际工作中应根据社区健康教育的对象及客观条件采取适当的评价方法，以达到良好的效果。

第三节　社区健康教育常用方法与技巧

"工欲善其事，必先利其器"，要想获得良好的健康教育效果，必须合理选择教育方法。在社区中进行健康教育可以针对个人、家庭和群体，采取多种多样的方法。社区护士常用的健康教育方法有健康教育专题讲座、健康咨询、发放健康教育宣传材料等。

一、专题讲座

健康教育专题讲座是专业人员就某一专题向社区的相关人群进行理念、知识、方法、技能等的传授。如糖尿病患者的饮食治疗、高血压患者的家庭用药指导等。在健康教育专题讲座中可能用到的方法和技巧主要有讲授、提问与讨论、角色扮演与案例分析、示教与反示教等。在具体实践过程中，社区护士可以根据教育对象的特点和教育内容，综合选择一些技巧和方法。

（一）讲授

讲授适用于传授知识，是最常用的教育方法，常常用来传授机制、定义或概念性的知识等，用其他方法不容易表达清楚，必须使用讲解、逻辑推理等方法方能阐明的部分。社区健康教育中的讲授最好能满足短小精干、重点突出、直观生动的特点。

讲授时容易出现的问题是护士单方面向居民灌输知识，此时教育效果不如启发居民学习的动机、与居民产生双向互动的效果好。

（二）提问与讨论

提问和讨论是鼓励居民参与到健康教育互动中来的最常用的方法。一般由护士提出希望大家回答或讨论的问题，然后通过居民的反馈或讨论来了解其对相关内容的认知程度、态度或其他相关技能的掌握程度。提问既可以用于讲授或讨论前的评估，也可以用于健康教育后的评价手段。而讨论则可以通过居民之间的互相交流、互相启发，起到调动居民学习积极性、丰富教学内容、提高教学效果的作用。提问和讨论适用于培训知识、态度、交流技能、决策技能，是使用广泛的健康教育方法。

1. 提问的要点

（1）问题应当是经过精心准备的，能够激发学习兴趣、可以开启思路或者用于评估或评价。

（2）提问之后要给居民留有充分的时间进行思考和反馈，让听众有时间消化问题才能强化认识、加深思考，问题与答案连接过分紧密会影响提问的效果。

（3）当居民对问题进行反馈或讨论时，不要急于评价正确与否，应当为居民提供充分发表自己意见的机会。过快地对居民的看法进行评价容易打消其思考和表达的积极性，对以后类似的活动造成阻碍。

（4）不要过度使用提问。每一次提问都可以吸引居民的注意力，提高他们听课的兴奋性，但过度使用会导致听众疲劳，减弱教育效果。

2. 讨论的要点

（1）控制分组讨论的人数。如果希望讨论气氛热烈、每个人都能够发表看法，则应控制每组讨论人数以5~6人为宜，最多不要超过15~20人。

（2）明确需要讨论的内容。要提前充分准备，对需要讨论的内容和中间可能出现的问题要做到心中有数，以便控制讨论的节奏与方向。

（3）讨论的时间要充分。根据讨论内容决定讨论时间，一般需要 5~10 分钟。这样才能保证每个人都能有时间思考和表达。

（4）护士在讨论中起到主持的作用。由护士根据讨论的内容和预期的目的来引导讨论的方向与节奏，同时可以做记录。注意在讨论过程中也不要评价居民反应正确与否，以免阻碍讨论的进行。

（5）在讨论结束后要及时总结。每一次讨论都有其预期的目的。如果是评估，则在讨论后要将评估的结果予以小结；如果是评价，则在讨论后应当对居民的反应予以评判，说明其对知识或技能的掌握程度，应当如何保持或改进。

（三）角色扮演与案例分析

角色扮演是一种独特的教学方法，它主要用于改善态度和交流技能，培训决策技能时也可以使用这种方法。而案例分析主要用于培训决策技能和解决问题的方法。这两种方法有很多相似的地方，在实际工作中有时会混合使用。为完成一次角色扮演或案例分析，一般经过下列步骤。

1. 编写脚本或案例　编写的内容必须与教育内容密切相关，同时应当具有典型的背景、人物、人物关系。为提高教育效果，可以准备正反两个脚本，或者可以选择社区中实际发生的案例进行改编。

2. 组织角色扮演或案例分析　首先，确定角色时本着自愿的原则，绝不能强迫。接下来护士需要给表演者解释剧情和各自扮演角色的特点，保证其能够按照角色的特点表演。之后向观众解释他们需要观察的内容。整体表演时间以 5~10 分钟为宜，过于冗长会令人厌烦。

3. 总结分析　表演结束后，护士可以提问观众对表演的反应，或者请扮演者陈述自己的感受，最后进行小结。

组织案例分析的过程一般包括介绍案例、讨论案例、汇报与总结三个步骤，与分组讨论的方法相似，在此不再加以赘述。

（四）示教与反示教

要达到最好的教育效果，必须同时提供给受教育者听、看和动手实践的机会，示教与反示教就是这样一种教育方法。示教与反示教是指由教育者为教育对象演示一个完整程序及正规的操作步骤，然后由教育对象在教育者的帮助指导下重复这一正确操作的全过程。示教与反示教是培训操作技能的最重要的方法。在进行示教与反示教时应当注意。

1. 充分准备　教育者在进行示教前必须对所示教的内容有充分了解，这样在示范的时候才能够既准确又有针对性。此外，在社区开展的健康教育活动一定要立足于居民实际生活情景。因此在准备教具的时候，不能仅仅准备医院里常见的，更应当准备家庭中常见的用具。还要注意的是，为保证练习效果，需要准备数量充足的教具，以便每个受教育者都有机会练习。

2. 分解示范　对居民不太熟悉的各种操作，尤其是较为复杂的操作，或者教育对象是年纪较大的老人，应当把整个操作过程分解成一个个简单的步骤，让受教育者掌握每一个分解步骤之后，再连贯操作。护士可以先连贯地将操作过程示范一次，然后分解示范每一个步骤，并同时讲解每个步骤的操作要点，最后再连贯示范全过程一次。

3. 指导反示教　在护士讲解和示范完毕，应当让居民进行反示教，即练习。当居民在反示教的过程中，护士需要仔细观察居民每一个步骤是否正确，及时给予指导或纠正。首先可以让居民对每一个步骤单独练习，当每一个步骤都正确无误之后，则开始连贯地进行全部操作的反示教，此时主要是增加受教育者的熟练度。

二、健康咨询

咨询就是通过帮助咨询对象分析明确他们的问题和提供正确的信息，帮助咨询对象自己做出正确的决定。健康咨询则是围绕健康问题展开的咨询。作为健康教育的形式之一，社区护士进行的健康咨询常常是一对一、面对面的咨询，此时护士不但要有丰富的医学护理知识，还要能够正确运用人际交流技巧。

三、社区健康教育资料的设计与制作

在进行健康教育时，如何选择和制订合适的教育资料是一项关键性的工作。在社区卫生服务工作中，除了利用现有的健康教育资料以节省时间和经费外，很多情况下需要制作新的材料。制作健康教育资料应当注意以下的问题。

（一）正确选择健康教育资料的媒介

按照媒介的特性不同，教育资料可以分成印刷类媒介和电子类媒介两大类型。印刷类媒介是最常见的类型。印刷类媒介，就是一般所说的文字性资料，常见的有标语、宣传册或宣传单、宣传画等。此外便于保存也是印刷类媒介的一大优点。但由于阅读的主动权在居民手中，为提高阅读兴趣和效果，社区护士需要结合社区居民的特点及需求制作宣传资料，以保证受众的范围。相比较而言，电子媒介，也就是视听性资料，受众面就比较广，而且传播迅速、生动逼真，因而成为现代社会广为使用的传播手段。但缺点是需要专业人员制作、费用高昂，因而在一般社区内的小型健康教育中并不经常使用。

（二）合理安排健康教育资料的内容和形式

电子媒介的健康教育资料制作过程比较复杂，专业性强，因此通常不是由社区护士制作完成。此处仅介绍印刷类媒介的设计制作。

1. 标语　标语是最简练和最富于宣传性的一种健康教育形式。为吸引居民的注意，标语应当颜色鲜艳、字体醒目；标语的内容则应当言简意赅而又具有鼓动性，例如，健康宣传日活动主题。要注意的是，由于字数有限，标语最主要的目的就是要告诉居民该做什么。

2. 宣传册或宣传单　宣传册或宣传单是印刷类宣传品中最常用而效果较好的一种。一般适用于内容较多、文字较长的情况。宣传单（册）常常被作为讲座的辅助资料，因而内容应当与讲座密切相关，既可以是讲座重点内容的总结或再现，也可以是讲座内容的补充。在形式方面，图文并茂的宣传单（册）更容易吸引居民的学习兴趣。制作出的宣传单（册）文字与纸张的对比应当强烈，字体应当清晰、大小适中，方便居民，尤其是老年人阅读。

3. 宣传画　宣传画是利用直观形象的方式进行健康教育，而且不受文化水平的影响，突破文字和语言的限制，是社区居民喜闻乐见的宣传方式。好的宣传画应当主题突出、色彩鲜明、清晰易懂。如果要配以文字，则注意不可喧宾夺主。

第四章　社区常见慢性疾病的护理与管理

随着人民生活水平的逐渐提高，慢性病已逐渐取代急性、传染性疾病，成为影响我国社区居民健康的主要问题。如高血压、糖尿病、脑卒中、恶性肿瘤等，已成为全世界最主要的死因。慢性病患者大多数时间是在家庭和社区生活中度过，在社区中开展慢性病患者的护理与管理，提高社区慢性病患者的自我护理能力，对控制慢性病的发病率、致残率和死亡率，改善和提高患者的生活质量具有积极作用。

第一节　概　述

一、慢性病的概念

慢性非传染性疾病（non-communicable disease，NCD），简称慢性病，慢性病是指起病隐匿、病程长且病情迁延不愈，非传染性指缺乏明确的传染性生物病因证据、其病因常复杂且不明，不是特指某种疾病、而是一组疾病的概括性总称。大多数 NCD 危险因素可通过有益的干预措施加以预防。据估计，约 80% 的早发心脏病、脑卒中和 2 型糖尿病以及 40% 的癌症，可以通过健康饮食、定期锻炼和避免吸烟等加以预防。

二、慢性病的流行病学特点

（一）NCD 的分类

按国际疾病系统分类法（ICD-10）标准将慢性病分为：①精神和行为障碍：老年痴呆、抑郁等；②呼吸系统疾病：慢性阻塞性肺疾病（COPD）等；③循环系统疾病：高血压、冠心病、脑血管病等；④消化系统疾病：脂肪肝等；⑤内分泌、营养代谢疾病：血脂异常、糖尿病等；⑥肌肉骨骼系统和结缔组织疾病：骨关节病、骨质疏松症；⑦恶性肿瘤：肺癌等。社区常见慢性病是恶性肿瘤、心脑血管疾病（冠心病、高血压、脑卒中等）、糖尿病及 COPD。

（二）NCD 的流行病学特点

1. NCD 取代传染病成为发病和死亡的主要原因

数据调查显示西太平洋区域 3/4 以上的死亡是由非传染性疾病造成的，而传染病造成的死亡只占 14%。其中中等收入和低收入国家及地区，心血管疾病（冠心病和脑血管病）和恶性肿瘤造成的死亡比所有传染病造成的死亡还要多。每年仅心血管病在本区域造成的死亡就不少于 300 万。太平洋岛国和地区冠心病、脑血管病和糖尿病的死亡率仍最高。随着人口老龄化改变了死亡和疾病的性质。期望寿命的成功延长，使相当比例的人口能够避免在围生期和幼儿期死亡，但证据显示，非传染性疾病通常在造成多年日益严重的残疾和患病后，导致过早死亡。据我国的数据显示 2008 年恶性肿瘤成为中国人首位死因，恶性肿瘤、脑血管病、呼吸系统疾病和心脏病列为四大主要"杀手"。

2. NCD 危险因素日益流行　全球化和城市化对不健康生活方式和环境变化起到了推动作用。这些常见的危险因素导致产生 NCD 中间危险因素，如高血压、高血糖、不健康血脂、肥胖和肺功能障碍；而中间危险因素又使个体易患"四种致命疾病"，即心脑血管疾病、癌症、慢性呼吸道疾病和糖尿病。

从全球角度来看，NCD 主要危险因素的暴露水平有新变化，如①吸烟率下降；②经常饮酒率下降；③主动参加体育锻炼的人数增加；④超重和肥胖者增加；⑤血脂异常患病率上升；⑥城市居民膳食结构不尽合理；⑦其他变化（城市化趋向明显、人口老龄化突出等）。

3. 非传染性疾病相关的医疗费用上升　慢性病通常是终身性疾患，病痛、伤残和昂贵的医疗费用不仅严重影响病人的健康和生活质量。以残疾调整寿命年（DALY）来计算，非传染性疾病占高收入国家疾病负担的 92%，中等和低收入国家及地区疾病负担的约 63%。其中恶性肿瘤的 DALY 占全球总负担的 1/4 以上，呼吸道疾病的 DALY 占全球总负担的近 1/3，糖尿病和心血管疾病的 DALY 占全球总负担的 1/55。慢性病发病年龄也似有提前的趋势，影响劳动力人口健康。慢性病带来沉重的社会和经济负担，其导致的卫生服务需求与利用的增加直接导致我国医疗费用的迅速上升，其上升速度已经超过国民经济和居民收入的增长，带来不堪重负的社会和经济负担。

三、慢性病的危险因素

NCD 的危险因素可分为两类：①遗传易感性和环境因素，如有年龄、性别、种族和遗传等不可改变的因素；WHO 强调如不健康饮食、缺乏身体活动、使用烟草和酒精、空气污染可改变的危险因素；②中间危险因素，如血糖水平升高、血压升高、血脂异常、超重/肥胖、肺功能异常。

1. 不良的生活方式

（1）不健康饮食：长期高热量膳食；膳食结构不合理；烹饪方法不恰当。

（2）缺乏身体活动：人群中 11%~24% 属于静坐生活方式，31%~51% 体力活动不足，大多数情况下每天活动不足 30 分钟。这是造成超重和肥胖的重要原因，也是许多慢性病的危险因素。有数据表明，22% 的冠心病、11% 的缺血性脑卒中、14% 的糖尿病、10% 的乳腺癌、16% 的大肠癌是因缺乏体力活动。还会导致骨质疏松、情绪低落、关节炎等疾病。

（3）使用烟草：WHO 将烟草流行作为全球最严重的公共卫生问题列入重点控制领域。吸烟与慢性病的关系：吸烟是恶性肿瘤、慢性阻塞性肺疾病、冠心病、脑卒中等慢性病的重要危险因素；吸烟者心脑血管疾病的发病率要比不吸烟者增高 2~3 倍；成人吸烟会给儿童造成特别的危害。吸烟量越大，吸烟起始年龄越小，吸烟史越长，对身体的损害越大。

2. 肥胖和超重　肥胖是高血压、冠心病、2 型糖尿病、缺血性脑卒中的重要危险因素，急性冠心病事件的发生率随之升高；高甘油三酯血症、低高密度脂蛋白血症、脂肪肝的检出率增高；胆石症的患病率增高；易引起呼吸暂停综合征、高尿酸血症和痛风等；肥胖者容易受到社会的偏见和歧视，肥胖儿童易产生自卑感等心理问题。

3. 自然环境和社会环境　自然环境中空气、噪声、水源污染等，都与恶性肿瘤或肺部疾病等慢性病的发生密切相关。社会环境中健全的社会组织、教育程度的普及、医疗保健服务体系等都会影响人群的健康水平。

4. 个人遗传和生物以及家庭因素　慢性病可以发生于任何年龄，但发生的比例与年龄成正比。年龄越大，发生慢性病的概率也越大。许多慢性病，如高血压、糖尿病、精神分裂症等都有家族倾向，这可能与遗传因素或家庭共同的生活习惯有关。

5. 精神心理因素　生活及工作压力会引起紧张、恐惧、焦虑、失眠等。长期处于精神压力下，可使血压升高，还会降低机体的免疫功能，增加慢性病发病的可能。

四、慢性病的特点

从慢性病的发生过程来看，其具有以下几方面的特点。

1. 一果多因，一因多果　一果多因是指一种慢性病可以由多种因素共同作用所导致。一因多果是指同一个病因如不健康饮食、使用烟草等导致多种疾病。如心脏病、糖尿病等。

2. 发病隐匿，潜伏期长　慢性病的早期症状比较轻而容易被忽视，慢性病在病因的长期作用下，器官损伤逐步积累，直至急性发作或者症状较为严重时才被发现。

3. 病程长　大多数慢性病的病程长，甚至终身患病。

4. 可预防　通过对环境、生活方式等可改变因素的干预能够预防或减缓其发病。

5. 不可治愈　大多数慢性病的病因复杂，故无法进行病因治疗，主要是对症治疗以减轻症状、预防伤残和并发症。

6. 对生活质量影响大　因病程长，不可治愈，而且同时患多种慢性病，对患者的生活质量影响较大。

五、慢性病的社区管理

（一）慢性病的管理原则

WHO 慢性非传染性疾病行动框架中，强调个人在慢性非传染性疾病防治中的责任，建立伙伴关系等。任何地区和国家在制订慢性病防治的策略和选择防治措施时，都至少要考虑以下的原则：

1. 强调在社区及家庭水平上降低最常见慢性病的共同危险因素，进行生命全程预防。

2. 三级预防并重，采取以健康教育、健康促进为主要手段的综合措施，把慢性非传染性疾病作为一类疾病来进行共同的防治。

3. 全人群策略和高危人群策略并重。

4. 传统的卫生服务内容、方式包括鼓励病人共同参与、促进和支持病人自我管理、加强患者定期随访、加强与社区和家庭合作等内容的新型慢性非传染性疾病保健模式发展。

5. 加强社区慢性非传染性疾病防治的行动。

6. 改变行为危险因素预防慢性非传染性疾病时，应以生态健康促进模式及科学的行为改变理论为指导，建立以政策及环境改变为主要策略的综合性社区行为危险因素干预项目。

（二）NCD 的管理策略

1. WHO 的慢性病预防和治疗框架　WHO 在给出的 NCD 防治行动计划主要含有三个层面：即

（1）环境层次，通过政策和监管干预措施。

（2）共同和中间危险因素的层次，通过人群生活方式干预。

（3）疾病早期和已明确阶段的层次，通过对全人群（筛查）、高危个体（改变危险因素）和病人的（临床管理）进行临床干预。

促使在三个层次发生变化，需要采取行动：包括宣传；研究、监测和评价；领导、多部门合作和社区动员；加强卫生系统。

2. NCD 的社区管理流程（图 4-1）

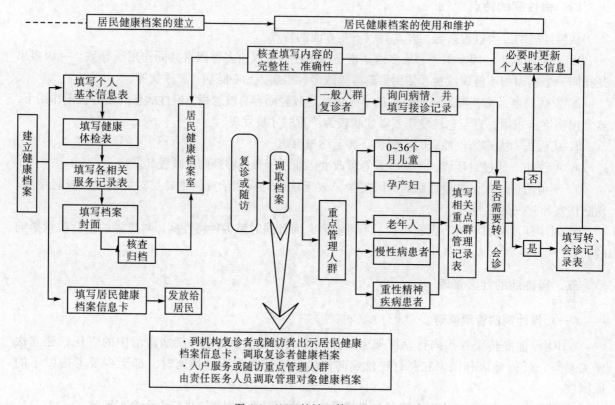

图 4-1　NCD 的社区管理流程

3. 慢性病社区管理的工作任务与模式　慢性病社区管理的工作任务主要由 3 部分组成，即健康调查、健康评价和健康干预。由于慢性病病种的多样性，进行慢性病的社区管理首先要由社区卫生服务机构通过健康体检、健康调查等方式收集健康信息；在所收集信息的基础上，确定居民的健康状况和危险因素，对患病人群和高危人群进行筛查；针对不同人群进行重点干预。

目前，社区卫生服务机构进行慢性病患者社区管理多采用家庭医生团队的模式，为一定数量的社区居民提供服务。这一管理模式可以充分发挥团队成员的优势和特长，相互协作，共同为社区居民提供服务。社区护理人员在慢性病管理中的作用体现在以下几方面：

（1）作为团队成员与其他卫生技术人员协同开展工作：社区护理人员在团队中，应发挥自己的专业特长，与其他团队成员一起完成社区慢性病管理工作任务，收集和分析社区居民的健康状况，解决社区居民的主要健康问题。

（2）利用全科知识和技能延伸护理服务范围：由于影响人群健康的因素是多方面的，社区护士除了预防疾病、促进健康、维护健康等基本护理服务外，还要从卫生管理、社会支持、家庭和个人保护、咨询等方面对社区居民进行全面的健康服务。

（3）一专多能的综合服务能力满足社区居民多方面需求：社区护理是一专多能的综合性服务，其目标是满足社区居民的健康需求。

（4）在社区卫生服务中心、社区居委会与社区居民中起到桥梁和纽带的作用：与社区居委会建立良好的合作关系，定期深入家庭，与他们进行有效的沟通，建立相互信任的人际关系，及时将各种信息进行传递与反馈，为深入开展社区卫生服务工作做好准备。

第二节　高血压患者的社区管理

高血压（hypertension）是以体循环动脉血压增高（收缩压≥140mmHg 和（或）舒张压≥90mmHg）为主要临床表现的一种常见病、多发病。高血压是多种心、脑血管疾病的重要病因和危险因素，在世界许多国家，高血压都是造成残疾及死亡的主要原因之一，且随着经济、生活水平的不断改善，发病率逐年增长，严重危害人们的健康。因此高血压被认为是危害社区人群健康最严重的疾病之一，被列为国家社区慢性病管理和预防的重点疾病。在临床上，根据病因的不同高血压又分为原发性高血压和继发性高血压两大类，其中原发性高血压临床简称为高血压，占所有高血压病人的 90% 以上，是社区人群中最常见的高血压类型，也是本节主要探讨的内容。

一、概述

（一）高血压病的流行病学特点

1. 患病率逐年升高　我国从 1959~2002 年曾进行过三次大规模的高血压人群抽样调查。1958~1959 年为第一次调查（部分省市），共调查 15 岁以上人群约 5 万，当时各地采用的诊断标准不一致，故未能得到精确的患病率数据。粗略的计算，平均粗患病率为 5.1%；1979~1980 年第二次全国抽样调查共调查 15 岁以上人群约 400 余万，采用了当时世界卫生组织标准（血压值≥160/95mmHg 确诊为高血压，140/90mmHg 和 160/95mmHg 之间为临界高血压），没有把血压为 140/90mmHg 的人诊断为高血压。根据当时的标准，总的临界以上高血压粗患病率为 7.3%。1991 年第三次全国抽样调查共调查 15 岁以上人群 90 多万，采用了当时的国际标准〔收缩压≥140mmHg 和（或）舒张压≥90mmHg 或两周内服降压药物者〕，结果总的高血压患病粗率为 13.58%。由于历史的原因，各次调查采用的标准不一致，无法精确的估计高血压患病率的变化趋势，但这些资料仍明显地反映了我国人群高血压患病率呈明显的上升趋势。调整了统一标准后，从 1980~1991 年 10 年间，我国人群高血压患病率上升了 4.15 个百分点，绝对值增长了 54.0%。2002 年卫生部组织的全国居民 27 万人营养与健康状况调查资料显示，我国 18 岁以上居民高血压患病率为 18.8%，估计全国患病人数 1.6 亿多。这一结果同 1991 年相比，患病率上升 31.0%，患病人数增加 7000 多万。

我国流行病学调查还显示，高血压患病率和流行存在地区、城乡和民族差别，北方高于南方，华北和东北属于高发区，沿海高于内地，城市高于农村，高原少数民族地区患病率较高。男女两性高血压患病率差别不大，青年期男性略高于女性，中年后女性稍高于男性。1991 年调查结果显示城市高血压患病率为 16.3%，农村高血压患病率为 11.1%。至 2002 年调查的结果显示，城乡高血压患病率分别为 19.3% 和 18.6%，城乡患病率差距已不明显。

2. 知晓率、治疗率和控制率偏低　高血压知晓率、治疗率和控制率（以下简称"三率"）是高血压流行病学和防治研究的重要参数。1991 年的调查结果显示，全国高血压病人三率分别为 26.3%、12.1% 和 2.8%，其中城市地区的三率为 35.6%、17.1% 和 4.1%，农村地区的三率为 13.9%、5.4% 和 1.2%，可以看出农村地区的三率均明显低于城市地区。2002 年全国抽样调查的三率分别为 30.2%、24.7% 和 6.1%。而美国在 2000 年的调查显示，居民高血压病的三率分别达 70%、59% 和 34%，显著高于我国的水平。我国高血压患病率逐年升高，而知晓率、治疗率和控制率均较低，这势必引起我国高血压病人发生心脑血管疾病的比例增加。

3. 致残率和病死率高　随着血压水平升高，人群心脑血管疾病发病危险持续增加，这是导致高血压病人致残的主要原因。中国七城市脑卒中预防研究表明血压水平与脑卒中发生危险密切相关，收缩压每升高 10mmHg，脑卒中危险就增加 25%。同时，血压升高也是中国人群冠心病发病的危险因素，血压急剧升高可诱发急性心肌梗死。有高血压史者的心力衰竭危险比无高血压史者高 6 倍。另外，高血压是脑血管病和心脏病的主要危险因素，而脑血管病和心脏病是我国城乡居民前四位的死因。

（二）高血压病的危险因素

原发性高血压的病因尚未阐明，目前认为病因为多因素，可分为遗传和环境因素两个方面。通俗地讲，高血压危险因素可分不可改变因素、可改变因素。

1. 不可改变因素　遗传、年龄和性别是高血压病不可改变的危险因素。高血压的发病以多基因遗传为主，有较明显的家族聚集性。父母均为正常血压者其子女患高血压的概率低于父母一方有高血压者的概率，明显低于父母均有高血压者的概率。父母均有高血压，子女的发病概率高达 46%，60% 高血压病人可询问到有高血压家族史。遗传性体现在血压升高发生率、血压高度、并发症发生以及其他有关因素方面（如肥胖）等。高血压病发病的危险度随年龄而升高；老年心血管发病率高，绝对危险很高。男性发病率高于女性，但 60 岁以后性别差异缩小。

2. 可改变的行为危险因素

（1）超重和肥胖或腹型肥胖：超重和肥胖是高血压的主要危险因素之一，同时也是其他多种慢性病的独立危险因素。男性腰围达到或超过 85cm，女性腰围达到或超过 80cm，其高血压患病率是腰围正常者的 2.3 倍。可见，肥胖与高血压发生的关系密切，而我国超重和肥胖的患病率却逐年增加。根据 1992 年全国营养调查材料显示，20～60 岁成年人 BMI≥25 者占 14.4%，BMI≥30 者占 1.5%；2002 年全国调查的结果根据卫生部"中国成人超重和肥胖症预防控制指南推荐的标准，以 24≤BMI<28 为超重，BMI≥28 为肥胖"计算我国成年人超重率为 22.8%，肥胖率为 7.1%。因此，在加强对高血压控制的同时，也应强化对超重和肥胖病人的管理，减轻体重，减少高血压发病的概率。

（2）膳食高钠低钾：WHO 要求每人每日食盐摄入量为 6 克，2007 年提出 5 克。膳食食盐钠摄入量与血压水平呈显著相关性。高钠摄入可使血压升高，而低钠可降压。人群平均每人每天摄入食盐增加 2 g，收缩压和舒张压分别升高 2.0 mmHg 和 1.2 mmHg。高钠是中国人群高血压发病的重要危险因素，但改变钠盐摄入并不能影响所有病人的血压水平。而钾盐的摄入量则与钠盐相反，保持足量的钾盐摄入可使血压降低，心血管疾病的发病率和死亡率下降。

（3）饮酒：长期大量饮酒是高血压的重要危险因素之一。我国 10 组人群前瞻性研究显示饮酒量与高血压发病率呈显著正相关，饮白酒每日增加 100g，高血压发病的相对危险性增高 19%～26%。

（4）吸烟：是公认的心脑血管疾病发生的重要危险因素。香烟中的尼古丁可使血压一过性升高、降低服药的依从性并增加降压药物的剂量。

（5）缺少体力活动：是造成超重/肥胖的重要原因之一。它可增加高血压病人心血管病发生危险。

（三）高血压病的诊断与评估

1. 高血压的诊断　首次发现血压增高的病人，应在不同的时点多次测量血压，在未服用抗高血压药物的情况下，非同日 3 次测量，收缩压≥140mmHg（18.7kPa）和（或）舒张压≥90 mmHg（12kPa），可诊断为高血压。此外，病人既往有高血压史，目前正在服用抗高血压药，血压虽低于 140/90mmHg，也应诊断为高血压。收缩压≥140mmHg 和舒张压≥90mmHg 为收缩期和舒张期（双期）高血压；收缩压≥140mmHg 而舒张压<90mmHg，为单纯收缩期高血压（ISH）；收缩压<140mmHg 而舒张压≥90mmHg 为单纯舒张期高血压。同时，还应进行相关检查，排除继发性高血压的可能后，才能确诊为高血压病。确诊后按血压增高水平分为 1、2、3 级（表 4-2）。

表 4-2　高血压的分级

类别	收缩压（mmHg）	舒张压（mmHg）
1 级高血压（"轻度"）	140~159	90~99
2 级高血压（"中度"）	160~179	100~109
3 级高血压（"重度"）	≥180	≥110

注：若病人的收缩压与舒张压分属不同的级别时，则以较高的分级为准。单纯收缩期高血压也可按照收缩压水平分为 1、2、3 级

2. 按病人的心血管危险水平分层　从指导治疗和判断预后的角度，主张对高血压病人做心血管危险分层，按血压分级和影响预后的因素（包括危险因素、靶器官损伤及并存临床情况）的合并作用，将高血压病人分为低危、中危、高危三层，分别表示 10 年内将发生心、脑血管病事件的概率为<15%、15%~20%、>20%。

（1）影响预后的因素：影响高血压病人预后的因素包括心血管的危险因素、靶器官损害及并存临床情况。心血管的危险因素包括年龄≥55 岁、吸烟、血脂异常、早发心血管病家族史、肥胖、缺乏体力活动；靶器官损害包括左心室肥厚、颈动脉内膜增厚或斑块、肾功能受损；并存的临床情况包括脑血管病、心脏病、肾脏病、周围血管病、视网膜病变、糖尿病。对初诊病人可通过全面询问病史、体格检查及各项辅助检查，找出影响预后的因素。

（2）心血管危险水平分层：根据病人血压水平、现存的危险因素、靶器官损害、并存的临床情况进行危险分层。低危：1 级高血压，不伴有其他危险因素。中危：2 级高血压，不伴有其他危险因素；或 1~2 级高血压同时有 1~2 个危险因素。高危：3 级高血压，不伴有其他危险因素；或 1~2 级高血压同时有 3 种或更多危险因素；或任何级别高血压伴有任何一项靶器官损害；或任何级别高血压并存任何一项临床情况（表 4-3）。

表 4-3　高血压病人心血管危险水平分层

其他危险因素和病史	高血压分级		
	1 级	2 级	3 级
无其他危险因素	低危	中危	高危
1~2 个危险因素	中危	中危	高危
≥3 个危险因素	高危	高危	高危
靶器官损害	高危	高危	高危
并存临床情况	高危	高危	高危

（3）排除继发性高血压：常见继发性高血压有肾脏病、肾动脉狭窄、原发性醛固酮增多症、嗜铬细胞瘤、皮质醇增多症、大动脉疾病、睡眠呼吸暂停综合征、药物引起的高血压等。

以下几种情况应警惕继发性高血压的可能，应及时转上级医院进一步检查确诊。发病年龄<30 岁；重度高血压（高血压 3 级以上）；血压升高伴肢体肌无力或麻痹，常呈周期性发作，或伴自发性低血钾；夜尿增多，血尿、泡沫尿或有肾脏疾病史；阵发性高血压，发作时伴头痛、心悸、皮肤苍白或多汗等；下肢血压明显低于上肢，双侧上肢血压相差 20 mmHg 以上、股动脉等搏动减弱或不能触及；夜间睡眠时打鼾并出现呼吸暂停；长期口服避孕药者；降压效果差，不易控制。

二、高血压病的预防

面对公众，针对高血压病危险因素开展健康教育、创建支持性环境、改变不良行为和生活习惯，防止高血压病的发生。

面对易发高血压病的危险人群，实施高血压病危险因素控制，以及高血压病的早期发现、早期诊断、早期治疗。高血压病是可以预防的，对血压 130~139/85~89 mmHg、超重/肥胖、长期高盐饮食、过量饮酒者进行重点干预，积极控制相关危险因素，预防高血压病的发生。

面对高血压病病人，定期随访和测量血压。积极治疗高血压病（药物治疗与非药物治疗并举），努力使血压达标，减缓靶器官损害，预防心脑肾并发症的发生，降低致残率及死亡率。

三、高血压患者的社区管理

（一）高血压患者的社区管理内容

根据《国家基本公共卫生服务规范（2011 年版）》的要求，高血压患者的社区管理内容如下：

1. 高血压病筛查　《国家基本公共卫生服务规范（2009 年版）》要求，对辖区内 35 岁及以上常住居民，每年在其第一次到社区卫生服务中心（站）、乡镇卫生院、村卫生室就诊时应为其测量血压。对第一次发现收缩压≥140mmHg 和（或）舒张压≥90mmHg 的居民在去除可能引起血压升高的因素后预约其复查，非同日 3 次血压高于正常，可初步诊断为高血压病。如有必要，建议转诊到上级医院确诊，2 周内随访转诊结果，对已确诊的原发性高血压病病人纳入高血压病病人健康管理。对可疑继发性高血压病病人，及时转诊。建议高危人群每半年至少测量 1 次血压，并接受医务人员的生活方式指导（高血压病筛查流程图见图 4-4）。

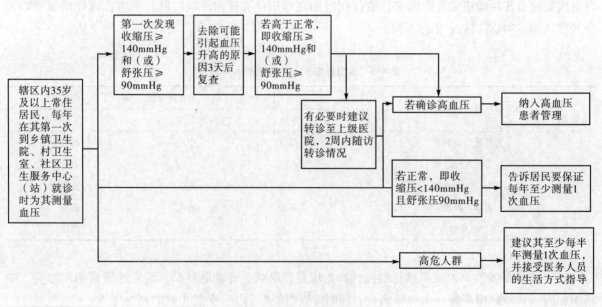

图 4-4　高血压病筛查流程

2. 高血压病患者随访（图 4-5）　对原发性高血压病人，社区卫生服务中心（站）、乡镇卫生院、村卫生室每年要提供至少 4 次面对面的随访。随访服务内容如下：

（1）测量血压并评估是否存在危急症状，如出现收缩压 ≥ 180mmHg 和（或）舒张压 ≥ 110mmHg；意识改变、剧烈头痛或头晕、恶心呕吐、视物模糊、眼痛、心悸胸闷、喘憋不能平卧及处于妊娠期或哺乳期同时血压高于正常等危险情况之一，或存在不能处理的其他疾病时，须在处理后紧急转诊。对于紧急转诊者，社区卫生服务中心（站）、乡镇卫生院、村卫生室应在 2 周内主动随访转诊情况。若不需紧急转诊，询问上次随访到此次随访期间的症状。

（2）测量体重、心率，计算体质指数（BMI）。

（3）询问病人症状和生活方式，包括心脑血管疾病、糖尿病、吸烟、饮酒、运动、摄盐情况等。

（4）了解病人服药情况。

（5）根据病人血压控制情况和症状体征，对病人进行评估和分类干预。①对血压控制满意、无药物不良反应、无新发并发症或原有并发症无加重的病人，预约进行下一次随访时间。②对第一次出现血压控制不满意，即收缩压≥140 和（或）舒张压≥90mmHg，或药物不良反应的病人，结合其服药依从性，必要时增加现用药物剂量、更换或增加不同类的降压药物，2 周时随访。③对连续两次出现血压控制不满意或药物不良反应难以控制以及出现新的并发症或原有并发症加重的病人，建议其转诊到上级医院，2 周内主动随访转诊情况。

3. 对所有的病人进行有针对性的健康教育，与病人一起制订生活方式改进目标并在下一次随访时评估进展。告诉病人出现哪些异常时应立即就诊。

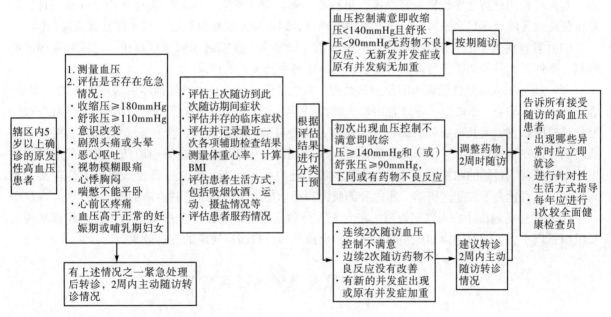

图 4-5　高血压病人随访流程

（二）社区健康教育

1. 社区健康教育目的　宣传高血压病防治知识，提高社区人群自我保健知识，引导社会对高血压病防治的关注；倡导"合理膳食、适量运动、戒烟限酒、心理平衡"的健康生活方式，提高社区人群高血压病及其并发症防治知识和技能，树立高血压病及其并发症可以预防和控制的信念；鼓励社区居民改善不良行为和生活方式，减少高血压病危险因素的流行，预防和控制高血压病及相关疾病的发生，改善社区居民生活质量，提高健康水平。

2. 社区健康教育方法及内容　利用各种渠道（如讲座、健康教育画廊、专栏、播放录像、张贴和发放健康教育材料等），宣传普及健康知识，提供社区人群对高血压病及其危险因素的认识，提高健康意识；根据不同场所（居民社区、机关、企事业单位、学校等）人群的特点，开展健康教育活动；开展调查，对社区的不同人群，提供相应的健康教育内容和行为指导。

3. 高血压病易患人群的健康指导与干预

（1）高血压病易患人群：血压高值［收缩压 130～139 mm Hg 和（或）舒张压 85～89 mmHg］；超重或肥胖和（或）腹型肥胖：腰围为男 ≥90 cm（2.7 尺），女 ≥85 cm（2.5 尺）；高血压家族史；长期过量饮酒；年龄 ≥55 岁；长期膳食高盐。

（2）高血压病易患人群健康指导与干预方式及内容：通过社区宣传相关危险因素，提高高血压病易患人群识别自身危险因素的能力；提高对高血压病及危险因素的认知，改变不良行为和生活习惯；提高对定期监测血压重要性的认识，建议每 6 月至少测量血压 1 次；积极干预相关危险因素；利用社区卫生服务机构对高血压病易患个体进行教育，给予个体化的生活行为指导。

4. 对高血压病病人的教育

（1）教育病人正确认识高血压病的危害，规范治疗以预防心脑血管病的发生。

（2）教育病人要坚持非药物疗法，改变不良生活方式。

（3）教育病人要坚持规范化药物治疗。要求病人必须遵医嘱按时按量服药，如果病人根据自己感觉血压高或低来增减药物、忘记服药或试着在下次吃药时补服上次忘记的剂量，都可导致血压波动，如血压长期过高会导致靶器官损害，出现心、脑、肾并发症。强调长期药物治疗的重要性，用降压药使血压降至理想水平后，应继续服用维持量，以保持血压相对稳定，对无症状者更应强调。

（4）教育病人要定期在家或到诊室测量血压，指导病人及家属如何测量血压，应注意在固定的时间、条件下，并监测服药与血压的关系，做血压与服药关系的记录。

（5）指导病人直立性低血压的预防和处理。首先要告诉病人直立性低血压的表现为乏力、头晕、心悸、出汗、恶心、呕吐等，在联合用药、服首剂药物或加量时特别注意。然后指导病人预防方法：避免长时间站立，尤其在服药后最初几个小时；改变姿势，特别从卧、坐位起立时动作宜缓慢；服药时间可选在平静休息时，服药后继续休息一段时间再下床活动；如在睡前服药，夜间起床排尿时应注意；避免用过热的水洗澡，更不宜大量饮酒；还应指导病人在直立性低血压发生时应取头低足高位平卧，可抬高下肢超过头部，屈曲股部肌肉和摇动足趾，以促进下肢血液回流。

（6）提倡高血压病病人自我管理，在专业人员的指导下，可以社区居委会为单位组织或病人自发组织管理小组，学习健康知识和防治知识，交流经验，提高高血压的管理效果。

第三节　糖尿病患者的社区管理

糖尿病是由于胰岛素分泌绝对或相对不足而引起的一种代谢紊乱综合征，临床以高血糖为主要特点，是一种慢性、终身性疾病，如病情控制不好，可引起酮症酸中毒、高渗性昏迷等急性代谢紊乱，也可导致眼、肾、神经、血管、心脏等器官损害，重者可以致残、致死，给病人及其家属带来巨大的痛苦。

糖尿病是社区常见病、多发病，糖尿病的防治及其管理是社区卫生服务面临的重要任务。2004年中华医学会糖尿病分会出版《中国糖尿病防治指南》，我国的糖尿病防治工作全面启动。2006 年中国疾病预防控制中心编写《社区高血压、糖尿病综合防治管理手册》（试行本）（以下简称手册），2009 年卫生部颁发《国家基本公共卫生服务规范》，进一步帮助基层医护人员提高社区糖尿病防治水平，指导和规范糖尿病的社区综合防治与管理。

一、概述

（一）糖尿病的流行病学特点

随着人们生活水平的提高、生活方式改变、人口老龄化，糖尿病患病人群正在迅速增加，糖尿病已成为发达国家继心血管病和肿瘤之后的第三大慢性非传染性疾病。据国际糖尿病联盟（2007）的最新统计显示，目前全世界有 2.46 亿人患糖尿病，预计到 2025 年将达到 3.8 亿。我国糖尿病发病率也正在以惊人的速度上升。2007 年全国糖尿病患病人数为 4000 万，2025 年糖尿病病人总数将接近 1 亿，成为世界上糖尿病病人数仅次于印度的第二大国。我国糖尿病的发病特点是：城市高于农村；患病率随年龄增长而升高，女性发病高峰在 60 岁组，男性发病高峰则在 70 岁组。但近些年的发病有年轻化的趋势，中年人糖尿病的发病率增长最为迅速，可能与不健康的生活方式有关。

糖尿病分为 1 型糖尿病和 2 型糖尿病，其中 2 型糖尿病约占糖尿病病人总数的 90%。1 型糖尿病是由于免疫因素导致胰腺 β 细胞被破坏，从而导致的胰岛素分泌缺乏，必须依赖外源性胰岛素以降低血糖，多见于儿童、青少年。2 型糖尿病是由于胰岛素分泌功能下降和（或）胰岛素抵抗，导致胰岛素分泌相对不足，多见于中、老年人。

（二）糖尿病的危险因素

目前普遍认为，糖尿病的发生主要与下列几个方面的因素有关：

1. 遗传因素　大量调查表明，糖尿病病人亲属的糖尿病患病率比普通人高 5 倍，其中 2 型糖尿病的遗传倾向更明显。

2. 不良生活方式　不良生活方式是引起糖尿病发生的重要原因。不良生活方式包括：体力活动不足、热量摄入过多、酗酒、长期承受较大的心理压力等。

3. 肥胖、高血脂、高血压　肥胖是引起糖尿病发生的重要危险因素，在 2 型糖尿病早、中期，肥胖者占 80%～90%；而血压、血脂异常也是发生糖尿病的危险因素。

4. 年龄　由于身体各组织老化，功能下降，胰岛素的分泌不足，加之运动、饮食、健康问题积累等，糖尿病的发病率随着年龄增长而逐渐增加。

5. 生物和化学因素　1 型糖尿病的发生可能与柯萨奇 B_4 病毒、腮腺炎病毒、风疹病毒、EB 病毒有关。化学毒物和某些药物可影响糖代谢，与糖尿病的发生有关，如噻嗪类利尿药、苯妥英钠、糖皮质激素、避孕药等。

（三）糖尿病病人的主要健康问题

1. 常见症状　糖尿病病人可无明显症状，仅于健康检查时发现高血糖；也可表现为典型的"三多一少"症状，即多尿、多饮、多食和体重减轻。多尿是由于血糖升高后引起的渗透性利尿；由于经尿丢失的水分较多而导致多饮；由于糖分从尿液中丢失，因而病人容易产生饥饿感，食欲亢进，导致多食；体内葡萄糖不能充分利用而自尿中丢失，使蛋白质和脂肪的消耗增多，加之失水，致体重减轻、乏力和消瘦。除典型症状之外，病人常伴有疲劳、乏力、皮肤瘙痒、容易感染、伤口长时间不愈合、便秘、腹泻等症状。

2. 急性并发症

（1）低血糖：多是由进食量过少、药物剂量过大、活动量过多等引起，轻者表现为心慌、大汗、无力、手抖、饥饿感等；严重者可出现意识模糊、嗜睡、抽搐、昏迷乃至死亡；部分病人在多次低血糖症发作后会出现无警觉性低血糖症，可无先兆直接进入昏迷状态，实验室检测血糖≤2.8mmol/L（50mg/dl）。接受胰岛素或长效磺脲类药物治疗、年老及肾功能不全的病人容易发生低血糖。

（2）糖尿病酮症酸中毒：是糖尿病的一种严重急性并发症，常见于 1 型糖尿病病人，多发生于代谢控制不良、伴发感染、严重应激、胰岛素治疗中断、饮食失调等情况；2 型糖尿病如代谢控制差、伴有严重应激时亦可发生。糖尿病酮症酸中毒的主要表现为糖尿病症状加重，出现极度口渴、多饮、多尿伴恶心、呕吐、头痛、头晕、烦躁等症状，血糖>16.7mmol/L，尿酮体（+~++++），如果没有及时得到控制，病情将进一步恶化，重者出现神志不清、昏迷。

3. 慢性并发症

（1）心脑血管病：糖尿病病人发生高血压、冠心病、脑卒中等心脑血管系统疾病的概率是非糖尿病人群的 2~3 倍。冠心病和脑血管病已成为糖尿糖病人的主要致死原因。

（2）糖尿病肾病：糖尿病肾病是一个逐渐发展的过程，早期一般没有什么症状，尿常规化验正常或只有微量清蛋白尿，经过合理治疗大多数可以逆转；而一旦出现大量蛋白尿、全身水肿、高血压、贫血等症状时，往往已经进入晚期阶段，此时病情已经不可逆转，最后逐渐发展至肾衰竭。

（3）糖尿病眼病：糖尿病眼部病变早期往往没有任何症状，需要通过眼底检查才能发现。常见的眼部病变包括：视网膜病变、白内障、青光眼。糖尿病眼病的发生率高，对视力损害严重，重者可致失明，据统计糖尿病病人失明的发生率是一般人的 25 倍。

（4）神经病变：以多发性周围神经病变最常见，表现为对称性肢端感觉异常，呈袜套状分布，伴麻木、针刺、灼热感，继之出现肢体隐痛、刺痛或烧灼痛，夜间及寒冷季节加重，后期累及运动神经可出现肌力减弱、肌萎缩和瘫痪。自主神经病变也较常见，表现为排汗异常、腹泻或便秘、直立性低血压、尿失禁或尿潴留等。

（5）下肢血管病变：以下肢动脉硬化较为常见，血管病变的早期表现是足部皮肤干燥、汗少、肢体发凉、怕冷、下肢疼痛、间歇性跛行，严重供血不足可致肢端坏疽。

（6）糖尿病足：是指在糖尿病足部神经病变和血管病变的基础上合并感染的足。糖尿病病人足部神经病变使足部的感觉出现异常，从而使足容易发生损伤；血管病变则使足部损伤后不易愈合，感染将使病情进一步恶化，如治疗未及时，则很可能引起足坏死，需要进行截肢术。

（7）其他：除上述并发症外，糖尿病病人还容易出现骨质疏松、牙周炎、皮肤感染、甲状腺功能亢进、性功能障碍等问题。

二、糖尿病高危人群的社区管理

（一）糖尿病高危人群的确定标准

凡是具有下列因素中的任意一项，均为糖尿病高危人群。包括：①年龄≥45 岁；②体重超重或肥胖，BMI≥24；③以往有糖耐量受损或空腹血糖受损；④有糖尿病病家族史；⑤高血压：血压≥140/90mmHg；⑥血脂异常：高密度脂蛋白<0.9 1mmol/L 和（或）血甘油三酯≥2.75mmol/L；⑦心脑血管疾病病人；⑧常年不参加体力劳动者；⑨有妊娠糖尿病史；⑩曾分娩巨大儿（出生体重≥4kg）的妇女；⑪年龄≥30 岁的妊娠妇女；⑫长期使用一些特殊药物，如糖皮质激素、利尿剂。

（二）社区糖尿病高危人群的管理

根据《国家基本公共卫生服务规范（2009 版）》，社区 2 型糖尿病高危人群管理的主要内容是进行有针对性的健康教育，建议其每年至少测量 1 次空腹血糖和 1 次餐后 2 小时血糖，并接受医务人员的生活方式指导，帮助其建立健康生活方式。

三、糖尿病人群的社区管理

（一）社区糖尿病病人的健康指导

1. 糖尿病治疗原则与目标　糖尿病治疗的原则是通过饮食、运动、药物、血糖监测、糖尿病自我管理与教育，以控制血糖，纠正代谢紊乱，防止或延缓急慢性并发症的发生，以达到延长寿命，降低死亡率，提高病人生活质量的目的。糖尿病病人的血糖、血脂等各项代谢指标的控制目标见表4-6。

表 4-6　糖尿病病人代谢指标的控制目标

		理想	良好	差
血糖（mmol/L）	空腹	4.4~6.1	6.1~7.0	>7.0
	餐后2h	4.4~8.0	8.0~10.0	>10.0
糖化血红蛋白（%）		<6.5	6.5~7.5	>7.5
血压（mmHg）		<130/80	130/90~140/90	≥140/90
血脂（mmol/L）	总胆固醇（TC）	<4.2	4.2~6.0	≥6.0
	甘油三酯（TG）	<1.5	1.5~2.2	≥2.2
	高密度脂蛋白（HDL-C）	>1.1	1.1~0.9	<0.9
	低密度脂蛋白（LDL-C）	<2.5	2.5~4.0	≥4.0
BMI（kg/m²）	男性	<25	25~27	≥27
	女性	24	24~26	≥26

2. 饮食指导　合理饮食是糖尿病治疗的一项基础措施，无论糖尿病的类型、病情轻重，也不论是否用药物治疗，都必须持之以恒地、严格执行饮食控制。糖尿病饮食控制的目的是纠正代谢紊乱，降低餐后血糖，减轻胰腺负荷，控制体重，防治并发症，改善整体的健康水平。

糖尿病饮食控制的总原则：①控制总热量，均衡营养：即在控制总热量摄入的基础上，保证碳水化合物、蛋白质、脂肪三大类营养素的均衡摄入，其中碳水化合物占饮食总热量的55%~65%，蛋白质占12%~20%，脂肪占20%~25%，不超过30%。②定时定量，少量多餐：糖尿病病人一日至少保证三餐，在活动量稳定的情况下，要求定时定量，有条件者也可少量多餐，有利于保持血糖的稳定。③饮食清淡，避免高糖、高脂、高盐饮食：糖尿病病人的饮食应清淡，尽量选择蒸、煮、烧、炖、凉拌等方式，避免油炸、红烧，尽量控制油、盐、辣椒、糖等调味品的加入。④适当增加膳食纤维的摄入：以利于降低血糖、血脂、控制体重、促进排便通畅、预防肠道癌症的作用。⑤多饮水，限制饮酒，坚决戒烟：糖尿病病人应多喝水，补充由于"多尿"引起的水的丢失，同时在情况允许的情况下，可以适量的饮酒，但要严格戒烟。

目前饮食治疗常用方法有三种：①细算法：是根据病情精确的计算饮食营养，需由营养师操作，适用于住院病人。②粗算法：是简单粗略的估算：每日主食5~6两，水果1个，荤菜3~4两，鸡蛋1个，牛奶或豆浆1瓶，油2~3汤匙，蔬菜1斤左右。③食品交换法：将食物按其营养成分的比例不同，分为主食类（米面、干豆类）、蔬菜类、水果类、肉蛋类、豆乳类、油脂类，将每类食物中凡是能产生90千卡热量的食物称为一个食物交换份，糖尿病病人在保证摄入总热量不变和营养素均衡的前提下，可根据个人喜好调整饮食，满足身体对热量和营养素的需求，达到糖尿病治疗的目的。食品交换法不如细算法精确，但较粗算法合理，把饮食的"质"和"量"相结合，该方法简便易学且方便实用，可供绝大部分糖尿病人使用。社区护士应指导、帮助病人和家属学会使用食品交换法。

糖尿病病人饮食设计的具体方法：

第一步　估算标准体重

标准体重　男性：［身高（cm）−80］×70%；女性：［身高（cm）−70］×60%

体型＝（实测体重−标准体重）/标准体重×100%

实际体重在标准体重上下10%的范围之内，即为正常，低于标准体重10%为偏瘦，低于标准体重的20%为消瘦；超过标准体重的10%为超重，超过标准体重20%为肥胖，超过标准体重的40%为重度肥胖。

第二步　估算总热量

每日所需的总热量，要根据自己的标准体重和工作强度计算。

每日所需的总热量（千卡）＝标准体重（千克）×每日每千克体重需要的热量（千卡）每日每千克体重所学的热量见表4-7。

表4-7　不同人群的热量需要量

（单位：千卡/千克）

劳动强度	举　例	每日每千克体重所需热量		
		肥胖	正常	消瘦
卧床休息		15	15~20	20~25
轻体力劳动	秘书、会计、教师、售货员等	20~25	30	35
中体力劳动	学生、医生、电工、油漆工、环卫工作者等	30	35	40
重体力劳动	建筑工、搬运工、炼钢工、农民等	35	40	45~50

第三步　估算食物交换份数

根据每日饮食所需总热量和每个交换份食物能产生90千卡热量，可估算每日食物的总份数。再依据6类食物中各营养素的含量和糖尿病病人对各种营养素的需要量，估算各类食物的份数。常用的不同热卡饮食分配方案见表4-8。

表4-8　不同热卡饮食方案

总热量（千卡）	食物总量（份）	主食（份）	蔬菜（份）	水果（份）	肉蛋类（份）	豆乳类（份）	油脂（份）
1000	12	6	1	0	2	2	1
1200	14.5	7	1	0	3	2	1.5
1400	16.5	9	1	0	3	2	1.5
1600	18.5	9	1	1	4	2	1.5
1800	21	11	1	1	4	2	2
2000	23.5	13	1	1	4.5	2	2

续　表

总热量 （千卡）	食物总量（份）	主食（份）	蔬菜（份）	水果（份）	肉蛋类（份）	豆乳类（份）	油脂（份）
2200	25.5	15	1	1	4.5	2	2
2400	28	17	1	1	5	2	2

第四步　合理搭配食物

糖尿病病人的饮食方案确定之后，病人可以按照饮食治疗的基本原则和个人的饮食习惯等，确定一日饮食的具体方案。食物搭配注意事项：

（1）主食：一般按 1/3、1/3、1/3 或 1/5、2/5、2/5 分配至三餐，注意粗细搭配。

（2）食物交换：同类食物可以按食物份相互交换，如 50 克大米可以和 50 克面粉互换；不同类食物之间一般不能交换，因为两者产生的热量虽然相同，但不同类食物所含的营养素是不同的，如 50 克米不能换成 100 克豆腐；在不增加全天总热量的条件下，可用主食和水果交换，用肉类与乳类交换，如 25 克饼可以和 200 克橘子互换；25 克馒头与 500 克西瓜（带皮）。

（3）水果：血糖控制稳定的糖尿病病人可以吃适量的水果，吃水果的时间最好在两餐之间，病人觉得饥饿的时候或体力活动之后，每日进食水果的量应在 1 个食物交换份以内，并根据水果所含的热量，减去相应热量的主食摄入。同时，注意尽量选择西瓜、草莓、樱桃、苹果、梨、柚子、猕猴桃、菠萝等含糖量较低的水果，而香蕉、荔枝、鲜枣、甘蔗等含糖量较高的水果应慎用，柿子、鲜桂圆、哈密瓜、葡萄、冬枣等含糖量特别高的水果及各类果脯、果干应禁食。

（4）饮酒：血糖控制良好，无糖尿病严重并发症，且肝功能正常者，可少量饮酒。尽量选择含糖低且营养丰富的干红、干白类葡萄酒，量不超过 150ml，每周饮酒不超过 2 次。啤酒、白酒应尽量少饮用，一般啤酒每次不宜超过 250ml，30°白酒不宜超过 15ml；高度数的白酒应禁饮。

（5）加餐：部分糖尿病病人容易出现低血糖，为了预防低血糖可在两餐之间给病人加餐。加餐的时间最好相对固定，一般选择在低血糖发生之前，如上午 10 点左右，下午 3~4 点之间，晚上 10 点左右，上下午加餐可以选择饼干、面包、水果等；晚上加餐最好是少量主食加一些蛋白质类食物。注意糖尿病病人在保持全天饮食总热量不变的前提下可增加餐次，即"加餐不加量"。因此，加餐的食物要从前后两顿的主食中扣除。

3. 运动指导　运动治疗是糖尿病治疗的另一项基础措施。运动有利于降低血糖，增加身体组织对胰岛素的敏感性，改善胰岛素抵抗，减少降糖药物的用量，也有利于控制体重，降低血脂，预防心脑血管疾病，因此，无论是哪型糖尿病、无论是否用药物治疗，糖尿病病人都应坚持适量的运动。

糖尿病病人运动指导的具体内容包括：①运动要保证一定的强度和频率，一般每周运动 3~5 次，每次运动至少 30 分钟。应尽量选择中等强度的有氧运动，如慢跑、快走、爬山、爬楼梯、骑车、游泳等；老年糖尿病病人可适当选择低强度的运动，如散步、气功、太极拳、保健操等。②选择合适的运动时间，选择饭后半小时或 1 小时进行运动较好，不宜在空腹时进行运动，因为空腹时运动容易发生低血糖。③运动过程要注意安全，包括选择合适的运动场地、穿合适的服装和鞋子，随身携带易于吸收的含糖食物如糖块、甜果汁等，以防发生低血糖。④下列情况的病人不宜运动，包括血糖未得到较好控制（血糖>14mmol/L，尿酮体阳性）或血糖不稳定者；合并有严重的眼、足、心、肾并发症者，如近期有眼底出血，尿蛋白在（＋＋）以上，足部有破溃、心功能不全等；新近发生血栓者。

4. 药物治疗指导　糖尿病药物治疗包括口服降糖药物治疗和胰岛素治疗。口服降糖药物治疗主要用于 2 型糖尿病病人，或 1 型糖尿病病人由于肥胖等存在胰岛素抵抗者。针对口服降糖药物治疗的病人，社区护士应指导病人遵医嘱服药，根据所服药物的特点，掌握正确的服药方法，熟悉药物可能引起的不良反应。

胰岛素治疗主要用于 1 型糖尿病病人，以及 2 型糖尿病病人在口服药物治疗效果不理想，出现酮症酸中毒、合并感染、严重肝肾功能不全、创伤、手术等情况时。胰岛素治疗的病人应了解所使用胰岛素的类型与特点，掌握正确的胰岛素使用方法，注意加强低血糖的预防。具体内容如下：

（1）临床常用胰岛素的类型与特点：①速效胰岛素，使用后立即起效，药效可以持续 3~4 小时，用于降低餐后的高血糖，常用的有优泌乐、诺和锐等；②短效胰岛素，注射后 30 分钟起效，药效持续 6~8 小时多用于降低餐后血糖，常用的有诺和灵 R、优泌林 R 等；③中效胰岛素，注射后 2~4 小时起效，持续 16 小时，用于补充基础胰岛素量，常用的有诺和灵 N、优泌林 N 等；④长效胰岛素，注射后 3~4 小时起效，药效持续大于 24 小时，常用的有鱼精蛋白锌胰岛素、特慢胰岛素锌悬液。

（2）胰岛素的保存方法：胰岛素最适宜的保存温度是 2~8℃。因此，胰岛素应放在冰箱冷藏室，未开启的胰岛素可以保存 2 年，已开启的胰岛素可以保存 3 个月。如果没有条件者，可暂时放在阴凉、干燥处，避免高温和阳光直晒。外出旅行时，可将胰岛素放在专门的低温包内，随身携带，不要放在飞机行李舱中托运，因为行李舱中温度过低，会使胰岛素冷冻变质，而且机舱剧烈的震动，也易使胰岛素变质。

（3）胰岛素注射时间：胰岛素的注射时间主要取决于胰岛素类型，速效胰岛素可以餐前即刻注射，短效胰岛素餐前半小时注射，中效胰岛素多于早餐前或睡前注射，长效胰岛素可在每日的任何时间注射，但每日的注射时间应固定。注射后，避免剧烈的运动，且一定要在规定时间内进餐，避免因进食不及时或运动过量而出现低血糖。

（4）胰岛素注射部位：胰岛素的注射部位较多，常用注射部位包括上臂外侧、腹壁、臀部、大腿外侧、肩背部等。在不同部位注射胰岛素，胰岛素的吸收速度不同，在腹部吸收最快，臂部次之，在大腿及臀部吸收较慢。因此，病人应根据离吃饭时间的远近、胰岛素发生作用的快慢，选择合适的注射部位；另外注意注射部位应进行有规律的轮换，两次注射点之间至少相距 2cm，同一注射点 2 个月后方可再次选用。腹部注射时尽量不要在距脐部 5cm 的范围内注射胰岛素。

（5）胰岛素注射操作：一定要遵循无菌原则，如一次性使用胰岛素注射针头，预防注射部位局部感染。

5. 自我监测与检查指导　糖尿病病人对病情的自我监测与定期复查，有助于及时了解血糖控制情况，为药物治疗和非药物治疗的调整提供依据；也有助于早期发现糖尿病急、慢性并发症，早期治疗，减少因并发症而导致的严重后果。糖尿病病人定期复查的内容及频率见表 4-9；糖尿病病人自我监测的内容如下：

（1）血糖：糖尿病病人血糖的监测一般有两种方法，一种是到医院抽取静脉血化验；另一种是在家中用快速血糖仪，采末梢毛细血管血检测血糖。社区护士应指导病人在家中进行正确的血糖监测。一般血糖监测的频率至少保证每周自测一次空腹和早餐后 2 小时血糖；若接受胰岛素治疗、血糖控制不达标、病情不稳定者，应测全天 5 个时间点或 8 个时间点的血糖，每周测 2 天。5 个时间点是指空腹、三餐后 2 小时、睡前；8 个时间点是指三餐前、三餐后 2 小时、睡前和凌晨 3 点。其中空腹血糖是指病人 8~12 小时除饮水外未进任何食物时测得的血糖。餐后 2 小时是指从进食第一口食物开始计时。

（2）尿糖：正常人尿液仅含微量葡萄糖，24h 尿糖定量在 100~900mg，此时尿糖定性为阴性。

当血糖浓度超过 8.9~10mmol/L 时，尿里可能出现糖，此时用尿糖试纸测量即显阳性。可见，尿糖的测定只是用来估计血糖水平，不能准确反映血糖水平。但由于尿糖测定简便易行，无创伤和疼痛，花费少，因此，无条件测量血糖者，可采用尿糖测量方法代替。

（3）体重、血压：血压正常者，每 3 个月测量一次；血压升高时，每周测量一次。体重方面的监测没有明确规定，体重正常者一般至少每半年一次，病人如觉得体重有变化，可随时测量体重。

（4）急慢性并发症早期症状：社区护士还应告诉病人急慢性并发症的主要症状，使病人能早期识别并发症的发生，及时到医院就诊。

表 4-9　糖尿病病人定期复查项目

项目	3 个月 1 次	1 年 1 次
糖化血红蛋白	√	
血脂、肝功能、肾功能	√（异常者）	√
尿微量白蛋白	√（异常者）	√
心电图	√（异常者）	√
眼部检查（视力、眼底）	√（异常者）	√
足部检查（血管、神经）	√（异常者）	√

6. 足部护理指导　糖尿病足溃疡和坏疽是糖尿病病人致残、致死的重要原因之一，在日常生活中，糖尿病病人应重视足部护理，防止足部发生外伤，或发生之后能及时处理，防止足部的感染和病情进一步发展。

（1）糖尿病病人应每天检查足部。检查内容：双足有无皮肤破损、裂口、水泡、小伤口、水泡、红肿、鸡眼、胼胝（俗称老茧）等，尤其要注意足趾之间有无红肿、皮肤温度是否过冷或过热、足趾间有无变形，触摸足部动脉搏动是否正常。检查方法：病人可以自我检查足部情况，若无法仔细看到足底，可用镜子辅助，若视力欠佳，可由家人检查。异常处理：如发现皮肤有破损、水泡等，应去医院处理；如有胼胝、鸡眼等，也应在医生指导下处理。切勿自行用针头刺破水泡，或以锐器刮除胼胝，或用鸡眼膏等腐蚀性药物处理，这些都可能引起足部的感染。

（2）糖尿病病人应养成每日用温水洗脚的良好习惯。水温不宜太冷或太热，一般不超过 40℃；泡脚时间不宜过长，以 10~15 分钟为宜。洗前用手腕掌侧测试水温，若已对温度不太敏感，应请家人代劳；洗完后用柔软的毛巾擦干，注意擦干两足趾缝之间的位置；如足部比较干燥，可涂抹适量的润肤乳，以保持足部皮肤润滑，防止发生皲裂。

（3）定期修剪趾甲。对于糖尿病病人而言，正确的修剪趾甲亦非常重要，修剪趾甲方法不当，趾甲过短，或趾甲过长导致在行走过程中折断等都容易伤及甲周组织，引起甲沟炎。正确修剪趾甲的方法：一般在洗脚后，用趾甲刀横向直剪，因为洗脚后的趾甲较软，比较容易修剪，同时横着剪不容易伤及皮肤；趾甲长度与趾尖同一水平即可，不要太短；另外，对于足部感觉减退的病人，剪的时候一定要确认剪刀的两刃之间是否夹住了皮肤。

（4）选择合适的鞋袜。糖尿病病人鞋袜的选择一定要非常注意，如果穿着不合脚的鞋袜，不仅不能保护足部，反而会引起足部的损伤。袜子的选择：最好选择透气性好、吸水性好、纯棉、浅色的袜子，袜口不要太紧，以免影响血液循环；如袜子有破损，尽量换新的袜子，不要修补后再穿，因为修补的位置不平整，长期磨擦，容易引起足部损伤。鞋子的选择：应选择透气、合脚的棉质布鞋或真皮皮鞋；不宜穿露出脚趾的凉鞋；不要穿跟过高的鞋或鞋头过尖、过紧的鞋。病人尽量选择中午或黄昏去买鞋，因为此时双脚会比早上略大，买回来的鞋不致过紧；新鞋开始时穿的时间不宜过久，可第一天穿半小时，然后逐渐延长时间。

（5）防止冻伤、烫伤、外伤。糖尿病病人由于足部感觉神经病变，足部的感觉不敏感，容易受到创伤；一旦发生创伤，由于血管病变，破损的伤口不易愈合，且容易发生感染。因此，糖尿病病人在生活中应注意保护足部，避免发生冻伤、烫伤和一切外伤。冬天应注意足部保暖，但严禁用热水袋、火炉等给足部取暖；每次穿鞋前注意检查鞋内有无异物等。

（6）定期到专科门诊复查。一般糖尿病病程在 5 年以上的病人，应至少每年到医院检查足部血管、神经，以早期发现血管、神经病变，早期治疗。

7. 低血糖的预防指导　低血糖是糖尿病治疗过程中常见的急性并发症，尤其是接受胰岛素或长效磺脲类药物治疗、年老及肾功能不全的病人容易发生低血糖。社区护士应指导糖尿病病人加强低血糖的预防，熟悉低血糖的症状，及时发现低血糖，及时处理。

低血糖的预防原则包括：①遵医嘱服药，定时定量，不要擅自加大药物剂量，也不要随意调整服药时间，尤其是胰岛素注射的病人，胰岛素注射的过早、量过大很容易引起低血糖；②病人饮食应规律，定时定量，如由于各种原因引起的食欲减退、进食量少或胃肠道疾病引起呕吐、腹泻时，应相应减少药物剂量；③运动要适时适量，糖尿病病人的运动最好在餐后 1 小时进行，选择强度适宜的运动，避免过量运动；④尽量减少饮酒，尤其是勿空腹饮酒，因酒精可刺激身体分泌胰岛素，容易引起低血糖；⑤平时应随身携带糖果，以备发生低血糖时急用；⑥随身携带糖尿病病情卡，卡上注明姓名、诊断、电话等，一旦出现严重低血糖，便于其他人了解病情、紧急施救并通知家人。

当病人出现饥饿感、乏力、头晕、心悸、出虚汗、双手颤抖、手足口唇麻木、视物模糊、面色苍白等症状，应高度怀疑低血糖。有血糖检测条件者，立即测血糖以明确诊断；无血糖检测条件时，应先按低血糖处理。低血糖紧急处理包括：①清醒的病人，应尽快吃一些含糖高的食物或饮料，如糖果、果汁、蜂蜜、饼干等；②意识不清的病人，则应将病人侧卧，并拨打急救电话，尽快送医院抢救，有条件者可先静脉推注 50% 葡萄糖 20~40ml。但千万不要给病人喂食或饮水，因为容易引起窒息。

8. 糖尿病病人心理调适指导　糖尿病是一种慢性终身性疾病，在患糖尿病之初及在长期的治疗过程中，病人都可能发生各种心理问题。因此，加强糖尿病病人的心理护理，使病人保持良好的心态，积极应对糖尿病，是社区糖尿病病人管理的重要内容。糖尿病病人心理调适指导的内容包括：①提供糖尿病的相关知识，使病人正确认识疾病，糖尿病虽然不可治愈，但并不是不可控制，要协助病人建立应对糖尿病的信心；②认真倾听病人的叙述并观察病人的心理活动，对病人的不遵医行为不作评判，给病人提供充分的理解与支持，及时肯定病人取得的进步；③鼓励病人的家属积极参与糖尿病管理，使病人感到家人的支持与关心；④教给病人一些心理调适的技巧，包括如何放松情绪、宣泄、音乐疗法等。

（二）糖尿病病人的社区管理内容与流程

根据《国家基本公共卫生服务规范（2009 版）》，乡镇卫生院、村卫生室、社区卫生服务中心（站）要对确诊的糖尿病病人提供每年至少 4 次的面对面随访。

1. 糖尿病病人随访的内容

（1）测量空腹血糖和血压，并评估是否存在危急症状，如出现血糖 >16.7mmol/L 或血糖 <3.9mmol/L；收缩压 ≥180mmHg 和（或）舒张压 ≥110mmHg；有意识改变、呼气有烂苹果样丙酮味、心悸、出汗、食欲减退、恶心、呕吐、多饮、多尿、腹痛、有深大呼吸、皮肤潮红；持续性心动过速（每分钟心率超过 100 次/分钟）；体温超过 39℃ 或有其他的突发异常情况，如视力突然骤降、

妊娠期及哺乳期同时血糖高于正常等危险情况之一，或存在不能处理的其他疾病时，须在处理后紧急转诊。对于紧急转诊者，乡镇卫生院、村卫生室、社区卫生服务中心（站）应在 2 周内主动随访转诊情况。

（2）若不需紧急转诊，询问上次随访到此次随访期间的症状。

（3）询问病人疾病史、生活方式，包括心脑血管疾病、吸烟、饮酒、运动、主食摄入情况等。

（4）了解病人服药情况。

（5）测量体重，计算体质指数（BMI），检查足背动脉搏动。

（6）根据病人血糖控制情况和症状体征，对病人进行分类干预。①对血糖控制满意（空腹血糖值<7.0mmol/L），无药物不良反应、无新发并发症或原有并发症无加重的病人，预约进行下一次随访；②对第一次出现空腹血糖控制不满意（空腹血糖值≥7.0mmol/L）或药物不良反应的病人，结合其服药依从性，必要时增加现有药物剂量、更换或增加不同类的降糖药物，2 周时随访；③对连续两次出现空腹血糖控制不满意或药物不良反应难以控制及出现新的并发症或原有并发症加重的病人，建议其转诊到上级医院，2 周内主动随访转诊情况。

（7）对所有的病人进行针对性的健康教育，与病人一起制订生活方式改进目标并在下一次随访时评估进展。告诉病人出现哪些异常时应立即就诊。

（8）2 型糖尿病病人每年至少应进行 1 次较全面的健康检查，可与随访相结合。内容包括血压、体重、空腹血糖，一般体格检查和视力、听力、活动能力、足背动脉搏动检查，有条件的地区建议增加糖化血红蛋白、尿常规（或尿微量清蛋白）、血脂、眼底、心电图、胸部 X 线片、B 超等检查，老年病人建议进行认知功能和情感状态初筛检查。

2. 糖尿病病人的管理流程（图 4-10）

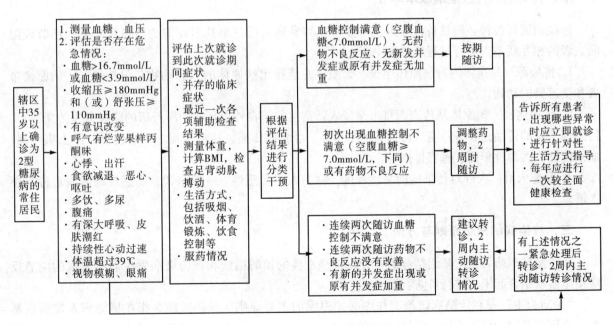

图 4-10　糖尿病病人的管理流程

第五章　社区常见传染病管理

一、传染病的定义与分类

传染病是由各种病原体引起的能在人与人、动物与动物或人与动物之间相互传染的疾病。传染病的分类按病原体的不同，可以分为病毒性传染病、细菌性传染病、衣原体性传染病等；根据传播途径的不同，可以分为呼吸道传染病、肠道传染病、皮肤性传染病、人畜共患性传染病；根据病程的长短，可分为急性和慢性传染病等。

2004 年施行的《中华人民共和国传染病防治法》规定的传染病分为甲类、乙类和丙类，共 37种。其中甲类传染病 2 种，即鼠疫、霍乱；乙类传染病 25 种，指传染性非典型肺炎、艾滋病、病毒性肝炎、脊髓灰质炎、人感染高致病性禽流感、麻疹、流行性出血热、狂犬病、流行性乙型脑炎、登革热、炭疽、细菌性和阿米巴性痢疾、肺结核、伤寒和副伤寒、流行性脑脊髓膜炎、百日咳、白喉、新生儿破伤风、猩红热、布鲁菌病、淋病、梅毒、钩端螺旋体病、血吸虫病、疟疾；丙类传染病 10 种，指流行性感冒、流行性腮腺炎、风疹、急性出血性结膜炎、麻风病、流行性和地方性斑疹伤寒、黑热病、包虫病、丝虫病，除霍乱、细菌性和阿米巴性痢疾、伤寒和副伤寒以外的感染性腹泻病。

二、传染病流行过程的基本环节

传染病流行过程必须具备传染源、传播途径和易感人群三个基本环节。如果缺乏某一环节或阻断三者的相互联系，流行过程就会被中断。

1. 传染源　是指体内有病原体生长、繁殖，并能排出病原体的人和动物。包括病人、病原携带者和受感染的动物。

2. 传播途径　病原体从传染源排出至侵入新宿主前，在外界环境中所经历的路径称为传播途径。传染病主要的传播途径有：空气传播、经水传播、经食物传播、接触传播、虫媒传播、经土壤传播、血液传播、医源性传播、垂直传播等。

3. 易感人群　人群对传染病的易感程度，称为人群易感性。一般来说，易感性高的人群称易感人群。

三、传染病的预防原则与方法

必须坚持预防为主、防治结合的方针，将经常性的预防措施和在传染病发生后所采取的应急反应措施紧密结合起来，进行群防群治。

"预防为主"是在传染病防治工作中必须遵循的主要原则。预防措施是指在传染病未发病或暴发、流行前采取的预防措施，以使传染病不发生或少发生。控制措施是指疫情发生后，为防止疫情扩散，尽快平息疫情所采取的措施。传染病的防治必须针对流行过程的三个基本环节，采取以抓主导环节为主的综合性措施。

（一）传染病的预防原则

预防与控制传染病的工作在基层卫生服务和管理中处于非常重要的地位，必须坚持传染病的三级预防原则。

1. 一级预防　又称病因预防或初级预防，即在传染病没有发生和流行前，针对病因及其影响因素采取的预防措施。

2. 二级预防　又称三早预防，即早发现、早诊断、早治疗，以防止传染病传播、蔓延，同时要做到早报告、早隔离。

3. 三级预防　包括积极治疗，预防伤残，做好康复工作。对于已转为慢性传染病的病人、病原携带者要登记、定期随访、检查、治疗，防止其作为传染源再传播。

（二）传染病的预防与控制措施

1. 以预防为主　社区护士必须熟悉各种传染病法规，了解国际、国内及当地常见传染病类别、病原体、传播途径及预防护理措施，协助调查做好家庭访视及团体卫生教育。通过采取针对性预防措施，以控制传染源、切断传播途径、保护易感人群，从而阻断或减少传染病传播及流行。

（1）控制传染源：对病人和疑似病人做到早发现、早诊断、早报告、早隔离、早治疗是预防和控制传染病的重要步骤和措施。

（2）切断传播途径：根据传染病的不同传播途径，采取不同防疫措施。肠道传染病做好床边隔离，吐泻物消毒，加强饮食卫生及个人卫生，做好水源及粪便管理。呼吸道传染病，居室内应开窗通风，空气流通、空气消毒，个人戴口罩。虫媒传染病，应有防虫设备，并采用药物杀虫、防虫、驱虫。

（3）保护易感人群：加强人群免疫，以提高人体免疫力。免疫接种是最经济、最有效的预防措施。目前国家免疫规划包括乙肝疫苗、卡介苗、脊灰疫苗、百白破疫苗、麻疹疫苗和白破疫苗、甲肝疫苗、流脑疫苗、乙脑疫苗、麻腮风疫苗。增强机体免疫力，也是预防和减少传染病的重要措施。主要通过健康教育提高人群的卫生知识水平，养成良好的卫生习惯，做到合理膳食，坚持锻炼，保持愉快的心情等。

2. 病人的综合管理

（1）专科护理：传染病属于专科护理，需要做好：①传染病隔离及消毒，防止疾病扩散及交叉感染；②做好各种传染病的标本采集，并及时送检，以保证结果的准确性；③及时、准确地报告疫情；④做好病情的观察，及时了解病人病情变化，治疗及护理效果，有无并发症等；⑤做好医护自身防护。

（2）心理护理：传染病病人一般需要隔离，病人易产生被隔离、被歧视、被抛弃的感觉，因此，社区护士要向病人讲解传染病的传播途径和防治原则，使病人能够自觉遵守隔离制度，安心养病，以利早日恢复健康。同时在对传染病病人护理中，需要应用心理学知识及原理，采取多层次护理方式，提供全面身心护理，以达到维护传染病人身心健康的目的。

3. 疫情报告　疫情报告是传染病发生和流行的重要信息，报告的及时、准确与否，对传染病的分析、预测和控制起着关键作用。《中华人民共和国传染病防治法》中明确规定了法定传染病应报告的种类、责任报告人、报告时限、报告方式，以及发生重大疫情和自然灾害时疫情报告的要求。

传染病报告时限为：①责任报告单位和责任疫情报告人发现甲类传染病和乙类传染病中的肺炭疽、传染性非典型肺炎、脊髓灰质炎、人感染高致病性禽流感的病人或疑似病人时，或发现其他传染病和不明原因疾病暴发时，应于 2 小时内将传染病报告卡通过网络报告；未实行网络直报的责任报告单位应于 2 小时内以最快的通讯方式（电话、传真）向当地县级疾病预防控制机构报告，并于 2 小时内向所辖网络直报单位寄送出传染病报告卡。②对其他乙、丙类传染病病人、疑似病人和规定报告的传染病病原携带者在诊断后，实行网络直报的责任报告单位应于 24 小时内进行网络报告；未实行网络直报的责任报告单位应于 24 小时内向所辖网络直报单位寄送出传染病报告卡。

县级疾病预防控制机构收到无网络直报条件责任报告单位报送的传染病报告卡后，应于2小时内通过网络直报。其他符合突发公共卫生事件报告标准的传染病暴发疫情，按《突发公共卫生事件信息报告管理规范》要求报告。

四、社区传染病的隔离与常用消毒方法

（一）隔离

隔离是指将病人或者病原体携带者安排在指定的隔离单位，暂时与人群隔离，积极进行治疗、护理，并对具有传染性的分泌物、排泄物、用具等进行必要的消毒处理，防止病原体向外扩散的医疗措施。隔离的种类包括：①呼吸道隔离：对由病人的飞沫和鼻咽分泌物经呼吸道传播的疾病，如流感、麻疹、百日咳、肺结核等，病人应住单人房，严格隔离。②消化道隔离：对病人的排泄物直接或间接污染食物、食具而传播的传染病，如细菌性痢疾、伤寒、甲型肝炎、戊型肝炎、阿米巴病等，最好一个病房只收治一个病种，否则，应特别注意加强床边隔离。③血液-体液隔离：对于直接或间接接触感染的血液及体液而发生的传染病，如乙型肝炎、丙型肝炎、艾滋病等，在一个病房只住有同种病原体感染的病人。④接触隔离：对病原体经体表或感染部位排出，他人直接或间接与破损皮肤或黏膜接触感染引起的传染病，如破伤风、梅毒、淋病和皮肤的真菌感染等，应做接触隔离。⑤昆虫隔离：对昆虫作为媒介传播的传染病，如乙脑、疟疾、斑疹伤寒、丝虫病等，应做昆虫隔离。病室应有纱窗、纱门，做到防蚊、防蝇、防螨、防虱等。⑥保护性隔离：对抵抗力特别低的易感者，如长期大量应用免疫抑制剂者、严重烧伤的病人、早产儿和器官移植病人等，应做保护性隔离。

（二）消毒

消毒是为了杀灭和清除存留在各种传播因素上的病原体，以控制传染病的传播，是切断传播途径的重要措施。

1. 消毒的种类　消毒有预防性消毒和疫源地消毒（包括随时消毒和终末消毒）两大类。

（1）预防性消毒：是指对无明显传染源存在但有可能遭到污染的场所及物品进行消毒以防止传染病发生，如饮水消毒、乳品消毒、医疗器械的消毒及公共场所的餐具、饮具消毒等。

（2）疫源地消毒：是对现存传染源或曾经存在过传染源的场所进行消毒，从而防止传染源的传播。随时对传染源的排泄物、分泌物（如肺结核病人的痰、痢疾病人的粪便等）及其污染的物品进行消毒为随时消毒。当传染源离开疫源地（如病人已转移、痊愈出院、死亡等）后，对其居留场所和被污染的物品进行彻底消毒为终末消毒。有关疫源地内针对各种传染病污染物的常用消毒方法详见表5-1。

表 5-1　传染病污染物体的常用消毒方法

物体名称	常用消毒方法
地面、墙壁、门窗	①0.2%~0.5%过氧乙酸溶液喷雾；②500~1000mg/L溴海因溶液喷雾；③1000~2000mg/L有效氯消毒剂溶液喷雾
空气	①房屋密闭，每立方米用15%过氧乙酸溶液7ml（1g/m³），放置瓷器或玻璃器皿中加热蒸发，熏蒸2小时；②2%过氧乙酸溶液（8ml/m³）气溶胶喷雾消毒
粪便、尿	①10%~20%含氯石灰（漂白粉）乳液，用量为粪便的2倍，一般作用2~4小时，病毒性肝炎6小时，肠炭疽、传染性非典型肺炎12小时；②稀便时直接加含氯石灰粉剂，用量为粪便的1/5，作用时间同上

续　表

物体名称	常用消毒方法
痰及口鼻分泌物	①纸盒盛装后焚烧；②加等量10%含氯石灰乳液作用1~2小时，病毒性肝炎作用2~4小时；③加等量0.5%~1.0%过氧乙酸溶液，作用30~60分钟；④加75%乙醇，用量为痰及分泌物的2倍，作用30~60分钟
呕吐物	使用含氯石灰粉剂，用量为呕吐物的1/5，霍乱作用2小时
脓液	①用10%含氯石灰上清液，作用2小时。肠炭疽、传染性非典型肺炎用20%浓度，作用12小时；②用0.5%过氧乙酸，作用30分钟。肠炭疽用1%浓度，作用1小时
便盆、痰杯	①2%~5%含氯石灰上清液，作用30~60分钟；②0.2%~0.5%过氧乙酸溶液洗净，浸泡30~60分钟；③5%~10%煤酚皂（来苏儿）溶液，作用1~2小时
书籍、纸币	①环氧乙酸熏蒸，用量2500mg/L，作用2小时；②甲醛（福尔马林）熏蒸，用量为50ml/L，作用1~2小时
食具	①煮沸消毒15~30分钟或流通蒸气消毒30分钟；②0.5%~1.0%过氧乙酸溶液，浸泡30~60分钟；③2%~5%含氯石灰上清液，浸泡30~60分钟
水果蔬菜等	①0.2%~0.5%过氧乙酸溶液洗净，浸泡10分钟；②0.5%~1.0%臭氧溶液洗净，作用5~10分钟；③100~200mg/L碘伏1∶10稀释，洗净，浸泡10~20分钟
饮用水	①煮沸5~10分钟；②含25%~32%有效氯的含氯石灰4~16mg/L，作用30分钟；③液氯，用量1~4mg/L，作用30分钟；④2.5%碘酊：取20ml碘酊加入50ml水中，作用10分钟即可饮用
剩余食物	煮沸10~20分钟，炭疽、结核和病毒性肝炎煮沸20~30分钟
日常用品（衣物等用具）	①高压蒸气灭菌；②煮沸10~15分钟；③过氧乙酸熏蒸，用量2500mg/L，作用2小时；④甲醛溶液熏蒸，用量为50mg/L；作用1~2小时，病毒性肝炎用量为125ml/m³，病毒性肝炎用量为125，作用3小时；⑤0.2%~0.5%过氧乙酸溶液洗净，浸泡30~60分钟；⑥0.3%过氧乙酸溶液或2%含氯石灰上清液浸泡30~60分钟，再用清水漂洗
手（病人和医务人员）	①0.2%过氧乙酸溶液浸洗1~2分钟后用水冲洗；②2%碘酊涂擦后用70%乙醇擦净；③75%乙醇浸泡5分钟；④0.1%苯扎溴铵浸泡5分钟
运输工具	①0.5%~1.0%过氧乙酸，作用30~60分钟，再用清水擦净；②5%~10%含氯石灰上清液喷雾或擦洗，作用30~60分钟
居室与家具	①0.5%~1.0%过氧乙酸溶液喷雾或擦拭，作用1~2小时；②2%过氧乙酸气溶胶熏蒸，用量8ml/m³，作用30分钟；③过氧乙酸熏蒸，用量3000mg/m³，作用60~90分钟；④甲醛熏蒸，用量为25~50ml/m³，作用12小时
尸体	①一般传染病尸体，用10%含氯石灰上清液喷雾或擦拭，作用至少30分钟；②鼠疫、霍乱、炭疽和非典型肺炎病人尸体，首先用棉球沾含氯消毒剂堵塞出口防止液体渗出，并用塑料薄膜包严，然后焚化、深埋2~3m，棺内尸体上下铺以3~4cm厚含氯石灰，并做好标记

第六章 常用护理技能操作流程

第一节 生命体征测量

一、测量体温法

【适用范围】

凡需检测体温及怀疑体温异常者均应测量并记录患者体温，以观察机体内在温度及病情变化与转归，为治疗、护理提供依据。

【社区情景】

患者，女性，59岁，到社区门诊就诊，主诉：畏寒、寒战。社区护士测量体温38.9℃，及时通知医生，遵医嘱给予相应处理。

【评估】

1. 患者年龄、病情、治疗等情况。

2. 是否存在影响体温测量准确性的因素。

3. 患者的心理状态、合作程度。

【准备】

护士：按要求着装，洗手、戴口罩。

患者：取舒适体位（坐位或卧位）、情绪稳定。测温前若有下列活动时，如运动、进食、冷热饮、冷热敷、沐浴、坐浴、灌肠等，应休息30分钟后再测量。

物品：治疗盘、体温计、纱布、记录本、笔和手表；若测肛温须另备润滑油、手套、消毒纱布、棉签、卫生纸、手消毒液。

环境：安静、整洁、安全。

【操作方法及程序】

携用物至患者床旁→核对→解释→选择测量体温的方法。

1. 试口温　将口表水银端斜放于患者舌下热窝处（舌下热窝是口腔中温度最高的部位，在舌系带两侧，左右各一）→嘱患者闭口勿咬体温计→3分钟后取出→擦净→读数→处理用物→手消→记录。

2. 试腋温　擦干腋下→体温计水银端放于腋窝深处紧贴皮肤→嘱患者屈臂过胸加紧，10分钟后取出→擦净→读数→处理用物→手消毒→记录。

3. 试肛温　取侧卧、俯卧、屈膝仰卧位暴露肛门→润滑肛表水银端→将体温计插入肛门3～4cm→扶持固定→3分钟后取出→卫生纸擦肛门→体温计用消毒纱布擦拭→读数→协助患者穿好裤子，取舒适卧位→处理用物→手消毒→记录。

【评价】

体温测量正确，患者安全、舒适，沟通及时。

【注意事项】

1. 幼儿、精神异常、昏迷、不合作、口鼻手术或呼吸困难者，不可测口温。进食、吸烟、面颊部做热、冷敷者，应推迟 30 分钟后，方可测口腔温度。

2. 腹泻、直肠或肛门手术、心肌梗死及某些心脏病患者，不可做直肠测温。坐浴或灌肠后需待 30 分钟，方可测直肠温度。

3. 对腋下有创伤、手术、炎症、腋下出汗较多、极度消瘦的患者，不适用腋下测温。

4. 发现体温和病情不相符合时，应重复测温，必要时可同时测量另一部位对照，以便得到更为准确的体温数值。

5. 为婴幼儿、意识不清或不合作患者测温时，护士须守候在旁或用手托扶体温计，以免发生意外。

6. 甩表时用腕部力量，不可碰及他物，以防碰碎。切忌把体温计放在热水中清洗或沸水中煮，以防爆裂。

7. 如患者不慎咬碎体温计时，应立即清除玻璃碎屑，再口服蛋清或牛奶延缓汞的吸收。病情允许者可服用粗纤维丰富的食物促使汞排泄。

8. 肛表、腋表、口表应分别清洁、消毒。

【提问】

1. 热型分为哪几类？

答：稽留热、弛张热、间歇热、不规则热。

2. 影响测量体温准确性的因素有哪些？

答：（1）生理变化：可随新陈代谢的上升而升高。

（2）时间：早晨 3~5 时最低，起床活动后逐渐上升，午后 5~7 时最高，晚上又逐渐下降。

（3）年龄：儿童比成年人略高，老年人偏低。

（4）性别：女性比男性稍高。

（5）此外，剧烈运动、情绪激动、大量食用蛋白质后以及外界气温升高等，均可使体温暂时轻度上升。

3. 为什么要加强对高热患者体温骤降的观察？

答：高热患者体温骤降时，常伴有大量出汗，以致造成体液大量丢失，年老体弱及心血管病患者极易出现血压下降、脉搏细速、四肢冰冷等虚脱或休克表现，因此应注意观察。一旦出现上述情况，应立即配合医生及时处理。不恰当地使用解热剂，可出现类似情况，故对高热患者应慎用解热剂。

二、测量脉搏、呼吸法

【适用范围】

凡需计数每分钟的脉搏、呼吸数，评价脉搏节律及强弱，以了解心脏负荷、心脏功能及周围血管的情况。观察患者的呼吸频率、节律、深度、音响、形态及有无呼吸困难等。

【社区情景】

患者，男性，56 岁，出现心悸、气短、呼吸急促、口唇轻度发绀，到社区门诊就诊。测量脉搏：98 次/分，节律不齐，一分钟可测到期前收缩 10 次，呼吸 28 次/分，及时通知值班医生，遵医嘱给予相应处理。

【评估】

1. 患者年龄、病情、治疗等情况。

2. 患者自理能力及心理状况。

3. 有无影响脉搏、呼吸测量的因素。

【准备】

护士：按要求着装，洗手、戴口罩。

患者：体位舒适（取坐位或卧位），情绪稳定，测脉搏、呼吸前有下列活动，如剧烈运动、紧张、恐惧、哭闹等，应休息 20~30 分钟后再测量。

物品：手表、记录单、手消毒液、笔，必要时备听诊器。

环境：整洁、安静、安全。

【操作方法及程序】

1. 测量脉搏

（1）正常脉搏测量　备齐用物携至患者床旁→核对、解释→患者取卧位或坐位手腕伸展，手臂放舒适位置→护士将示指、中指、环指的指端按压在桡动脉处，力量适中→测 30 秒×2→手消毒→记录。

（2）脉搏短绌测量　由两名护士同时测量，一人听心率，另一人测脉搏，由听心率者发出"开始"或"停"口令，计时 1 分钟。以分数式记录，记录方式为心率/脉搏。在体温单上，心率用红圈表示，脉搏用红点表示，两者用红线相连。

2. 测呼吸　备齐用物携至患者床旁→核对、解释→协助患者取舒适体位→护士将手放在患者的诊脉部位似诊脉状→观察患者胸部或腹部起伏→观察呼吸频率（一起一伏为一次呼吸）、深度、节律、音响（蝉鸣样呼吸、鼾声呼吸等）及有无呼吸困难→正常呼吸测 30 秒×2→记录。

【评价】

测量脉搏、呼吸方法正确，结果准确。患者感觉安全、舒适，沟通及时。

【注意事项】

1. 诊脉前应使患者安静，如有剧烈活动，应先休息 20 分钟后再测量。

2. 不可用拇指诊脉，因拇指小动脉易与患者的脉搏相混淆。

3. 对心脏病患者应测脉搏 1 分钟，对有脉搏短绌的患者，应由两人同时分别测量脉搏与心率 1 分钟，以分数方式记录，即心率/脉率。

4. 除桡动脉以外，可测颞动脉、肱动脉、颈动脉、股动脉、腘动脉、足背动脉等。

5. 为偏瘫患者测量脉搏，应选择健侧肢体。

6. 测量呼吸前，应使患者安静，如有剧烈活动，应先休息 20 分钟。

7. 测量时不能与患者讲话，呼吸不规则的患者及婴儿应测量 1 分钟。

【提问】

1. 什么是脉率、脉律、速脉、缓脉、间歇脉、脉搏短绌？

答：脉率：每分钟脉搏搏动的次数。正常成人在安静时的脉搏每分钟为 60~100 次。

脉律：脉搏的节律性。正常脉搏的节律应是搏动均与二间隔时间相等。

速脉：成人脉率每分钟超过 100 次。

缓脉：成人脉率每分钟低于 60 次。

间歇脉：即在一系列正常均匀的脉搏中，出现一次提前而较弱的脉搏，其后有一较正常延长的间歇，称间歇脉或期前收缩。

脉搏短绌：单位时间内脉率少于心率。其特点是心律完全不规则，心率快慢不一，心音强弱不等，这种现象称脉搏短绌或无规律的不整脉。

2. 脉搏短绌患者如何测量脉搏？

答：出现脉搏短绌应由两人同时测量，一人听心率，一人测脉搏，两人同时开始计数，时间一分钟。

3. 怎样观察异常脉搏？

答：注意速率的改变、节律的改变、脉搏强弱的改变、动脉壁的弹性和动脉走行深浅的异常。

4. 呼吸频率异常的有哪些种类？

答：成人安静状态下，正常频率为 16~20 次/分，节律规则，呼吸运动均匀无声且不费力。

呼吸过速：呼吸频率超过每分钟 24 次。

呼吸过缓：呼吸频率低于每分钟 12 次。

三、测量血压法

【适用范围】

需测量血压值，观察血压的动态变化，为治疗与护理提供依据。

【社区情景】

患者，男性，70 岁，下午起床活动后诉头晕、头痛。嘱患者卧床休息，到社区健康小屋测量血压，结果为 160/100mmHg，嘱其找医生就诊。

【评估】

1. 患者年龄、病情、基础血压及治疗用药情况。

2. 患者心理状态、合作程度。

3. 有无影响血压测量的因素。

【准备】

护士：按要求着装，洗手。

患者：心情平静，取舒适体位（坐位或卧位时"二平"）。

物品：血压计、听诊器、手消毒液、记录本、笔。

环境：安静、舒适。

【操作方法及程序】

检查血压计（玻璃管有无裂损，水银有无漏出，汞柱是否归零，加压气球、橡胶管有无老化、漏气，听诊器是否完好等）→备齐用物携至患者床旁→核对、解释→体位：手臂位置（肱动脉）与心脏同一水平，坐位平第四肋，卧位平腋中线→卷袖，衣袖不可过紧，暴露上臂，手掌向上，肘部伸直→打开血压计垂直放妥→开启水银槽开关→驱尽袖带空气→平整的缠于上臂中部，下缘距肘窝 2~3cm，松紧以能插入一指为宜→手置听诊器胸端于肱动脉搏动处，轻加压→另一手关气门向袖带内注气，至肱动脉搏动消失再升高 20~30mmHg→缓慢放气，速度以水银柱每秒下降 4mmHg 为宜→注意水银柱刻度→第一声数值为收缩压→变音或消失为舒张压→测量结束，松袖带、排尽袖带内余气、关气门、整理入盒内→血压计盒盖右倾 45°，使水银全部流回槽内，关闭水银槽开关→盖上盒盖，平稳放置→协助患者取舒适体位→处理用物→手消毒→记录，用分数式，收缩压/舒张压。

【评价】

测量方法正确，结果准确。患者感觉安全、舒适，沟通及时。

【注意事项】

1. 对需要长期密切观察血压的患者应定时间、定部位、定体位、定血压计，以保证测得血压值的准确性与可比性。

2. 充气不可过猛、过高，防止水银外溢；放气不可过快过慢，以免读值误差。

3. 当动脉搏动音听不清或异常时，应分析排除外界因素，需重复测量时，应将袖带内气体驱尽，汞柱降至零点，稍等片刻后再测量，测量结果应取平均值。

4. 偏瘫患者测量健肢。

5. 舒张压变音和消失音相差较大时，应同时记录两个数值。

【提问】

1. 影响血压的因素有哪些?

答：（1）心脏的收缩力与排血量。

（2）大动脉管壁的弹性。

（3）全身各部细小动脉的阻力及血液黏稠性。

（4）有效循环血量。

2. 对要求密切观察血压的患者，测量血压时应做到哪四定? 为什么?

答：四定就是定时间、定部位、定体位和定血压计。做到四定就能排除以上四种客观因素对血压的影响，使测得的血压相对准确，有利于病情观察。

3. 患者在坐位或卧位时测量血压，应采取什么位置?

答：测患者肱动脉血压时，应先露出一臂至肘上，伸直肘部，手掌向上，使肱动脉与心脏在同一水平面上。坐位时，肱动脉应与第4肋软骨平，卧位时与腋中线平。

第二节 注 射 法

一、皮内注射法

【适用范围】

用于过敏试验、预防接种及局部麻醉的前驱步骤。

【社区情景】

患者，女性，45 岁，因咽喉炎反复不愈来社区就诊，医嘱给予头孢曲松钠静脉输液治疗，来注射室做过敏试验。

【评估】

1. 患者的病情，合作程度。

2. 有无药物过敏史。

3. 注射部位皮肤状态情况（炎症、瘢痕、硬结、血管）。

【准备】

护士：按要求着装→洗手→戴口罩→备齐用物。

患者：坐位或卧位，暴露前臂。

物品：治疗盘、治疗巾、无菌 1ml 注射器、按医嘱备药液、医嘱执行单、无菌棉签、75%乙醇、0.1%肾上腺素 1 支与 2ml 注射器、手消毒液、笔、污物碗。

环境：清洁、舒适。

【操作方法及程序】

携物至床旁→核对→向患者解释操作的目的、方法→询问过敏史→选择部位（前臂掌侧下 1/3 处）→消毒皮肤→排气→核对→绷紧皮肤，针头斜面向上呈 5°角进针→固定针栓并注入 0.1ml 药液→拔针→核对→向患者讲解注意事项，勿按揉局部→整理床单位→整理用物，分类处理→手消毒并在临时处置条上签字→20 分钟内观察结果并记录。

【评价】

操作方法正确，皮丘符合要求，结果判断正确。

【注意事项】

1. 勿用碘酊消毒皮肤，嘱患者勿揉擦、覆盖注射部位，以免影响结果的观察。

2. 药液要现用现配，剂量要准确。

3. 做皮试前必须询问有无过敏史，有过敏史者不可做试验。

4. 必要时药敏试验需作对照。即在另一前臂相同部位，注入 0.1ml 生理盐水，20 分钟后，对照观察结果。

【提问】

1. 如何判断皮试结果？

答：阴性：局部皮丘大小无改变，周围不红肿，无红晕，全身无自觉症状，无不适表现。阳性：局部皮丘隆起，并出现红晕，硬块，直径大于 1cm 或红晕周围有伪足、痒感；可有头晕、心慌、恶心等不适，严重时可出现过敏性休克。

2. 皮内注射的注意事项？

答：（1）皮试前应询问病史，有过敏史者不可做试验。

（2）药液要现用现配，在有效期内，剂量要准确。

（3）勿用碘酒消毒皮肤，嘱患者勿揉擦，勿覆盖注射部位，以免影响反映的观察。

（4）注意进针角度及深度，以针头斜面全部进入皮肤内即可。

（5）必要时药敏试验需要对照，即在另一前臂相同部位，注入 0.1ml 生理盐水，20 分钟后，对照观察反应。

二、皮下注射法

【适用范围】

1. 需迅速达到药效和不能或不宜经口服给药时采用。

2. 预防接种。

3. 局部供药，如局部麻醉用药。

【社区情景】

患者，女性，51 岁，近 3 个月以来，无明显诱因出现口干、多饮、食欲亢进，伴体重下降 3 千克。病程中不伴发热、盗汗、腹痛、腹泻、恶心、呕吐、反酸、嗳气等症，空腹血糖升高 12.1mmol/L 来我社区中心就诊。医嘱给予口服二甲双胍等降糖药物治疗，控制饮食、运动等方法，但效果不明显，近日体检查空腹血糖达 14.5mmol/L，再次来我社区中心就诊。医嘱给予注射胰岛素治疗，第一次剂量 8U，皮下注射。

【评估】

1. 患者的年龄、病情，合作程度。

2. 注射部位皮肤、组织状态。

3. 药物的性质。

【准备】

护士：按要求着装→擦车、擦治疗盘→洗手并擦干→戴口罩。

患者：坐位或卧位。

物品：治疗盘、治疗车、治疗巾、无菌注射器、碘伏、无菌棉签、按医嘱准备药液、医嘱执行单、手消毒液、医用垃圾盒、锐器盒、生活垃圾盒。

环境：清洁、舒适。

注射部位：上臂三角肌下缘、上臂外侧、腹部、后背、股外侧方。

【操作方法及程序】

抽吸药液：核对医嘱→将药物与注射卡核对→检查药物有无变色、混浊等→将安瓿尖端药液弹至体部→消毒颈部→用砂轮在安瓿颈部画一锯痕→消毒颈部→折断安瓿→检查注射器包装有无漏气、有无过期现象→抽吸药液前核对安瓿→按正确手法抽吸药液→抽吸药液后再核对安瓿→将注射器放在无菌盘中。

注射：携物置床旁→向患者解释并查对→选择部位→消毒皮肤→排气→查对→左手绷紧皮肤，右手示指固定针栓，针头斜面向上与皮肤呈 30°~40°角，刺入针头 2/3→左手抽回血→缓慢而均匀注药→拔针→按压针眼再次查对→为患者整理衣服、与患者进行解释→用物分类处理→手消毒→在注射卡执行处打勾、签字。

【评价】

部位选择正确，操作方法正确，动作轻稳；患者体位舒适，痛感较小。

【注意事项】

1. 长期注射者应每次更换注射部位。

2. 注射少于 1ml 药液时必须使用 1ml 注射器。

3. 注射时，左手绷紧皮肤，右手示指固定针栓，过瘦者可捏起注射皮肤，减少注射角度。

4. 针头刺入角度不宜超过 45°，以免刺入肌层。

5. 尽量避免应用对皮肤有刺激作用的药物做皮下注射。

【提问】

皮下注射选择的部位有哪些？

答：皮下注射部位应选择：上臂三角肌下、臂外侧、股外侧位、腹部等。

三、肌内注射法

【适用范围】

1. 需迅速发挥药效或不能经口服途径的药物。

2. 不宜或不能做静脉注射的药物，又要求比皮下注射更迅速发生药效。

3. 注射刺激较强或药量较大的药物。

【社区情景】

患者，女性，62 岁，因右下肢放射性疼痛、麻木，诊断为腰椎间盘突出症，到社区门诊就医。医嘱给予腺苷钴胺 1.5g，维生素 B_1 100mg，肌内注射，嘱其卧床休息。

【评估】

1. 患者的年龄、病情，合作程度。

2. 注射部位局部皮肤、组织状况。

3. 药物的量及性质。

【准备】

护士：按要求着装→擦车、擦治疗盘→洗手、戴口罩。

患者：取舒适体位（坐位、侧卧位、俯卧位、仰卧位）。

物品：治疗车、治疗盘、治疗巾、无菌注射器、医嘱药物、医嘱执行单、无菌棉签、碘伏、手消毒液、笔、医用垃圾盒、锐器盒、生活垃圾盒。

环境：清洁安静，遮挡患者。

【操作方法及程序】

抽吸药液：核对医嘱→将药物与注射卡核对→检查药物有无变色、混浊等→将安瓿尖端药液弹至体部→消毒颈部→用砂轮在安瓿颈部画一锯痕→消毒颈部→折断安瓿→检查注射器包装有无漏气、有无过期现象→抽吸药液前核对安瓿→按正确手法抽吸药液→抽吸药液后再核对安瓿→将注射器放在无菌盘中。

注射：携物置床旁→向患者解释并执行查对制度→选部位（臀大肌、臀中肌、臀小肌）→暴露注射部位→常规消毒皮肤→排气→核对→左手夹棉签并绷紧皮肤→右手持针并快速进针→抽回血→注药→拔针→按压针眼并再次查对→协助患者取舒适体位、与患者进行解释→整理用物、分类处理→手消在注射卡上记录签字。

【评价】

部位选择正确，操作方法正确，动作轻稳，患者体位舒适，痛感较小。

【注意事项】

1. 选择合适的注射部位，避免刺伤神经和血管，不能在有炎症、硬结、破损、瘢痕等部位注射，出现局部硬结，可采用热敷、理疗等方法。

2. 特殊药物除外，注射时要做到"二快一慢"，即进针和拔针快，推药慢。

3. 若回抽时有血液，可拔出少许再回抽，无回血方可推药；如仍有回血，须拔出后另行注射。

4. 长期注射者注意更换注射部位，并选择细长针。

5. 同时注射多种药液时，先注射刺激性较弱的药液，后注射刺激性较强的药液。

6. 需要 2 种以上药物混合注射时，遵医嘱及药品说明书使用药品，并注意配伍禁忌。

7. 2 岁以下婴幼儿不宜选臀大肌注射，避免损伤坐骨神经，应选用臀中肌、臀小肌注射。

8. 告知患者注射时配合事项，如侧卧位时上腿伸直、下腿稍弯曲，俯卧位时足尖相对，足跟分开。

9. 告知患者药物作用和注意事项。

10. 观察注射后疗效和不良反应。

11. 切勿将针头全部刺入，以防针梗从根部折断。

12. 并发症的预防

（1）药液回渗：用 Z-track 肌内注射法；肥胖患者采取臀大肌注射时选择适当长度的注射针头可减少药液的外渗。

（2）局部硬结：对体质较差，局部循环不良者，注射后进行局部热敷；注射难溶的药液前，充分摇匀待药物完全溶解后方可注射；注射难以吸收的药物、刺激性较强的药物或肥胖患者应做深部注射；长期注射患者要有计划地轮换注射。

（3）感染：要严格遵守无菌操作原则；不使用过期注射器，操作前必须检查注射器的有效期；注射器及针头如有污染要立即更换。

（4）神经损伤：根据药物的剂量和性质决定进针的深度，选择正确的注射部位。①十字法，即从臀裂顶点、向左或右侧画一水平线，然后从髂嵴最高点作一垂线平分线，在外上 1/4 的三角区为臀部肌内注射安全区；②连线法是取髂前上棘与尾骨连线的外上 1/3 处为注射安全区。

（5）晕厥：注射前做好准备工作，认真耐心做好解释，让患者有心理准备；注射时与患者有效地沟通，消除紧张情绪；提高注射水平，两快一慢，做到无痛注射。有晕厥史者也可让其卧于床上再注射。

（6）断针、注射性肌痉挛：注射前仔细检查注射器质量，检查针头与针栓连接处是否牢固；嘱患者取舒适的体位，肌肉放松；进针避开硬结及瘢痕。

【提问】

1. 肌内注射的部位选择方法有哪些？

答：部位一般选择肌肉肥厚，远离大血管的部位其中以臀中肌、臀小肌注射法最常用，此处脂肪组织较薄。还有股外侧肌及外侧肌及上臂三角肌处。

2. 臀部肌内注射十字法、联线法的定位方法？

答：（1）十字法：即从臀裂顶点，向左或向右侧画一水平线，然后从其髂嵴最高点做一垂直平分线，在外上 1/4 的区域（避开内角）为臀部肌内注射安全区。

（2）联线法：取髂前上棘与尾骨连线处外上 1/3 处为注射区。

四、静脉注射法

【适用范围】

1. 药物不宜口服及皮下、肌内注射时，需要迅速发挥药效。

2. 做诊断性检查，由静脉注入药物，如造影等

3. 用于静脉营养治疗。

【社区情景】

患者，女性，35 岁，因皮肤瘙痒难忍，到附近社区门诊就诊。医嘱给予 25% 葡萄糖注射液 20ml，10% 葡萄糖酸钙注射液 1g，缓慢静脉注射。

【评估】

1. 患者的年龄、病情，合作程度、局部皮肤、血管情况。

2. 患者有无特殊需要。

【准备】

护士：按要求着装→洗手、戴口罩。

患者：坐位或卧位。

物品：治疗盘、治疗车、治疗巾、根据药量备注射器，7~9 号针头或头皮针，根据医嘱备药液、止血带、棉垫、无菌棉签、碘伏、医嘱执行单、笔、手消毒液。

环境：清洁、舒适。

【操作方法及程序】

抽吸药液：核对医嘱→将药物与注射卡核对→检查药物有无变色、混浊等→将安瓿尖端药液弹至体部→消毒颈部→用砂轮在安瓿颈部画一锯痕→消毒颈部→折断安瓿→检查注射器包装有无漏气、有无过期现象→抽吸药液前核对安瓿→按正确手法抽吸药液→抽吸药液后再核对安瓿→将注射器放在无菌盘中。

注射：携物置床旁→向患者解释操作的目的、方法及所注药物并核对→扎止血带（在穿刺部位上方 6cm 处）→选血管→松止血带→碘伏消毒第一次（范围距穿刺点直径 5cm）→扎止血带，嘱患者握拳，碘伏消毒第二次（消毒范围小于第一次）→排气→再次核对→绷紧皮肤进针→见回血沿血管进针少许→松止血带并嘱患者松拳→固定针栓缓慢注入药液→同时观察患者反应及局部情况→注射毕拔针→按压穿刺点不少于 5 分钟，同时再次查对→整理床单位、与患者进行解释→整理用物并分类处理→手消毒并签字、记录。

【评价】

1. 动作轻巧、准确，操作正规，病人感觉良好。

2. 与患者沟通语言、态度亲切，内容适当。

【注意事项】

1. 如一次穿刺失败，重新穿刺需更换部位。

2. 如需长期静脉给药者，应保护血管，由远心端至近心端选择血管穿刺。

3. 根据病情及药物性质，掌握推注药物的速度并观察注射局部及患者反应。

4. 在紧急情况下，可行股静脉穿刺给药，结束时注意加压止血。对有出血倾向的患者慎用。

5. 对组织刺激性较强的药物，应另备抽吸好生理盐水的注射器和头皮针，先做穿刺，并推注少量生理盐水，证实针头确在血管内后，调换有药液的注射器进行推注，防止药物外溢至组织而发生坏死。

【提问】

1. 推注药液时的注意事项有哪些？

答：（1）需长期静脉给药者，为保护静脉，在同一肢体上应遵循先下后上、由远端到近端地选择静脉进行穿刺的原则。

（2）根据病情及药物性质，掌握注入药物的速度，并随时听取患者的主诉，观察注射部位及病情变化，发生局部肿胀或其他异常情况应立即停止注射。

（3）对组织有强烈刺激的药物，应另备抽吸有生理盐水的注射器，注射时先作穿刺，并注入少量生理盐水，确定针头在血管内，再调换所需药液的注射器，以防药液外渗引起局部坏死。

（4）遇有难以固定的穿刺部位或不合作的患者，可用注射器接头皮穿刺针穿刺，穿刺后稍做固定后再推注，以防针头滑出静脉。

2. 静脉注射的推注原则是什么？

答：（1）严格执行查对制度和无菌操作原则。

（2）选择静脉时应选择粗直、弹性好、易于固定的静脉。

（3）边推边抽。

五、密闭式静脉输液法

【适用范围】

不能经口服、肌内注射、直肠的方法给药，必须通过静脉输液。

【社区情景】

患者，男性，55 岁，有脑梗死病史。近 3 日来头晕，来附近社区就诊。测血压 135/80mmHg，脉搏 70 次/分，活动自如，生活能自理。医嘱给予灯盏花素 50mg 加入生理盐水 250ml，静脉输液治疗。

【评估】

1. 患者年龄、病情、自理程度、合作程度及有无特殊需要。

2. 了解局部皮肤及血管情况。

3. 需注入药物的性质。

【准备】

护士：按要求着装→洗手、戴口罩。

患者：按需要排尿→取舒适体位（必要时护士协助）。

物品：无菌物品：输液器 1 套、头皮针 1 个、药液、棉签、碘伏。

一般物品：止血带、胶布、开瓶器、输液架、治疗车、治疗盘、医用垃圾盒、生活垃圾盒、锐器盒、输液卡、手表、笔、手消毒液。

环境：安静、清洁、舒适。

【操作程序及方法】

准备药液：准备用物→药物与静点条核对→查液体质量、有无过期→贴输液卡于瓶或袋上→套网套→瓶或袋开盖→消毒瓶塞→药物与静点条核对无误→检查药物性质、有无过期→将安瓿尖端药液弹至体部→消毒颈部→用砂轮在安瓿颈部画一锯痕→消毒颈部→折断安瓿→检查注射器包装有无漏气、有无过期现象→抽吸药液前核对安瓿→按正确手法抽吸药液→抽吸药液后再核对安瓿→将药物加入到液体中→检查输液器是否合格→连接输液器→再次核对静点条。

输液：推车携用物置床旁→查对→向患者解释→挂输液瓶或袋→第一次排气→扎止血带、选血管→松止血带、碘伏消毒皮肤第一次→撕胶布 4 条→扎止血带、碘伏消毒第二次→第二次排气→核对→嘱握拳→穿刺→见回血后"三松"→胶布固定→再次核对→调节滴速→观察输液情况→向患者交代注意事项→整理床单位→整理用物并分类处理→手消毒并在静点条上记录签字。

【评价】

1. 操作方法正确，动作轻柔，点滴通畅，无菌观念明确。

2. 患者痛感较小，无不适感。

3. 观察、处理故障正确，操作时间小于 15 分钟。

【注意事项】

1. 严格执行查对制度及无菌操作原则。至少同时使用两种以上信息确认患者身份。

2. 选择粗直、弹性好、易固定的静脉，避开关节和静脉瓣，下肢静脉不应作为成年人穿刺血管的常见部位。对昏迷、小儿等不合作的患者应选用易固定部位穿刺，并以夹板妥善固定防脱出。

3. 在满足治疗需要的前提下选用最细最短的留置针。

4. 大量输液时，根据医嘱合理安排输液计划。

5. 输注 2 种以上药液时，注意配伍禁忌和配置要求。

6. 连续输液应 24 小时更换输液器；加强巡视，观察病情和输液反应。

7. 告知患者或家属不可随意调节滴速，出现异常及时通知医护人员。

8. 对长期输液患者，推荐使用套管针，注意保护、交替使用静脉。

9. 不应在输液侧肢体上端使用血压袖带和止血带。

10. 患者如有疑问时应核对清楚再输入，有不适时（如有心悸、畏寒、持续咳嗽等情况），停止输液，给予相应治疗处理，及时通知医生处理，必要时封存药液进行药检。

11. 输液完毕，关紧输液器，以棉签轻按穿刺点上方，拔除针头，嘱患者按压 3 分钟以上，穿刺处不出血为止。

12. 用物处理　一次性输液器毁型及用过的棉签放在医用垃圾桶内；用过的针头放在锐器盒内，用过的止血带浸泡在 500mg/L 含氯消毒液内 30 分钟。

【提问】

1. 静脉输液速度的调节依据是什么？应如何调节？

答：静脉输液的速度是根据患者年龄、病情及药物性质进行调节

（1）一般成人 40～60 滴/分，儿童 20～40 滴/分。

（2）对年老、体弱、婴幼儿、心肺及肾功能不良者输入速度宜慢。

（3）脱水严重、心肺功能良好者及休克患者输液速度可快。

（4）一般溶液的输入速度可稍快，高渗盐水、含钾药物、升压药物输入速度宜慢。

2. 输液过程中出现不良反应应如何判断及处理？

答：（1）发热反应

判断：发热反应多发生于输液后数分钟至 1 小时，表现为畏寒、寒战和发热，轻者体温在 38.0℃左右，停止输液后数小时可自行恢复正常。严重者初起寒战，继之高热，体温可达 40.0℃，并伴有恶心、呕吐、头痛等全身症状。

处理：①预防：输液前认真检查药液质量，输液器包装及灭菌日期、有效期等，防止致热物质

进入体内；②如出现反应根据病情减慢输液速度或停止输液，立即报告医生；③对症处理：寒战时适当调节室温，注意保暖，高热时物理降温；④遵医嘱给予抗过敏药物或激素治疗；⑤保留剩余溶液输液器，必要时送检验室做细菌培养找原因。

（2）急性肺水肿

判断：输液过程中患者突然出现呼吸困难、胸闷、气促、咳嗽、咳粉红色泡沫样痰。严重时，痰液可从口、鼻涌出，听诊肺部布满湿啰音，心率快且节律不齐。

处理：①预防：密切观察病情，对老年人、儿童、心肺功能不良者控制输液速度及输液量；②发现上诉症状立即停止输液，呼吸困难者端坐位，双腿下垂减少回心血量，立即通知医生；③保持呼吸道通畅，清理呼吸道分泌物；④立即加压给氧减少肺泡内毛细血管渗出液的产生，给予50%乙醇湿化吸氧降低肺泡内泡沫的表面张力；⑤必要时进行四肢轮扎。

（3）静脉炎

判断：输液部位沿静脉走向出现条索状红线，局部组织发红、肿胀、灼热、疼痛等症状。

处理：①预防：严格执行无菌操作，刺激性药物应充分稀释后使用，防止药物漏出血管外，并建议使用中心静脉导管；②出现症状应停止在原静脉部位继续输液，将患肢抬高限制活动，局部用50%硫酸镁溶液湿热敷或涂多磺酸黏多糖软膏（喜辽妥），促进炎症消散。

（4）空气栓塞

判断：患者感到胸部异常不适或有胸骨后疼痛，随即出现呼吸困难、严重发绀、有濒死感，听诊心前区可闻及响亮持续的水泡声。

处理：①预防：输液前排净输液管内空气，保证各连接处连接紧密，加压输血输液时，应加强巡视，必要时专人看护，防止液体走空；②出现上诉症状立即停止输液，报告医生并配合抢救；③安置患者于左侧卧位和头低足高位，使阻塞气泡向上飘逸至右心室尖部，避开肺动脉入口；④给予氧气吸入，纠正缺氧状态；⑤安慰患者及家属，减轻恐惧。

3. 输液的目的是什么？

答：（1）维持水和电解质失调，维持酸碱平衡。

（2）补充营养，维持热量。

（3）输入药物，达到治疗疾病的目的。

（4）抢救休克，增加循环血量，维持血压。

（5）输入脱水剂，提高血液渗透压，达到减轻脑水肿、降低颅内压、改善中枢神经系统功能的目的。同时借高渗作用，回收组织水分进入血管内通过肾脏排出，达到利尿消肿的作用。

4. 输液的适应证是什么？

答：（1）大出血、休克、严重烧伤的患者。

（2）剧烈恶心、呕吐、腹泻的患者。

（3）不能经口进食的患者、吞咽困难及胃肠吸收障碍的患者。

（4）严重感染、水肿等患者。

六、真空静脉采血

【适用范围】

1. 采全血标本测定血液中某些物质的含量，如肌酐、肌酸、尿素氮、血糖等。

2. 采血清标本测定血清酶、电解质、肝功能、脂类等。

3. 采血培养标本培养血液中的致病菌。

【社区情景】

患者，女性，54 岁，右上腹痛，两肋胀满，反酸 2 个月余，来附近社区医院综合内科就诊。医嘱需做胃镜检查，检查前做常规实验室检查：肝功能、乙肝表面抗原、丙肝抗体、艾滋病抗体。

【评估】

患者的年龄、病情、合作程度，局部皮肤血管情况，解释采血目的、方法。

【准备】

护士：按要求着装→洗手、戴口罩。

患者：坐位或卧位。

物品：治疗盘、真空采血器、真空采血管、无菌注射器、试管、止血带、一次性垫巾、化验单、无菌棉签、碘伏、手消毒液。

环境：清洁、舒适。

【操作方法及程序】

真空静脉采血法：携物置床旁→查对→向患者解释采血的目的、量→扎止血带→选血管→松止血带→碘伏消毒→扎止血带，嘱握拳→碘伏消毒→核对→绷紧皮肤进针→将真空管与采血器相连→抽毕→将真空管从采血器上拔除→嘱患者松拳，松止血带→拔针、用干棉签按压针眼 5 分钟→将患者衣袖拉下→再次核对（化验单、血标本、患者）→整理用物、分类处理→手消毒→记录→通知送检。

【评价】

操作准确、符合"一人、一针、一管、一巾、一用、一消毒"，患者痛感较小，无不适反应。

【注意事项】

1. 在安静状态下采集血标本。

2. 若患者正在进行输液治疗，应从非输液侧肢体采集。

3. 按化验项目选用合适的真空采血管，同时采集多种血标本时，根据采血管说明要求依次采集血标本。

4. 采集多管血时，一定要固定好针头，以免多次换管造成血管损伤，导致血肿。

5. 有抗凝剂的化验项目，采血量必须到所指定的刻度，采集后轻摇抗凝管 5 次。

6. 采集血时尽可能缩短止血带的结扎时间，系止血带不要超过 2 分钟。

7. 告知患者血标本采集的目的及配合方法，如需空腹采集血标本应提前通知患者。

8. 告知患者正确按压穿刺部位的方法及按压时间，以免发生皮下淤血。

9. 采集血标本时不能在患者的患肢取血。

10. 真空采血不成功的常见原因　针头没有完全插入静脉或没有碰到静脉、止血带太紧或扎的时间太长，阻止血流、采血管内负压不足（之前试管被穿刺或打开）、静脉塌陷。

11. 真空采血易出现问题　皮下淤血、抗凝血液凝固、穿刺部位感染、神经损伤。

12. 标本采集后尽快送检，送检过程中避免过度震荡。

【提问】

1. 标准预防的基本特点有哪些？

答：（1）既要防止血源性疾病的传播，也要防止非血源性疾病的传播。

（2）强调双向防护，即防止疾病从患者传至医护人员，又要防止疾病从医护人员传至患者。

（3）根据疾病的主要传播途径，采取相应的隔离措施，包括接触隔离、空气隔离和微粒隔离（空气飞沫）。

（4）实施"标准预防"是医院感染控制的主要策略。

2. 如何预防针刺伤？

答：（1）处理针头时不要太匆忙，手持针头和锐器时，不要让锐利面对着他人，以免刺伤他人。

（2）在为不合作患者取血时，应取得同事的协助。

（3）如将用过的针头回帽，为防止刺伤自己的手，则采用单手技术或尽量不回帽。

（4）用过的针头丢入伸手可及的锐器盒内。

（5）不要将针头放入已经过满的锐器盒内。

（6）针头用过后及时处理，不要将其留在治疗台或治疗车上，以免刺伤他人。

（7）不要将针头丢在一般的垃圾桶内，以免刺伤保洁员。

（8）绝不徒手处理污染后的针头。

（9）操作完毕后，再脱手套。

3. 如何预防神经损伤？

答：选择粗的表露的血管；采血不要局限肘正中静脉；采血时用浅的角度穿刺进针；静脉取血的上肢肘部要伸直；一次性穿刺过深当要拔浅时，要尽量避免边拔穿刺针边左右探查血管。

4. 如何预防穿刺部位感染？

答：真空采血过程必须执行无菌技术原则，采血管必须全部灭菌；套筒一次性使用；真空采血管在室温下使用；采血中不要动采血管。

采集血过程中不要用手指给静脉施压；采集取血液量到指定的量时，应立即从针上拔除采血管；最后的采血管从针拔去后再解除止血带。

5. 采血管使用顺序是什么？

答：血清-血凝-红细胞沉降率-肝素-EDTA-其他。

6. 血标本采集原则？

答：（1）按医嘱采集标本。

（2）采集前做好充分准备。

（3）严格执行查对制度。

（4）掌握正确采集标本的方法。

（5）及时送检。

第三节　肠内营养-鼻饲法

鼻饲法（胃管置入）

【适用范围】

1. 不能经口进食患者，如昏迷、口轻疾患或口腔手术及不能张口者、食管癌术后者。

2. 拒绝进食者。

3. 早产婴儿和病情危重的婴儿。

【社区情景】

患者，女性，69 岁，行食管癌切除，食管、胃弓下吻合术后 5 天转入社区综合内科。血压 130/70mmHg，脉搏 92 次/分，体温 37.1℃。留置胃管脱出，遵医嘱重新留置胃管，留置胃管成功。

【评估】

1. 患者病情、意识状态、耐受及合作程度。

2. 患者鼻黏膜有无肿胀、炎症，有无鼻中隔偏曲、鼻息肉等。

【准备】

护士：按要求着装，洗手戴口罩。

患者：取舒适卧位，取下眼镜和义齿，妥善放置。

物品：治疗盘内盛一次性胃管1根、治疗包、手电筒、50ml无菌注射器1个、消毒棉签，消毒液体石蜡油，胶布，听诊器，温开水适量（可用患者饮水壶内的水），毛巾（患者自备），别针，医嘱执行单、笔、手消毒液。拔管用物：弯盘内盛纱布；必要时备松节油、棉签。

环境：安静、整洁。

【操作方法及程序】

放置胃管：携用物至患者床旁→核对患者身份→向患者或家属讲解操作的目的、过程及配合方法→取坐位或平卧位→颌下铺治疗巾，弯盘放置口角旁→清洁并检查鼻腔→测量胃管长度→检查胃管是否通畅→润滑胃管前端15~20cm→一手持纱布托住胃管，另一手持镊子夹住胃管，进行插管（深度45~55cm）→检查胃管置入位置→用胶布固定胃管于鼻翼及颊部→整理床单位→告知患者注意事项→整理用物分类处理→手消毒后在处置条上签字。

拔除胃管：携用物到患者床前→核对患者身份并说明拔管原因→将弯盘放置于患者颌下→反折胃管末端→轻起胶布→用纱布环绕近鼻孔处，嘱患者深呼吸，在患者呼气时拔管→边拔边擦净胃管→到咽喉处快速拔出→胃管置弯盘中→清洁患者鼻腔、口腔、面部，擦去胶布痕迹→采取舒适体位→整理床单位→整理用物分类处理→手消毒并记录。

【评价】

1. 操作动作轻柔、熟练、节力，关心、体贴患者。

2. 用物处理正确。

3. 鼻饲管插入成功，患者无特殊不适。

【注意事项】

1. 经鼻置管时，插管动作要轻。患者出现恶心应暂停，嘱患者做深呼吸及吞咽动作。

2. 插管过程中如出现呛咳、呼吸困难、发绀等，应判断是否误入气管，应立即拔出，休息片刻后重置。

3. 昏迷患者插管时，先将头向后仰，插至咽喉部，约15cm，手托起患者头部，使下颌靠近胸骨柄，加大咽部通道的弧度，使管端沿咽后壁滑行，插至所需长度。

4. 鼻饲管要妥善固定，每班检查鼻部固定胶布，如有松动即刻更换，插入深度应做标记。

5. 鼻饲前应了解上一次鼻饲时间，进食量。检查胃管是否在胃内及有无胃潴留，以防营养液反流吸入肺内。

6. 鼻饲给药时应先研碎，溶解后注入，给药及鼻饲营养液前后均应用30ml温水冲洗导管，防止管道堵塞。

7. 鼻饲体位取半卧位，抬高床头至少30°。

8. 鼻饲液的温度为38~41℃，为保持温度恒定建议使用增温器，首次鼻饲速度宜慢，以后根据患者胃肠道耐受情况，逐步增加鼻饲量及速度。经空肠喂养时，应先增加营养液的量，再增加营养液的浓度。经胃喂养时，则可先增加营养液的浓度，再增加量。

9. 鼻饲混合流食，需用热水间接加温，以免蛋白凝固。

10. 对生活不能自理的患者，每日进行口腔护理。

11. 长期鼻饲者，根据胃管材质定期更换胃管。

12. 鼻饲过程中注意观察是否通畅，询问患者有无腹胀及其他不适，观察鼻饲管插入深度，有无脱出或移位。

【提问】

1. 如何鉴别胃管是否在胃内?

答:(1) 将胃管末端放入水碗中,应无气体溢出。

(2) 用 20ml 注射器抽吸胃管有胃液抽出。

(3) 用注射器向胃管注入 10~20ml 空气,用听诊器在胃部听有气过水声。

(4) 其他:抽吸物 pH 值检测、X 线检查等。

2. 鼻饲并发症有哪些?

答:(1) 腹泻、便秘:鼻饲液的温度为 38~41℃,为保持温度恒定建议使用增温器,首次鼻饲速度宜慢,以后根据患者胃肠道情况,逐步增加鼻饲量及速度。经空肠喂养时,应先增加营养液的量,再增加营养液的浓度。经胃喂养时,则可先增加营养液的浓度,再增加量。

(2) 胃潴留:表现为恶心、腹胀,经鼻胃管吸出潴留液体超过 150ml,遵医嘱暂停或减少鼻饲量,或给予胃肠动力药。

(3) 鼻饲管堵塞:鼻饲给药时应先研碎,溶解后注入,给药及鼻饲营养液前后均应用 30ml 温水冲洗导管,防止管道堵塞。

(4) 误吸:鼻饲前应了解上一次鼻饲时间、进食量,检查胃管是否在胃内及有无胃潴留。取半卧位,抬高床头至少 30°。鼻饲过程中注意观察是否通畅,询问患者有无腹胀及其他不适,观察鼻饲管插入深度,有无脱出或移位以防营养液反流吸入肺内。一旦发现患者有误吸现象,应立即停止肠内营养,并将胃内容物吸尽。鼓励患者咳出气管内误吸物,必要时行气道内吸引,并及时通知医生进一步处理。

第四节　导　尿　法

一、男病人导尿术

【适用范围】

1. 尿潴留患者、准备手术患者。

2. 尿培养、测量膀胱容量、压力及残余尿容量。

3. 协助诊断尿闭及尿潴留。

4. 昏迷、尿失禁、会阴部有伤口的患者保持会阴部清洁、干燥。

5. 准备记录危重患者的尿量、尿比重。

【社区情景】

患者,男性,91 岁,听力下降,可借助习步架室内行走,前列腺肥大 10 年,在家不能自行排尿 10 小时。主诉:下腹部胀痛,社区护士遵医嘱进家庭给予留置保留导尿。

【评估】

1. 患者病情、合作程度,了解患者的需要。

2. 环境是否隐蔽,保护患者隐私。

【准备】

护士:按要求着装,擦车、擦治疗盘,洗手戴口罩。

男患者卧位:平卧,两腿平放略分开,两腿分开→脱对侧裤腿→盖近侧腿,棉被或毛毯盖在腹部和对侧腿。

物品:无菌物品:一次性导尿包,污物碗 1 个,手消毒液,临时医嘱处置条,一次性中单 1 张,便器,屏风,医用垃圾桶,生活垃圾桶,锐器盒。

环境：关门窗，挡屏风。

【操作方法及程序】

男患者导尿：携用物至患者床旁→核对患者→向清醒患者做好解释工作→松被尾→一次性中单铺于臀下→检查一次性导尿包有无完好、是否过期→打开治疗包，取出第一次消毒用物置于床上中单上→消毒顺序：上从阴茎根部到尿道口→左从阴茎根部到尿道口→右从阴茎根部到尿道口→下从阴茎根部到尿道口→消毒阴囊→将包皮后推→露出尿道口→碘伏棉球自尿道口环行向外至冠状沟消毒3次→将用物分类处理→将无菌导尿包放置在患者两股中间→按照无菌原则打开导尿包→戴无菌手套→铺孔巾→润滑导尿管→第二次消毒取出碘伏棉球→消毒顺序：尿道口到冠状沟→尿道口到冠状沟→尿道口→提起阴茎与腹壁成60°→缓慢插入尿道20～22cm→见尿后再插入5～7cm→必要时留取标本→拔管→为患者擦拭→用物分类处理→脱无菌手套→帮助患者穿裤、整理床单位、向患者做好解释→手消毒→处置条上签字并记录尿量、颜色、性质→推治疗车回处置室处理用物→回治疗室。

留置导尿：尿管进膀胱后→于尿管末端另一腔注入10ml生理盐水→连接尿袋→用别针固定于床单上→协助患者取舒适体位→向患者讲解留置导尿的注意事项。

【评价】

1. 操作方法正确，动作轻柔，符合无菌要求，患者无不良反应。

2. 与患者沟通语言亲切、态度和蔼，操作中注意满足患者心理需要。

【注意事项】

1. 导尿

（1）严格无菌技术操作，以防泌尿系统感染。

（2）保护患者，注意遮挡。

（3）消毒时要注意包皮和冠状沟的消毒。

（4）插管遇有阻力时，嘱患者缓慢深呼吸，慢慢插入尿管。

（5）尿潴留患者一次放出尿液量不应超过1000ml，以防出现虚脱和血尿。

2. 留置导尿：

（1）保持尿液引流通畅：①防止管道受压、扭曲、堵塞；②鼓励患者多饮水、勤翻身，以利排尿，避免感染与结石；③经常观察尿液有无异常。如发现尿液混浊、沉淀或结晶，应及时送检并行膀胱冲洗。

（2）防止逆行感染①定时排放引流袋尿液，测量尿量并记录。倾倒时尿管末端须低于耻骨联合高度。如为一次性贮尿袋，可打开袋下端的调节器放出尿液；②每日更换引流管及引流袋，每1～2周更换尿管；③每日清洁消毒尿道口及外阴1或2次，保持局部干燥、清洁。

（3）恢复膀胱张力长期留置导尿管者，在拔管前应先锻炼膀胱的反射功能。可定期开放尿管引流，训练膀胱充盈和排空。

（4）合理固定尿管如用普通导尿管，应剃去阴毛，便于粘贴胶布固定导尿管；如用双腔气囊导尿管，插入前检查气囊有无漏气；固定时，膨胀的气囊不宜卡在尿道内，避免损伤尿道黏膜。

【提问】

1. 男性尿道长度为多少？插入深度是什么？

答：男性尿道长度18～20cm。插入深度20～22cm。

2. 导尿的注意事项有哪些？

答：（1）严格无菌操作，预防尿路感染。

（2）插入尿管动作要轻柔，以免损伤尿道黏膜，若插入时有阻挡感可更换方向再插；见尿液流出时在插入 5~7cm，勿过深或过浅，尤忌反复拔插导尿管。

（3）对膀胱过度充盈者，排尿宜缓慢，一次不得超过 1000ml，以免膀胱骤然减压引起血尿和血压下降导致虚脱。

3. 导尿过程中常见的并发症有哪些？操作过程中如何避免？

答：常见并发症有泌尿系统损伤、泌尿系统感染、尿管脱出。避免并发症的方法有

（1）选择合适的导尿管，并注意润滑尿管前端，男患者导尿可应用利多卡因凝胶润滑，动作轻柔。

（2）严格执行无菌技术操作，留置导尿管患者注意保持尿道口清洁、定时更换集尿袋、长期置管者定期更换尿管，保持引流通畅，防止尿管打折、受压、弯曲、脱出。

（3）保留导尿期间，妥善固定尿管，加强巡视，尿袋高度始终低于耻骨联合水平，防止逆行感染。

二、女病人导尿术

【适用范围】

1. 为尿潴留患者引流尿液、减轻痛苦。

2. 采集尿标本做细菌培养，测量膀胱容量、压力及残余尿量；注入造影剂或气体膀胱等协助判断。

3. 用于手术前膀胱减压以及下腹、盆腔器官手术中持续排空膀胱，避免术中误伤。

4. 尿道损伤早期或手术后作为支架引流或经导尿管对膀胱进行药物灌注治疗。

5. 昏迷、尿失禁或会阴部有损伤时，留置导尿管以保持局部清洁、干燥，避免尿液的刺激。

6. 抢救休克或危重患者，正确记录尿量、尿比重，为病情变化提供依据。

【社区情景】

患者，女性，66 岁，脑梗后遗症 1 年，右侧肢体偏瘫，失禁半年，骶尾部压疮 1 个月。近 1 周情绪低落，进食量减少，医嘱给予保留导尿。

【评估】

1. 患者病情、合作程度，了解病人的需要。

2. 环境是否隐蔽，保护患者隐私。

【准备】

护士：按要求着装，擦车、擦治疗盘，洗手戴口罩。

女病人卧位：平卧，两腿分开→脱对侧裤腿→盖近侧腿，棉被或毛毯盖在腹部和对侧腿。

物品：无菌物品：一次性导尿包，污物碗 1 个，手消毒液，临时医嘱处置条，一次性中单 1 张，便器，屏风，医用垃圾桶，生活垃圾桶，锐器盒。

环境：关门窗，挡屏风。

【操作方法及程序】

女患者导尿：携用物至患者床旁→核对患者→向清醒患者做好解释工作→松被尾→一次性中单铺于臀下→检查一次性导尿包有无完好、是否过期→打开治疗包，取出第一次消毒用物置于中单上（初步消毒顺序：阴阜→对侧大阴唇→近侧大阴唇→对侧小阴唇→近侧小阴唇→尿道口→尿道口到肛门）→消毒完毕将用物分类处理→将无菌导尿包放置在患者两腿中间→按照无菌原则打开导尿包→戴无菌手套→铺孔巾→润滑导尿管→碘伏棉球第二次消毒（消毒顺序：尿道口→对侧小阴唇→近侧小阴唇→尿道口）→插入尿管 4~6cm，见尿再入 5~7cm→必要时留取标本→拔管→为患者擦拭→导尿用物分类处理→脱无菌手套→为患者穿上裤子，整理床单位→向患者做好解释→手消毒→记录尿

量、颜色、性质→推治疗车回处置室处理用物→回治疗室。

留置导尿：尿管进膀胱后→于尿管末端另一腔注入 10ml 生理盐水→连接尿袋→用别针固定于床单上→协助患者取舒适体位→向患者讲解留置导尿的注意事项。

【评价】

1. 操作方法正确，动作轻柔，符合无菌要求，患者无不良反应。

2. 与患者沟通语言亲切、态度和蔼，操作中注意满足患者心理需要。

【注意事项】

留置导尿

1. 保持尿液引流通畅

（1）防止管道受压、扭曲、堵塞。

（2）鼓励患者多饮水、勤翻身，以利排尿，避免感染与结石。

（3）经常观察尿液有无异常。如发现尿液混浊、沉淀或结晶，应及时送检并行膀胱冲洗。

2. 防止逆行感染

（1）定时排放引流袋尿液，测量尿量并记录。倾倒时尿管末端须低于耻骨联合高度。如为一次性贮尿袋，可打开袋下端的调节器放出尿液。

（2）每日更换引流管及引流袋，每 1~2 周更换尿管。

（3）每日清洁消毒尿道口及外阴 1 或 2 次，保持局部干燥、清洁。

3. 恢复膀胱张力长期留置导尿管者，在拔管前应先锻炼膀胱的反射功能。可定期开放尿管引流，训练膀胱充盈和排空。

4. 合理固定尿管如用普通导尿管，应剃去阴毛，以便于粘贴胶布固定导尿管；如用双腔气囊导尿管，插入前检查气囊有无漏气；固定时，膨胀的气囊不宜卡在尿道内，避免损伤尿道黏膜。

【提问】

1. 女性尿道长度？插入深度？

答：男性尿道长度 3~5cm，插入深度 4~6cm。

2. 导尿的注意事项有哪些？

答：（1）严格无菌操作，预防尿路感染。

（2）插入尿管动作要轻柔，以免损伤尿道黏膜，若插入时有阻挡感，可更换方向再插，见尿液流出时再插入 5~7cm，勿过深或过浅，尤忌反复拔插尿管。

（3）为女患者插尿管时，如导尿管误入阴道，应另换无菌导尿管重新插入。

（4）对膀胱过度充盈者，排尿宜缓慢，一次不得超过 1000ml，以免膀胱骤然减压引起血尿和血压下降导致虚脱。

第五节　氧　疗　法

鼻导管给氧法

【适用范围】

提高血氧含量及动脉血氧饱和度，纠正机体缺氧。

【评估】

1. 患者病情、意识、缺氧程度、鼻腔内状况、合作程度。

2. 解释吸氧目的、配合方法。

【社区情景】

患者，男，68 岁，主因：咳嗽、咳痰 20 年加重两周，收入社区综合内科病房。患者诉胸闷、憋气，医嘱予吸氧 2L/分。

【准备】

护士：按要求着装，洗手戴口罩。

患者：舒适体位

物品：氧气装置 1 套、治疗盘、棉签、用氧记录单、笔、手消毒液，必要时需扳手、氧气表、氧气开关、手电筒、温水、吸氧水。

环境：安静舒适。

【操作方法及程序】

给氧：携用物至患者床旁→核对解释→棉签蘸温水清洁鼻孔→安装吸氧装置→连接吸氧管→开总开关→开流量调节阀→检查氧气是否通畅（将吸氧管放置眼睫毛处感觉）→调节所需氧流量→将鼻塞放入鼻孔内→固定→手消毒、签字并记录用氧起始时间。

停氧：取下鼻塞→关流量表→关总开关→重开流量表→放余气后再关好→清洁患者局部→用物处理→手消毒并记录用氧停止时间。

【评价】

动作轻巧、准确，患者舒适。

【注意事项】

1. 严格遵守操作规程，氧气筒放置阴凉处。切实做好防火、防油、防热、防震，注意用氧安全。

2. 按要求更换吸氧用物。

3. 及时清理鼻腔分泌物，保证用氧效果。

4. 使用氧气时，应先调节流量后再应用，停用时应先拔除鼻导管，再关闭氧气开关，以免操作错误，大量氧气突然冲入呼吸道而损伤肺部组织。

5. 氧气筒内氧气切勿用空，至少保留 $5kg/cm^2$ 压强，以防外界空气及杂质进入筒内，再灌入氧气时引起爆炸。

6. 对已用完的氧气筒，应悬挂"空"的标志。避免急救时搬错而影响使用。

7. 用氧过程中，准确评估患者生命体征，判断用氧效果，做到安全用氧。

【提问】

1. 鼻导管低流量给氧，氧浓度如何计算？

答：氧浓度 = 21 + 4×氧流量。

2. 急性左心衰竭患者给氧时应注意什么？

答：给氧时应在湿化瓶中加入乙醇，浓度为 30% ~ 70%。因为乙醇可减低肺内泡沫的表面张力，使其破裂，消除泡沫，改善通气，改善缺氧，要给予高流量吸氧（4 ~ 6L/min）。

3. 慢性肺心病患者为什么给予持续低浓度吸氧？

答：慢性肺心病患者因长期主要依靠缺氧刺激呼吸中枢反射维持呼吸。此时给患者大流量氧气，使血氧分压骤然增高，缺氧解除，反射性刺激呼吸的作用减弱或消失，致使呼吸暂停或变浅，反而加重 CO_2 潴留和呼吸性酸中毒，所以慢性肺心病患者要采用持续低流量给氧。

第六节　换　药　法

无菌换药法

【适用范围】

1. 更换伤口敷料。

2. 保持伤口清洁，促进伤口愈合。

3. 做好伤口评估和敷料选择。

4. 预防、控制伤口感染。

【社区情景】

患者，女性，62岁，阑尾切除术后，已出院回家，因伤口敷料有少量渗血，为预防伤口感染，遵医嘱给予换药一次，伤口周围皮肤无红肿，渗出。

【评估】

1. 患者年龄、病情、诊断。

2. 患者伤口性质。

3. 据伤口部位，隐私处给予保护遮挡，爱伤观念强。

4. 患者自理能力及合作程度。

【准备】

护士：按要求着装→洗手、戴口罩→核对医嘱→向患者解释换药护理目的及方法→评估伤口→洗手。

物品：治疗盘内置纱布、各种敷料、棉球、胶布、绷带、弯盘、治疗碗及镊子或持物钳2把、垫巾、无菌生理盐水、75%乙醇或碘伏、汽油、手消毒液。

环境：清洁。

【操作方法及程序】

携物至床旁→核对→遮挡患者→协助患者取舒适体位，充分暴露伤口→铺垫巾于伤口下→打开一次性无菌换药包→正确将无菌棉球置于无菌弯盘内→根据伤口情况分别倒入75%乙醇、生理盐水浸湿→用手揭去外层敷料→使外层敷料的污面向上放入另一无菌弯盘中→右手持一把无菌镊子轻轻揭去内层敷料。

对清洁伤口：左手持第二把无菌镊子夹取酒精棉球并递给右手的镊子→由创缘向外消毒切口周围皮肤2次。

对感染伤口：左手持第二把无菌镊子夹取酒精棉球并递给右手的镊子→外周向创缘消毒切口周围皮肤2次。用左手的无菌镊子夹取无菌纱布覆盖在伤口上→用胶布粘贴，固定纱布→宣教，并讲解注意事项→协助患者整理衣物及床单位→正确处理用物→洗手，记录。

【评价】

动作轻柔准确。用物处理正确。与患者沟通语言适当、有效。遵循无菌原则，注意事项交待全面。

【注意事项】

1. 严格执行无菌操作原则。

2. 保持敷料干燥，敷料潮湿时立即更换。

3. 包扎伤口时，要保持良好血液循环，不可固定太紧，包扎肢体时从身体远端到近端，促进静脉回流。胶布粘贴方向与肢体或躯体长轴垂直。

4. 遗留于伤口周围皮肤的消毒液可用纱布擦拭，胶布留下的痕迹可用汽油或松节油擦拭。

5. 保持双手持镊法，左手镊相对无菌，右手镊接触伤口。接触患者的镊子不得直接接触敷料，敷料不能过湿。

6. 换药时，应按照从清洁、污染、感染、特殊感染的原则进行，避免交叉感染。

7. 换药中密切观察病情，如患者发生异常情况，及时通知医生采取必要措施。

【提问】

1. 无菌换药的目的有哪些?

答：为患者更换伤口敷料，保持伤口清洁及舒适，预防、控制伤口感染，促进伤口愈合。

2. 无菌换药的原则是什么?

答：严格执行无菌的原则，按照清洁、污染、感染、特殊感染的原则进行。

3. 什么是清洁伤口? 什么是感染伤口?

答：清洁伤口是指未受细菌污染（如无菌手术伤口）。感染伤口是指伤口内有腐肉、脓液，甚至恶臭并伴随红、肿、热、痛（如压疮、严重皮肤擦伤后长时间未愈）。

4. 清洁伤口与感染伤口消毒时有什么区别?

答：（1）清洁伤口：表皮完整用75%乙醇由伤口向周围皮肤2遍；表皮破损的伤口，先用75%乙醇由创缘向外周消毒伤口周围皮肤2遍，再用生理盐水清洗伤口内分泌物。

（2）感染伤口：由外周向创缘消毒伤口周围皮肤2遍，再用生理盐水清洗伤口内分泌物，再由外周向创缘消毒伤口周围皮肤1遍。

5. 什么是特殊感染伤口?

答：特殊感染伤口是指由一种特定的致病菌引起一种特定性的感染，具有比较独特的病理变化过程，有特定的临床表现和治疗方法（如气性坏疽、破伤风、铜绿假单胞菌感染）。

第七节　雾　化　法

超声雾化吸入法

【适用范围】

1. 支气管哮喘持续状态。

2. 支气管扩张患者。

3. 支气管痉挛，改善通气功能。

4. 外科术后患者，预防呼吸道感染。

5. 呼吸道烧伤，胸科手术前后预防呼吸道感染。

6. 应用抗癌药物治疗肺癌，喷雾用药治疗鼻咽部疾病。

【社区情景】

患者，女性，60岁，有吸烟史27年，因受凉后咽干疼痛，有痰不易咳出，收入社区综合内科，医嘱给予0.9%（氯化钠溶液）4ml+氨溴索30mg超声雾化吸入。

【评估】

1. 了解患者病情及合作程度。

2. 与患者解释操作方法及配合要求。

3. 与患者沟通时语言规范、态度和蔼。

【准备】

护士：按要求着装，洗手，连接雾化器各部件，水槽内加冷蒸馏水约 250ml，液面高度 3cm，浸没雾化罐底部透声膜，核对后抽吸药液稀释至 30~50ml 注入进雾化罐内，将罐旋紧。

患者：根据病情可坐位或侧卧位。

物品：治疗车、超声雾化器、药液、蒸馏水、水温计、手消毒液。

环境：安静、空气新鲜。

【操作方法及程序】

携用物至患者床旁→向患者解释操作的目的、方法→接通电源→先开灯丝开关（红色指示灯亮）→预热 3~5 分钟→再开雾化开关（白色指示灯亮）→根据需要调节雾量，药液呈雾状喷出→将口罩放于患者口上或将"口含嘴"放入其口中→指导患者紧闭口唇深呼吸，治疗时间为 15~20 分钟→治疗毕，先关雾化开关→再关电源开关→协助患者擦干面部→整理处理用物→将螺纹管浸泡消毒→观察、执行签字并记录。

【评价】

动作轻巧、准确、操作规范，患者感觉舒适，湿化效果好。

【提问】

1. 空气压缩雾化吸入的原理是什么？

答：空气压缩机通电后输出的电能将气体压缩，压缩空气作用于喷雾器内的药液，使药液表面张力破坏而形成细微的雾滴，通过口含器随患者的呼吸进入呼吸道。

2. 空气压缩雾化吸入的注意事项有哪些？

答：（1）使用前检查电源电压是否与压缩机吻合。

（2）压缩机放置在平整稳定的物体上。

（3）治疗中密切观察患者的病情变化，出现不适时可适当休息或平静呼吸，如有痰时嘱患者咳出，不可咽下。

（4）定期检查压缩机的空气过滤器的内芯，喷雾器要定期清洗，如发生喷嘴堵塞，应反复清洗或更换。

第八节 吸 痰 法

口、鼻腔内吸痰法

【适用范围】

吸出呼吸道分泌物，保持呼吸道通畅，保证有效的通气。

【社区情景】

患者，男性，80 岁。主因慢性阻塞性肺疾病，收入社区综合内科病房。患者痰多，不易咳出，遵医嘱给予每 2 小时翻身，叩背，吸痰。

【评估】

1. 患者年龄、病情，痰液黏稠度。

2. 器械、设备情况。

3. 患者意识状态、合作程度。

【准备】

护士：按要求着装，洗手戴口罩，擦车擦盘。

患者：平卧位，头偏向一侧。有活动义齿者取下活动义齿。

物品：电动吸引器 1 部或中心负压吸引装置（检查吸引器性能，接连接管，调节负压），治疗盘内：无菌生理盐水、盛有清水的容器、一次性吸痰管、手套、纱布，必要时备压舌板、开口器、手消毒液、舌钳。

环境：安静舒适。

【操作方法及程序】

携用物至患者床旁、核对、解释→连接吸引器，调节吸引器至适宜负压（压力为 40.0 ~ 53.3kPa，小儿吸痰压力 <40kPa）→患者头转向操作者，昏迷者可使用压舌板→戴手套→持吸痰管试吸无菌生理盐水→检查管道是否通畅→"0"负压将吸痰管插入口腔或鼻腔→负压吸出口腔及咽部分泌物→拔出吸痰管后吸入清水冲洗吸痰管→清洁患者面部→清洁手部并记录吸痰情况。

【评价】

1. 动作轻巧、准确，患者无特殊不适。

2. 关心患者，与患者进行沟通、态度亲切。

3. 口、鼻腔内分泌物吸净，面部清洁。

【注意事项】

1. 严格无菌操作，避免感染。

2. 选择适当型号的吸痰管，粗细及软硬度均适宜。

3. 吸痰动作应轻、稳。吸痰管不宜插入过深，以防引起剧烈咳嗽。

4. 吸痰前后应当给予高浓度吸氧，吸痰时间不得超过 15 秒钟，痰液多时需再次吸引应间隔 3 ~ 5 分钟，患者耐受后再进行。一根吸痰管只能使用一次。

5. 吸痰过程中严密监测患者病情及生命体征变化，出现情况应立即停止吸痰，待患者情况好转后再进行操作。

6. 如痰液黏稠可配合背部叩击、雾化吸入等。

7. 无菌盘中物品每日消毒、更换。

8. 观察患者痰液颜色、量、性状。

【提问】

1. 吸痰的指标有哪些？

答：患者咳嗽无力，听诊或床旁听到呼吸道内有痰鸣音、呼吸机高压报警、氧分压或氧饱和度突然降低。

2. 口鼻吸痰注意事项有哪些？

答：（1）严格无菌操作，避免感染。

（2）选择适当型号的吸痰管，粗细及软硬度均适宜。

（3）吸痰动作应轻、稳。吸痰管不宜插入过深，以防引起剧烈咳嗽。

（4）吸痰前后应当给予高流量吸氧，吸痰时间不得超过 15 秒钟，痰液多时需再次吸引应间隔 3~5 分钟，患者耐受后再进行。一根吸痰管只能使用一次。

（5）吸痰过程中严密监测患者病情及生命体征变化，出现情况应立即停止吸痰，待患者情况好转后再进行操作。

（6）如痰液黏稠可配合背部叩击、雾化吸入等。

（7）无菌盘中物品每日消毒、更换。

（8）观察患者痰液颜色、量、性状。

第九节　隔　离　技　术

一、洗手法

【适用范围】

1. 洗去污垢、皮屑及暂存细菌，减少将病原体带给病人、物品及个人的机会。

2. 每次护理病人前后。

3. 执行无菌操作。

4. 取用清洁物品前及接触污物后均应洗手。

【社区情景】

患者，男性，80 岁，冠心病就诊，否认肝炎、结核、糖尿病等病史。遵医嘱需静脉输入丹参酮 60mg，操作前后须洗手。

【操作重点强调内容】

1. 双手揉搓时间不少于 10 秒。

2. 注意指尖、指缝、指关节等处的揉搓。

3. 范围为双手、手腕及腕上 10 厘米。

【准备】

护士：按要求着装整齐，戴口罩，取下手表，卷袖过肘。

物品：肥皂或洗手液、毛巾（纸巾或暖风吹手设备）、流动自来水及水池设备。

患者：取舒适体位。

环境：水池周围保持清洁，定时通风。

【操作程序】

打开水龙头，润湿双手→去洁净肥皂或洗手液→双手揉搓，时间不少于 10 秒→掌心相对，手指并拢相互搓擦→手心对手背沿指缝相互搓擦→掌心相对，双手交叉沿指缝相互搓擦→弯曲各手指关节，双手相扣进行搓擦→手握另一手大拇指旋转搓擦，交换进行→一手指尖在另一手掌心旋转搓擦，交换进行→流动水冲洗干净→用干净毛巾或纸巾擦干或烘干双手。

二、穿脱隔离衣法

【适用范围】

1. 保护患者及工作人员，避免交叉感染及自身感染。

2. 防止病原体的传播。

【社区情景】

患者，男性，38 岁，因发热就诊。患者主诉乏力、厌食、恶心，查体可见皮肤巩膜黄染，肝大，肝区隐痛，尿色深变，丙氨酸氨基转移酶（ALT）水平明显升高，诊断为急性黄疸型肝炎（甲型），为该患者操作时注意隔离技术。

【评估】

1. 需隔离的环境，物品及周围条件。

2. 患者病情。

3. 需要隔离的种类。

【准备】

护士：着装整齐→取下手表、洗手→戴好口罩→卷袖过肘。

物品：隔离区操作用品，刷手用品（刷子、肥皂或泡手消毒液），长短合适干燥整洁的隔离衣 1 件，衣架。

环境：清洁区、污染区明确的隔离单位。

【操作方法及程序】

穿隔离衣：持衣领取下隔离衣（衣领及隔离衣内面为清洁面），清洁面面向自己→右手将衣领扇形折叠→左手伸入袖内穿袖，露出左手→换左手持衣领穿右手→两手齐上举，系领口（两袖勿触面部）→系袖口→将隔离衣一边（约在腰下 5cm 处），捏起隔离衣外面边缘→同法做另一边→在背后对齐衣边→向一侧折叠→系好腰带在腰前打结。

脱隔离衣：解开腰带、在前面打一活结→解开两袖口→塞好衣袖→清洁手：前臂、腕部、手背、手掌、手指、指甲甲缝。每只手刷 30 秒，重复一次，两只手共刷 2 分钟，清水洗净毛巾拭干→解开领口→右手伸入左侧衣袖里拉下袖子过手→用遮盖的左手垫隔离衣脱右手袖子→对齐衣边折成马蹄形→两手持领，将隔离衣两边对齐，挂在衣钩上，在半污染区，清洁面向外；若挂在污染区，则污染面向外。不再穿的隔离衣，脱下后清洁面向外卷好投入污物袋中。

【评价】

动作轻巧、准确，无污染。

【注意事项】

1. 穿着隔离衣不得进入其他病区。
2. 保持衣领清洁，扣领扣时袖口不可触及衣领、面部和帽子。
3. 隔离衣每日更换，如有潮湿或污染，应立即更换。
4. 隔离衣长短合适，有破损及时修补。
5. 隔离衣挂在半污染区，清洁面向外；挂在污染区，则污染面向外。

第十节　生活护理

口腔护理法

【适用范围】

1. 保持口腔及牙齿清洁，消除口臭。
2. 预防口腔感染，防止并发症。
3. 观察口腔黏膜和舌苔有无异常，便于了解病情变化。

【社区情景】

患者，男性，80 岁，因口腔癌不能进食，长期留置胃管，生活不能自理，收入社区老年病房。医嘱给予口腔护理。

【评估】

1. 神志情况。
2. 合作程度。
3. 义齿及口腔疾患情况。

【准备】

护士：按要求着装，洗手戴口罩。

物品：一次性口腔护理包、生理盐水、治疗盘、治疗巾或一次性中单、吸水管、棉签、石蜡油、水杯、手消毒液、医嘱执行单、笔、手电筒、手消毒液。

必要时物品：特殊漱口液、口腔溃疡膏等药物、开口器、舌钳等器械。

环境：清洁。

【操作方法及程序】

携用物至患者床旁→患者取侧卧或半卧位，昏迷患者平卧位、头偏向一侧→颌下铺中单或治疗巾→弯盘至口角旁→观察口腔情况（出血、溃疡）→有义齿者取下义齿清洁后置于清水中→用镊子夹取盐水棉球→与止血钳一起将棉球水分挤干→按顺序擦洗（口唇→用压舌板撑开颊部→左侧颊部→左外侧从后向前擦到门齿→左上内侧从后到门齿→左上咬合面从后到门齿→左下内侧从后到门齿→左下咬合面从后到门齿→右外侧从后向前到门齿→右上内侧从后到门齿→右上咬合面从后到门齿→右下内侧从后到门齿→右下咬合面从后到门齿→右侧颊部→上颚→舌面、舌下→口唇）→擦洗完毕协助患者漱口→义齿复位并擦干面部→需要时涂药→口腔护理用物分类处理→为患者整理床单位并向患者做解释工作→手消毒→在治疗单上签字。

【评价】

1. 动作轻柔准确。

2. 用物处理正确。

3. 与患者沟通语言适当、有效。

4. 患者口腔清洁、舒适。

【注意事项】

1. 操作前认真评估患者情况，备齐相应的用物。

2. 动作轻柔，避免碰伤黏膜及牙龈。

3. 如有活动的义齿，应先取下用冷水冲洗干净。义齿放在清水中浸泡备用，不可泡在酒精或热水中，以免变色、变形和老化。

4. 操作时海绵棒（盐水棉球）不可太湿，如昏迷、危重等患者选用其他口腔护理包。

5. 传染病患者用物按消毒隔离原则处理。

6. 预防口腔护理并发症

（1）误吸：海绵棒（盐水棉球）不可太湿，以不能挤出液体为宜，昏迷患者口腔分泌物多时可抽吸，避免误吸。

（2）窒息：操作前后清点棉球数量，操作时用止血钳夹紧，避免脱落。操作前检查有无活动义齿或松动的牙齿，动作轻柔。

（3）口腔黏膜及牙龈损伤：擦洗时动作轻柔，用棉球包裹止血钳尖端；昏迷患者使用开口器时用纱布保护，牙关紧闭者不可强行使其张口。

（4）恶心、呕吐：擦洗时动作轻柔，擦舌部和软腭时不要触及咽喉部，以免引起恶心。

【提问】

1. 哪些患者需要做口腔护理？

答：高热、昏迷、危重、禁食、鼻饲、口腔疾患、生活不能自理者。

2. 高热患者为什么要做口腔护理？

答：正常人唾液中含有溶菌酶，具有杀菌作用。高热时唾液分泌减少，舌、口腔黏膜干燥，同时口腔内的食物残渣发酵等，均有利于细菌繁殖而引起舌炎、牙龈炎等。因此必须做好口腔护理，防止合并症的发生。

3. 如果患者带有义齿，应如何处理？

答：对活动义齿应先取下，用牙刷刷洗义齿的各面，用冷水冲洗干净，待患者漱口后再戴上。

暂时不用的义齿，可浸于清水杯中备用，每日更换一次清水。不可将义齿泡在热水或消毒液内，以免义齿变色、变形。

第十一节　躯体活动护理

一、协助患者更换体位技术

【适用范围】

躯体移动障碍的患者。

【社区情景】

患者，女，81 岁，脑血栓 35 年，右下肢偏瘫，不能下床活动，需要协助更换体位，每两小时一次。

【评估】

1. 评估患者的意识状态、病情及皮肤情况。

2. 了解治疗及护理要求，评估有无导管、牵引、夹板固定，身体有无移动障碍。

3. 评估患者自理能力、合作程度及卧位习惯。

【准备】

根据季节注意保暖，必要时关闭门窗；放置屏风或拉帘，注意保护患者隐私。

【操作方法及程序】

1. 一人协助患者翻身法　向患者解释翻身的目的和方法→协助患者双手放于腹部，双腿屈曲→护士站于病床的一侧→一手放在患者臀下→一手放在腘窝处，将患者轻轻抬起，先将患者的臀部及双下肢移向近侧→左臂伸入患者的右肩下，右臂伸入患者的左肩下，轻轻抬起移向床缘再将患者肩部移向近侧→一手伸入肩下，一手伸入臀下，轻轻将患者翻向对侧，使患者背向护士，再将患者双下肢放置舒适的位置，按侧卧位法，在背部和膝下垫枕，使患者舒适安全的体位，整理床单位。

2. 两人协助患者翻身法　向患者解释翻身的目的和方法→协助患者仰卧，双手放于腹部，双腿屈曲→两位护士站于病床的同一侧→一人托住患者的颈、肩及腰部，另一人托住患者的臀部和腘窝，两人同时将患者抬起移向自己→两人分别扶托患者的肩、腰、臀及膝部，轻翻患者转向对侧→按侧卧位法，在背部和膝下垫枕，使患者舒适安全的体位，整理床单位。

3. 一人协助患者移向床头法　向患者解释移动的目的和方法→视病情放平床头支架，将枕头横立于床头，避免撞伤患者→患者仰卧屈膝位，护士一手伸入患者肩下，另一只手托住患者臀部，两臂用力抬起移动，同时嘱患者双手握住床头栏杆，双脚蹬床面，挺身上移→放回枕头，支起床头架，整理床铺。

4. 双人协助患者移向床头法　向患者解释移动的目的和方法→视病情放平床头支架，将枕头横立于床头，避免撞伤患者→患者仰卧屈膝位或平卧位，护士分别站立在床两侧，分别托住患者一侧的颈肩及腰臀部，两人同时用力，将患者抬起移向床头；亦可两人同侧，一人托住颈肩及腰臀部，另一人托住臀部及腘窝，同时抬起患者移向床头→放回枕头，支起床头架，整理床铺。

【注意事项】

1. 协助患者翻身时，注意动作协调、轻稳，不可拖拉，以免擦伤皮肤。

2. 更换体位后，须用软枕或棉垫垫好，保持安全舒适的体位或功能位。

3. 翻身时注意观察患者皮肤有无压红及破损，根据皮肤受压情况，确定翻身间隔时间，做好交接班，并记录。

4. 若患者身上置有多种导管，翻身或移动时应观察导管是否安置妥当，操作后检查各导管是否扭曲、受压，注意保持管道通畅，防止导管脱落。

5. 为手术后患者翻身时，应先检查敷料是否脱落，如脱落或分泌物浸湿敷料，应先换药再行翻身。

6. 颅脑手术后，头部翻身不可剧烈，以防引起脑疝，应卧于健侧或平卧，并注意观察患者的神志、瞳孔及呼吸状况。

7. 颈椎或颅骨牵引的患者，翻身时不可放松牵引，并注意观察牵引的位置、方向及牵引力是否正确。

8. 石膏固定和伤口较大的患者，翻身后应将患处放于适当位置，并观察局部皮肤的颜色、温度，防止受压及影响肢体的血液循环造成局部坏死。

【评价】

1. 动作轻巧、准确，患者无特殊不适。

2. 关心患者，与患者进行沟通、态度亲切。

二、肢体保护性约束技术

【适用范围】

1. 躁动不安有自我伤害倾向的患者。

2. 不遵从或不配合治疗及护理的患者。

3. 因自主神经失调，拔除治疗性管路风险的患者。

【社区情景】

患者，男性，78 岁，诊断为呼吸衰竭、痴呆状态、意识障碍、躁动，需要行保护性约束。社区护士上门指导家属肢体保护性约束技术。

【评估】

1. 了解患者的诊断和治疗，评估制动原因。

2. 评估患者病情、肌肉和关节活动情况，评估制动部位及其皮肤。

3. 评估患者自理能力及合作程度。

【准备】

用物、带有床档的病床，约束带 2~4 条，保护棉垫 4 个。

【操作方法及程序】

向患者及其家属解释使用约束带的目的，并签署约束同意书→核对医嘱，备齐肢体约束用物→核对患者身份，先使用棉垫保护约束部位，将约束带系患者肢体，再系床体，避免约束带系到床档→拉起床档，根据病情使用围帘或隔离至单一环境→再次核对患者身份，记录约束的部位和开始时间，并签字→加强巡视每两小时解松一次，观察约束部位皮肤，做好皮肤的护理→解除约束后，记录停止时间、约束部位皮肤情况，并签字。

【注意事项】

1. 向患者及其家属做好解释工作，并取得理解和配合，操作前必须签署保护性约束同意书。

2. 约束带质地应软、松紧适宜，观察被约束肢体的血运情况和部位的皮肤，做好皮肤护理。

3. 约束时间不宜过长，定时解除约束带，防止约束时间过长造成神经麻痹。

4. 约束带禁止系到床档，以免约束带前后滑动而影响保护性约束效果。

5. 保持约束带的清洁，有污迹、血迹，及时更换。

6. 约束时保持患者肢体功能位。

【评价】

1. 动作轻巧、准确，患者无特殊不适。

2. 关心患者，与患者进行沟通、态度亲切。

3. 患者皮肤无异常。

三、协助患者使用轮椅移动技术

【适用范围】

1. 运送神志清楚、可以坐起，但不能独立行走的患者。

2. 运送可以行走但行走无力的患者。

【社区情景】

患者，女性，66 岁，主因冠心病收入社区综合内科进行保守治疗。患者轻度胸闷、憋气，医嘱给予心脏彩超检查，需轮椅推至 B 超室。

【评估】

1. 评估患者生命体征、意识状态、病情。

2. 评估治疗及各种管路情况。

3. 评估患者活动耐力、自理能力及合作程度。

【准备】

用物：轮椅，根据季节准备保暖衣服和毛毯，防滑鞋。

【操作方法及程序】

向患者解释轮椅移动的目的及方法→检查轮椅性能是否完好→将轮椅推至患者床旁，椅背和床尾平，面向床头；轮椅制动装置调至锁定位置→协助患者穿好衣服，坐起穿防滑鞋→协助患者平稳下地后坐轮椅上，若患者自理困难，护士面对患者嘱其双手环抱护士的颈部，护士将两腿分开，左脚在前，抵住患者左膝，右脚在后，双手抱住患者腰部，以身体为转轴旋转，顺势将患者移至轮椅内→叮嘱患者手扶轮椅扶手，靠后坐稳，双脚移至轮椅脚踏板→系好安全带，根据季节为患者盖好毛毯注意保暖→放开制动装置，推轮椅移动。

【注意事项】

1. 使用前检查轮椅，保证完好无损方可使用；轮椅放置位置合理，移动前先做好固定。

2. 轮椅移动患者运行过程中必须系好安全带以确保患者的安全，根据季节注意保暖。

3. 推轮椅上下坡时注意提醒患者身体向后坐稳，下坡时注意将轮椅调转方向向后倒着走。

4. 搬运过程中应随时观察病情变化。

5. 推车注意平稳，匀速前进，避免撞墙、门等，以防振动患者或损伤建筑物。

【评价】

1. 动作轻巧、准确，患者无特殊不适。

2. 关心患者，与患者进行沟通、态度亲切。

3. 管路无脱出。

四、协助患者使用平车移动技术

【适用范围】

运送需要卧床的患者。挪动法适用于可自行移动身体的患者；单人法适用于儿童及体重较轻的患者；双人法适用于不能自行活动、体重较轻的患者；三人法适于体重较重或必须平行搬运的患者；四人法适用于病情危重或颈腰椎骨折的患者。

【评估】

1. 评估患者生命体征、意识状态、病情。

2. 评估治疗及各种管路情况。

3. 评估患者活动耐力、自理能力及合作程度。

【社区情景】

患者，男性，56 岁，主因腰椎间盘突出症收入社区综合外科进行保守治疗。患者右下肢疼痛、麻木、不能行走，医嘱给予腰椎磁共振检查，需护理人员平车至放射科。

【准备】

用物：平车、枕头、被褥。

【操作流程】

1. 挪动法　向患者解释平车移动的目的及方法→检查平车性能是否完好，平车上铺大单，推至床边与病床平行，摇床于平车高度平齐，病床及平车的制动装置调至锁定位置→协助患者配戴支具（颈椎患者搬运前必须配戴围领，腰椎和胸椎患者搬运前必须配戴围腰或支具）；各种管路按照管路护理要求固定于病服上，检查石膏或夹板、牵引固定是否牢固；穿好病服，取仰卧位→将盖被叠至病床对侧，或将盖被开口向患者方向折成半铺半盖式，放好枕头→护士站在平车旁，抵住平车→帮助患者将上身、臀部、下肢依次向平车上移动（回床时顺序相反先帮助患者移动下肢，再移动上半身）→协助患者摆好舒适体位；检查各种管路、石膏或夹板、牵引固定是否牢固；盖好被，注意保暖→放开制动装置，推车移动。

2. 单人法　向患者解释平车移动的目的及方法→检查平车性能是否完好，平车上铺大单，推至床边，摇床与平车高度平齐，平车大轮部与病床尾部呈 45°夹角放置，病床及平车的制动装置调至锁定位置→颈椎患者搬运前须配戴围领，腰椎和胸椎患者搬运前须配戴围腰或支具，各种管路按照管路护理要求固定于病服上，检查石膏或夹板、牵引固定是否牢固；穿好病服，取仰卧位→将盖被叠至病床对侧，或将盖被开口向患者方向折成半铺半盖式，放好枕头→护士站在夹角内，一只手臂自患者腋下伸入远侧肩部，另一只手臂伸入患者膝下，叮嘱患者双臂交叉于护士颈后握住，托起患者移动至平车上→协助患者摆好舒适体位；检查各种管路、石膏或夹板、牵引固定是否牢固；盖好被，注意保暖→放开制动装置，推车移动。

3. 双人法　向患者解释平车移动的目的及方法→检查平车性能是否完好，平车上铺大单，推至床边，平车与病床呈 90°夹角放置，摇床与平车高度平齐，病床及平车的制动装置调至锁定位置→协助患者配戴支具（颈椎患者搬运前必须配戴围领，腰椎和胸椎患者搬运前必须配戴围腰或支具）；各种管路按照管路护理要求固定于病服上，检查石膏或夹板、牵引固定是否牢固；穿好病服，取仰卧位→将盖被叠至病床对侧，或将盖被开口向患者方向折成半铺半盖式，放好枕头→护士两人站在夹角内，帮助患者双上肢放于胸前；甲护士一只手臂托起患者的头颈、肩部，另一只手托住患者腰部；乙护士一只手托住患者臀部，另一只手托住患者的腘窝部与小腿部（腿部有石膏患者不能使膝关节屈曲，以免将石膏折断）；两人同时抬起患者，手臂尽量将患者环住（使患者身体向护士倾斜），两人同时移步将患者移动至平车上→协助患者摆好舒适体位；检查各种管路、石膏或夹板、牵引固定是否牢固；盖好被，注意保暖→放开制动装置，推车移动。

4. 三人法　向患者解释平车移动的目的及方法→检查平车性能是否完好，平车上铺大单，推至床边，平车与病床呈 90°夹角放置，摇床与平车高度平齐，病床及平车的制动装置调至锁定位置→协助患者配戴支具（颈椎患者搬运前必须配戴围领，腰椎和胸椎患者搬运前必须配戴围腰或支具）；各种管路按照管路护理要求固定于病服上，检查石膏或夹板、牵引固定是否牢固；穿好病服，取仰卧位→将盖被叠至病床对侧，或将盖被开口向患者方向折成半铺半盖式，放好枕头→护士三人站在夹角内，帮助患者双上肢放于胸前；甲护士一只手臂托起患者的头颈部，另一只手托住患者肩部；乙护士一只手托住患者腰部，另一只手托住患者的臀部；丙护士一只手托住患者股部，另一只手托住患者小腿部；三人同时抬起患者，手臂尽量将患者环住（使患者身体向护士倾斜），三人同时移步将患者移动至平车上→协助患者摆好舒适体位；检查各种管路、石膏或夹板、牵引固定是否牢固；盖好被，注意保暖→放开制动装置，推车移动。

5. **四人法** 向患者解释平车移动的目的及方法→检查平车性能是否完好，平车上铺大单，推至床边，平车的头端与病床尾部连接放置；摇床与平车高度平齐，去除床尾板；病床及平车的制动装置调至锁定位置→协助患者配戴支具（颈椎患者搬运前必须配戴围领，腰椎和胸椎患者搬运前必须配戴围腰或支具）；各种管路按照管路护理要求固定于病服上，检查石膏或夹板、牵引固定是否牢固；穿好病服，取仰卧位→将盖被叠至病床对侧，或将盖被开口向患者方向折成半铺半盖式，放好枕头→四名护士两人一组分别站在病床两侧，帮助患者双上肢放于胸前；一侧的甲护士一只手臂托起患者的头颈、肩部，另一只手托住患者背部；乙护士一只手托住患者腰部，另一只手托住患者的臀部；另一侧的甲护士一只手托住患者肩部，另一只手托住患者腰部；乙护士一只手托住患者股部，另一只手托住患者的小腿部；四人同时抬起患者，手臂尽量将患者托住，四人同时移步将患者移动至平车上→协助患者摆好舒适体位；检查各种管路、石膏或夹板、牵引固定是否牢固；盖好被，注意保暖→放开制动装置，推车移动。

【注意事项】

1. 护理评估应全面、准确，以便选择适合帮助患者移动的方法。

2. 平车的头端为大轮端，患者头部睡在大轮一端，护士推车时把住大轮一端，以便观察病情；同时大轮行车时转动摇摆较小，患者感觉舒适。

3. 各种管路、石膏或夹板、牵引固定牢固不能妨碍身体移动。

4. 颈椎患者搬运前必须配戴围领，腰椎和胸椎患者搬运前必须配戴围腰或支具。

5. 搬运时根据季节注意保暖。

6. 操作后注意观察患者的神志、精神变化、耐受情况，观察各种管路、石膏或夹板、牵引与肢体的固定情况。

7. 需要水平搬运时，全过程随时观察，保证肢体的平直搬运。

【评价】

1. 动作轻巧、准确，患者无特殊不适。

2. 关心患者，与患者或家属进行沟通、态度亲切。

第十二节 急诊急救技术

一、心肺复苏术

【适用范围】

1. 维持生命。

2. 迅速建立有效循环和换气。

3. 防止不可逆的脑缺氧损伤和维持重要器官的功能。

【社区情景】

患者，女性，78岁，在社区中心就诊时突然倒地。护士呼叫患者无反应，意识丧失，意识丧失，同时呼叫同事立即给予心肺复苏。

【评估】

1. 患者意识、颈动脉搏动。

2. 有无颈胸外伤，有无义齿。

3. 环境　安全。

【准备】

护士：按要求着装。

物品：模拟人、吸氧管、简易呼吸器、复苏板、脚蹬、手消毒液、医嘱执行单、笔、手电筒、手表、纱布、血压计。

环境：安全。

【操作方法及程序】

判断意识：双手轻拍患者双肩，同时大声呼叫患者（双耳），确认患者意识丧失，立即计时、呼救（通知麻醉科气管插管、备简易呼吸器除颤仪、通知值班大夫抢救）→判断颈动脉搏动，计时10秒内，右手示指和中指并拢，沿患者气管纵向滑行至喉结处，旁开2~3cm处停顿并触摸搏动（近侧）→摆体位将患者置于复苏体位，去枕，暴露胸部，松开腰带→胸下垫复苏板，行连续胸外按压30次，按压部位：沿患者肋弓向上滑行至剑突，剑突上2横指为按压部位。方法：双手重叠，一手掌根与胸廓接触，肘关节伸直，用身体重力垂直下压，使胸骨下陷>5cm，频率>100次/分，按压与放松时间为1∶1→开放气道，清除口、鼻腔分泌物，取出活动义齿，打开气道（仰头举颏法、仰头拉颌法）→人工通气：连接简易呼吸器，氧流量8~10L/min，用简易呼吸器面罩给氧2次，同时观察胸廓有无起伏→再次给予胸外按压30次，胸外按压与人工通气比为30∶2→5个循环后给予评估→复苏成功，继续给予高级生命支持→安置患者，取舒适体位→手消毒签字记录。

【评价】

判断及时准确，反应迅速。动作敏捷迅速，呼救及时准确。用物处理正确。

【注意事项】

1. 判断方法、时间正确。

2. 切不可同时触摸双侧颈动脉。

3. 动作迅速、规范、到位。

【提问】

1. 心脏骤停的临床表现有哪些？

答：心音消失；脉搏摸不到，血压测不到；意识突然丧失，或在短阵抽搐之后出现意识丧失。抽搐常为全身性，多发生在心脏停搏后10秒钟内。呼吸断续呈叹气样，以后呼吸停止。昏迷多发生于心脏停搏后30秒钟内。瞳孔散大多发生在心脏骤停后30~60秒钟出现。

2. 心肺复苏过程中开放气道的常用方法有哪些？

答：仰头举颏法、双手抬颌法。

3. 心肺复苏的有效指征是什么？

答：大动脉搏动可触及。有自主呼吸出现，胸廓有起伏。刺激眼睑有反应，双侧瞳孔由大变小，对光反射存在。上肢收缩压在60mmHg以上。口唇、面色红润，发绀减退，肢端温暖，意识恢复。

二、简易人工呼吸器使用技术

【适用范围】

1. 低氧血症。

2. 呼吸衰竭患者给予辅助呼吸或控制呼吸，改善通气和换气功能，提供足够氧气。

【社区情景】

患者，男性，72 岁，主因"7 天前，受凉后咳嗽、咳黄白色痰液，伴喘息加重 2 天"收入社区综合内科病房。住院后急查血气分析 pH7.1，PO_2 45mmHg，PCO_2 97mmHg，SaO_2 40%，患者嗜睡，发绀明显，立即给予简易呼吸器辅助呼吸。

【准备】

用物：简易人工呼吸器一套：呼吸囊、单项呼吸阀、面罩、氧气连接管、氧气储气阀、氧气储氧袋；氧气装置：流量表、湿化罐。

【操作方法及程序】

患者和呼吸状态→呼叫患者→评估呼吸状况：望（胸廓起伏）、听（呼吸音）、感觉（气流通过），以上评估需要在 10 秒以内完成→病人仰卧→清除口腔与喉中假牙等任何可见的异物→开放气道（举颏、抬颈、拉颌）—连接好简易呼吸器接氧气→调节流量至 10L/min 以上→使储氧袋充盈→使用"E-C"方法把面罩固定于患者的脸上→手固定→手挤压球体→下限（1/2~2/3）-规律按压球体→频率：成人 12~15 次/分，儿童 14~20 次/分→观察患者胸部起伏情况→是否随着按压规律起伏→及时观察患者的意识→呼吸恢复情况→观察患者的氧合改善表现，如口唇、指甲发绀改善、氧饱和度上升等→及时记录→使用完毕→妥善处理用物→方法为→简易呼吸器各配件依顺序拆开→用消毒剂浸泡 20 分钟→取出后使用清水冲洗所有配件→去除残留的消毒剂→储氧袋用 75% 乙醇擦拭消毒→消毒后的部件干燥后检查有无破损→并将部件依程序组装。

【评价】

动作敏捷迅速，部位、手法正确，用物处理正确。患者皮肤完好无破损、红肿。

【注意事项】

1. 抢救时应密切注意患者胸廓起伏的情况，确保辅助呼吸有效。

2. 密切观察患者呼吸和意识恢复情况，氧合改善情况，并及时记录。

3. 操作者应将面罩与患者口鼻处衔接紧密，勿漏气。

简易人工呼吸器的使用技术消毒方法有哪些？

答：使用完毕，妥善处理用物。方法为①简易呼吸器各配件依顺序拆开，用消毒剂浸泡 15~20min；②取出后使用清水冲洗所有配件，去除残留的消毒剂；③储氧袋用 75% 乙醇擦拭消毒；④消毒后的部件干燥后检查有无破损，并将部件依程序组装。

三、非同步电除颤技术

【适用范围】

终止异常的心律，并恢复正常的心动周期。

【社区情景】

患者，男性，54 岁，因胸部疼痛来社区就诊时，突然出现双眼上斜，意识丧失。遵医嘱立即给予心电监测示心室颤动，心率 257 次/分，立即给予 200J 非同步电除颤。

【评估】

1. 心电示波。

2. 病情、意识状态及合作程度。

3. 环境：安全。

4. 患者身体有无金属首饰，皮肤有无多毛、破损。

【准备】

护士：按要求着装，洗手并擦干。

物品：除颤仪、心电监护仪、导电膏、盐水纱布、手消毒液、医嘱单。

环境：清洁。

【操作方法及程序】

携物至床旁→患者取复苏体位，充分暴露胸壁，左臂外展，取下金属物品及首饰→在电极板上均匀旋转涂抹导电糊→开机，选择能量（成人心室颤动或无脉室性心动过速使用单相波的能量为360J，双向波能量为150~200J）→将电极板贴紧患者皮肤（心底：电极板置于右锁骨下第二肋间，心尖：电极板置于左乳头外侧，腋中线平第五肋间）→充电→充电完毕清场，确认没有人接触床边或患者→双手示指按压放电钮放电→从胸外按压开始5个周期的心肺复苏→评估心电图示恢复窦性心律→给予心电监护→安置患者，擦拭患者胸前导电糊，检查皮肤有无红肿、灼伤→恢复舒适体位→整理仪器及用物，擦净电极板上的导电糊，将仪器及用物长期置于完好备用状态→手消毒并记录。

【评价】

动作敏捷迅速。部位正确，用物处理正确。患者皮肤完好无破损、红肿。

【注意事项】

1. 电除颤术必须要求患者在神志不清、无知觉情况下进行。

2. 除颤电极板要涂匀导电糊，选择好位置后，使电极板充分与患者皮肤接触，保持皮肤清洁干燥，否则在皮肤表面形成放电通路，形成短路而不通过心脏。

3. 两电极板不能相碰，间隔在10厘米以上。

4. 放电时，操作人员手握电极柄，身体不能与患者及病床接触，其他人员要远离床旁，以免电击伤。

5. 严密观察心电示波变化，除颤成功，转为窦性心律；仍为心室颤动，可继续进行除颤；心电示波为直线，则应行胸外按压。

6. 非同步电除颤适用于心室扑动与心室颤动，除颤电量为单相波360J，双相波200J。

7. 同步电除颤适用于室速（除颤电量为100~200J）、阵发性室上性心动过速（除颤电量为100~200J）、房扑（除颤电量为50~100J）、房颤（除颤电量为单相波200J，双相波120~200J）。

8. 直流电击期间要关闭氧气筒，以免操作时起火。

第十三节　社区专科操作

一、肠造口护理技术

【适用范围】

1. 保持造口周围皮肤的清洁。

2. 帮助患者掌握正确护理造口的方法。

【社区情景】

患者，男性，76岁，确诊直肠癌，现为术后第15天，转入社区综合外科继续治疗，血压130/70mmHg，心率70/min，肠造口接肛门袋有褐色稀便及气体排出，造口肠管黏膜红润，无水肿，造口周围皮肤清洁无红肿破损，请为该病人提供造口护理。

【评估】

1. 讲解操作目的、方法。

2. 评估造口区皮肤情况。

3. 评估病人病情及自理程度。

4. 评估病室环境。

【用物准备】

一次性换药弯盘、一次性无菌手套、一次性中单、手消毒液、75%酒精、生理盐水、棉签、氧化锌。

【操作方法及程序】

核对病人身份→协助患者取合适体位充分暴露造口部位，身下铺一次性中单，再次核对病人身份，取下造口袋→打开一次性换药碗盘，用生理盐水浸湿棉球，戴手套→酒精棉球消毒造口周围皮肤→生理盐水棉球消毒造口黏膜，观察黏膜的颜色、有无水肿等→纱布拭干后在造口周围皮肤上涂抹氧化锌油，并将新的造口袋粘贴或安装→手消。

【评价】

动作轻柔准确，用物处理正确。与病人沟通语言适当、有效。病人造口周围皮肤干燥，造口袋粘贴完好。

【注意事项】

1. 嘱病人衣服柔软、舒适，避免穿紧身衣裤，以免压迫、摩擦造口，影响血液循环。

2. 加强对患者家属的造口护理教育，以协助患者提高造口护理能力。

3. 工作方面　告知患者在身体状况完全康复后，仍然可以参加工作，但避免重体力劳动，以免形成造口旁疝或造口脱垂等。

4. 运动方面　可适量参加一些不剧烈的体育运动。

【提问】

1. 造口周围皮肤护理？

答：注意观察造口周围皮肤黏膜是否红润，有无缺血。造口周围皮肤由于受粪便、消化液的腐蚀刺激，易引起皮肤湿疹。要注意保持造口周围皮肤的清洁干燥，指导患者每日排便后用温开水清洗造口周围皮肤，用温纱布或棉球由内向外清洁并擦干，在造口周围涂以氧化锌油保护，以防止因大便浸渍皮肤而出现皮炎。

2. 正确选择造口袋？

答：根据患者的造口情况、个人喜好、经济状况来选择不同类型的造口袋，让病人最好选择两件式透明、带除臭功能的一次性造口袋，便于观察护理。

二、压疮的预防

【适用范围】

医疗机构对住院或家庭中患者发生压疮的护理

【社区情景】

患者，女性，78 岁。因右股骨颈骨折术后收入社区医院综合外科，患者右下肢肿胀、疼痛，左脚扭伤，生活不能自理，骶尾部有一处 5cm×6cm 的压疮，皮肤已破溃，有渗出，社区护士给予换药。

【评估】

1. 病情、年龄、意识状态、自理能力及合作程度。

2. 检查、判断局部皮肤受压程度。

3. 患者皮肤及全身营养状况。

4. 压疮的部位、大小（包括长度、宽度和深度）、累及的组织范围、伤口床情况、伤口周围情况、伤口边缘、窦道、潜行、分泌物/渗出、坏死、气味、有/无肉芽和上皮形成。

5. 压疮的危险因素。

6. 每次更换敷料时评估压疮愈合情况；两周内没有好转时，应调整方案。

如已发生压疮，应评估压疮发展过程及轻重程度。

【准备】

操作护士：按要求着装→擦车、擦治疗盘→洗手并擦干→戴口罩。

用物准备：透气性好的气圈或软垫、脸盘、毛巾、肥皂、清洁床单、被套、浴巾、干净衣物、看护垫、屏风、润肤油（或凡士林）、伤口敷料。

环境：安静、整洁。

【操作方法及程序】

携物至床旁→核对并解释→关闭门窗，屏风遮挡→患者卧床使应每1~2小时翻身1次→翻身时动作要轻柔，避免拖拉患者造成皮肤损伤→翻身时注意各种治疗措施安置妥当（管路、石膏、牵引等）→翻身顺序：先将患者移至床，将患者两腿屈膝，同时翻向对侧→注意保护身体骨隆突处，如耳郭、肩部、髋部、膝部、踝部等，并合理使用软枕→平卧位时应注意保护枕部、肩胛部、肘部、骶尾部、足跟部等→有颈椎骨折或颈椎术后的患者翻身方法参照轴线翻身法→清洁皮肤受压部位及骨骼隆突处，并保持局部清洁，涂抹润肤油→长期卧床患者应使用充气气垫或者采取局部减压措施→骨突处皮肤可使用透明贴或者减压贴保护→保持患者衣物及床单位整洁舒适。

【压疮预防】

1. 减轻局部压力　有压疮风险的患者，宜使用有效的减压措施，减少皮肤摩擦力和剪切力。根据患者的躯体活动能力和移动能力、局部组织耐受性、治疗需求、皮肤个体差异及减压设施的使用等，决定更换体位的频率及角度。

更换体位后评估受压部位及骨隆突处皮肤，受压部位皮肤不宜按摩，局部皮肤发红时应缓解受压，平卧位时悬空足跟。

有压疮风险的手术患者在术中宜使用减压设施。

使用医疗器具者应保护皮肤，以预防相关皮肤损伤。

不宜使用环状或圈型物体减压。

2. 皮肤保护　清洁皮肤时宜用中性或弱酸性溶液，不宜用力擦洗；干燥皮肤可润肤；失禁潮湿部位皮肤可用敷料或设施等隔离潮湿环境。

3. 营养支持　有压疮风险的患者，根据营养需求给予营养支持。

【评价】

部位选择正确，操作方法正确，动作轻稳；病人体位舒适，痛感较小。

【注意事项】

1. 可用生理盐水等溶液清洗伤口及周围皮肤，不宜使用碱性溶液。

2. 根据患者状况、坏死组织类型、范围、部位等进行清创。

3. 换药时评估伤口有无红肿热痛、脓性分泌物、异味等感染征象时，及时报告医生，通过细菌培养及药物敏感试验确定压疮伤口的致病菌种类及其敏感药物。

伤口有细菌定植或明确有感染时宜使用含碘消毒剂、含银敷料等，不宜使用刺激性大的消毒剂。不宜局部使用抗生素。

感染扩散或全身感染时，应遵医嘱使用抗生素。

Ⅲ期或Ⅳ期压疮必要时经医生会诊后处理。

7. 根据患者病情、疼痛，伤口的大小和位置、有无异味、分泌物/渗出和感染情况，压疮治疗目标等，选择适宜的伤口敷料。

8. 根据伤口渗液情况更换敷料，敷料污染和松动时及时更换。

9. 在专业医务人员指导下可使用物理疗法辅助治疗。

10. 对于Ⅲ期或Ⅳ期压疮可在专业医务人员指导下采取伤口负压疗法作为早期辅助治疗。

伤口创面不宜使用白炽灯照射。

压疮患者病情允许的情况下，应给予足量的热量、蛋白质、维生素、矿物质和水，必要时请营养师会诊。

【提问】

1. 压疮的好发部位？

压疮多发生于经常受压和无肌肉包裹或肌肉层较薄、缺乏脂肪组织保护的骨隆突处。病人卧位不同，好发部位也有所变化。

（1）仰卧位　如枕骨粗隆处、肩胛、肘部、骶尾部、足跟等，最常发生于骶尾部。

（2）侧卧位　如耳郭、肩峰、肋骨、髋部、膝关节内外侧、内外踝等处。

（3）俯卧位　如面颊、耳郭、肩峰、髂前上棘、肋缘突出部、膝前部、足尖等处。

（4）坐位　发生于坐骨结节处。

2. 压疮分为哪几期？

（1）Ⅰ期压疮：压之不褪色的红斑。通常在骨隆突等易受压部位有压之不褪色的红斑。肤色深的可没有明显压红，但颜色可能与周围皮肤不同。该部位可有疼痛、硬结或松软、皮温较邻近组织升高或降低。

（2）Ⅱ期压疮：部分皮层缺失。表皮和部分真皮缺损，表现为浅表开放的粉红色创面，周围无坏死组织，也可表现为完整的或开放/破溃的血清性水疱。此期压疮应与皮肤撕裂，医用胶布所致损伤，会阴部皮炎，浸渍糜烂或表皮脱落相鉴别。

（3）Ⅲ期压疮：全皮层缺失。全层皮肤缺失，可见皮下脂肪，但骨、肌腱、肌肉并未外露。可有腐肉，但并未掩盖组织缺失的深度；可出现窦道和潜行。深度因解剖位置不同而表现不同，鼻梁、耳、枕部和踝部缺乏皮下组织因此较为表浅，富含脂肪的部位可表现很深。

（4）Ⅳ期压疮：全层组织缺失。全层组织缺失，伴骨骼、肌腱或肌肉外露，创面基底某些区域可有腐肉或焦痂覆盖，通常会有窦道和潜行。深度因解剖位置不同而表现不同，鼻梁、耳、枕部和踝部缺乏皮下组织因此较为表浅，压疮可扩展至肌肉和/或支撑结构（如，筋膜、肌腱或关节囊），有可能引发骨髓炎。暴露的骨骼/肌腱肉眼可见或可直接触及。

（5）不可分期压疮：深度未知。缺损涉及组织全层，创面基底部覆盖有腐肉（呈黄色、棕褐色、灰色、绿色或棕色）和/或焦痂（呈棕褐色、棕色或黑色），只有将腐肉和/或焦痂彻底清除暴露创面基底部才能明确深度、进行分期。足跟部固定的焦痂（干燥、附着紧密，完整无红肿或波动感）可起到"机体天然（生物性）屏障"的作用，不应去除。

（6）可疑深部组织损伤的压疮：深度未知。由于压力和/或剪切力造成皮下软组织受损，局部皮肤完整且褪色的区域出现紫色、褐紫色改变或血性水疱；与邻近组织相比，受损区域可先出现疼痛、硬结、糜烂、松软、皮温升高或降低。此期压疮对于肤色较深的个体难以鉴别。可进一步发展成薄的焦痂，即使辅以最佳治疗，也可能会迅速发展为深部组织的溃疡。

三、心电图检查技术

【适用范围】

1. 用于观察和诊断各种心律失常、心肌病及冠状动脉供血情况。

2. 了解某些药物作用、电解质紊乱对心肌的影响。

3. 了解某些内分泌疾病对心肌的影响。

【社区情景】

患者，男性，65 岁。今日 14 时突然感到胸部疼痛，胸闷，气短，心悸，身体评估：脉搏 72/min，心律不齐，血压 145/80mmHg，遵医嘱立即做心电图检查。

【评估】

1. 患者病情、意识状态及合作程度。

2. 患者局部皮肤状况。

3. 患者周围环境。

【准备】

治疗车、心电图机、酒精及棉签（或棉球）、手消毒液、电源插座、心电图纸。

【操作方法及程序】

确认患者身份→接好电源线→打开电源开关→进行机器预热→协助患者取仰卧位，全身放松→将受检者的双侧腕部及两腿内踝上部暴露→用酒精棉签（或棉球）擦拭脱脂，使皮肤发红→连接肢体导联→连接胸前导联→校正心电图机的走纸速度及画笔的位置→按次序记录十二个导联的心电图→查看各导联有无遗漏、伪差→在心电图上标好导联名称，受检者姓名及检查时间→关闭电源开关→撤除各个导线→手消。

【评价】

1. 动作轻柔，注意遮挡患者、保护患者隐私。

2. 心电图各导联位置准确。

3. 关注患者感受，关心患者。

【注意事项】

1. 描记心电图前，让患者先休息数分钟，对初次做心电图者事先解释清楚，消除患者的恐惧心理及精神紧张。

2. 确认各导联与肢体连接正确及导电性能良好。

3. 做心电图时，如出现振幅超出心电图纸范围和心率过慢过快时及时调整电压和走纸速度至合理范围。

4. 躁动患者做心电图时，由家属协助进行，改用手动模式分步进行逐个导联描记。

5. 进行心电图检查时，发现特殊心电图异常改变（急性改变）应及时同临床医生联系，并限制患者活动，做完心电图后应及时记录患者信息（包括姓名、年龄、时间）并粘贴。

【提问】

1. 心电图肢体导联四个电极板连接顺序及胸前导联 $V_1 \sim V_6$ 连接位置？

答：（1）肢体导联电极插头末端接电极板处有颜色标记或英文缩写，以区别上下左右。红色（R）端接右上肢电极；黄色（L）端接左上肢电极；绿色（F）端接左下肢电极；黑色（B）端接右下肢电极。

（2）胸前导联电极安放位置？

V_1：胸骨右缘第四肋间。

V_2：胸骨左缘第四肋间。

V_3：位于 V_2、V_4 导联连线中点。

V_4：左锁骨中线第五肋间。

V_5：左侧腋前线与 V_4 导联同一水平线。

V_6：左侧腋中线与 V_4 导联同一水平线。

V_7：左侧腋后线与 V_4 导联同一水平线。

V_8：左侧肩胛下线与 V_4 导联同一水平线。

V_9：左侧脊柱旁线与 V_4 导联同一水平线。

2. 正常心电图心率正常值？心动过速、过缓诊断标准？

答：窦性心律正常为 60~100 次/分之间，大于 100 次/分为心动过速，小于 60 次/分心动过缓。

3. 一个正常完整心动周期电图记录中包括哪个波形？

答：正常心电图是由 P、Q、R、S、T 等各波组成。此外尚有 U 波与 P-R 段，S-T 段等。

四、快速血糖测定技术

【适用范围】

监测患者血糖水平。评估代谢指标，为临床治疗提供依据。

【社区情景】

患者，女，65 岁。2 型糖尿病确诊 8 年，昨日空腹血糖 10.8mmol/L，餐后血糖 18.5mmol/L，今日来社区门诊就诊，遵医嘱给予血糖监测。

【评估】

1. 询问、了解患者的饮食及身体状况。

2. 采血部位皮肤情况。

3. 意识状态及合作程度。

4. 患者的自理能力。

5. 血糖试纸的有效期，试纸是否与密码相符，血糖试纸的插口处是否污染，解释告知并取得合作。

【准备】

血糖监测仪、匹配的血糖试纸、一次性安全锁卡式采血针、75%乙醇、棉签、治疗卡、手消。

【操作方法及程序】

携带用物至床旁→核对患者身份→患者取舒适、安全卧位→选择采血手指→酒精消毒皮肤→待干→再次酒精消毒皮肤→待干→安装血糖试纸、避免试纸发生污染→按照无菌操作要求采血→滴血量正确→棉签按压 1~2 分钟→准确读取血糖数值并告知患者→消毒双手并记录。

【评价】

1. 合理选择采血部位。

2. 严格无菌操作。

3. 及时准确记录监测结果，异常情况及时报告医生。

【注意事项】

1. 更换新试纸时要确定血糖仪上的号码与试纸号码一致（美国强生调整仪器内号码；瑞士罗氏调整密码牌）。

2. 取出试纸后立即盖好试纸筒盖。

3. 请务必确认患者手指酒精挥发干后采血。

4. 采血时请勿使劲挤血，稍稍挤压即挤出血为合适。

5. 滴或吸血量应使试纸测试区完全变成红色。

6. 避免试纸污染，勿与酒精等挥发性物质共存。

7. 在血糖测定的过程中，保持操作环境的清洁，避免局部环境受到血源污染。

【提问】

1. 末梢血糖监测的注意事项？

答：（1）测血糖前，确定血糖仪上的号码与试纸号码一致。

（2）确认患者手指酒精干透后实施采血。

（3）滴血量，应使试纸测试区完全变成红色。

（4）避免试纸发生污染。

2. 糖尿病患者血糖的诊疗标准？

答：空腹血糖大于等于 6.1mmol/L 或餐后 2 小时血糖大于等于 11.1mmol/L。

五、轴线翻身技术

【适用范围】

1. 协助颅骨牵引、脊椎损伤、脊椎手术、髋关节术后的患者在床上翻身。

2. 预防脊椎再损伤及关节脱位。

3. 预防压疮，增加患者舒适感。

【社区情景】

患者黄某，女，73 岁。髋关节术后 1 月余在家，不能自行翻身，患者消瘦，易出现压红，请社区护士上门协助翻身，社区护士使用轴线翻身技术并培训指导家属操作方法。

【评估】

1. 护士按要求着装。

2. 了解患者病情、意识状态及配合能力。

3. 观察患者损伤部位、伤口情况和管路情况。

4. 整洁，安静。

【准备】

护士：按要求着装→洗手并擦干。

【操作方法及程序】

核对患者→向病人解释翻身的目的及方法→帮助患者移去枕头→松开被尾→三位操作者站于患者同侧→将患者平移至操作者同侧床旁→患者有颈椎损伤时→一操作者固定患者头部→沿纵轴向上略加牵引→使头、颈随躯干一起缓慢移动→第二操作者将双手分别置于肩部、腰部→第三操作者将双手分别置于腰部、臀部→使头、颈、肩、腰、髋保持在同一水平线上→翻转至侧卧位→患者无颈椎损伤时，可由两位操作者完成轴线翻身→将一软枕放于患者背部支持身体→另一软枕放于两膝之间并使双膝呈自然弯曲状。

【评价】

动作准确。操作方法正确。与病人沟通语言适当、有效。操作过程注意保暖及隐私保护。病人无不适。

【注意事项】

1. 翻转患者时，应注意保持脊椎平直，以维持脊柱的正确生理弯度，避免由于躯干扭曲，加重脊柱骨折、脊髓损伤和关节脱位。翻身角度不可超过 60°，避免由于脊柱负重增大而引起关节突骨折。

2. 患者有颈椎损伤时，勿扭曲或者旋转患者的头部，以免加重神经损伤引起呼吸机麻痹而死亡。

3. 翻身时注意为患者保暖并防止坠床。

4. 准确记录翻身时间。

【提问】

1. 轴线翻身的评估内容包括？

答：（1）了解患者病情、意识状态及配合能力。

（2）观察患者损伤部位、伤口情况和管路情况。

2. 轴线翻身的注意事项？

答：（1）翻转患者时，应注意保持脊椎平直，以维持脊柱的正确生理弯度，避免由于躯干扭曲，加重脊柱骨折、脊髓损伤和关节脱位。翻身角度不可超过 60°，避免由于脊柱负重增大而引起关节突骨折。

（2）患者有颈椎损伤时，勿扭曲或者旋转患者的头部，以免加重神经损伤引起呼吸机麻痹而死亡。

（3）翻身时注意为患者保暖并防止坠床。

（4）准确记录翻身时间。

六、缩唇腹式呼吸技术

【适用范围】

缩唇腹式呼吸主要通过缩唇延缓小气道的陷闭，增加残气量的排出，腹式呼吸主要是通过膈肌上下移动增加病人的通气量。适用于慢性阻塞性肺病、慢性支气管炎、支气管哮喘、肺气肿等疾病的呼吸功能训练。

【社区情景】

患者，男性，78 岁。主因"咳嗽咳痰 30 余年加重伴喘憋 3 个月"于 2014 年 10 月 9 日以"慢性阻塞性肺部疾病"收入社区综合内科病房。入院后，患者咳嗽咳痰黄白色黏痰，不易于咳出，喘憋，R 28 次/分，口唇重度发绀，不能平卧，治疗给予平喘抗感染化痰等对症，同时指导患者缩唇式呼吸。

【评估】

1. 评估患者喘憋及发绀情况。

2. 神志情况、意识状及合作程度。

【准备】

1. 护士着装整齐，洗手，戴口罩。

2. 患者摆好体位（可平卧，坐位，直立）。

3. 尽量延长呼吸时间，吸呼比为 1：2 或 1：3。

4. 每日 2 次，每次 10~20 分钟。

【操作方法及程序】

评估患者喘憋及发绀情况→意识情况、文化程度→到病人床前向病人解释操作的目的及意义→取得合作→护士和病人预约学习时间→首先摆好体位→患者可采取半卧位→膝半屈曲→全身放松→情绪安定→平静呼吸→护士演练，带病人练习→训练时一手放在腹部→另一只手放在胸前，以感觉腹部的起伏→用鼻吸气，速度减慢，持续吐气 4~5 秒→吸气时腹肌放松，腹部鼓起→呼气时腹肌收缩→呼气时要用嘴呼气→将口唇缩成吹笛子状，或称鱼口状→将气体缓慢呼出→腹部下陷→尽量延长呼气时间→吸呼比为 1：2→呼吸要缓慢均匀→每日上下午两次→每次 10~15 分钟→评估病人操作并加以指导。

【评价】

1. 和病人有效沟通。

2. 演示动作熟练、正确。

3. 正确指导病人操作。

4. 操作过程注意病人安全。

【注意事项】

1. 在安静的环境下训练。

2. 在训练过程中注意吸气和呼气的比例。

3. 训练时动作均匀。

4. 避免胸氏呼吸。

5. 保持正确的站姿。

【提问】

1. 缩唇腹式呼吸适用于哪类疾病？

答：适用于慢性阻塞性肺病、慢性支气管炎、支气管哮喘、肺气肿等疾病的呼吸功能训练。

2. 缩唇腹式呼吸的吸气和呼气比例？

答：吸气和呼气的比例为 1：2。

七、气雾剂的使用技术

【适用范围】

吸入疗法用于呼吸道疾病的治疗，包括哮喘、慢性阻塞性肺炎、慢性支气管炎及普通的感冒等。常用药品有异丙托溴铵、氨溴索、布地奈德、沙丁胺醇等。

【社区情景】

患者，男性，36 岁。间断喘息 20 年加重半年，来社区门诊就诊，身体评估：呼吸 24 次/分，口唇轻度发绀，咳嗽咳少量白色黏痰，遵医嘱给予万托林吸入 2 喷 bid，必可酮 2 喷 tid。

【评估】

1. 评估病人一般情况、意识情况、文化程度。

2. 向病人解释目的和意义，并取得合作。

【准备】

1. 用物准备　气雾剂及说明书。

2. 护士准备　着装整齐，洗手、戴口罩。

【操作方法及程序】

患者呼吸困难及发绀情况、意识情况、文化程度→到病人床前向病人解释目的和意义，并取得合作→首先摆好体位→患者可采取半卧位，膝半屈曲，全身放松，情绪安定，平静呼吸→携用物至床旁，查对，指导病人进行操作→首先充分摇匀气雾剂，然后打开盖子→然后嘱病人调整呼吸，轻轻地呼气直到不再有空气可以从肺内呼出→立即把气雾剂的喷嘴放到嘴里面，用嘴唇包严喷嘴→嘱病人开始深深地缓慢地吸气同时，并迅速按住气雾剂的开关，将药向口腔内喷出，并继续深吸气→嘱病人吸气后屏气 5~10 秒钟，或在没有不适的感觉下尽量屏气→嘱病人用鼻子慢慢呼气→若需再次吸入，应至少等待 1 分钟→使用后嘱病人漱口→评估病人操作并加以指导。

【评价】

1. 和病人有效沟通。

2. 动作熟练、正确。

3. 正确指导病人操作。

4. 操作过程注意病人安全。

【注意事项】

1. 打开气雾剂的盖时，请注意上下摇匀气雾剂。

2. 嘱患者吐气到残气位，嘴包住气雾剂的喷头。

3. 嘱病人用鼻子慢慢呼气。

【提问】

1. 常用的气雾剂有哪几种？

答：有异丙托溴铵、沐舒坦、布地奈德、万托林等

2. 使用气雾剂的注意事项？

答：（1）打开气雾剂的盖时，上下摇匀气雾剂。

（2）患者吐气到残气位，嘴包住气雾剂的喷头。

（3）病人用鼻子慢慢呼气。

八、中心静脉置管处换药技术

【适用范围】

用于所有留置中心静脉插管的病人。

【社区情景】

患者，男性，53 岁。因肝血管瘤 8 月 26 日在全麻下行右肝 VI 段切除术，为保证术后营养支持，术中留置中心静脉插管。术后 1 个月转入社区综合外科病房治疗，患者带来颈内静脉置管，遵医嘱给予换药 qod 。

【评估】

1. 评估病人及病情，合理解释。

2. 病人体位舒适。

【准备】

1. 护士着装整齐，洗手、戴口罩。

2. 用物准备合理、备齐；有效期及包装完好。

【操作方法及程序】

携用物至床旁，站病人置管侧，取仰卧位，嘱其将头偏向对侧，枕头移向对侧，暴露穿刺部位，治疗巾置于患侧肩下，空弯盘放于患者近侧治疗巾上，无菌弯盘放于远侧→取下穿刺部位的敷料放于空弯盘中→右手持止血钳，左手持镊子、用左手镊子夹取碘酒棉球（或碘伏棉球），交于右手钳子→用右手止血钳夹取碘酒棉球（或碘伏棉球）首先消毒穿刺点及两侧缝线固定处三点→以同法夹取碘酒棉球（或碘伏棉球）以穿刺点为中心，按顺时针方向由内向外消毒、消毒范围直径大于 10cm，如有需要可重复碘酒棉球消毒一次→同法（或再次以碘伏棉球消毒 1 遍）脱碘至脱净为止（脱碘直径应大于碘酒消毒范围）→取无菌敷料打开，于贴膜上记录更换日期、时间。待干后覆盖无菌贴膜（先将贴膜粘贴固定于皮肤上，然后固定穿刺管导管，需提起导管将两侧贴膜完全粘合；若用纱布覆盖、则先覆盖切口纱于穿刺点，取另一块无菌纱布覆盖其上，胶布妥善固定）→整理用物。

【评价】

1. 操作过程有效沟通。

2. 操作过程中严格执行无菌原则。

3. 操作熟练，节力。

4. 操作过程注意病人安全。

【注意事项】

1. 操作中应严格按照无菌技术原则执行。

2. 防止污染管路引起感染等不良后果。

【提问】

1. 中心静脉置管处换药的观察的要点？

答：（1）观察穿刺点及周围皮肤情况，注意置管安全，发现红肿、渗出或缝线脱落等应及时通知医生。

（2）观察病人体温的变化。

九、外周插入中心导管（PICC）技术

【适用范围】

1. 为患者提供中、长期静脉治疗。

2. 减少重复穿刺静脉。

3. 减少药物对外周静脉的刺激。

【社区情景】

患者，女性，45 岁。左乳癌根治术后 1 月余，患者转入社区综合内科病房治疗，需行紫杉醇，表柔比星化疗。BP115/70mmhg，P80 次/分，体温 36℃。遵医嘱给予外周插入中心导管。

【评估】

1. 病情及出凝血情况、意识状态、患者自理及合作程度。

2. 患者局部皮肤及血管情况。

3. 查看患者是否签署知情同意书。

【准备】

1. 物品　基础治疗盘 1 套、无菌穿刺包 1 个、无菌手套 1 副、外周插入中心导管（PICC）导管 1 套、无菌治疗巾 1 包、10ml 注射器 1 支、20ml 注射器 2 支、无菌透明贴膜、垫巾 1 块、止血带 1 根、胶贴 1 包、胶布 1 卷、卷尺 1 个、手消毒液。

2. 药品　生理盐水 100ml。

【操作方法及程序】

患者取舒适安全卧位→选择穿刺点：患者取平卧位，暴露穿刺侧手臂并外展与躯干呈 90°→选择静脉：贵要静脉为最佳穿刺血管，首选右肘部静脉→测定定位：测量置管长度及上臂围，并记录→建立无菌区：打开无菌包、戴无菌手套→将无菌治疗巾垫在患者术肢下→消毒：消毒穿刺点（穿刺点上、下 10cm，两侧至臂缘）75%酒精消毒 3 遍脱脂→待干后，碘伏消毒 3 遍→穿无菌衣→更换无菌手套→检查并预冲导管→穿刺点铺孔巾→扎止血带→实施静脉穿刺（进针角度 15°~30°）→见回血→减小穿刺角度→推进少许→撤针芯→松止血带，一手示指或拇指固定导入鞘避免移位→中指轻压在套管尖端所处的血管上，减少出血→另一手从导入鞘中撤出针芯→置入导管：将导管缓慢、匀速送入静脉，至腋静脉时，患者向穿刺侧转头以防导管误入颈静脉→退出导入鞘：导管置入预计长度时，撤出导入鞘→撤出导引钢丝→确定回血和封管：用生理盐水注射器抽吸回血，并注入牛理盐水，确定是否通畅；连接输液接头；用生理盐水（或肝素盐水）正压封管→妥善固定导管：穿刺点置小纱布吸收渗血，加压粘贴透明敷料，注明穿刺日期→通过 X 线拍片确定导管头端位置→告知患者置管后注意事项→整理用物→消毒双手并签字记录。

【评价】

无菌操作严格，操作熟练、动作连贯，宣教语言通俗易懂，与患者沟通良好。

十、PICC 维护

1. 护士衣帽整齐，洗手，戴口罩。

2. 按照无菌操作方法抽取生理盐水 10ml 和肝素盐水 2~3ml，双人核对。推车至患者床旁。

3. 核对患者姓名及腕带信息，向患者讲解操作目的，以取得合作。

4. 在穿刺肢体下铺垫巾，用皮尺测量双侧肘正中上方 10cm 处臂围。

5. 揭开固定输液接头的胶布并酌情用松节油去除胶痕，用 75% 酒精消毒皮肤。

6. 更换输液接头

（1）洗手或手消。

（2）检查输液接头有效期，用 10ml 生理盐水注射器预冲接头待用。

（3）卸下旧接头。

（4）用碘伏棉签消毒导管接头外壁，并消毒导管接头下皮肤。

（5）连接新接头。

7. 冲洗导管

（1）用 10ml 生理盐水注射器脉冲式冲管。

（2）肝素盐水正压封管。

（3）在输液接头上标注日期。

8. 更换透明敷料

（1）去除透明敷料外胶带。

（2）用拇指轻压穿刺点，沿四周平拉透明敷料。

（3）自下而上去除原有透明敷料。

（4）评估穿刺点有无异常。

（5）洗手或手消。

（6）打开换药包，戴无菌手套。

（7）左手持纱布覆盖在输液接头上，提起导管，右手持酒精棉棒一根，避开穿刺点直径 1 cm 处，顺时针去脂、消毒；取第二根酒精棉棒避开穿刺点直径 1 cm 处，逆时针去脂、消毒；取第三根酒精棉棒，消毒方法同第一根；范围大于贴膜。

（8）再取碘伏棉棒一根以穿刺点为中心顺时针消毒皮肤及导管；取第二根碘伏棉棒逆时针消毒皮肤及导管，同时左手翻转导管；取第三根棉棒顺时针消毒皮肤及导管至导管连接器翼形部分，消毒范围直径 10 cm 以上；调整导管位置，用第一条胶带粘贴白色固定翼或圆盘，第二条胶带固定导管连接器翼形部分。

（9）无张力放置透明敷料：透明敷料下缘对齐胶带下缘，用手按压导管边缘及透明敷料四周，使其贴紧皮肤。

（10）将第三条胶带打两折，蝶形交叉固定连接器翼形部分或圆盘与透明敷料；第四条横向贴于连接器翼型部分或圆盘。

（11）在记录胶带上标注操作者姓名及日期，贴于透明敷料上缘。

9. 整理用物，脱无菌手套。

10. 整理床单位，向患者交待注意事项。

11. 洗手。

12. 回治疗室，记录，填写 PICC 维护记录单。

【注意事项】

1. PICC 置管注意事项

（1）护士需取得 PICC 操作资质后，方可独立进行穿刺。

（2）置管部位皮肤有感染或损伤、有放疗史、血栓形成史、外伤史、血管外科手术史或接受乳腺癌根治术和腋下淋巴结清扫术后者，禁止在此置管。

（3）术者应掌握血管解剖，充分评估和选择血管。穿刺首选贵要静脉，次选肘正中静脉，最后选头静脉。肘部静脉穿刺条件差者可采用 B 超引导下置管术。

（4）禁止使用<10ml 的注射器给药及冲管、封管，使用脉冲式方法冲管，正压封管。

（5）整个置管过程均需严格遵循无菌操作原则，避免污染。

（6）送管前应用生理盐水充分润滑导管内外壁，利于撤导丝和送管。

（7）修剪导管时要剪成平整的直面，不得剪出斜面和毛茬。前端开口式 PICC 修剪时应避免剪到导丝，使用镊子送管时不能夹持过紧，避免损伤导管。

（8）接触导管前必须使用生理盐水冲净无菌手套，防止机械性静脉炎的发生。

（9）穿刺时不宜直刺血管，应经皮下进针，短距离潜行后再入血管，防止穿刺点出血，降低穿刺点感染。

（10）穿刺失败时不得将针芯重新插入插管鞘，以免造成插管鞘裂开，应一次性使用。

（11）退出针芯前，必须先松止血带，轻压插管鞘前端血管，减少出血。

（12）送管时应动作轻柔缓慢，不可过快，遇到阻力应暂缓送管，调整角度后再送。同时观察患者有无心律失常等情况。

（13）清洁皮肤上血迹时，酒精不得接触导管和穿刺点。

（14）粘贴敷料时要注意无张力粘贴，先塑形，再抚平敷料边缘。

（15）置管结束后，要向患者耐心讲解注意事项，活动方法，鼓励握拳活动，减轻置管初期的不适感。

2. PICC 维护注意事项

（1）PICC 置管后 24 小时内更换敷料，并根据敷料种类及贴膜使用情况决定更换频次；透明敷料每周更换 1~2 次；纱布敷料 48 小时更换 1 次；渗血、出汗等导致的敷料潮湿、卷曲、松脱或破损时立即更换。

（2）使用酒精消毒或清洁皮肤时必须避开穿刺点，避免引起疼痛和化学性静脉炎。酒精不得接触导管。

（3）去除敷料时，由导管远心端向近心端除去，粘贴敷料时要注意无张力粘贴，先塑形，抚平敷料边缘。

（4）禁止将导管体外部分人为移入体内。

（5）冲、封管遵循 SASH 原则 S-生理盐水，A-药物输注，S-生理盐水，H-肝素盐水（若禁用肝素者，则实施 SAS 原则），根据药液选择适当的溶液脉冲式冲洗导管，每 8h 冲管 1 次；封管液量应 2 倍于导管+附加装置容积。输入化疗药物、氨基酸、脂肪乳等高渗、强刺激性药物或输血前后，应立即冲管。

（6）禁止使用<10ml 的注射器给药及冲管、封管，使用脉冲式方法冲管，正压封管。

（7）整个维护过程均需严格遵循无菌操作原则，避免污染。

（8）肘上 10cm 固定位置测量双侧臂围，并与置管时比较。

（9）常规的 PICC 导管不能用于高压注射泵推注造影剂。4Fr 以下的导管不得输血。

（10）输液接头每周更换 1 次，如输注血液或胃肠外营养液，需 24 小时更换 1 次。

【理论提问】

1. PICC 置管时常见的并发症有哪些？如何处理？

1）送入导管困难：

（1）患者情绪紧张时，应暂停送管，嘱患者放松，深吸气，了解患者情况，通过与患者交谈分散其注意力，使其放松。

（2）血管痉挛：应暂停送管，休息 10~15 分钟，必要时可采用热敷穿刺侧上臂的方法。

（3）误入分支：将导管拔出至 10~15cm 处，重新送管。若反复操作仍出现困难，应拔除导管，重新选择部位置管。

（4）静脉瓣或静脉夹角：将导管拔出 2cm，变换导管角度或上臂抬起的角度，再行送管。

（5）导管不在静脉内：拔出导管，重新穿刺。

2）撤导丝困难

置管过程中送管不顺，强行送入后导致导丝弯曲变形，出现撤导丝困难。可采取热敷手臂或休息 10~15 分钟后再缓缓撤出导丝；若通过除上述方法仍不能拔出时，应立即将导丝及导管一起拔除。

3）误伤动脉

盲穿时由于穿刺过深或穿刺部位离动脉较近，造成误伤动脉。此时应立即拔出穿刺针，局部按压止血，直到不出血为止，并加压包扎，严密观察局部有无渗血情况。

2. PICC 置管后常见的并发症有哪些？如何预防及处理？

1）穿刺点渗血

（1）置管后及时用小方纱或藻酸盐敷料覆盖穿刺点，压迫止血并吸收渗血。

（2）及时更换敷料，加压包扎时避免包扎过紧，以免影响血液循环。

2）导管脱出

正确掌握维护方法，特别是更换贴膜的方法，妥善固定。

3）机械性静脉炎

（1）穿刺前评估：合理选择置管部位及血管，选择合适的导管型号。

（2）置管过程中规范操作：动作轻柔、送管缓慢、冲洗手套、妥善固定。

（3）密切观察，及时采取必要的预防措施，如局部涂喜辽妥、穿刺部位上方热敷等。

4）血栓性 PICC 堵塞

（1）加强专业技术培训，掌握正确的冲封管方法，采取 A-C-L（导管功能评估-冲管-封管）导管维护程序。

（2）密切观察导管通畅情况，防止导管折叠扭曲。

（3）妥善固定导管，避免导管移动。

（4）合理选择封管液及液体量。

（5）回血造成的堵塞，可遵医嘱采用尿激酶溶栓。

（6）经处理无法再通的导管应及时拔除。

5）药物沉积堵塞

（1）正确评估输注药物，两种或多种不相容药物输注时，两组之间充分冲管。

（2）输注高浓度药物、血液、人体白蛋白、血浆等血制品时，应及时冲管，并适当增加冲管次数。

（3）经处理无法再通的导管应及时拔除，不可强行推注。

6）机械性堵塞

（1）妥善固定，注意导管角度，防止导管体外部分打折。

（2）加强巡视，防止液体走空回血，造成堵塞。

（3）紧密连接导管接头，防止脱开回血，造成堵塞。

7）导管断裂

（1）置管前严格遵守操作规程，预冲导管时仔细检查导管完整性。

（2）置管过程中不可通过穿刺针或穿刺鞘用力回拉导管或导丝，避免损伤导管。

（3）三向瓣膜式导管尾端修剪时，必须修剪平滑无毛茬，将连接器金属部分完全推入导管内，再将导管与减压套筒连接并锁牢。

（4）送管时如遇阻力，不可强行送管，防止损伤导管。

（5）体外部分断裂，应妥善固定，及时修复或拔管。

（6）导管在体内发生断裂时，立即在置管上肢腋下系止血带，由医生采用介入方法取出。

8）导管相关性感染

（1）导管置入必须由专科护士按操作规程进行，执行严格的无菌操作。

（2）置管时，穿刺点选择应充分考虑其安全性和适用性，最大限度地避免置管感染。

（3）严格执行手卫生制度，所有与操作相关的环节均应严格地洗手。

（4）操作时应保持最大化的无菌覆盖，严格消毒穿刺部位。

（5）严格掌握导管维护的时间和频率，并正确评估穿刺点情况。

（6）当保留导管的患者出现难以解释的持续发热或怀疑导管相关感染时，应拔除导管。

3. PICC 置管测量方法？

答：患者平卧，上肢外展并与躯干呈 90°，测量置管长度：自穿刺点至右胸锁关节，再向下至第三肋间的长度。

十一、更换引流袋技术

【适用范围】

1. 腹部手术部位渗血未能彻底止血，有继续渗血，渗液可能。

2. 腹腔或腹腔内脏器积脓，积液切开后，置引流管，不断排出继续形成的脓液和分泌物，使脓腔或积液逐渐缩小而愈合。

3. 腹部伤口清创处理后，仍不能控制感染或有坏死组织未能彻底清除者。

4. 肝、胆、胰手术后，可能有胆汁或胰液从缝合处外渗和集聚时。

5. 消化道吻合或修补后，可能有消化液渗漏者。

6. 其他，如长期留置导尿者。

【社区情景】

王某，男性，50 岁。行开腹探查、胆囊切除，胆总管切开探查 T 管引流术后 3 周，转入社区综合内科病房治疗，腹带护腹伤口干燥无渗出，腹腔引流接袋为浆性液，T 管引流接袋为胆汁样液，已进半流食，进食后未诉腹痛、腹胀等。

【评估】

1. 评估病人的病情、引流的位置及种类。

2. 引流管周围敷料情况，引流液颜色、性质，准确测量并记录引流量。

【准备】

1. 用物准备　75% 酒精或安尔碘、棉签、引流袋（检查质量、有效期）、一次性手套、治疗巾（棉垫）、别针、止血钳、医用垃圾袋、记号笔。

2. 护士洗手、戴口罩。

【操作方法及程序】

携用物至病人床旁→站于病人所需更换引流的一侧→查对，向病人解释→协助病人摆好体位→暴露引流管，观察引流液量、色、性质→铺治疗巾（棉垫）于所换引流管口处的下方→用止血钳夹住引流管近端→将新引流袋检查后挂于床边，出口处要拧紧→左手捏住引流管，右手捏住引流袋自接口处断开→将旧的引流袋放入医用垃圾袋中，用 75% 的乙醇或安尔碘消毒引流管口周围→将新的引流袋小帽取下与引流管妥善连接牢固，观察有无引流液引出并妥善固定→合理安置病人与床单位，处理用物→记录引流量。

【评价】

1. 操作过程有效沟通。

2. 操作过程中注意无菌原则。

3. 操作熟练，节力。

4. 操作过程注意病人安全。

【注意事项】

1. 观察引流是否通畅、观察引流液量、色、性质、周围有无渗出。

2. 更换引流袋注意严格执行无菌操作。

3. 动作轻柔，勿用力牵拉病人引流管，以免引起疼痛。

4. 询问病人不适主诉。

5. 观察相关疾病的并发症。

【提问】

1. 更换引流袋的操作观察要点？

答：（1）观察引流是否通畅、观察引流液量、色、性质、周围有无渗出。

（2）询问病人不适主诉。

（3）观察相关疾病的并发症。

十二、腹带包扎护理技术

【适用范围】

用于所有腹部伤口较大或伤口张力较大的手术术后保护伤口。

【社区情景】

王某，女性，58 岁。因急性肠梗阻术后，转入社区综合内科病房治疗，患者有床上坐起活动的意愿，但腹带松散，腹部伤口敷料干燥无渗出，怕影响伤口不敢活动，遵医嘱给予腹带包扎法重新包扎。

【评估】

1. 评估病情、腹部体征及伤口敷料情况。

2. 环境隐蔽，室温适宜。

【准备】

1. 用物　胶布，生理盐水、棉签、汽油（有效期及包装完好）。

2. 护士洗手，戴口罩。

【操作方法及程序】

了解病情，做好解释，取得配合→洗手→携用物至病人床旁→根据室内温度闭关门窗→站于病人右侧→协助病人平卧位，合理暴露腹部→打开腹带，注意保暖→协助病人双腿屈膝，抬高臀腹部，将腹带抻平整，位置摆放合理→如病人腹部有胶布遗留痕迹，应用汽油及生理盐水棉签擦拭清除，避免污染伤口→检查病人腹部伤口情况：观察外层敷料是否干燥，检查伤口有无异常疼痛。若敷料活动，已暴露伤口，应及时通知医生换药。如伤口敷料固定不牢或胶布脱落应协助重新固定妥当。如有必要，打开内层敷料观察伤口有无红肿、渗出、裂开及分泌物，发现异常情况及时通知医生配合处理→按顺序逐层包扎、打结→整理床单位，取舒适卧位，必要时更换衣物。

【评价】

1. 操作注意与病人沟通。

2. 操作过程考虑病人安全。

3. 操作熟练、节力。

4. 松紧适宜，病人舒适。

【注意事项】

1. 注意保暖、保护隐私、有效沟通。

2. 腹带的包扎顺序正确。上腹部手术，腹带应由上至下包扎；下腹部手术，腹带应由下至上包扎。

3. 腹带的包扎应松紧适宜。过紧会限制病人的呼吸，但过松又起不到保护伤口的作用。最适宜的松紧程度以包扎好的腹带内能够插入一横指为宜。

4. 包扎好的腹带应该外形平整，包扎有效，松紧事宜，位置合理，不暴露伤口敷料，合理避开并保护引流管路。

5. 打结时应注意避开伤口、引流管、骨隆突处及身体受压部位。

【提问】

1. 腹带包扎操作时应观察？

答：腹部体征，腹部伤口及敷料情况。

2. 上、下腹部手术的腹带正确包扎顺序。

答：（1）上腹部手术，腹带应由上至下包扎。

（2）下腹部手术，腹带应由下至上包扎。

十三、肠内营养技术（手推注）

【适用范围】

1. 通过鼻胃管、鼻肠管或空肠瘘管等滴注营养液，保证不能经嘴进食的患者营养和水分供给及提供治疗途径。

【社区情景】

患者，男性，66岁。因脑血栓住院一个月后带留置胃管出院回家，因患者不能进食，医嘱给予鼻饲营养液每日800毫升，分四次推注，间隔给予白开水100毫升分四次推注，社区护士到家庭为患者进行鼻饲并指导家属操作，患者留置胃管通畅，鼻饲后无腹胀。

【评估】

1. 评估患者病情、意识状态、营养状况、合作程度。

2. 评估管饲通路情况、输注方式，有无误吸风险。

【准备】

物品：营养液（温度以接近正常体温为宜）、听诊器、注射器、压舌板、手电筒、手消毒液。

患者：病情允许，协助患者取半卧位；卧床患者床头抬高30°~35°。

检查并确认喂养管的位置，抽吸并估计胃内残留量，如有异常及时报告。

【操作方法及程序】

洗手、戴口罩、核对医嘱及治疗单→核对病人床号、姓名、腕带→注入30ml温水冲洗喂养管→

缓慢均匀注入营养液→再注入 30ml 温水冲洗喂养管→注入完毕、关闭喂养管、妥善固定→核对病人床号、姓名、腕带→整理床单位、清洁患者面部→手消→观察并记录注入量以及注入中、注入后的反应→病情允许注入后 30 分钟保持半卧位，避免搬动患者或可能引起误吸的操作→清洗整理用物。

【评价】

动作轻柔准确，用物处理正确，观察患者注入中、注入后无不良反应。

【注意事项】

1. 营养液现配现用，粉剂应搅拌均匀，配置后的营养液放置在冰箱冷藏，24 小时内用完。

2. 长期留置鼻饲管的患者，每日进行口腔护理，定期更换鼻饲管。

3. 胃内容物的量超过 150ml 时，可能发生胃潴留及时通知医生、遵医嘱减量或停止鼻饲。

4. 特殊用药前后用 30ml 温水冲洗喂养管，药片或药丸经研碎、溶解后注入喂养管。

5. 避免空气入胃，引起胀气。

【提问】

1. 肠内营养注意事项？

答：（1）营养液现配现用，粉剂应搅拌均匀，配置后的营养液放置在冰箱冷藏，24 小时内用完。

（2）长期留置鼻饲管的患者，每日进行口腔护理，定期更换鼻饲管。

（3）胃内容物的量超过 150ml 时，可能发生胃潴留及时通知医生、遵医嘱减量或停止鼻饲。

（4）特殊用药前后用 30ml 温水冲洗喂养管，药片或药丸经研碎、溶解后注入喂养管。

（5）避免空气入胃，引起胀气。

第十四节　通用社区家庭版操作流程

【操作前准备】

接到医嘱→核对治疗单→签知情同意书→出诊 30 分钟前通知家属准备环境（开窗通风、保持床单位清洁、整齐、桌子、地面擦拭干净、宠物妥善管理）→准备用物→仪表端庄携用物到家庭→评估病人→病情、意识状态、合作程度、操作部位→评估环境（清洁、室温及通风）→洗手（七步洗手法）→戴口罩→摘手表→告知患者操作方法、目的→指导患者配合→准备操作区→垫巾铺于平整台面→用物置此台上→备齐用物、检查效期→放置合理→病人卧位舒适→保暖。

【操作过程】

同各项操作流程。

【操作后处置】

正确处理用物→洗手→记录、签字→和患者或家属交待注意事项→将医用垃圾带回社区处理。

第9部分

院 前 急 救

第一章　院前急救的基本原则与技能

第一节　急救的基本原则

一、排除危险

检查现场环境是否有危险。这是急救第一步，很关键，既是确保救助者和患者的人身安全，还为了避免患者的二次受伤。比如有人触电，就要拔掉危险物的电源；交通事故发生时，要立即设置交通故障标志；有人在地铁里晕倒，要迅速疏散周围人群。

二、机智、果断

发生伤亡或意外伤害后4~6分钟是紧急抢救的关键时刻，失去这段宝贵时间，伤员或受害者的伤势会急剧变化，甚至发生死亡。所以要争分夺秒地进行抢救，冷静科学地进行紧急处理。发生重大、恶性或意外事故后，当时在现场或赶到现场的人员要立即紧急呼救，立即向有关部门拨打呼救电话，讲清事发地点、简要概况和紧急救援内容，同时要迅速了解事故或现场情况，机智、果断、迅速和因地制宜地采取有效应急措施和安全对策，防止事故、事态和当事人伤害的进一步扩大。

三、及时、稳妥

当事故或灾害现场十分危险或危急，伤亡或灾情可能会进一步扩大时，要及时稳妥地帮助伤（病）员或受害者脱离危险区域或危险源，在紧急救援或急救过程中，要防止发生二次事故或次生事故，并要采取措施确保急救人员自身和伤（病）员或受害者的安全。

四、正确、迅速

要正确迅速地检查伤（病）员、受害者的情况，如发现心搏呼吸停止，要立即进行人工呼吸、心脏按压，一直要坚持到医生到来；如伤（病）员和受害者出现大出血，要立即进行止血；如发生骨折，要设法进行固定等等。医生到后，要简要反映伤（病）员的情况、急救过程和采取的措施，并协助医生继续进行抢救。

五、细致、全面

对伤（病）员或受害者的检查要细致、全面，特别是当伤（病）员或受害者暂时没有生命危险时，要再次进行检查，不能粗心大意，防止临阵慌乱、疏忽漏项。对头部伤害的人员，要注意跟踪观察和对症处理。在给伤员急救处理之前，首先必须了解伤员受伤的部位和伤势，观察伤情的变化。需急救的人员伤情往往比较严重，要对伤员重要的体征、症状、伤情进行了解，绝不能疏忽遗漏。通常在现场要做简单的体检。

六、现场简单体检

1. 心脏检查　正常人心率为 60~100 次/分，严重创伤，失血过多的伤员，心率增快，且力量较弱，脉细而快。

2. 呼吸检查　正常人呼吸频率 16~18 次/分，重危伤员，呼吸变快，变浅不规则。当人临终前，呼吸变得缓慢，不规则，直至呼吸停止。通过观察伤员胸廓起伏可知有无呼吸。

3. 瞳孔检查　正常人两眼的瞳孔等大、等圆，遇光线能迅速收缩。受到严重伤害的伤员，两瞳孔大小不一，可能缩小或放大，用电筒光线刺激时，瞳孔不收缩或收缩迟钝。当其瞳孔逐步散大、固定不动，对光的反应消失时，伤员陷于死亡。

4. 人体常见生理生化指标的正常值

（1）体温：腋下 36~37℃。

（2）心率（一般情况同脉搏）：60~100 次/分。

（3）呼吸频率：16~18 次/分。

（4）血压：舒张压 60~90mmHg（8~12kPa） 收缩压 90~140mmHg（12~16kPa）。

（5）白细胞计数：（4~10）×10^9/L 中性粒细胞 0.50~0.70（50%~70%）。

（6）血红蛋白水平：男，120~160g/L；女，110~150g/L。

（7）红细胞沉降率：男，0~15mm/h；女，0~20mm/h。

第二节　突发公共事件现场的处置

一、急救现场救援指挥流程

1. 接到出发指令后，立即赶赴现场。

2. 120、999 同时到达或 120 先到现场由 120 指挥，999 先到现场由 999 指挥。指挥员须贴指挥标识，上级领导到达现场后报告现场情况并移交指挥权。

3. 第一指挥者立即了解现场初步情况并向 120 调度指挥中心报告：事件名称、事件类型、发生时间、地点、涉及地域范围等，并视大体伤亡人数决定是否要求增援。（一报告）

4. 第一指挥者组织到现场急救人员对现场伤员进行初级分类和现场处置，并指定一人做好登记，必要时联系公安、消防、交通等相关部门共同处理。（一指挥）

5. 检伤分类完毕后（5 人以上伤亡时），将伤员总人数、检伤分类（重伤人数、中度伤人数、轻伤人数、死亡人数）、伤员情况上报指挥中心，同时请求 120 调度指挥中心联系分流伤员医院。（二报告）

6. 按照 120 调度指挥中心指示，指挥各急救车组转送伤员至目标医院。（二指挥）

7. 信息收集　伤亡人数、伤员基本信息、伤情及转送医院等信息、及时记录。（收集信息）

8. 现场处置完毕后，将伤员分流及目前现场情况报告120调度指挥中心请求下一步指示。（三报告）

二、伤员检伤分类流程（图9-1）

伤员→可以行走→第三优先
↓
不可以行走
↓
打开气道
↓
检查呼吸→无→检查脉搏→无→死亡
↓　　　　　　　↓
有　　　　　有→第一优先
↓
呼吸频率→<10次/分、>29次/分或节律不规则→第一优先
↓
10~29次/分
↓
检查脉搏→<50次/分、>120次/分；毛细血管再充盈>2秒→第一优先
↓
50~120次/分
↓
检查意识┌→不能回答问题或按指令行动→第一优先
　　　　└→能够回答问题或按指令行动→第二优先

图9-1　伤员检伤分类流程图

第三节　现场外伤急救技术

现场外伤急救技术主要指止血、包扎、固定技术。在现场特殊条件下，不管是什么性质的外伤，也不管什么部位的外伤，最基本的急救处理靠这些技术。这些技术若能得到及时、正确、有效的应用，往往在挽救伤员生命、防止病情恶化、减少伤员痛苦以及预防并发症等方面有良好的作用。

一、止血术

血液是维持生命的重要物质，成年人血容量约占体重的8%，4000~5000ml。如出血量为总血量的20%（800~1000ml）时，会出现头晕、脉搏增快、血压下降、出冷汗、肤色苍白、少尿等症状，如出血量达总血量的40%（1600~2000ml）时，就有生命危险。出血伤员的急救，只要稍拖延几分钟就会危及生命。因此，外伤出血是最需要急救的危重症之一，止血术是外伤急救技术之首。

外伤出血分为内出血和外出血。内出血主要到医院救治，外出血是现场急救重点。理论上将出血分为动脉出血、静脉出血、毛细血管出血。动脉出血时，血色鲜红，有搏动，量多，速度快；静脉出血时，血色暗红，缓慢流出；毛细血管出血时，血色鲜红，慢慢渗出。若当时能鉴别，对选择止血方法有重要价值，但有时受现场光线等条件的限制，往往难以区分。

现场止血术常用的有5种，使用时要根据具体情况，可选用一种，也可以把几种止血法结合一起应用，达到最快、最有效、最安全的止血目的。

（一）指压动脉止血法

适用于头部和四肢某些部位的大出血。方法为用手指压迫伤口近心端动脉，将动脉压向深部的

骨头，阻断血液流通。这是一种不要任何器械、简便、有效的止血方法，但因为止血时间短暂，常需要与其他方法结合进行。

1. 头面部指压动脉止血法　头面部的止血动脉。

（1）指压颞浅动脉：适用于一侧头顶、额部的外伤大出血。在伤侧耳前，一只手的拇指对准下颌关节压迫颞浅动脉；另一只手固定伤员头部。

（2）指压面动脉：适用于颜面部外伤大出血。用一只手的拇指和示指或拇指和中指分别压迫双侧下颌角前约 1cm 的凹陷处，阻断面动脉血流。因为面动脉在颜面部有许多小支相互吻合，所以必须压迫双侧。

（3）一指压耳后动脉：适用于一侧耳后外伤大出血。用一只手的拇指压迫伤侧耳后乳突下凹陷处，阻断耳后动脉血流；另一只手固定伤员头部。

（4）指压枕动脉：适用于一侧头后枕骨附近外伤大出血。用一只手的四指压迫耳后与枕骨粗隆之间的凹陷处，阻断枕动脉的血流；另一只手固定伤员头部。

2. 四肢指压动脉止血法

（1）指压肱动脉：适用于一侧肘关节以下部位的外伤大出血。用一只手的拇指压迫上臂中段内侧，阻断肱动脉血流；另一只手固定伤员手臂。

（2）指压桡、尺动脉：适用于手部大出血。用两手的拇指和示指分别压迫伤侧手腕两侧的桡动脉和尺动脉，阻断血流。因为桡动脉和尺动脉在手掌部有广泛吻合支，所以必须同时压迫双侧。

（3）指压指（趾）动脉：适用于手指（脚趾）大出血。用拇指和示指分别压迫手指（脚趾）两侧的指（趾）动脉，阻断血流。

（4）指压股动脉：适用于一侧下肢的大出血。用两手的拇指用力压迫伤肢腹股沟中点稍下方的股动脉，阻断股动脉血流。伤员应该处于坐位或卧位。

（5）指压胫前、后动脉：适用于一侧脚的大出血。用两手的拇指和示指分别压迫伤脚足背中部搏动的胫前动脉及足跟与内踝之间的胫后动脉。

（二）直接压迫止血法

适用于较小伤口的出血。用无菌纱布直接压迫伤口处，约 10 分钟。

（三）加压包扎止血法

适用于各种伤口，是一种比较可靠的非手术止血法。

先用无菌纱布覆盖压迫伤口，再用三角巾或绷带用力包扎，包扎范围应该比伤口稍大。这是目前最常用的止血方法，在没有无菌纱布时，可使用消毒卫生巾、餐巾等替代。

（四）填塞止血法

适用于颈部和臀部较大而深的伤口。

先用镊子夹住无菌纱布塞入伤口内，如一块纱布止不住出血，可再加纱布，最后用绷带或三角巾绕颈部至对侧臂根部包扎固定。

（五）止血带止血法

止血带止血法只适用于四肢大出血，当其他止血法不能止血时才用此法。止血带有橡皮止血带（橡皮条和橡皮带）、气性止血带（如血压计袖带）和布制止血带。操作方法各不相同。

1. 橡皮止血带　左手在离带端约 10cm 处由拇指、示指和中指紧握，使手背向下放在扎止血带的部位，右手持带中段绕伤肢一圈半，然后把带塞入左手示指与中指之间，左手的示指与中指紧夹一段止血带向下牵拉，使之成为一个活结，外观呈 A 字形。

2. 气性止血带 常用血压计袖带，操作方法比较简单，只要把袖带绕在扎止血带的部位，然后打气至伤口停止出血。

3. 布制止血带 将三角巾折成带状或将其他布带绕伤股一圈，打个蝴蝶结；取一根小棒穿在布带圈内，提起小棒拉紧，将小棒依顺时针方向绞紧，将绞棒一端插入蝴蝶结环内，最后拉紧活结并与另一头打结固定。

4. 使用止血带的注意事项

（1）部位：上臂外伤大出血应扎在上臂上 1/3 处，前臂或手大出血应扎在上臂下 1/3 处，不能扎在上臂的中 1/3 处。因该处神经走行贴近肱骨，易被损伤。下肢外伤大出血应扎在股骨中下 1/3 交界处。

（2）衬垫：使用止血带的部位应该有衬垫，否则会损伤皮肤。止血带可扎在衣服外面，把衣服当衬垫。

（3）松紧度：应以出血停止、远端摸不到脉搏为合适。过松达不到止血目的，过紧会损伤组织。

（4）时间：一般不应超过 5 小时，原则上每小时要放松 1 次，放松时间为 1~2 分钟。

（5）标记：使用止血带者应有明显标记贴在前额或胸前易发现部位，写明时间。如立即送往医院，可以不写标记，但必须当面向值班人员说明扎止血带的时间和部位。

二、包扎术

伤口包扎在急救中应用范围较广，可起到保护创面、固定敷料、防止污染和止血、镇痛作用，有利于伤口早期愈合。

包扎应做到动作轻巧，不要碰撞伤口，以免增加出血量和疼痛。接触伤口面的敷料必须保持无菌，以免增加伤口感染的机会；包扎要快且牢靠，松紧度要适宜，打结避开伤口和不宜压迫的部位。

（一）包扎材料

1. 三角巾 用边长为 1 米的正方形白布或纱布，将其对角剪开即分成两块三角巾。90°角称为顶角，其他两个角称为底角，外加的一根带子称为顶角系带，斜边称为底边。为了方便不同部位的包扎，可将三角巾折叠成带状，称为带状三角巾，或将三角巾在顶角附近与底边中点折叠成燕尾式，称为燕尾式三角巾。

2. 袖带卷 也称绷带，是用长条纱布制成，长度和宽度有多种规格。常用的有宽 5cm、长 600cm 和宽 8cm、长 600cm 两种。

（二）包扎方法

1. 头部包扎

（1）三角巾帽式包扎：适用于头顶部外伤。先在伤口上覆盖无菌纱布（所有的伤口包扎前均先覆盖无菌纱布），把三角巾底边的正中放在伤员眉间上部，顶角经头顶拉到枕部，将底边经耳上向后拉紧压住顶角，然后抓住两个底角在枕部交叉返回到额部中央打结。

（2）三角巾面具式包扎：适用于颜面部外伤。把三角巾一折为二，顶角打结放在头正中，两手拉住底角罩住面部，然后双手持两底角拉向枕后交叉，最后在额前打结固定。可以在眼、鼻处提起三角巾，用剪刀剪洞开窗。

（3）双眼三角巾包扎：适用于双眼外伤。将三角巾折叠成三指宽带状，中段放在头后枕骨上，两旁分别从耳上拉向眼前，在双眼之间交叉，再持两端分别从耳下拉向头后枕下部打结固定。

（4）头部三角巾十字包扎：适用于下颌、耳部、前额、颞部小范围伤口。将三角巾折叠成三指宽带状放于下颌敷料处，两手持带巾两底角分别经耳部向上提，长的一端绕头顶与短的一端在颞部交叉成十字，然后两端水平环绕头部经额、颞、耳上、枕部，与另一端打结固定。

2. 颈部包扎　适用于颈部外伤。

(1) 三角巾包扎：让伤员健侧手臂上举抱住头部，将三角巾折叠成带状，中段压紧覆盖的纱布，两端在健侧手臂根部打结固定。

(2) 绷带包扎：方法基本与三角巾包扎相同，只是改用绷带，环绕数周再打结。

3. 胸、背、肩、腋下部包扎

(1) 胸部三角巾包扎：适用于一侧胸部外伤。将三角巾的顶角放于伤侧肩上，使三角巾的底边正中位于伤部下侧，将底边两端绕下胸部至背后打结，然后将巾顶角的系带穿过三角底边与其固定打结。

(2) 背部三角巾包扎：适用于一侧背部外伤。方法与胸部包扎相似，只是前后相反。

(3) 侧胸部三角巾包扎：适用于单侧侧胸外伤。将燕尾式三角巾的夹角正对伤侧腋窝，双手持燕尾式底边的两端，紧压在伤口的敷料上，利用顶角系带环绕下胸部与另一端打结，再将两个燕尾角斜向上拉到对侧肩部打结。

(4) 肩部三角巾包扎：适用于一侧肩部外伤。将燕尾三角巾的夹角对着伤侧颈部，巾体紧压伤口的敷料上，燕尾底部包绕上臂根部打结，然后两个燕尾角分别经胸、背拉到对侧腋下打结固定。

(5) 腋下三角巾包扎：适用于一侧腋下外伤。将带状三角巾中段紧压腋下伤口敷料上，再将巾的两端向上提起，于同侧肩部交叉，最后分别经胸、背斜向对侧腋下打结固定。

4. 腹部包扎　腹部三角巾包扎适用于腹部外伤。双手持三角巾两底角，将三角巾底边拉直放于胸腹部交界处，顶角置于会阴部，然后两底角绕至伤员腰部打结，最后顶角系带穿过会阴与底边打结固定。

5. 四肢包扎

(1) 臀部三角巾包扎：适用于臀部外伤，方法与侧胸外伤包扎相似。只是燕尾式三角巾的夹角对着伤侧腰部，紧压伤口敷料上，利用顶角系带环绕伤侧股根部与另一端打结，再将两个燕尾角斜向上拉到对侧腰部打结。

(2) 上肢、下肢绷带螺旋形包扎：适用于上、下股除关节部位以外的外伤。先在伤口敷料上用绷带环绕两圈，然后从肢体远端绕向近端，每缠一圈盖住前圈的 1/3～1/2 成螺旋状，最后剪掉多余的绷带，然后胶布固定。

(3) 8 字肘、膝关节绷带包扎：适用于肘、膝关节及附近部位的外伤。先用绷带的一端在伤口敷料上环绕两圈，然后斜向经过关节，绕肢体半圈再斜向经过关节，绕向原开始点相对应处，现绕半圈回到原处。反复缠绕，每缠绕一圈覆盖前圈的 1/3～1/2，直到完全覆盖伤口。

(4) 手部三角巾包扎：适用于手外伤。将带状三角巾的中段紧贴手掌，将三角巾在手背交叉，三角巾的两端绕至手腕交叉，最后在手腕绕一周打结固定。

(5) 脚部三角巾包扎：方法与手包扎相似。

(6) 手部绷带包扎：方法与肘关节包扎相似，只是环绕腕关节 8 字包扎。

(7) 脚部绷带包扎：方法与膝关节相似，只是环绕踝关节 8 字包扎。

三、固定术

固定术是针对骨折的急救措施，可以防止骨折部位移动，具有减轻伤员痛苦的功效，同时能有效地防止因骨折断端的移动而损伤血管、神经等组织造成的严重并发症。实施骨折固定先要注意伤员的全身状况，如心脏停搏要先复苏处理；如有休克要先抗休克或同时处理休克；如有大出血要先止血包扎，然后固定。

急救固定的目的不是让骨折复位，而是防止骨折断端的移动，所以刺出伤口的骨折端不应该送回。固定时动作要轻巧，固定要牢靠，松紧要适度，皮肤与夹板之间要垫适量的软物，尤其是夹板两端骨突出处和空隙部位更要注意，以防局部受压引起缺血坏死。

（一）固定材料

1. 木制夹板　有各种长短规格，以适合不同部位的需要，外包软性敷料。是以往最常用的固定器材。

2. 钢丝夹板　一般有 7cm×100cm、10cm×100cm、15cm×100cm 等规格。携带方便，可按需要任意弯曲，以适应各部位，使用时应在钢丝夹板上放置软性衬垫。

3. 充气夹板　为筒状双层塑料膜，使用时把筒膜套在骨折肢体外，使肢体处于需要固定的位置，然后向进气阀吹气，双层内充气后立刻变硬，达到固定作用。

4. 负压气垫　为片状双层塑料膜，膜内装有特殊高分子材料，使用时把片状膜包裹骨折肢体，使肢体处于需要固定位置，然后向气阀抽气，气垫立刻变硬，达到固定作用。

5. 塑料夹板　可在 60℃ 以上热水中软化，塑形后托住骨折部位包扎，冷却后塑料夹板变硬，达到固定作用。

6. 其他材料　如特制的颈部固定器，股骨骨折的托马固定架，紧要时就地取材的竹棒、木棍、树枝等。

（二）固定方法

由于充气夹板、负压气垫、颈部固定器、钢丝夹板等使用比较简便快速而且有效。这里主要介绍木制夹板和三角巾固定法。

1. 头部固定　下颌骨折固定的方法同头部十字包扎法。

2. 胸部固定

（1）锁骨骨折固定：将两条指宽的带状三角巾分别环绕两个肩关节，于肩部打结；再分别将三角巾的底角拉紧，在两肩过度后张的情况下，在背部将底角拉紧打结。

（2）肋骨骨折固定：方法同胸部外伤包扎。

3. 四肢骨折固定

（1）肱骨骨折固定：用两条三角巾和一块夹板将伤肢固定，然后用一块燕尾式三角巾中间悬吊前臂，使两底角向上绕颈部后打结，最后用一条带状三角巾分别经胸背于健侧腋下打结。

（2）肘关节骨折固定：当肘关节弯曲时，用两带状三角巾和一块夹板把关节固定。当肘关节伸直时，可用一卷绷带和一块三角巾将肘关节固定。

（3）桡、尺骨骨折固定：用一块合适的夹板置于伤肢下面，用两块带状三角巾或绷带把伤肢和夹板固定，再用一块燕尾三角巾悬吊伤肢，最后再用一条带状三角巾的两底边分别绕胸背于健腋下打结固定。

（4）手指骨骨折固定：利用冰棒棍或短筷子作小夹板，另用两片胶布作粘合固定。若无固定棒棍，可以把伤肢粘合；固定在健肢上。

（5）股骨骨折固定：用一块长夹板（长度为伤员的腋下至足跟）放在伤肢侧，另用一块短夹板（长度为会阴至足跟）放在伤肢内侧，至少用 4 条带状三角巾，分别在腋下、腰部、股根部及膝部分环绕伤肢包扎固定，注意在关节突出部位要放软垫。若无夹板时，可以用带状三角巾或绷带把伤肢固定在健侧肢体上。

（6）胫、腓骨骨折固定：与股骨骨折固定相似，只是夹板长度稍超过膝关节即可。

4. 脊柱骨折固定

（1）颈椎骨折固定：伤员仰卧，在头枕部垫一薄枕，使头部成正中位，头部不要前屈或后仰，再在头的两侧各垫枕头服卷，最后用一条带子通过伤员额部固定头部，限制头部前后左右晃动。

（2）胸椎、腰椎骨折固定：使伤员平直仰卧在硬质木板或其他板上，在伤处垫一薄枕，使脊柱稍向上突，然后用几条带子将伤员固定，使伤员不能左右转动。

5. 骨盆骨折固定：将一条带状三角巾的中段放于腰骶部，绕髋前至小腹部打结固定，再用另一条带状三角巾中段放于小腹正中，绕髋后至腰骶部打结固定。

四、搬运术

根据伤情及条件选用不同搬运方法。

1. 单人搬运法　有扶持法、抱持法、背负法、肩法，临床少用。战时现场可用。

2. 双人搬运法　有椅式搬运法、平托式搬运法。

3. 担架搬运法　是搬运伤员最佳方法，重伤员长距离运送应采用此法。没有担架可用椅子、门板、梯子、大衣代替；也可用绳子和两条竹竿、木棍制成临时担架。运送伤员应将担架吊带扣好或固定好。伤员四肢不要太靠近边缘，以免附加损伤。运送时头在后、脚在前。途中要注意呼吸道通畅及严密观察伤情变化。

4. 脊柱骨折搬运　对疑有脊柱骨折伤员，应尽量避免脊柱骨折处移动，以免引起或加重脊髓损伤。搬运时应准备硬板床置于伤员身旁，保持伤员平直姿势，由 2~3 人将伤员轻轻推滚或平托到硬板上。疑有颈椎骨折的伤员，需平卧于硬板床上，头两侧用沙袋固定，搬动时保持颈项与躯干长轴一致。不可让头部低垂、转向一侧或侧卧。

5. 离体组织器官运送　离体组织器官应用无菌或清洁敷料包裹好，放入塑料袋或直接放入加盖的容器中。当气温>10℃时，外周以冰块包围保存。

第四节　心肺复苏术

心肺复苏术（CPR），当呼吸终止及心脏骤停时，合并使用人工呼吸及心外按摩来进行急救的一种技术。主要适用于：①溺水、心脏病、高血压、车祸、触电；②药物中毒、气体中毒；③异物堵塞呼吸道等导致呼吸终止。

现场实施心肺复苏术的流程

一、安全评估

判断现场环境安全。

二、意识判断

轻拍靠近耳旁大声呼叫："喂，你怎么了！"。禁止晃动伤者头部。判断意识、同时判断呼吸，重点观察胸腹部的呼吸运动，10 秒钟内完成，无意识、无呼吸尽快呼救。

院内：启动紧急反应系统、除颤仪到位。

院外：启动急救医疗服务系统，拨打急救电话

三、紧急呼救

报警电话主要是：119、110、120。

火警电话：119。

发生火灾或火情后，要迅速拨打火警电话，报警时拨打 119，讲清着火单位、着火部位、着火地址及着火物资、火情状况、报警人姓名及报警电话或手机号码。

报警中心：110。

遭遇交通事故、坏人伤害、滋扰或发生盗窃时，要迅速拨打匪警电话 110。拨通电话后，讲清报警人姓名、发生地点、报警人电话或手机号码，然后简要报告案情，尽量多提供现场线索，以便公安机关查处。

急救电话：120。

无论在什么时候或什么地方发现危重患者或意外事故，都可拨打急救电话 120，通电话要讲清伤员的姓名、年龄、状况；若神志不清、昏迷、大出血、呼吸困难，要讲清其出现的时间、过程、过去病史；讲清电话号码、详细地址以及等待救护车的确切地点。意外灾害事故还要讲清灾害性质、受伤人数，伤害原因等情况。

四、摆放体位

仰卧于坚实平面上，头、颈、躯干无扭曲，头低足高或平卧，以助于血液回流入脑。如果俯卧，抢救者跪于患者侧旁，将患者近侧手臂直举过头，拉直双腿或略屈其膝，一手托起患者项部，以防颈部弯曲。另一手握住患者上臂肩端，以此为支点，平稳地翻转患者至仰卧位。尽量减少搬动患者。

五、人工循环

1. 评估循环的方法　2010 年美国心肺复苏和心血管急救指南指出，非医务人员确认伤病者没有呼吸意识，即可视为心脏骤停。医务人员评估仍需检查大动脉（颈动脉、股动脉、肱动脉）的搏动。

2. 胸外心脏按压　胸外按压原理是通过人工连续、有节奏地按压，增加胸内压或直接挤压心脏而产生血液循环。正确实施心脏按压，能使收缩压峰值达到 60~80mmHg，对于发生心脏骤停、心室颤动的病者来说，胸外按压所产生的血流能给大脑和心肌提供少量却至关重要的氧气和营养，无电除颤条件，心外按压就更加重要，尽可能不中断按压。

（1）操作手法：急救人员在实施心脏按压时，上身前倾，双肘关节伸直，双臂与伤者保持垂直，双肩正对伤病者胸骨上方，双肩与伤者保持垂直，双肩正对伤病者上方，双手重叠，掌根放在按压区，放在下面的手指伸直，双手指交叉互扣，贴腕翘指。按压时，以髋关节坐支点，利用上半身的重量与腰背肌的力量，垂直下压至少 5cm（成年人），然后放松。掌根始终不要离开伤病者胸壁，按压放松时间相等，按压频率每分钟至少 100 次（成人），按压时可触及伤病者颈动脉的搏动。

儿童可以用单手掌或双手掌按压。进行婴幼儿单人复苏时，使用环抱法。

（2）技术要领

按压位置：进行成年人、儿童复苏时的按压着力点在胸骨下段或中下 1/3 处。对于标准体型的伤病者，可直接两乳头连线的中点，也可以使用画肋弓法：示指及中指并拢，于肋骨缘向上画；于肋骨顶处向上两横指为心脏按压的定位点。婴幼儿的按压位置为双乳头连线中点下方。

按压深度：成年人至少 5cm。儿童和婴幼儿可为胸廓厚度的 1/3，或儿童约 5cm，婴幼儿约 4cm。

按压频率：每分钟至少 100 次，节律均匀，防止冲击式按压。

按压通气比值：心脏按压与人工通气应交替反复进行。

2010 年美国心肺复苏和心血管急救指南，所有年龄段（新生儿除外）的伤病者实施单人复苏急救时，按压通气比 30：2。按压 30 次，人工通气 2 次为一个周期。循环往复进行。

现场如果有两名医务人员，婴幼儿和儿童复苏时所使用按压与通气比 15：2。

按压、放松周期：一半时间用于按压；另一半时间用于放松，可获得有效的脑和冠状动脉的血流灌注，放松时要求胸壁完全回弹。

六、开放气道

几乎所有昏迷患者都有气道阻塞存在。即使有微弱自主呼吸者，气道仍可能受堵。其中，舌根下坠是昏迷患者气道阻塞的最常见原因。此时应将下颌前移，使舌离开咽后壁，即可开放气道。开放气道应在 2~3 秒内完成。

1. 压额提颏法　一手置于前额使头部后仰；另一手的示指与中指置于下颌骨骨性部分上面，将下颌提起。

评估呼吸的方法：正常呼吸可以看到胸廓起伏，可感觉呼吸的气流和听到呼吸的声音。正常成年人呼吸每分钟 16~20 次，节律均匀，强度相等。意识丧失时，应评估呼吸，一只手放在胸壁上，观察胸廓起伏情况。5~10 秒没有呼吸运动，认定没有自主呼吸，尽快进行人工呼吸

2. 口对口吹气法　口对口吹气法操作简单，易于掌握。效果较好，无需特殊设备，任何场合均可适用。口对口人工呼吸法的一次吹气量，一般为 500~600ml。

口对口吹气法具体操作：

（1）将伤员仰卧，把头侧向一边，使嘴张开，清除口腔中的义齿、泥土、血块、呕吐物等异物，拉出舌头，使呼吸道畅通。

（2）解开衣领，松裤带，松开紧身衣服，排除一切影响胸部自然扩张的障碍。

（3）救护人员站在伤病员头部的左侧或右侧，用一只手按压在伤病者前额，使伤病者头后仰打开气道。压前额的拇指和示指捏紧伤病者双侧鼻孔，另一只手的示指和中指上提下颌，保持伤病者气道通畅，用口唇严密地抱住伤病者口唇，平稳地向内吹气，吹气 1 秒钟；通气有效，胸廓有起伏；通气后，急救人员将口唇离开伤病者，并松开捏鼻的手指，使其呼出气体，观察胸部有无起伏。

若遇牙关紧闭者，可采用口对鼻吹气，方法与口对口吹气法基本相同。此时可将伤员嘴唇紧闭，抢救者对鼻孔吹气。吹气时压力应稍大，时间也应稍长，以利气体进入肺部。

3. 面罩通气　呼吸面罩通常有一个单向阀门，可阻止伤病者呼出的气体进入急救人员口腔。

4. 简易呼吸器人工通气　简易呼吸器又称气囊面罩呼吸器。

（1）操作方法：急救人员位于伤病者头部，有鼻背矫正面罩的位置，打开气道后，一只手用 EC 手法将面罩和面部紧密结合，勿使漏气并保持气道开放；另一只手挤压气囊。

（2）技术要领：面罩应与伤病者口或鼻紧密相连，勿使气体从两边漏出。

（3）EC 手法：保持头部后仰，另一只手的拇指和示指形成"C"形，将面罩边缘压到伤病者脸上，其他 3 个手指形成"E"形，提起下颌角，开放气道。挤压气囊要用力均匀，一升的气囊压机 1/2 即可。每次按压气囊 1 秒钟，同时观察胸廓是否起伏，每分钟 8~10 次。

七、呼吸循环的重新评估定时判断

1. 心肺复苏操作持续一个阶段后，应该对呼吸循环重新评估，评估时不要停止心肺复苏。
2. 观察伤病者意识、呼吸、活动状态，若伤病者仍然没有恢复，则应持续进行心肺复苏。
3. 复原卧位又叫稳定的侧卧位，用于处理无意识但有自主呼吸和循环体征的伤病者。
4. 有时伤员心跳、呼吸全停止，而急救者只有一个人时，也必须同时进行口对口人工呼吸和体外心脏按压。此时可先吹 2 次气，立即进行挤压 15 次，然后再吹两口气，再挤压，反复交替进行，不能停止。现场抢救往往时间很长，且不能中断，抢救人员要有耐心和毅力，必须克服各种困难坚持抢救，直到伤员面色好转，口唇潮红，瞳孔缩小，四肢出现活动，心跳和呼吸恢复正常。如果正常心跳和呼吸仍不能维持，必须继续抢救，坚持到现场有人接替抢救为止。

第二章　常见突发事件的急救

第一节　交通事故

车辆自撞或互撞易造成各种伤害，如各类骨折、软组织挫裂伤、脑外伤、各种内脏器官损伤。多为复合伤，应全面检查，防止漏诊。下面简单介绍脑震荡、颅骨骨折、胸部和腹部创伤的一些情况。

一、脑震荡

1. 症状　脑震荡是闭合性颅脑损伤最轻的一种，无神经系统器质性损伤，有一过性功能障碍。休息几天后功能可完全恢复，不留有其他障碍。临床表现为伤后出现一过性神志恍惚或昏迷，可持续几秒、几分钟甚至几小时，醒后对受伤经过记忆不清，或有头晕、头痛、呕吐等，但症状多在数天后消失。

2. 处理　安静休息几天，对症治疗，或给予少量镇静剂。如短期内经一般治疗症状未见好转，或反而加重者，需做进一步检查处理。

二、颅骨骨折

1. 症状和体征　开放性颅骨骨折有头皮裂开易发现。闭合性颅骨骨折有时可见局部凹陷或头皮有血肿而隆起，多半表明有颅底骨折，伴有脑脊液漏。如脑组织受到不同程度的损伤，或有颅内血肿压迫，则昏迷时间较长，或清醒后又陷入昏迷，并且伴有神经定位症状，应立即处理，否则有生命危险。

2. 急救处理　将伤员平放，头稍垫高。有创口或脑脊液外溢时，按前面所述原则处理；耳鼻有溢液者，切不可加压填塞，应急送医院进一步处理。

三、胸部创伤

1. 症状　伤后常引起损伤性窒息，伤员在短时间内出现胸部剧痛，面色苍白、出冷汗、四肢厥冷，甚至休克，如出现呼吸困难，咳嗽，有血痰，胸部出现皮下气肿，说明肺部有损伤，引起气胸或血胸。

2. 急救措施　立即取半卧位，如果胸壁有伤口，造成开放性气胸，应迅速将伤口包扎封闭，使开放性气胸改变成闭合性气胸，速送医院。

四、腹部脏器损伤

1. 症状　伤员感到腹部持续性痛，阵发加剧，不敢深呼吸，腹壁紧张如板状，压痛明显，甚至休克。要考虑有空腔脏器（如胃、肠）破裂，引起腹膜炎，或实质性脏器（如肝、脾、肾）破裂出血。

2. 急救措施　避免进食、饮水或用镇痛剂，速送往医院诊治。

第二节 溺 水

溺水是由于大量的水灌入肺内，或冷水刺激引起喉痉挛，造成窒息或缺氧，若抢救不及时，4~6分钟内即可死亡。必须争分夺秒地进行现场急救，切不可急于送医院而失去宝贵的抢救时机。溺水死亡是一种"致死"性的事件，即溺水后在复苏现场、急诊科或医院内宣布患者死亡的溺水事件。溺死患者经历心脏骤停并复苏无效，死亡可发生在现场、急诊科或事件发生后24小时内。如果死亡发生24小时后，溺死仍可在溺死相关死亡中使用。在溺水相关死亡之前，患者被称为溺水者。

一、溺水急救

1. 水中急救

（1）自救如果游泳时意外溺水，附近又无人救助时，首先应保持镇静，千万不要手脚乱蹬拼命挣扎，防止水草缠绕，节省体力。

（2）落水后立即屏住呼吸，然后放松肢体，尽可能地保持仰位，使头部后仰。只要不胡乱挣扎，人体在水中就不会失去平衡，这样口鼻将最先浮出水面，可以进行呼吸和呼救。

（3）呼吸时尽量用嘴吸气、用鼻呼气，以防呛水。经过长时间游泳自觉体力不支时，可改为仰泳，用手足轻轻划水即可使口鼻轻松浮于水面之上，调整呼吸，全身放松，稍作休息后游向岸边或浮于水面等待救援。

（4）千万不要试图将整个头部伸出水面，这将是一个致命的错误，因为对于不会游泳的人来说将头伸出水面是不可能的，这种必然失败的作法将使落水者更加紧张和被动，从而使整个自救者功亏一篑。

（5）当救助者出现时，落水者只要理智还存在，绝不可惊慌失措去抓抱救助者的手、腿、腰等部位，一定要听从救助者的指挥，让他带着游上岸。否则不仅自己不能获救，反而使救助者被连累。

2. 痉挛

（1）手脚痉挛：将手握拳，然后用力张开，迅速反复多做几次，直到痉挛消除为止。

（2）小腿或脚趾痉挛：先吸一口气仰浮水上，用痉挛肢体对侧的手握住痉挛肢体的脚趾，并用力向身体方向拉，同时用同侧的手掌压在痉挛肢体的膝盖上，帮助痉挛腿伸直。

（3）股痉挛：可同样采用拉长痉挛肌肉的办法解决。

3. 救助他人 救助淹溺者一定要注意方法，否则后果不堪设想。当淹溺者尚在水中挣扎，并未沉于水底，抢救者如果水性不高，切不可从正面拉被溺者，否则淹溺者会牢牢抓住施救者的手臂、或搂住施救者的颈部而使施救者动弹不得，又不能解脱，正确的方法是递给淹溺者一节木棍或树枝，淹溺者会抓住不放，抢救者拉住另一端，尽快游泳将其拖带至岸边再行抢救。如果淹溺者已昏迷不再乱抓，抢救者可拽住淹溺者两侧腋下，使其口鼻露出水面，采用仰泳方法拖带；或在淹溺者背后用一臂夹持其腋下，另一臂划水，采用侧泳方法将淹溺者拖带至岸边或打捞到船上再行抢救。

4. 岸上急救

（1）当将溺水者救至岸上后，应迅速检查溺水者身体情况。由于溺水者多有严重的呼吸道阻塞，要立即清除口鼻内淤泥、杂草、呕吐物，然后再控水处理。

（2）迅速进行控水：控水（倒水）处理，是利用头低、脚高的体位，将吸入水分控倒出来。最简便的方法是，救护人一腿跪地，另一腿出膝，将溺水者的腹部放在膝盖上，使其头下垂，然后再按压其腹、背部；也可利用地面上的自然余坡，将头置于下坡处的位置，以及小木凳、大石头、倒扣的铁锅等做垫高物来控水均可。

（3）对呼吸已停止的溺水者，应立即进行人工呼吸。方法：将溺水者仰卧位放置，抢救者一手捏住溺水者的鼻孔，一手掰开溺水者的嘴，深吸一口气，迅速口对口吹气，反复进行，直到恢复呼吸。人工呼吸频率每分钟8~10次。

（4）如呼吸、心搏均已停止，应立即进行人工呼吸和胸外心脏按压。急救者将手掌根部置于胸骨中段进行心脏按压，下压要慢，放松时要快，每分钟>100次，与人工呼吸互相协调操作，与人工呼吸操作之比为30：2。

溺水者经现场急救处理，在呼吸心跳恢复后，立即送往附近医院。未恢复呼吸心跳，送医院途中，仍需不停地对溺水者进行心肺复苏，以便于进一步抢救。

二、溺水预防

游泳是广大青少年喜爱的体育锻炼项目之一。然而，不做好准备、缺少安全防范意识，遇到意外时慌张、不能沉着自救，极易发生溺水伤亡事故。

第三节　电击（触电）

电击，俗称触电，是指电流与伤员直接接触进入人体，或者在高电压、超高电压的电场下，电流击穿空气或者其他介质进入人体，而引起全身或者局部的组织损伤和功能障碍，严重者可发生心搏和呼吸骤停。

一、现场判断

1. 有电击史，严重者即刻呈昏迷状态。
2. 电击伤者，面色苍白、头晕、心悸；重者抽搐、昏迷、休克、发生心搏、呼吸骤停。
3. 局部常有一处进口和一处甚至多处出口的烧灼伤的伤口。入口处较出口处严重，进口处无出血，但可见缺血、坏死和焦痕，可深达肌肉、血管、神经和骨骼，故致残率高。
4. 电击伤者常可有短暂的精神异常、心律失常、肢体瘫痪、继发性出血或者血供障碍等。

二、临床表现

1. 全身表现　轻者出现头晕、心悸，皮肤、脸色苍白，口唇发绀，惊慌和四肢软弱，全身乏力等，一般可自行恢复；重者发生意识丧失、抽搐、休克、心率不齐、昏迷，可有各种内脏破裂，甚至呼吸极微弱呈"假死"状态，心脏、呼吸骤停，如心肺复苏不及时可导致死亡。
2. 局部表现　主要是通电进出口和电流通过路线上的组织烧伤，常有2个以上创面。

三、并发症

心律失常、永久性失明或者耳聋、肢体瘫痪、局部组织坏死继发感染、高血钾、酸中毒、急性肾衰竭、短期精神失常等。

四、急救

急救的基本原则：迅速、就地、准确、坚持。
1. 立即脱离电源，防止进一步损伤。不要马上碰触患者，可能还没脱离电源。应立即切断电源，或者用绝缘物体使伤者脱离电源，并预防在场人员再触电。
2. 迅速把患者转移至通风处仰卧，检查生命体征（脉搏、呼吸及意识状态等），轻型电击伤者就地观察及休息，促进恢复，如出现呼吸、心搏已经停止，在脱离电源后应立即进行人工呼吸和胸外心脏按压，并尽快呼叫 120 急救。

3. 尽量让患者平躺下，抬起患者的腿到稍高于其头部的位置，保持呼吸道通畅，及时供氧。如发生呼吸、心搏停止，则应立即采取复苏措施，减少并发症和后遗症。

4. 注意保护创面，防止感染，可用清洁敷料和衣服包裹。

5. 及时处理内出血和骨折，特别是对高处触电下跌者，必须进行全面体格检查，如发现有内出血或者骨折者，应立即予以适当处理。

6. 迅速转送医院，途中注意保持呼吸道通畅，密切观察生命体征。

五、注意事项

1. 救护人员不得采用金属和其他潮湿的物品作为救护工具。

2. 未采取绝缘措施前，救护人员不得直接接触触电者的皮肤和潮湿的衣服。

3. 在拉拽触电者脱离电源的过程中，救护人员宜单手操作。

4. 当触电者位于高位时，应采取措施预防触电者在脱离电源后坠地摔伤或摔死。

5. 夜间发生触电事故时，应考虑切断电源后的临时照明问题，有利于救护的展开。

6. 心肺复苏应在现场就地坚持进行，不要图方便随意移动伤员，如确要移动，抢救中断时间不超过 30 秒。特别要注意的是，伤者可能出现"假死"现象，所以要长时间进行抢救，而不轻易放弃。

7. 将伤员送往医院时，应使用担架车并在其背部垫上木板，不可以让伤员身体蜷曲着进行搬运。途中应继续抢救。

8. 用装有冰屑的塑料袋作为帽状缠绕在伤者的头部，露出眼睛，是脑部温度降低，争取伤员心、肺、脑的复苏。

9. 禁止采用冷水浇淋、猛烈摇晃、大声呼唤或架着触电者跑步等方法刺激触电者的举措。因为人体触电后，心脏会发生颤动、脉搏微弱，这样会使伤员因心力衰竭而死。

第四节　高空坠落

高空坠落伤是指人们日常工作或生活中，从高处坠落，受到高速的冲击力，使人体组织和器官遭到一定程度破坏而引起的损伤。多见于建筑施工和电梯安装等高空作业，通常有多个系统或多个器官的损伤，严重者当场死亡。

一、高处坠落事故的类别

1. 临边位置作业造成的坠落。

2. 洞口位置作业造成的坠落。

3. 脚手架上作业造成的坠落。

4. 卸料平台上造成的坠落。

5. 悬空高处作业造成的坠落。

6. 登高过程中的坠落。

7. 梯子上作业造成的坠落。

8. 拆除过程中发生的坠落。

9. 屋面檐口边作业造成的坠落。

10. 其他高处作业坠落。

二、主要临床表现

高空坠落伤除有直接或间接受伤器官表现外，还有昏迷、呼吸窘迫、面色苍白和表情淡漠等症状，可导致胸、腹腔内脏组织器官发生广泛的损伤。高空坠落时，足或臀部先着地，外力沿脊柱传导到颅脑而致伤；由高处仰面跌下时，背或腰部受冲击，可引起腰椎前纵韧带撕裂，椎体裂开或椎弓根骨折，易引起脊髓损伤。脑干损伤时常有较重的意识障碍、光反射消失等症状，也可有严重合并症的出现。

三、急救措施

1. 去除伤员身上的用具和口袋中的硬物。

2. 在搬运和转送过程中，颈部和躯干不能前屈或扭转，而应使脊柱伸直，绝对禁止一个抬肩一个抬腿的搬法，以免发生或加重截瘫。

3. 创伤局部妥善包扎，但对怀疑颅底骨折和脑脊液漏的患者切忌做填塞，以免导致颅内感染。

4. 颌面部伤员首先应保持呼吸道畅通，撤除义齿，清除移位的组织碎片、血凝块、口腔分泌物等，同时松解伤员的颈、胸部扣。若舌已后坠或口腔内异物无法清除时，可用 12 号粗针穿刺环甲膜，维持呼吸，尽可能早做气管切开。

5. 复合伤要求平仰卧位，保持呼吸道畅通，解开衣领扣。

6. 周围血管伤，压迫伤部以上动脉干至骨骼。直接在伤口上放置厚敷料，绷带加压包扎以不出血和不影响肢体血循环为宜，常有效。当上述方法无效时可慎用止血带，原则上尽量缩短使用时间，一般以不超过 1 小时为宜，做好标记，注明上止血带时间。

7. 有条件时迅速给予静脉补液，补充血容量。

8. 快速平稳地送医院救治。

第五节　脑　震　荡

脑震荡是指头部遭受外力打击后，即刻发生短暂的脑功能障碍。病理改变无明显变化，发生机制至今仍有许多争论。临床表现为短暂性昏迷、近事遗忘以及头痛、恶心和呕吐等症状，神经系统检查无阳性体征发现。它是最轻的一种脑损伤，经治疗后大多可以治愈。脑震荡可以单独发生，也可以与其他颅脑损伤如颅内血肿合并存在，应注意及时做出鉴别诊断。

一、临床表现

1. 意识障碍　程度较轻而时间短暂，可以短至数秒钟或数分钟，但不超过半小时。
2. 近事遗忘　清醒后对受伤当时情况及受伤经过不能回忆，但对受伤前的事情能清楚地回忆。
3. 其他症状　常有头痛、头晕、恶心、厌食、呕吐、耳鸣、失眠、畏光、注意力不集中和反应迟钝等症状。
4. 神经系统检查　无阳性体征。

二、诊断依据

1. 头伤后立即发生短暂性昏迷，可持续数分钟至半小时或 12 小时，同时面色苍白、血压下降、脉搏细弱、冷汗、瞳孔散大或缩小、呼吸浅而慢。

2. 清醒后常有近事遗忘、头痛、头晕、恶心、厌食、呕吐、耳鸣、注意力不集中等症状，血压、呼吸和脉搏基本正常。

3. 神经系统检查无阳性体征，腰椎穿刺检查脑脊液压力和成分正常。

三、急救措施

1. 安静卧床休息 1~2 周，保持呼吸道通畅。定时观察意识、瞳孔和生命体征的变化，以便及时发现可能并发的颅内血肿。

2. 避免头部震动，减少脑力劳动。

3. 忌用吗啡和哌替啶。对症治疗，发热时要用冷水或冰块敷于头、额部降温。

4. 精神鼓励，消除顾虑。

第六节　跌　伤

人们很容易受伤，这与年龄无关。儿童、青少年或者成年人都可能遇到引起创伤的事故。常见事故伤害包括跌打伤、扭伤、骨折和脱位。这种对骨骼肌肉结构的损伤会导致人体虚弱并引起疼痛。危险程度取决于受伤的程度及是否获得恰当的专业处理。

一、跌打伤

跌打伤是受钝物的打击或者碰撞导致，这种损伤仅仅影响软组织，也就是皮肤和肌肉。通常当受到物体打击时，靠近皮肤浅部的肌肉血管会受到损伤。跌打伤的严重程度取决于受伤部位。

（一）症状

受伤部位炎症，肿胀；血肿（血液在皮下积聚），出现与否取决于受伤血管的深度；受伤部位疼痛；皮肤受损；肌肉和皮肤出现绷紧感。

（二）急救

1. 首先要镇静，将冰袋敷于受伤部位大约 15 分钟，但不要将冰块直接放在皮肤上。

2. 固定受伤部位。

3. 如果有外伤，用清水清洗。不要用乳膏，要用酒精或碘酒给伤口消毒；如果没有外伤，将抗炎镇痛药膏涂抹患处。

4. 如果跌打伤很严重，且发生在腿上，则将腿部抬高几小时。

5. 不要用力按摩或者揉搓受伤部位。

6. 不要引流或者挤压血肿。

7. 跌打伤出现 48 个小时后，可以将冰袋拿下，对受伤处热敷。

8. 可以口服对乙酰氨基酚和布洛芬镇痛，但是不要用阿司匹林，因为它可以扩大血肿的面积。

9. 如果持续疼痛并且无法挪动受伤部位，应去向医生求助。

二、关节脱位

关节脱位是指由于骨连结处的韧带拉伸过度，导致骨的移位。每个关节都有可能发生脱位，最常发生于肩关节、肘关节、腕关节、膝关节和手指关节等。

（一）原因

通常关节脱位是由于突然运动、重击、肌肉负荷过重和疲劳所引起的。反关节运动易引起关节脱位，从而使韧带拉伸过度，最终导致撕裂。

（二）症状

1. 首先出现的是剧烈疼痛，并伴有肿胀。
2. 无法移动关节或关节活动受限，严重时可直接看到关节移位。
3. 剧烈的疼痛可引起晕厥，随后晕厥消失。
4. 有些病例发生非常严重的肿胀，导致肢体变形。
5. 受伤部位红肿。

（三）急救

一般来说，不要触碰关节脱位的部位，要尽快到医院。同时，遵循下列步骤：

1. 在受伤处敷冰袋。
2. 如果关节已经复位，轻轻用绷带固定，不要挤压。
3. 不要揉搓受伤部位。
4. 不要试图自己将关节复位。
5. 将受伤者送急诊，不要让关节脱位的部位受压。

三、扭伤

当关节周围的韧带部分或者全部断裂时，就构成了扭伤。扭伤约占所有运动伤的15%。最常见于踝关节和腕关节。

（一）踝关节扭伤

扭伤是踝关节最常见的损伤，像其他部位的扭伤一样，踝关节处的韧带会拉伸、部分或全部断裂。

严重的踝关节扭伤的传统治疗方法是受伤的踝关节打石膏，并借助拐杖行走。现在建议卧床休息24个小时，并慢慢恢复腿部活动。

（二）扭伤后急救

1. 在受伤处敷冰袋，不要直接将冰块贴在皮肤上。
2. 受伤的肢体不要活动。
3. 将受伤者就近送急诊。

四、骨折

骨折是直接或者间接暴力作用于骨，导致骨的断裂。通常骨折会伴有周围软组织的损伤。在健康人群中，骨折一般是由于暴力引起的，但是也有一些是病理性骨折，即机体存在某种疾病，无需外力打击即发生骨折，这种骨折也经常发生在老年人身上。

（一）类型

1. 闭合性骨折　骨发生断裂，但皮肤没有受到影响。
2. 开放性骨折　骨发生断裂，断骨穿透皮肤，引起皮肤的伤口，同时还可能引起出血和感染。

（二）症状

1. 剧烈疼痛　疼痛通常出现于骨折部位，在试图移动受伤部位或者向骨折部位轻微施压的时候，疼痛加剧。
2. 由于断骨两端互相摩擦，会产生一种骨擦音。

3. 受伤的部位变形和肿胀。

4. 血肿　这是由于骨折处的血管破裂出血引起的。

5. 发热　常见于年轻人和严重的骨折患者，并不伴有任何感染的存在。

（三）急救

绝大多数骨折的治疗是令人满意的，并且可以完全恢复。骨折不能活动受伤的部位，而且必须遵循下列建议：

1. 在受伤的部位敷上冰袋以缓解疼痛。

2. 保证患者的姿势绝对舒适，不可以有任何移动。

3. 不要试图自己将骨复位。

4. 解开患者的衣服，但不要脱下来，这应该由专家来操作。

5. 将患者就近送急诊，可以叫救护车，也可以自己开车送。在途中要注意用夹板固定受伤的手脚。

6. 不要按压、拨动骨折部位及其周围。

第七节　脊柱骨折

多见男性青壮年，多由间接外力引起，由高处跌落时臀部或足着地、冲击性外力向上传至胸腰段发生骨折；少数由直接外力引起，如房子倒塌压伤、汽车压撞伤或火器伤。胸腰段的脊柱骨折比较多见。脊柱骨折可以并发脊髓或末尾马尾神经损伤，病情严重者可致截瘫，甚至危及生命；治疗不当的单纯压缩骨折，亦可遗留慢性腰痛。

一、症状体征

1. 有严重外伤病史，如高空坠落，重物撞击腰背部，塌方事件被泥土、矿石掩埋等。

2. 胸腰椎损伤后，主要症状为局部疼痛，站立及翻身困难，腹膜后血肿刺激了腹腔神经节，使肠蠕动减慢，常出现腹痛、腹胀甚至出现肠麻痹症状。

二、病因

暴力是引起胸腰椎骨折的主要原因。

三、脊柱骨折的判断

1. 从高空摔下，臀或四肢先着地者。

2. 重物从高空直接砸压在头或肩部者。

3. 暴力直接冲击在脊柱上者。

4. 正处于弯腰弓背时受到挤压力。

5. 背腰部的脊椎有压痛、肿胀，或有隆起、畸形。

6. 双下肢有麻木，活动无力或不能。

通过询问病人与检查前 4 条有其中一条，再加第 5、6 条即考虑有脊椎骨折的可能性，即应按照脊柱骨折要求进行急救。

四、脊柱骨折的急救

1. 如伤者仍被瓦砾、土方等压住时，不要硬拉强暴露在外面的肢体，以防加重血管、脊髓、骨折的损伤。立即将压在伤者身上的东西搬掉。脊柱骨折时常伴有颈、腰椎骨折。

2. 颈椎骨折要用衣物、枕头挤在头颈两侧，使固定不乱动。

3. 如胸腰脊柱骨折，使伤者平卧在硬板床上，身两侧用枕头、砖头、衣物整理物塞紧，固定脊柱为正直位。搬运时需三人同时工作，具体做法是：三人都蹲在伤者的一侧，一人托肩背，一人托腰臀，一人托下肢，协同动作，将病人仰卧位放在硬板担架上，腰部用衣裤垫起。

4. 身体创口部分进行包扎，冲洗创口，止血、包扎。

五、脊柱骨折与脊髓损伤急救注意事项

完全或不完全骨折损伤，均应在现场做好固定且防治并发症，特别要采取最快方式送往医院，在护送途中应严密观察。

1. 可疑脊柱骨折，脊髓损伤时立即按脊柱骨折要求急救。

2. 运送中用硬板床、担架、门板，不能用软床。禁止1人抱背，应2~4人抬，防止加重脊柱、脊髓损伤。

3. 搬运时让伤者两下肢靠拢，两上肢贴于腰侧，并保持伤者的体位为直线。

4. 胸、腰、腹部损伤时，在搬运中，腰部要垫小枕头或衣物。

第三章　紧急危重疾病的急救

第一节　哮　　喘

支气管哮喘（哮喘）是一种常见病、多发病。目前，全球哮喘患者约 3 亿，中国哮喘患者约 3 000 万。哮喘是影响人们身心健康的重要疾病。治疗不及时、不规范，哮喘可能致命，而规范化治疗的治疗手段可使接近 80% 的哮喘患者疾病得到非常好的控制，工作生活几乎不受疾病的影响。

一、病因

哮喘发病的危险因素包括宿主因素（遗传因素）和环境因素两个方面。遗传因素在很多患者身上都可以体现，如绝大多数患者的亲人（有血缘关系、近三代人）中，都可以追溯到有哮喘（反复咳嗽、喘息）或其他过敏性疾病（过敏性鼻炎、特应性皮炎）病史。大多数哮喘患者属于过敏体质，本身可能伴有过敏性鼻炎和（或）特应性皮炎，或者对常见的经空气传播的变应原（螨虫、花粉、宠物、霉菌等）、某些食物（坚果、牛奶、花生、海鲜类等）、药物过敏等。

二、临床症状

哮喘患者的常见症状是发作性喘息、气急、胸闷或咳嗽等症状，少数患者还可能以胸痛为主要表现。这些症状经常在患者接触烟雾、香水、油漆、灰尘、宠物、花粉等刺激性气体或变应原之后发作，夜间和（或）清晨症状也容易发生或加剧。很多患者在哮喘发作时自己可闻及喘鸣音。症状通常是发作性的，多数患者可自行缓解或经治疗缓解。

三、治疗

哮喘是一种对患者及其家庭和社会都有明显影响的慢性疾病。气道炎症几乎是所有类型哮喘的共同特征，也是临床症状和气道高反应性的基础。气道炎症存在于哮喘的所有时段。虽然哮喘目前尚不能根治，但以抑制炎症为主的规范治疗能够控制哮喘临床症状。尽管从患者和社会的角度来看，控制哮喘的花费似乎很高，而不正确的治疗哮喘其代价会更高。

哮喘治疗应采取综合治疗手段，包括避免接触过敏原及其他哮喘触发因素、规范化的药物治疗、特异性免疫治疗及患者教育。

四、急性发作的急救

1. 对于具有哮喘相关死亡高危因素的患者，需要给予高度重视，这些患者应当尽早到医疗机构就诊。高危患者包括：①曾经有过气管插管和机械通气的濒于致死性哮喘的病史；②在过去 1 年中因为哮喘而住院或看急诊；③正在使用或最近刚刚停用口服激素；④目前未使用吸入激素；⑤过分依赖速效 β_2 受体激动剂，特别是每月使用沙丁胺醇（或等效药物）超过 1 支的患者；⑥有心理疾病或社会心理问题，包括使用镇静剂；⑦有对哮喘治疗计划不依从的历史。

2. 其他患者的主要急救措施

（1）协助患者取坐位或半卧位休息，或让患者抱着枕头跪坐在床上，腰向前倾。此位置有利患者呼吸。

（2）迅速取出家用吸氧瓶，以每分钟 3L 的高流量氧气通过鼻导管或面罩给患者吸氧。

（3）沙丁胺醇气雾吸入，按压 1~2 喷，每天不超过 6~8 喷。口服沙丁胺醇，每次 2~4 毫克，每日 3 次。

（4）注意保暖，环境安静，鼓励患者配合治疗。

（5）室内通风，空气新鲜，但没有过堂风。避免室内有煤油、烟雾、油漆等刺激性气体。

（6）立即向急救中心呼救，或直接去医院急诊室救治。

（7）在救护医生未到来之前，或去医院之前，应密切观察病情，指导患者吸入气雾剂、吸氧及服药。由家属护送去医院者，症状应基本缓解，神志清楚，血压在安全范围内，不间断吸氧，并直接到急诊室请医生紧急处理。

第二节　高血压危象

高血压危象是一种极其危急的症候，常在不良诱因影响下，血压骤然升到 26.6/16kPa（200/120mmHg）以上，出现心、脑、肾的急性损害危急症候。患者感到突然头痛、头晕、视物模糊或失明；恶心、呕吐、心慌、气短、面色苍白或潮红；双手抖动、烦躁不安；严重的可出现暂时性瘫痪、失语、心绞痛、尿混浊；更重的则抽搐、昏迷。

一、诱发因素

诱发因素为精神创伤、情绪变化、过度疲劳、寒冷刺激、气候变化和内分泌失调（如绝经期或经期）等。

肾性高血压是继发性高血压中最为多见的：包括急、慢性肾小球肾炎、慢性肾盂肾炎（晚期影响到肾功能时）、肾动脉狭窄、肾结石、肾肿瘤等。颅脑病变使颅内压增高也可引起继发性高血压。

二、临床表现

1. 血压显著增高　收缩压升高可达 200mmHg 以上，严重时舒张压也显著增高，可达 117mmHg 以上。

2. 交感神经强烈兴奋　表现为发热、出汗、心率增快、皮肤潮红、口干、尿频、排尿困难及手足颤抖等

3. 靶器官急性损害的表现

（1）视物模糊，视力丧失，眼底检查可见视网膜出血，渗出，视盘水肿。

（2）胸闷，心绞痛，心悸，气急，咳嗽，甚至咳泡沫痰。

（3）尿频，尿少，血浆肌酐和尿素氮水平增高。

（4）一过性感觉障碍，偏瘫，失语，严重者烦躁不安或嗜睡。

（5）头痛、恶心、呕吐、嗜睡、抽搐、昏迷。

三、高血压危象急救

急救原则是立即消除诱因，采取降压治疗，血压降到安全范围应放慢速度，以免影响脏器供血。对老年人更应特别注意。

1. 使患者半卧位，安静休息。

2. 口服硝苯地平（心痛定）5~10mg/次，5~10 分钟再重服 1 次。

3. 硝普钠 25~50mg 加入 50% 葡萄糖液 500ml，避光静脉点注。

4. 危症过去，积极治疗原发病。

严禁服用氨茶碱、麻黄素等兴奋剂或血管扩张剂。同时呼叫救护车，尽快送往就近医院系统治疗。

四、预防措施

高血压患者应坚持服药治疗，并经常到医院监测血压变化，及时调整药物剂量。平常应合理安排工作和休息，不宜过劳，保证充足睡眠。戒除烟、酒及高脂饮食，避免情绪产生较大的波动。

第三节　心　绞　痛

心绞痛（angina pectoris）是由于供应心脏血液和营养的冠状动脉发生急剧的、暂时的缺血与缺氧，引起心脏细胞功能异常的临床综合征。

心绞痛的特征是阵发性胸前区压榨性疼痛，常发生在劳动、寒冷环境或者情绪激动时，胸痛持续时间大多为 5~15 分钟，经休息或者服硝酸甘油可逐渐减轻缓解。

一、主要表现

1. 突然发生胸骨中部或其邻近部位紧缩、沉重、灼伤和压榨性疼痛与窒息感觉，疼痛和不适可以放射至心前区、左上肢或者双侧上肢等部位，伴有冷汗，持续时间为几分钟，经休息或者服硝酸甘油可逐渐减轻缓解。可间断性、反复性发生。

2. 不典型者可在胸骨下段、上腹部或者心前压痛。有的仅有放射部位疼痛，如咽喉发闷、下颌痛、颈椎压痛。

3. 相关症状包括呼吸困难、恶心、出汗、头晕、心慌等，有的伴有濒死感觉。

4. 老年人症状常不典型，仅可感到胸闷、气短、疲倦。老年糖尿病患者甚至仅感到胸闷，而无胸痛表现。

5. 新发心绞痛伤病者，大部分并未有"确认"心脏病史。

二、急救

1. 伤病者应保持平静，情绪烦躁可加剧心肌缺血。

2. 限制活动，患者半坐卧或者平卧，减轻心肌耗氧负荷。

3. 帮助患者处于疼痛最轻的体位，解开衣领和腰带。

4. 有条件时，立即舌下含服硝酸甘油片（血压不低于平时水平时），或者速效救心丸等药物；给予吸氧，以缓解心肌缺血及症状。

5. 争取第一时间送往有心脏专科的医院急诊，不得延误，延误可导致心肌细胞不可逆死亡、心肌梗死。

6. 如果出现心脏骤停，开始施行心肺复苏。

第四节　急性心肌梗死

急性心肌梗死（AMI）是冠状动脉急性、持续性缺血缺氧所引起的心肌坏死，是冠心病发展到严重阶段的一种类型。目前发病率较高，死亡率也高，是一种严重危重人民健康的心血管急症。

一、常见诱因

1. 过劳　过重的体力劳动,尤其是负重登楼、过度体育活动、连续紧张劳累等,都可使心脏负担加重,心肌需氧量突然增加。而冠心病患者的冠状动脉已发生硬化、狭窄,不能充分扩张而造成心肌缺血。剧烈体力负荷也可诱发斑块破裂,导致急性心肌梗死。

2. 激动　由于激动、紧张、愤怒等激烈的情绪变化诱发。

3. 暴饮暴食　不少心肌梗死病例发生于暴饮、暴食之后。进食大量高脂肪高热量的食物后,血脂浓度突然升高,导致血黏稠度增加,血小板聚集性增高。在冠状动脉狭窄的基础上形成血栓,引起急性心肌梗死。

4. 寒冷刺激　突然的寒冷刺激可能诱发急性心肌梗死。因此,冠心病患者要十分注意防寒保暖,冬春寒冷季节是急性心肌梗死发病较高的原因之一。

5. 便秘　便秘在老年人当中十分常见。临床上,因便秘时用力屏气而导致心肌梗死的老年人并不少见。必须引起老年人足够的重视,要保持排便通畅。

6. 吸烟、大量饮酒　吸烟和大量饮酒可通过诱发冠状动脉痉挛及心肌耗氧量增加而诱发急性心肌梗死。

二、临床表现

约半数以上的急性心肌梗死患者,在起病前1~2天或1~2周有前驱症状,最常见的是原有的心绞痛加重,发作时间延长,或对硝酸甘油效果变差;或无心绞痛史者,突然出现长时间心绞痛。典型的心肌梗死症状包括

1. 突然发作剧烈而持久的胸骨后或心前区压榨性疼痛　休息和含服硝酸甘油不能缓解,常伴有烦躁不安、出汗、恐惧或濒死感。

2. 少数患者无疼痛,一开始即表现为休克或急性心力衰竭。

3. 部分患者疼痛位于上腹部,可能误诊为胃穿孔、急性胰腺炎等急腹症;少数患者表现颈部、下颌、咽部及牙齿疼痛,易误诊。

4. 神志障碍　可见于高龄患者。

5. 全身症状　难以形容的不适、发热。

6. 胃肠道症状表现　如恶心、呕吐、腹胀等,下壁心肌梗死患者更常见。

7. 心律失常　见于75%~95%患者,发生在起病的1~2周内,以24小时内多见,前壁心肌梗死易发生室性心律失常,下壁心肌梗死易发生心率减慢、房室传导阻滞。

8. 心力衰竭　主要是急性左心衰竭,在起病的最初几小时内易发生,也可在发病数日后发生,表现为呼吸困难、咳嗽、发绀、烦躁等症状。

9. 低血压、休克　急性心肌梗死时由于剧烈疼痛、恶心、呕吐、出汗、血容量不足、心律失常等可引起低血压,大面积心肌梗死(梗死面积>40%)时心排出量急剧减少,可引起心源性休克,收缩压<80mmHg,面色苍白,皮肤湿冷,烦躁不安或神志淡漠,心率增快,尿量减少(<20ml/h)。

三、急救措施

先兆表现出现后,注意观察病情变化,及早就诊,坚持服药,避免病情加重。

1. 一旦出现心肌梗死起始状态,必须紧急治疗。因为50%急性心肌梗死患者死于发生起始症状后的头2小时。

2. 发病4小时内,发生心室颤动和猝死的危险性最大。急性心肌梗死发作时,应让患者绝对卧

床休息。就地抢救；松解领口，室内保持安静和空气流通，不可搀扶患者走动或乱搬动，以免加重病情。

3. 含服硝酸甘油 0.3~0.6mg 或用"消心痛/冠心苏合丸"一粒、速效救心丸 10 粒含服等，有条件可肌注哌替啶 50~100mg，以缓解疼痛。必要时在 4 小时后重复给药。

4. 如发生休克，应把患者头放低，足稍稍抬高，以增加头部血流。烦躁不安的时候，可服用地西泮等镇静镇痛药。暂不禁食，少饮水，要保暖。

5. 有条件时应立即吸氧。

6. 立即与 120 急救中心联系，报告病情，请急救医生上门急救，或与当地医疗机构联系，请求出诊。

7. 如患者突然意识丧失、脉搏消失，应立即进行人工呼吸和胸外按压。

四、预防

患者应采用合理膳食（低脂肪、低胆固醇饮食），戒烟、限酒，适度运动，心态平衡。坚持服用抗血小板药物（如阿司匹林）、β 受体阻断剂、他汀类调脂药及血管紧张素转换酶抑制剂（ACEI），控制高血压及糖尿病等危险因素，定期复查。在日常生活中还要注意：

1. 避免过度劳累。

2. 放松精神。

3. 不要在饱餐或饥饿的情况下洗澡，洗澡时间不宜过长。冠心病程度较严重者应在他人帮助下洗澡。

4. 气候恶劣时，注意保暖或适当防护。

5. 要懂得和识别心肌梗死的先兆症状并给予及时处理。

第五节　脑卒中（脑中风）

脑卒中（stroke）又称脑中风，脑卒中源于血管性病损，是指脑部某个区域内病损的血管突然堵塞或者梗死（缺血性卒中：短暂性脑缺血发作、脑血栓、脑栓塞），或者脑部某区域内病损的血管破裂（出血性卒中：脑出血、蛛网膜下隙出血），引起脑功能损害和神经症状的一组临床症候群。

一、诱因

随着年龄的增长，脑卒中的危险性持续增加。高血压、心脏病、糖尿病、吸烟、酗酒、血脂异常、无症状性颈动脉狭窄、肥胖及代谢综合征等是脑卒中发生的高危因素。

二、早期识别

"笑一笑、动一动、说一说"

动作一：让患者微笑一下。如果患者笑的时候面部不对称，一侧不能笑，提示可能患脑卒中，是面瘫的标志。

动作二：让患者双手平举保持 10 秒钟，如果 10 秒钟内一侧肢体突然坠落，提示可能是肢体瘫痪。

动作三：让患者说一句非常难说的话，这句话对于很多正常人也不太好说。如果说时有困难或者找不到词，提示可能是失语，就是出现语言障碍。

三、主要表现

脑卒中的临床表现主要依据病损的部位、累及范围、时间和伤病者的全身情况而定。常见的主要特征性表现是肢体瘫痪、失语、昏迷。

1. 脑血栓　通畅发生在睡眠后或者安静状态下。发病前，可有短暂性脑出血，如头晕、头痛、突然不会讲话，肢体发麻、感觉沉重等。发病后，往往在早晨起床时突然觉得半边身体不听使唤，神志多数清醒，脉搏和呼吸明显改变，逐渐发展成偏瘫、单瘫、失语和偏盲等。

2. 脑出血（原发性脑出血）　多见于50岁以上高血压伤病者。起病急骤，且白天活动时多见，伤病者常常倒在卧室、厕所或者其他场合。

一般在发病前无预感，发病又常与情绪激动、过量饮酒、过度疲劳及寒冷季节有关。绝大部分伤病者，因血压突然升高导致脑血管破裂。

起病初，出现剧烈头痛伴频繁呕吐，严重者可伴有胃出血、呕吐，呕吐物为咖啡色。在数分钟到数小时内病情发展到高峰，伤病者突然昏倒后，迅速出现昏迷、面色潮红、口眼歪斜和两眼向内凝视、肢体瘫痪、握拳、牙关紧闭、鼾声大作，或者面色苍白、尿便失禁等。

少数人在发病数小时前，有头晕、头痛、短暂的手脚行动不便、言语含糊或者短暂性意识模糊等先兆症状。

四、急救

"时间就是生命。"

1. 发生脑卒中时，劝慰伤病者保持安静。如果在浴室、厕所等地，就地就近转移到易救护处置的地方，室内保持安静暖和。

2. 伤病者必须绝对安静卧床（脑出血患者头部可稍微垫高），松开衣领、衣扣，头和身体朝向一侧，防止呕吐物、分泌物，以保持呼吸道通畅。

3. 密切观察患者生命体征（脉搏、呼吸、血压）变化，同时要避免强行搬动患者，尤其要注意头部的稳定，以免造成病情加重。

4. 卒中伤病者咽部可能麻痹，应限制进食。

5. 伤病者出现尿便失禁时，应就地处置，不要移动上半身。

6. 即刻拨打120急救电话，急送就近医院救治。

第六节　糖尿病急症

糖尿病（diabetes）是由遗传因素、免疫功能紊乱、微生物感染及其毒素、自由基毒素、精神因素等各种致病因子作用于机体导致胰岛功能减退、胰岛素抵抗等而引发的糖、蛋白质、脂肪、水和电解质等一系列代谢紊乱综合征。

一、分类

糖尿病分1型糖尿病、2型糖尿病、妊娠糖尿病及其他特殊类型的糖尿病。在糖尿病患者中，2型糖尿病约占95%。

二、低血糖

低血糖为生化异常，并不是一种疾病。凡是因某种原因使血糖下降至正常值（正常值为3.9~

6.1mmol/L）以下，引起了以交感神经兴奋和中枢神经系统功能障碍为突出表现的一组临床表现，成为低血糖症。严重时可导致昏迷。

1. 临床表现　突然发作，患者先有饥饿感，乏力、四肢麻木，情绪不安，面色苍白，头晕，呕吐，心慌，胸闷等。严重时，大汗淋漓，皮肤湿冷，吐字不清，注意力不集中，有时出现抽搐、惊厥、意识模糊、尿便失禁、昏迷等。

2. 急救

（1）绝对卧床休息，迅速补充葡萄糖是决定预后的关键。及时补充葡萄糖将使症状完全缓解，而延误治疗则出现不可逆的脑损害。因此，应强调在低血糖发作时，立即给予含糖量较高的物质，如果汁、饼干等。重症者应注意防止食物吸入气管，引起吸入性肺炎或肺不张。

（2）能自己进食的低血糖患者，饮食应低糖、高蛋白、高脂肪，少食多餐，必要时午夜加糖饮料一次。

（3）静脉推注葡萄糖 40~60ml 是低血糖抢救最常用和有效的方法。若病情不严重，尚未造成严重脑功能损害，则症状可迅速缓解，神志可立即清醒。

三、高血糖

相对于低血糖而言，高血糖是指血糖水平（正常为 3.9~6.1mmol/L）异常升高。当升高到 10.1mmol/L 以上时，意味着出现了高血糖现象。如果继续升高到 33.6mmol/L 时，患者就可能出现糖尿病性昏迷，这是非常危险的。

1. 临床症状　与低血糖的症状不同的是，高血糖症状是逐渐出现的。

（1）异常口渴以及极度的口干。

（2）尿意过度频繁。

（3）嗜睡、昏迷。

（4）疲乏、劳累。

（5）呼吸有烂苹果气味。

（6）伤口结痂缓慢。

2. 急救

（1）当患者表现出高血糖症状时，如有血糖测量仪，应立刻测量其血糖水平。

（2）如果尿液中出现了酮体，应立刻向医生求助。

（3）如果没有出现酮尿，恢复正常的糖尿病治疗方案以维持正常的血糖水平。

（4）如果血糖没有降低，要咨询医生。

（5）如果糖尿病患者突然意识丧失的话，家人应立即将患者衣服解开，并让患者成昏睡体位，保证呼吸道畅通。在救护车到来之前最好不做其他处置。

四、糖尿病酮症酸中毒

糖尿病酮症酸中毒是指糖尿病患者在各种诱因的作用下，胰岛素不足明显加重、胰岛素拮抗激素增多，造成以高血糖、高血酮和代谢性酸中毒为主要改变的临床综合征。糖尿病酮症酸中毒是糖尿病最常见的急性并发症，病情严重时可发生昏迷，甚至死亡。

1. 临床表现　病程一般从数天到数周，少数年轻人可在发病后几小时即发生昏迷，有下列表现时患者应该注意考虑酮症酸中毒的可能：①糖尿病症状加重，极度口渴、多饮、多尿和消瘦；②出现食欲缺乏、恶心、呕吐及腹痛等（但常常没有腹泻）；③呼吸深长，呼出的气体中有烂苹果气味；④头晕、头痛、意识模糊、嗜睡及极度乏力。

2. 急救

（1）神志清醒，又极度口渴者，可尽量饮水。并记录饮水量、进食量及呕吐量、尿量等液体出入量。

（2）对于意识模糊的患者，应保持呼吸道通畅，可将头部偏向一侧，以防呕吐引起窒息。

（3）因条件限制，如无把握，不可贸然注射胰岛素。

（4）尽快向急救中心呼救。

第七节　休　克

休克（shock）是机体受到有害因素的强烈刺激作用下，有效循环血量急剧减少，组织血液灌注量严重不足，导致各种重要生命器官和细胞的功能代谢障碍及结构损害的综合征。

一、病因

引起休克的主要原因有广泛性外伤、大面积烧伤、大出血（包括内出血，例如胃或肠溃疡出血、血管破裂、肝脾破裂等）、中毒、严重创伤、变态反应、失水、严重感染（败血症、严重腹泻等）、心肌梗死、大块肺栓塞、急性胰腺炎等。

二、分类

休克可分为以下6种：

1. 低血容量性休克　常因大量出血或丢失大量体液面发生如外伤或内脏大量出血，急剧呕吐、腹泻等，都会使毛细血管极度收缩、扩张或出现缺血和淤血。

2. 感染性休克　由病毒、细菌感染引起，如休克性肺炎、中毒性痢疾、败血症、暴发性流脑等。

3. 心源性休克　因心排出量急剧减少所致，如急性心肌梗死、严重的心律失常、急性心力衰竭及急性心肌炎等。

4. 过敏性休克　因人体对某种药物或物质过敏引起，如青霉素、抗毒血清等。可造成瞬间死亡。

5. 神经性休克　由强烈精神刺激、剧烈疼痛、脊髓麻醉意外等发病。

6. 创伤性休克　常由骨折、严重的撕裂伤、挤压伤、烧伤等引。

三、急救

1. 保持呼吸道通畅　休克患者必须保持呼吸道通畅，把颈部垫高、下颌托起，使头部后仰。同时，将患者的头部偏向一侧，防止呕吐物吸入呼吸道。

2. 采取合适的体位　休克患者首先应取平卧位。如患者呼吸困难，可先将头部和躯干抬高一点，利于呼吸；两下肢略抬高，利于静脉血回流。

3. 注意患者的体温　休克患者体温降低、怕冷，应注意保暖，给患者盖好被子。但感染性休克常伴有高热，应予以降温，可在颈、腹股沟等处放置冰袋，或用酒精擦浴等。

4. 进行必要的初步治疗　对于烦躁不安者，可给予适量的镇静剂，成人可用苯巴比妥钠0.1g肌注。因创伤、骨折所致的休克，患者疼痛剧烈时，可适当应用镇痛剂，如派替啶50mg肌注。但若休克原因不明，尤其是怀疑有腹内脏器穿孔者，用镇痛剂可掩盖其症状而易误诊，应慎用。

5. 不要经口进食，以防误入呼吸道引起窒息。

6. 出血性休克，应立即止血。

7. 注意患者的转移和运送　医院外或家庭抢救条件有限，对休克患者搬动越轻、越少越好，尽量避免长途运送。在运送途中应有专人护理，随时观察病情变化，给患者吸氧及静脉输液。

8. 拨打 120 急救电话，急送邻近医院抢救治疗。

第八节　昏　迷

昏迷是最严重的意识障碍，即意识完全丧失，是由于弥漫性大脑皮质或者脑干网状结构的损害或功能抑制。昏迷可以缓慢地形成，也可以突然发生。

一、病因

昏迷产生的原因多种多样，颅内血管病、脑组织病变、感染、严重外伤、中毒、中暑、癫痫、肝病、糖尿病等均可引起。

二、分类

昏迷可分浅、中、深三种（表 9-1）。

表 9-1　昏迷的分类与比较

	疼痛感觉	瞳孔对光反射	角膜反射	膝腱反射	呼吸、脉搏、血压
浅昏迷	有	有	有	有	正常
中昏迷	弱	迟钝	弱	弱	轻度异常
深昏迷	消失	消失	消失	消失	呼吸不规律，血压下降

三、症状

1. 浅昏迷　伤者意识活动大部分丧失。无自主运动，对光、声刺激无反应。对疼痛刺激尚可出现痛苦表情或者肢体退缩等防御反应。角膜反射、瞳孔对光反射、眼球活动、吞咽等脑干反射可存在，伤病者呼吸、脉搏、血压等生命体征平稳。

2. 深昏迷　伤病者意识活动完全丧失。患者对外界各种刺激均无反应，即使是伤害性刺激的防御性反射也消失，肢体常呈弛缓状态，常有尿失禁、脉速、血压下降、呼吸频率与节律异常等症状。

四、急救

1. 判断意识丧失程度，评估昏迷程度。重点观察伤病者的呼吸、脉搏、血压、体温等生命体征和气道通畅情况。有需要时，立即施行心肺复苏法。

2. 保持伤者气道畅通，将伤者头部偏向一边，松解腰带、领扣，张开气道，随时清除口腔中的分泌物或异物。

3. 尽量少搬动患者，检查伤者身体各部分有没有严重受伤及骨折，若有须立即止血及处理。

4. 记录损伤及检视伤者随身的病历文件，以备参考。

5. 若伤者仍有呼吸和脉搏，颈和脊柱亦没有受伤，可让他侧卧或躺于复原卧式。

6. 血压低者注意抗休克。

7. 保持伤者温暖，加以安慰，切勿给伤者饮食。

8. 昏迷是临床上危重的现象，必须马上送医院抢救。

第九节 急性支气管炎

急性支气管炎是婴幼儿时期的常见病，往往继发于上呼吸道感染之后，也常为肺炎的早期表现。病原体为各种病毒或细菌，常在病毒感染基础上继发细菌感染，一般要使用抗生素，如能及时治疗，多能控制病情，预后良好。但如果不予注意，治疗不及时，可发展为支气管肺炎。

一、临床表现

起病时较急，很像感冒，病人感到疲倦、头痛、发热、全身酸痛，有刺激性干咳，伴胸骨后不适感或钝痛，1~2 天后即咳痰，初为白色黏稠样，以后为黏液脓性，偶有痰中带血。这症状通常在一周后逐渐消失。

胸部听诊呼吸音增粗，散在干湿啰音，用力咳嗽或咳痰后，啰音性质与部位易改变或消失。

大多先有上呼吸道感染症状，以咳嗽为主要症状，开始为干咳、以后有痰。婴幼儿症状重，常有发热、呕吐及腹泻等。一般无全身症状，双肺呼吸音粗糙，可有不固定的散在的干啰音和粗中湿啰音。

婴幼儿可发生一种特殊类型的支气管炎，称为哮喘性支气管炎，泛指一组有喘息表现的婴幼儿急性支气管感染，除上述临床表现外，其特点为：①多见于 3 岁以下，常常有关湿疹或其他过敏史；②有类似哮喘的表现，如呼气性呼吸困难，肺部叩诊呈鼓音，听诊双肺漫步哮鸣音及少量粗湿啰音；③部分病例复发，大多无感染有关；④近期预计后大多良好，到了 3~4 岁发作次数减少，渐趋康复，但少数可发展成哮喘，目前有学者认为哮喘性支气管炎实际是婴儿哮喘的一种表现。

二、家庭应急处理措施

1. 休息、保暖、多饮水。
2. 全身应用磺胺类或青霉素类等抗生素。
3. 对症处理
(1) 发热时可服用阿司匹林 0.3~0.6g，或吲哚美辛 25mg，每日 3 次。
(2) 咳嗽频繁且无痰时，可服喷托维林 25mg，每日 3 次。
(3) 痰黏稠不易咳出时，可口服溴己新 16mg，每日 3 次。
(4) 伴哮喘时可口服氯茶碱 0.1~0.2g 或沙丁胺醇 2~4mg，每日 3 次。

三、预防措施

1. 戒烟、减少有害的烟雾、粉尘、刺激性气体的吸入。
2. 及时治疗鼻咽部慢性炎症等。
3. 积极锻炼身体，增强体质，避免感冒。

第四章　中毒事件的急救

第一节　液化石油气中毒

液化石油气是由油田中伴随原油溢出的气体或者由石油加工过程中产生的低分子烃类气体压缩而成，是多种烃类的混合物；通常包括丙烯、丙烷、丁烯、丁烷，另含少量戊烷及微量硫化氢，故常闻到臭味。其具有易燃易爆性、气化性、受热膨胀性、滞留性、带电性、腐蚀性及窒息性等特点。

一、临床表现

液化石油气有麻醉作用。

急性中毒：有头晕、头痛、兴奋或嗜睡、恶心、呕吐、脉缓等；重症者可突然倒下，尿失禁，意识丧失，甚至呼吸停止。可致皮肤冻伤。

慢性影响：长期接触低浓度者，可出现头痛、头晕、睡眠不佳、易疲劳、情绪不稳及自主神经功能紊乱等。

二、急救

1. 应尽快让患者离开中毒环境，转移至户外开阔通风处，并立即打开门窗，流通空气。【警告：在保证中毒环境空气流通前，禁止使用易产生明火、电火花的设备，如电灯、电话、手机、电视、燃气灶、手电筒、蜡烛等，防止一氧化碳浓度过高遇明火发生爆炸。】

2. 松解衣扣，保持呼吸道通畅，清除口鼻分泌物，保证患者有自主呼吸，充分给以氧气吸入。

3. 患者应安静休息，避免活动后加重心、肺负担及增加氧的消耗量。

4. 神志不清的中毒病人必须尽快抬出中毒环境，在最短的时间内，检查病人呼吸、脉搏、血压情况，根据这些情况进行紧急处理。

5. 若呼吸心跳停止，应立即进行人工呼吸和心脏按压。

6. 病情稳定后，尽快将病人护送到医院进一步检查治疗。

【警告：即使患者中毒程度较轻脱离危险，或症状较轻，也应尽快到医院检查，进行注射葡萄糖、VC，吸氧等治疗，减少后遗症危险。切记避免因一时脱离危险而麻痹大意，不去医院诊治导致出现记忆力衰退、痴呆等严重后遗症。】

7. 争取尽早进行高压氧舱治疗，减少后遗症。即使是轻度、中度，也应进行高压氧舱治疗。

第二节　刺激性气体中毒的急救

一、原因和危险因素

刺激性气体主要对呼吸道黏膜、眼及皮肤有直接刺激作用。呼吸道是有害气体侵入人体的主要途径。吸入后，轻者表现为上呼吸道刺激或支气管炎症状，重者产生中毒性肺炎或中毒性肺水肿，且可发展为急性呼吸窘迫综合征。损害的严重程度主要取决于浓度及暴露时间的长短。

按刺激性气体的化学特性可分为：

高水溶性刺激性气体，有氯气、氨气、二氧化硫等，这类毒物在水中的溶解度大，在眼和上呼吸道的潮湿组织表面很快溶解，形成酸或碱类物质，产生速发的、强烈的刺激作用，临床表现主要为刺激症状，如大量吸入出现肺水肿时常无潜伏期。

低水溶性刺激性气体，如氮氧化物、光气、硫酸二甲酯、羰基镍等，因溶解度小，对上呼吸道的刺激作用弱，气体吸入量就相对增多，且易进入呼吸道深部，因而引起中毒性肺炎、肺水肿的可能性大，发病有一定的潜伏期，潜伏期随吸入毒物的量、毒物浓度及接触时间增加而缩短，但与溶解度成反比。

二、临床表现

1. 中毒性呼吸道炎症　大多由高水溶性刺激性气体引起。吸入后立即出现黏膜刺激症状。临床表现有鼻炎、咽炎、声门水肿及气管、支气管炎等呼吸道症状。长期反复吸入低浓度刺激性气体，可引起慢性支气管炎，慢性喘息型支气管炎恢复较困难。

2. 中毒性肺炎　中毒性肺炎的症状除上呼吸道刺激症状外，主要表现为胸闷、胸痛、气急、剧咳、咳痰，有时痰中带有血丝。吸入汽油引起的吸入性肺炎，胸痛尤为突出。表现为患侧刺痛或刀割样疼痛，一般 4~5 日后症状减轻。

3. 中毒性肺水肿及急性呼吸窘迫综合征（ARDS）　吸入水溶性小的刺激性气体后，当时黏膜刺激症状较轻，仅有呛咳、胸闷及恶心，阳性体征很少，仅咽部及眼结膜充血，偶闻干啰音。脱离接触后上述症状可明显减轻或基本消失（假愈期），但经数小时至数十小时后，病情突然加重，出现胸闷、咳嗽加重，且有呼吸困难、发绀、烦躁、咳粉红色泡沫痰。两肺可闻及弥漫性湿啰音。部分患者呼吸困难呈进行性加剧，进而演变为 ARDS，危重患者可并发喉头水肿、纵隔气肿、气胸。

三、急救

急性化学物中毒常为突发的意外事故，现场救治必须快速、及时、准确、先重后轻。具体措施如下：

1. 脱离现场，转移至上风向及空气新鲜处。

2. 重要脏器心、肺、脑的保护　注意呼吸、脉率、血压及意识、瞳孔等生命体征；对心搏、呼吸抑制者采取人工呼吸和心肺复苏。必要时及时应用呼吸与中枢兴奋剂等；气管插管后用人工呼吸机，直到恢复自主呼吸。对休克和虚脱者，静脉输液，点滴升压药，维持正常血压。

3. 及时脱去被污染衣服，清洗污染的皮肤、毛发，防止毒物继续侵入。

4. 预防性治疗　镇静，卧床观察，减少耗氧，保持呼吸道畅通，支气管解痉、镇咳化痰、雾化吸入、消泡剂、清除脱落黏膜组织，注意保暖，及时给氧、解毒、排毒、抗过敏、抗渗出等。

5. 重症转送　携带周知卡，随症应急救援，保证治疗措施延续（吸氧、补液、兴奋剂、抗泡沫剂、激素等），事先通知医院作好接诊准备。

四、预防

1. 改善工艺技术、严防刺激性气体跑、冒、滴、漏，做好废气的回收和综合利用。

2. 加强安全教育、严格遵守操作规程，防止意外事故。

3. 加强个人防护，如接触酸碱等腐蚀性液体药物时穿防护服，接触有毒气体时戴防护口罩等。

4. 定期测定空气中刺激性气体浓度，若超过最高容许浓度，应找原因，采取改进措施，消除毒物来源。

第三节　窒息性气体中毒的急救

一、窒息性气体的分类

窒息性气体（asphyxiating gas）不仅生产环境中常见，也是家庭生活中常见毒物之一，按其性质可分两类：

1. 化学性窒息性气体　是指能影响血液氧的携带输送或损害组织对氧的利用的气体，如一氧化碳、硫化氢、氰化氢、苯胺等。

2. 单纯性窒息性气体　是指能引起组织供氧不足发生窒息的无毒微毒气体和惰性气体。在高浓度下使空气氧分压降低，致使机体动脉血血红蛋白氧饱和度和动脉血氧分压降低，导致组织供氧不足，引起缺氧，如氮、甲烷、二氧化碳等。甲烷见于腐殖化环境和矿井；二氧化碳见于酒池、地窖、矿井尾部和深井。

二、临床表现

（一）一氧化碳

CO 经肺泡吸收进入血液循环，与血红蛋白形成碳氧血红蛋白（HbCO）。HbCO 形成引起动脉血氧量降低，导致对缺氧最敏感的中枢神经系统能量供应障碍。主要表现为剧烈的头痛、头昏、四肢无力、恶心、呕吐；出现短暂昏厥或不同程度的意识障碍，或深浅程度不同的昏迷，皮肤黏膜呈樱桃红色。重者并发脑水肿、休克或严重的心肌损害、呼吸衰竭。

（二）硫化氢

硫化氢与黏膜表现的钠作用，生成硫化钠；干扰细胞内的氧化还原过程和能量供应，引起组织缺氧。中、低浓度（$98 \sim 210 mg/m^2$）接触数小时，即可出现眼和呼吸道刺激症状与中枢神经系统症状；高浓度接触可引起结膜炎和角膜溃疡，支气管炎，甚至发生中毒性肺炎和肺水肿。吸入浓度在 $900 mg/m^3$ 以上，可直接抑制呼吸中枢，呼吸和心脏骤停，发生"电击样"死亡。

（三）氰化氢

氰化氢主要经呼吸道吸入，高浓度可经皮肤吸收，氰氢酸也可经消化道吸收主要表现为头痛、头昏或意识丧失；胸闷或呼吸浅表频数；血压下降；皮肤黏膜呈樱桃红色；痉挛或阵发性抽搐；高浓度或大剂量摄入，可引起呼吸和心脏骤停，发生"闪电样"死亡。

三、窒息的现场急救

窒息抢救，关键在及时，要重在现场。

1. 尽快将患者救离窒息环境，吸入新鲜空气。

2. 观察生命体征。呼吸停止者，即行人工呼吸，给予呼吸兴奋剂。

3. 窒息伴肺水肿者，给予糖皮质激素。

四、窒息的预防

1. 定期进行设备的检修，防止泄漏。

2. 窒息环境树立标识，装置自动报警设备，如 CO 报警器等。

3. 严格执行安全操作规程。对职工，尤其是青工、临时工上岗前进行安全与健康教育。

4. 普及急救互救训练，添置有效防护面具，并定期进行维修与有效性检测。

5. 进入高浓度或通风不良的窒息环境作业或抢救前，应进行有效通风换气，通风量不少于环境容量三倍，戴防护面具，并有人保护。

第四节　有毒化学品中毒的急救

一、中毒急救要领

（一）做好安全防护，安全进入毒物污染区

对于高浓度的硫化氢，一氧化碳等毒物污染区以及严重缺氧环境，必须先予通风。急性中毒发生时，毒性危险化学品大多是由呼吸系统或皮肤进入体内。因此，救护人员在救护之前应做好自身呼吸系统皮肤的防护。如穿好防护衣，佩戴供氧式防毒面具或氧气呼吸器。否则，不但中毒者不能获救，救护者也会中毒，使中毒事故扩大。同时在条件的允许的情况下配戴氧气分析报警仪和可燃气体报警仪等设备。

（二）切断毒性危险化学品来源

救护人员应迅速将中毒者移至空气新鲜、通风良好的地方。在抢救抬运过程中，不能强拖硬拉以防造成外伤，使病情加重，应松开患者衣服、腰带并使其仰卧，以保持呼吸道通畅。同时要注意保暖。救护人员进入现场后，除对中毒者进行抢救外，还应认真查看，并采取有力措施，如关闭泄漏管道阀门、堵塞设备泄漏处、停止输送物料等以切断毒性危险化学品来源。对于已经泄漏出来的有毒气体或蒸气，应迅速启动通风排毒设施或打开门窗，或者进行中和处理，降低毒性危险化学品在空气中的浓度，为抢救工作创造有利条件。

（三）迅速抢救生命

中毒者脱离染毒区后，应在现场立即着手急救。心脏停止跳动的，立即拳击心脏部位的胸壁或作胸外心脏按压；直接对心脏内注射肾上腺素或异丙肾上腺素，抬高下肢使头部低位后仰。呼吸停止者赶快做人工呼吸，最好用口对口吹气法。剧毒品不适宜用口对口法时，可用史氏人工呼吸法。人工呼吸与胸外心脏按压可同时交替进行，直至恢复自主心搏和呼吸。急救操作不可动作粗暴，造成新的损伤。眼部溅入毒物，应立即用清水冲洗，或将脸部浸入满盆清水中，张眼并不断摆动头部，稀释洗去毒物。

（四）彻底清除毒物污染，防止继续吸收

迅速脱去被毒性危险化学品污染的衣服、鞋袜、手套等，并用大量清水或解毒液彻底清洗被毒性危险化学品污染的皮肤。要注意防止清洗剂促进毒性危险化学品的吸收，以及清洗剂本身所致的呼吸中毒。对于黏稠性毒性危险化学品，可以用大量肥皂水冲洗（敌百虫不能用碱性液冲洗），尤其要注意皮肤褶皱、毛发和指甲内的污染，对于水溶性毒性危险化学品，应先用棉絮、干布擦掉毒性危险化学品，再用清水冲洗。对能由皮肤吸收的毒物及化学灼伤，应在现场用大量清水或其他备用的解毒，中和液冲洗。毒物经口侵入体内，应及时彻底洗胃或催吐，除去胃内毒物，并及时以中和，解毒药物减少毒物的吸收。

（五）送医院治疗

经过初步急救，包括速送医院继续治疗。

二、中毒急救治疗的一般原则

（一）经呼吸道吸入中毒

呼吸道吸入中毒的急救治疗，应当首先保持呼吸道通畅。

1. 防止声门痉挛、喉头水肿的发生，采用2%碳酸氢钠，10%异丙肾上腺素，1%麻黄素雾化吸入，呼吸困难严重者及早作气管切开。

2. 防止肺水肿的发生，应绝对卧床休息给予激素，并适当限制输液量。

3. 防止脑水肿的发生，对作用于神经系统的毒物，出现脑水肿，要限制液体输入量，降低颅压。

4. 对引起血红蛋白变性的毒物，则应根据病因进行治疗，如苯的硝基化合物应及时注射美蓝或硫代硫酸钠；对氰化物迅速吸亚硝酸异戊酯，对一氧化碳可用高压氧或吸氧。

5. 防止溶血而引起的肾衰竭，如对砷化氢采取早期吸氧解毒及利尿，如尿毒症明显可腹膜透析或人工肾透析。

（二）经皮肤吸收中毒

经皮肤吸收毒物，或腐蚀造成皮肤灼伤的毒物，应立即脱去受污染的衣物。用大量清水冲洗皮肤，也可用微温水，禁用热水。冲洗时间不少于15分钟，冲洗越早、越彻底越好。然后用肥皂水洗净，以中和毒物的液体湿敷。皮肤吸收中毒的过程，往往有一段时间，要注意观察清洗是否彻底。苯胺清洗不彻底，一定时间后出现发绀，即口唇和指甲明显青紫，需吸氧并注射美蓝缓解复原。不能认为已经过清洗便不再有中毒发生。黄磷清洗后还要在暗室内检查有无磷光。灼伤皮肤要按化学灼伤处理。

（三）误服吞咽中毒

误服吞咽除及时反复漱口，除去口腔毒物外，应当：

1. 催吐　催吐在服毒后4小时内有效，简单的办法是用手指、棉棒或金属匙柄激咽部舌根。空腹服毒者可先口服一大杯冷开水或豆浆后催吐。呕吐时头部低位，对昏迷、痉挛发作和吞强酸、强碱等腐蚀品及汽油、煤油等有机溶剂时禁用或慎用。

2. 洗胃　洗胃是治疗常规，有催吐禁忌证者慎用。用清水、生理盐水或其他能中和毒物的液体洗胃。敌百虫及强酸不要用碳酸氢钠液。洗胃液每次不超过500ml，以免把毒物冲入小肠；应反复洗，并通过鼻腔留置胃管一定时间，以便吸出由胃排泄的毒物。

3. 清泻　口服或由胃管送入大剂量的泻药，如硫酸镁、硫酸钠等，对脂溶性毒物，忌用油类导泻剂，口服腐蚀性毒物者禁用。

4. 应用解毒防毒及其他排毒药物。

三、常见危险品中毒急救措施

（一）氰及其化合物

离开污染区，立即进行人工呼吸（不可用口对鼻的人工呼吸，以防中毒），待呼吸恢复后，给患者吸入氧气、静卧、保暖。患者神志清醒，可服氰化物解毒剂，或注射硝酸钠液并随即注射硫代硫酸钠液。

（二）氟及其化合物

溅入眼内，迅速离开污染区，脱去污染衣着，用大量清水冲洗，至少15分钟以上。皮肤灼伤，在水洗后，可用稀氨水敷浸，患者静卧保暖。

（三）溴水

使患者急速离开污染区，接触皮肤立即用大量水冲洗，然后用稀氨水或硫代硫酸钠液洗敷，更换干净衣服，如进入口内，立即漱口，饮水及镁乳。

（四）砷及其化合物

吸入或误服，及时注射解毒剂，如二巯基丙醇、二巯基丙磺酸钠及二巯基丁二钠等，对症治疗。

（五）石油类

吸入患者立即离开污染缺氧环境，清洗皮肤，休息保暖。如吸入汽油多，也可发生吸入性肺炎。

（六）汞及其化合物

吸入患者迅速脱离污染区，皮肤、眼接触时，用大量水及肥皂彻底清洗，休息保暖。经口进入，立即漱口，饮牛奶、豆浆或蛋清水，注射二巯基丙磺酸钠或二巯基丁二钠，BAL 等。

（七）硫酸二甲酯及硫酸二乙酯

吸入及灼伤皮肤，立即离开污染区，用大量清水冲洗；眼及皮肤用 0.5% 去氧可的松软膏或鲜牛奶滴眼，静卧保暖，避免光线刺激，吸氧及 2% 碳酸氢钠雾化吸入，喉头痉挛水肿应及早切开气管。

（八）四氯化碳

误服的须立即漱口，送医院急救。

（九）五氯酚及五氯酚钠

皮肤接触，清洗皮肤，大量饮水并采用物理降温，及氯丙嗪药物降温，服用硫酸镁泻剂，接触者务必观察 24 小时，及时降温，防止高热缺氧而死亡。

（十）苯的氨基、硝基化合物

吸入及皮肤吸收者立即离开污染区，脱去污染衣物。用大量清水彻底冲洗皮肤，用温水或冷水冲洗、休息、吸氧，并注射美蓝及维生素 C 葡萄糖液。

（十一）苯酚

中毒者离开污染区，脱去污染衣物、用大量水冲洗皮肤及眼、皮肤洗后用酒精或聚乙二醇擦洗净皮肤。

（十二）甲醇及醇类

中毒者离开污染区，经口进入者，立即催吐或彻底洗胃。

（十三）强酸类

皮肤用大量清水或碳酸氢钠液冲洗，酸雾吸入者用 2% 碳酸氢钠雾化吸入。经口误服，立即洗胃，可用牛奶、豆浆及蛋白水、氧化镁悬浮液，忌用碳酸氢钠及其他碱性药洗胃。

（十四）强碱类

大量清水冲洗受污染皮肤，特别对眼要用流动水及时彻底冲洗，并用硼酸或稀醋酸液中和碱类。经口误服，引起消化道灼伤，饮用牛奶、豆浆及蛋白水。

第五节　有机磷农药急性中毒

有机磷农药（organophosphorus pesticide）种类很多，根据其毒性强弱分为高毒、中毒、低毒三类。高毒类有机磷农药少量接触即可中毒，低毒类大量进入体内亦可发生危害。人体对有机磷的中毒量、致死量差异很大。由消化道进入较一般浓度的呼吸道吸入或皮肤吸收中毒症状重、发病急；但若吸入大量或浓度过高的有机磷农药，可在 5 分钟内发病迅速致死。

一、中国的农药分类

有机磷农药是农业常用的杀虫剂，对人体有一定的毒性，目前国内生产的农药有几十种，按其毒性分三大类：

1. 剧毒类　对硫磷（parathion1605）、内吸磷（1059）、甲拌磷（thimet）。

2. 高毒类　甲基对硫磷、敌敌畏（dichlorphos）、乐果（rogor）（中度毒性）、敌百虫（dipterex）（中度毒性）等。

3. 低毒类　马拉硫磷（karbofos）、敌百虫、乐果。

二、进入人体的途径

有机磷可经消化道、呼吸道或皮肤 3 个途径进入人体，也有二次中毒。可为单独、家庭或集体中毒。

1. 从消化道途径进入机体　误食被农药污染的食物；乳母在喷洒农药后未洗手，换衣服就给婴儿哺乳，造成婴儿中毒；自杀或投毒。

2. 经皮肤吸收　用有机磷杀虫剂灭虱、蚤喷洒的时候污染了皮肤或黏膜。

3. 吸入途径　儿童在刚喷洒过农药的田里玩耍；在农药仓库中停留均可中毒。

三、急性中毒症状

1. 毒蕈碱样症状　恶心、呕吐、腹痛腹泻、多汗、流涎、视物模糊、瞳孔缩小、呼吸困难、支气管分泌物增多严重者出现肺水肿。

2. 烟碱样症状　如骨骼肌兴奋出现肌纤维震颤。常由小肌群开始。如眼睑、颜面、舌肌等，逐渐发展肌肉跳动，牙关紧闭，颈项强直，全身抽搐等。

3. 中枢神经系统症状　头痛、头昏、乏力、嗜睡、意识障碍、抽搐等。严重者出现脑水肿，或因呼吸衰竭而死亡。按病情可分轻、中、重三级。

（1）轻度中毒：有头晕、头痛、乏力、恶心、呕吐、流涎、多汗、视物模糊、瞳孔缩小。

（2）中度中毒：除上述症状加重外，有肌束颤动，瞳孔明显缩小，轻度呼吸困难，腹痛腹泻，步态蹒跚，轻度意识障碍。

（3）重度中毒：除上述症状外，瞳孔极度缩小，呼吸极度困难，昏迷，呼吸麻痹。

四、判断

1. 有机磷农药接触史。

2. 患者衣物、呼吸、皮肤、呕吐物有特殊蒜臭味，可作为有机磷农药中毒的初步诊断。

3. 特殊的临床表现　特别是瞳孔缩小、流涎、多汗、肌肉颤动等。

4. 血液胆碱酯酶活力测定　轻度中毒者，血胆碱酯酶活力降至 70%～50%；中度中毒降至 50%～30%；重度中毒降至 30% 以下。

五、现场急救

1. 迅速将患者脱离中毒现场，立即脱去被污染的衣服、鞋帽等。

2. 用大量生理盐水或清水或肥皂水（敌百虫中毒者禁用）清洗被污染的头发、皮肤、手、足等处。

3. 口服中毒者应尽早催吐及洗胃，而且要求尽早、反复多次、务求彻底。意识清醒者，令患者饮温水后，刺激咽部催吐，不合作者立即插胃管用2%碳酸氢钠溶液或温水洗胃，敌百虫中毒忌用碳酸氢钠洗胃，因敌百虫遇碱性溶液可迅速转化为毒性更强的敌敌畏，故选用温水洗胃。对于轻、中度中毒者，洗胃液总量需 10000～30000ml，重度中毒者需 30000～40000ml 以上洗胃液。要达到洗出液无农药蒜臭味为止。洗胃后灌入 50%硫酸镁或硫酸钠 40～50ml 导泻。如因贲门痉挛插管失败者，可行胃造瘘洗胃，及时清除胃内毒物。

如无洗胃设备，病人又处于清醒状态时可用一般温水让中毒患者进行大量饮服。轻轻刺激咽喉致使呕吐，如此反复多次进行，直至呕吐出的水达到要求为止。此法简便快速易行有效。

4. 发生呼吸困难时，有条件者应立即吸氧，迅速送往医院。

第六节　安眠药中毒

安定中毒是安眠药中毒的简称。安定药具有安定、松弛横纹肌及抗惊厥作用，大剂量可使中枢神经系统及心血管抑制，由于肌肉松弛而引起呼吸障碍，为严重的合并症。由于心血管及呼吸抑制，可发生呼吸停顿、低血压、心肌停搏。

一、临床症状

安眠药的急性中毒症状因服药量的多少、时间、空腹与否，以及个体体质差异不同而轻重各异。中毒者宜速送医院诊治。

1. 神经系统症状　头晕、记忆力消失、嗜睡、共济失调、知觉消失、腱反射消失，严重者昏迷、抽搐、瞳孔扩大、对光反应消失。

2. 呼吸循环系统　初期呼吸速率减慢且规则，以后则呼吸减慢而不规则，严重时呼吸困难、发绀、脉搏加速、血压下降、尿少、循环衰竭。

3. 皮肤可见有皮疹、恶心、呕吐、便秘。

4. 安眠药一次进量多时间长而未发现的病人可导致死亡。

中毒症状可分为三个程度：

1. 轻度中毒　嗜睡，出现判断力和定向力障碍、步态不稳、言语不清、眼球震颤。各种反射存在，体温、脉搏、呼吸、血压正常。皮肤可见有皮疹，并有恶心、呕吐、便秘等症状。

2. 中度中毒　浅昏迷，用强刺激可唤醒，不能答问，很快又进入昏迷，腱反射消失，呼吸浅而慢血压仍正常，角膜反射和咽反射存在。

3. 重度中毒　深昏迷，早期四肢肌张力增强，腱反射亢进，病理反射阳性，后期全身肌肉弛缓，各种反射消失，瞳孔对光反应存在，瞳孔时而散大时而缩小，呼吸浅而慢、不规则或呈潮式呼吸，脉搏细速，血压下降。

二、急救措施

1. 如病人清醒，在中毒6小时以内时，可用手指、筷子刺激咽喉而致呕催吐，用水或1：2000～1：5000 高锰酸钾溶液洗胃。如超过6小时，药被吸收，洗胃作用不大，可用硫酸钠20g导泻（忌用硫酸镁）。

2. 昏迷者可手导引或针刺人中、涌泉穴。

3. 患者宜平卧，尽量少搬动头部。

4. 及时清除口、鼻内的分泌物，保持呼吸通畅。呼吸困难立即吸氧。

5. 有条件时可选用中枢兴奋药尼可刹米、洛贝林、戊四氮等。还可静脉滴注5%~10%葡萄糖液加呋塞米40mg，有促药物排出的作用。

6. 对血压下降者用去甲肾上腺素或间羟胺静脉滴注，有惊厥者可用异戊巴比妥，昏迷时给予盐酸哌醋甲酯（利他林）、印防己毒素等兴奋剂。

7. 还可加用护肝药以保护肝脏，促进代谢。

8. 中毒严重者可采用血液透析疗法。

三、预防

1. 安眠药应妥善保管，以防乱服或误服，避免中毒事故的发生。

2. 失眠者应按用量吃药，不能滥用药物。

第七节 食 物 中 毒

一、概述

（一）食物中毒特点

1. 中毒病人在相近的时间内均食用过某种共同的可疑中毒食品，未食用者不发病。停止食用该种食品后，发病很快停止。

2. 同种食物中毒病人的临床表现基本相似。食物中毒最常见的症状是腹痛、腹泻、恶心、呕吐等胃肠道症状，其他症状可能有发热、头晕、痉挛、昏迷等。

3. 潜伏期一般较短，病程依致病因素的种类和中毒个体的差异而不同。

4. 一般无人与人之间的直接传染。

5. 中毒食品和中毒病人的生物样品（如粪便、呕吐物、洗胃液、血液）中，能检出与引起中毒临床表现一致的病原。

（二）引起中毒的食物

中毒食物是指含有有毒有害物质并引起食物中毒的食物，主要有以下几个方面：

1. 致病菌或其毒素污染的食品。

2. 被有毒化学品污染的食品。

3. 外观与食物相似而本身含有有毒成分的物质，如毒蘑菇。

4. 本身含有有毒物质，而加工、烹调不当未能将毒物去除的食品，如河豚鱼。

5. 由于贮存条件不当，在贮存过程中产生有毒物质的食品，如发芽的马铃薯、霉变粮食等。

（三）发生食物中毒后处理方案

1. 清除有毒物品

（1）立即停止食用可疑中毒食品。

（2）可使用紧急催吐方法尽快排除毒物，如用筷子或手指刺激咽部帮助催吐。

（3）尽快将中毒病人送往就近医院诊治。

2. 为查明发病原因和正确抢救病人，防止和控制中毒的扩散，尽快查明中毒原因是非常重要的。因此，应注意保留导致中毒的可疑食物及病人呕吐物，保护好现场，并及时向当地卫生行政部门报告并协助卫生行政部门的调查处理。

3. 根据不同的中毒食物，在卫生部门的指导下对中毒场所采取相应的消毒处理。

（四）预防

1. 选择新鲜和安全的食品。

2. 彻底加热食品。

3. 尽快吃掉做熟的食品。

4. 妥善贮存食品。

5. 熟食品要再加热后方可食用。

6. 避免生食品与熟食品接触。

7. 保持厨房的卫生，必要时煮沸消毒。

8. 养成良好的卫生习惯。

总之，每个人都应学会一些食品卫生知识，养成良好的卫生习惯，时刻牢记讲究卫生，防止病从口入。

二、细菌性食物中毒

细菌性食物中毒（bacterial food poisoning）系指由于进食被细菌或其细菌毒素所污染的食物而引起的急性中毒性疾病。细菌性食物中毒是最常见的食物中毒。近年来的食物中毒统计资料表明，我国发生的细菌性食物中毒多以沙门菌、变形杆菌和金色葡萄球菌食物中毒为主，其次为副溶血性弧菌、蜡样芽胞杆菌食物中毒。

（一）发病原因

1. 被致病菌污染　牲畜早屠宰时及畜肉在运输、贮藏、销售过程中收到致病菌的污染。

2. 贮藏方式不当　被致病菌污染的食物在不适当的温度下存放，使食物中的致病菌大量生长繁殖或产生毒素。

3. 烹调加工不当　被污染的食物未经烧熟煮熟或煮熟后被食品加工工具或食品从业人员的带菌者再次污染。

（二）中毒食品

动物性食品是引起细菌性食物中毒的主要食品，其中畜肉类及其制品居首位，其次为禽肉、鱼、乳制品、蛋类及家庭自制的发酵食物等。

（三）临床表现

细菌性食物中毒的特征为：①在集体用膳单位常呈暴发起病，发病者与食入同一污染食物有明显关系；②潜伏期短，突然发病，临床表现以急性胃肠炎为主，主要表现为恶心、呕吐、腹痛、腹泻等，肉毒中毒则以眼肌、咽肌瘫痪为主；③病程较短，多数在 2~3 日内自愈；④多发生于夏秋季。

（四）急救措施

当出现细菌性食物中毒时，首先判断患者中毒轻重，轻者在原单位集中治疗，重症者应马上送往医院，当我们出现食物中毒后无法马上赶往医院，可采用以下方法进行急救：

1. 呕吐法　如果在吃下某种食物后 1~2 小时内发现中毒，可选用催吐的方法治疗：①把 20 克食盐溶于 200 毫升的温水中，让病人把 200 毫升的盐水一次性喝下。如果病人不吐，可让他多喝几次。②把 100 克鲜生姜捣成汁，把姜汁倒入 200 毫升的温水中，让病人把姜汁水一次性喝下。如果病人不吐，也可让病人多喝几次；另外，也可用筷子或手指刺激病人咽部，促使其呕吐。

2. 解毒法　如果因吃变质的鱼、虾、蟹等食物而发生中毒，可选用下列方法解毒：①把 100 毫升的食醋用 200 毫升的凉开水稀释后，让病人一次性服下。②把 30 克紫苏与 10 克生甘草一起用水煎后，让病人一次性饮服。如果病人是由变质饮料引起的中毒，可采取服用鲜牛奶或其他含蛋白质饮料的方法解毒。

3. 导泻法　如果病人吃下中毒食物已超过 2~3 个小时，并且其精神状态较好，则可选用导泻法治疗：①把 30 克大黄用水煎好，让病人把药液一次性饮服。②把 20 克元明粉用开水冲泡后，让病人一次性饮服。③把 15 克番泻叶用水煎或用开水冲泡后，让病人饮服。

（五）常见的细菌性食物中毒

1. 沙门氏菌食物中毒　沙门菌广存于猪、羊、狗、牛、鸡、鸭、鹅及鼠类肠道内，其所致的中毒是最常见食物中毒之一。

（1）判断：①多发于夏秋季，曾有食用可疑污染肉类史。②进食短期内出现急性胃肠症状，如恶心、频繁性呕吐、腹痛、腹泻。同时进餐者有类似症状。重者可发生高热、脱水、昏迷、抽搐，很快死亡。

（2）急救：①卧床安静休息，呕吐物严格消毒处理。②呕吐后，给予容易消化的半流质饮食。③呕吐甚者，给阿托品 0.5mg 皮下注射。④腹痛甚者，用手导引或针刺足三里、天枢等穴。足三里穴位于外膝眼下四横指、胫骨边缘。天枢穴位于人体中腹部，肚脐向左右三指宽处。每次 20~30 分钟，每天 2~3 次。⑤马齿苋 30~60g 水煎服。⑥症状严重者速送医院抢救。

2. 大肠杆菌食物中毒　大肠杆菌在正常人的肠道内存在，一般情况下不致病，但食用被该菌污染的食物时就会致病，这些病菌进入胃肠后继续繁殖，引起胃肠黏膜充血、水肿等病变。

（1）判断：①有食用不洁的肉类、蛋类、蔬菜史。②有较重呕吐、恶心、腹痛、腹泻等胃肠症状。③一般中毒急救及时，预后良好。如出现败血症者预后不良。④粪便分离大肠杆菌阳性。

（2）急救：①卧床休息。②及早应用卡那霉素 1~1.5g/d，分 2~3 次肌内注射。③用阿托品 0.5mg 皮下注射。④手导引足三里、天枢穴或用手点揉、针灸上述穴位，可以止泻镇痛。

3. 副溶血性弧菌食物中毒　副溶血性弧菌广泛存在于海水中，因此各种海产食物的带菌率很高。当食用海鱼、海蜇，及食用盐腌制的并已被污染的肉类、蛋类、鱼类、咸菜时，可引起中毒。

（1）判断：①有食用海产食物和盐腌食品史，特别是食用未煮熟鱼类，或使用的刀、板等被细菌污染，以及生吃鱼类、蔬菜等都可致病。②胃肠症状严重，恶心呕吐、腹痛，特别是肠糜烂、充血、水肿，并出现脓血水样便。甚者发生休克、溶血现象。③粪便分离出嗜盐菌。

（2）急救：①及早给氯霉素 1~2g/d，分 4 次口服。②速给 5%~10% 葡萄糖 1000ml 静脉点滴。③及时送医院抢救。

4. 肉毒杆菌食物中毒　肉毒杆菌食物中毒亦称肉毒中毒、腊肠中毒，多由食用含有肉毒杆菌外毒素污染的食物而发生。此菌普存于土壤、牛、羊、猪粪中，亦可附着在水果、蔬菜、罐头、火腿、腊肠肉里而大量繁殖外毒素。加热 100℃ 煮沸 1 分钟或加热 80℃ 经 10 分钟该菌即被破坏。成人致死量为 0.01mg。

（1）判断：①有食用被污染食物史，常集体中毒。②此菌主要侵犯神经系统，引起复视、肌肉麻痹、呼吸困难等症，并有脑水肿和脑充血。

（2）急救：①卧床休息，禁食，保护呼吸通畅，吸氧，必要时人工呼吸。②迅速用多价肉毒抗毒血清（A、B 及 E 型）5 万~10 万单位肌内注射，必要时 6 小时后再重复注射一次，对肉毒杆菌食物中毒有特效。③用 1:2000~1:5000 高锰酸钾溶液洗胃。④用盐酸胍 15~30mg/（kg·d），分 2 次口服，对神经症状效果良好。

尽快送医院实现上述②、③、④项抢救以及对症治疗。

三、真菌性食物中毒

真菌在谷物或其他食品中生长繁殖，产生有毒的代谢产物，人和动物食入这种毒性物质发生的中毒，称为真菌性食物中毒。中毒发生主要通过被真菌污染的食品，用一般的烹调方法加热处理不能破坏食品中的真菌毒素。真菌生长繁殖及产生毒素需要一定的温度和湿度，因此中毒往往有比较明显的季节性和地区性。

（一）中毒原因

主要是谷物、油料或植物储存过程中生霉，未经适当处理即作食料，或是已做好的食物放久发霉变质误食引起真菌中毒，也有的是在制作发酵食品时被有毒真菌污染或误用有毒真菌株。发霉的花生、玉米、大米、小麦、大豆、小米、植物秧秸和黑斑白薯是引起真菌性食物中毒的常见食料。

（二）临床症状

一般来说，急性真菌性食物中毒潜伏期短，先有胃肠道症状，如上腹不适、恶心、呕吐、腹胀、腹痛、厌食，偶有腹泻等（镰刀霉菌中毒较突出）。以后依各种真菌毒素的不同作用，发生肝、肾、神经、血液等系统的损害，出现相应症状，如肝大、压痛、肝功能异常，出现黄疸（常见于黄曲霉菌及岛青霉菌中毒）、蛋白尿、血尿，甚至尿少、尿闭等（纯绿青霉菌中毒易发生）。

（三）急救措施

由于该类中毒损害身体各种器官，治疗上必须全面考虑。主要急救治疗方法是：

1. 尽快尽早洗胃、洗肠并服泻剂，洗胃可用 1：2000～1：5000 高锰酸钾溶液（若病人已发生呕血、便血，则洗胃、洗肠都应特别小心）。

2. 服生大蒜 50 克。

3. 补液，防止脱水、酸中毒，但要注意心、肾功能。

4. 狂躁、惊厥、抽搐均属重症，应给甘露醇等脱水剂及镇静剂，对于霉变甘蔗中毒，更应及早应用脱水剂治疗脑水肿，加强脑血液循环，对促进病症恢复和预防后遗症均有良好功效。用高压氧以提高霉变甘蔗中毒患儿的血氧含量，治疗重症脑水肿，效果甚好。一般用 2.5 绝对压，面罩吸纯氧 40 分钟，每日 1 次，10 次为一疗程。

5. 对症治疗，如强心、止血、保护肝、肾等均应注意实施。

6. 对食入未经杀死真菌的食物应给予抗真菌药物，应用抗生素预防感染。

7. 加强护理，维持营养。

四、动物性食物中毒

食入动物性中毒食品引起的食物中毒即为动物性食物中毒。动物性中毒食品主要有两种：①将天然含有有毒成分的动物或动物的某一部分当做食品，误食引起中毒反应；②在一定条件下产生了大量的有毒成分的可食的动物性食品，如食用鲐鱼等也可引起中毒。中国发生的动物性食物中毒主要是河豚鱼中毒，其次是鱼胆中毒。

河豚毒素中毒是因进食河豚鱼后发生中毒的一种急症。河豚又称钝鱼、汽泡鱼、䲟等，产于我国沿海等地，种类很多，肉味鲜美，但它的某些脏器及组织中均含有毒素，其毒性稳定，经炒煮、盐腌和日晒等均不能被破坏。

1. 临床表现

（1）胃肠症状：食后不久即有恶心、呕吐、腹痛或腹泻等。

（2）神经麻痹症状：开始有口唇、舌尖、指端麻木；继而全身麻木、眼睑下垂、四肢无力行走不稳、共济失调，肌肉软瘫和腱反射消失。

（3）呼吸、回流衰竭症状：呼吸困难、急促表浅而不规则发绀，血压下降，瞳孔先缩小后散大或两侧不对称，言语障碍，昏迷，最后死于呼吸、回流衰竭。

2. 急救措施

（1）催吐、洗胃、导泻，及时清除未吸收的毒物。

（2）大量补液及利尿，促进毒素的排泄。

（3）早期服用大剂量的激素和莨菪碱类药物。

（4）支持呼吸、循环功能，必要时进行气管插管，心跳骤停者进行心肺复苏。

五、植物性食物中毒

指食用植物性有毒食品引起的食物中毒，主要有 3 种：①将天然含有有毒成分的植物或其加工制品当做食品，如桐油、大麻油等引起的食物中毒；②在食品的加工过程中，将未能破坏或除去有毒成分的植物当做食品食用，如木薯、苦杏仁等；③在一定条件下，不当食用大量有毒成分的植物性食品，食用鲜黄花菜、发芽马铃薯、未腌制好的咸菜或未烧熟的扁豆等造成中毒。

最常见的植物性食物中毒为菜豆中毒、毒蘑菇中毒、木薯中毒；可引起死亡的有毒蘑菇、马铃薯、曼陀罗、银杏、苦杏仁、桐油等。植物性中毒多数没有特效疗法，对一些能引起死亡的严重中毒，尽早排除毒物对中毒者的预后非常重要。

（一）急性扁豆中毒

夏秋季节，时令蔬菜大量上市。扁豆就是人们喜欢的品种之一。扁豆又叫菜豆、四季豆、云豆、刀豆，俗称豆角。"清炒四季豆""干煸豆角"等菜名我们几乎都耳熟能详。扁豆不仅是我们餐桌上的美味佳肴，而且还有食疗作用。如白扁豆、香薷、厚朴水煎服可治疗暑热感冒；炒山药、炒扁豆，浓煎代茶饮可治疗妇女白带等。然而，因扁豆烹饪不当而引发中毒的事却屡屡出现，特别是集体中毒事件的影响和危害更大。

1. 中毒原因　扁豆中毒的原因在于扁豆中含有红细胞凝聚素和皂苷，这些物质具有化学毒性。扁豆中的毒性成分只有加热到 100℃ 并经过 10 分钟以上，才能破坏。然而，人们在食用扁豆时往往制作上存在不妥之处：盲目追求颜色鲜艳好看，因而低温或短时焯、炒；集体食堂由于用大锅炒扁豆不容易加热均匀。这些都会因加工方式不当而导致中毒。

2. 临床表现　初期有胃部不适，继而出现恶心、呕吐、腹痛，严重时伴有出冷汗，甚至休克。精神神经症状一般常见头晕、头痛、四肢麻木、腰背痛等。一般为食用扁豆后 2~4 小时，在 0.5~5 小时内都可发病。

3. 急救措施

（1）催吐：一旦发生扁豆中毒，轻者立即就地催吐。催吐法适应于清醒且能合作的患者。一般用清水，水的温度不宜太高也不宜太凉，每次快速喝下约 500 毫升。然后以示指或筷子或鸡毛轻轻地探喉，刺激喉部神经促使呕吐，如此反复多次，直到吐出物为清水为止。注意：对于有动脉瘤、食管静脉曲张的患者禁止催吐。

（2）洗胃：神志不清或不配合的患者可以洗胃。洗胃应争取在食后 6 小时内进行。

（3）其他：特殊患者可以用导泻或灌肠的方法，或用活性炭吸附。绿豆汤有一定的解毒功能。

（4）及时送医院：十分严重的患者一定要立即送医院急救，给予输液、抗休克、纠正水电解质紊乱和维持酸碱平衡等。

扁豆中毒治疗病程短，大多在 1~2 天内可恢复，预后良好，无死亡。一般只要治疗及时，大多数病人可在 1~3 天恢复健康。

4. 预防措施

（1）扁豆越老毒素越多，因此应尽可能食用新鲜的嫩扁豆。

（2）食用前清理扁豆的两端及荚丝，这些部位所含毒素最多。

（3）烹调前用净水浸泡 30 分钟，洗净扁豆上的残留农药。

（4）烹调扁豆时应使其熟透，以破坏其毒素。在烹调扁豆时最好采取炖、烧等加热时间较长的烹饪制作方法，还可加些食醋，尽量减少其毒性。焖扁豆因为加热时间比较长，熟透后很少发生中毒现象。

（5）工地食堂、学校食堂等集体供餐单位食用扁豆时要格外小心，尤其是东北大油豆，防止出现因加热不透造成大面积人群食物中毒。

（二）马铃薯中毒

马铃薯又称"土豆""山药蛋""洋山芋"，由于营养丰富，味道鲜美，是人们日常喜爱的食物之一。马铃薯中含有一种叫"龙葵碱"的毒素，一般成熟马铃薯的龙葵碱含量很少，不会引起中毒。但皮肉青紫发绿不成熟或发芽的马铃薯中，尤其在发芽的部位毒素含量高，吃了就容易引起中毒，感到咽喉发痒、胸口发热疼痛、恶心、呕吐、腹痛、腹泻等。

1. 中毒原因　马铃薯中毒主要是因其含马铃薯素而引起的。马铃薯全株各部含马铃薯素的量不同：绿叶中含 0.25%，芽内含 0.5%，花内含 0.7%，马铃薯皮内含 0.01%，而成熟的块根内只含 0.004%，但若保存不好引起发芽或皮肉变绿时，含马铃薯素的量会显著增加，发芽的马铃薯中可增加到 0.08%，芽内则可高达 4.76%。新鲜的茎、叶含马铃薯素的量以开花至结有绿果期最高（据报道，尚含有硝酸盐，其量可达 0.7%），而干燥的茎、叶无毒。发霉或腐烂的马铃薯，含毒量可增加，同时含有一种腐败毒，也有毒害作用。

2. 急救措施

（1）中毒后立即用浓茶或 1∶5000 高锰酸钾溶液催吐洗胃。

（2）轻度中毒可多饮糖盐水补充水分，并适当饮用食醋水中和茄碱。

（3）剧烈呕吐、腹痛者，可给予阿托品 0.3~0.5 毫克，肌内注射。

（4）严重者速送医院抢救。

3. 预防措施

（1）马铃薯中毒绝大部分均发生在春季及夏初季节，原因是春季潮湿温暖，对马铃薯保管不好，易引起发芽。因此，要加强对马铃薯的保管，防止发芽是预防中毒的根本保证。

（2）禁止食用发芽的、皮肉青紫的马铃薯。

（3）少许发芽未变质的马铃薯，可以将发芽的芽眼彻底挖去，将皮肉青紫的部分削去，然后在冷水中浸泡 30~60 分钟，使残余毒素溶于水中，然后清洗。烹调时加食醋，充分煮熟再吃。热和醋能加速龙葵素的分解，使之变为无毒。但是以上做法不适用于发芽过多及皮肉大部分变紫的马铃薯，这些马铃薯即使加工处理也不能保证无毒。

（三）毒蕈中毒

毒蕈俗称毒蘑菇，由于某些毒蕈的外观与无毒蕈相似，常因误食而引起中毒。因食入毒蕈所含的毒素种类和分量不同，且患者体质、饮食习惯也不一样，故毒蕈中毒的症状也比较复杂，临床表现各异。我国所见的毒蕈约有 80 余种，分布范围很广，以毒性很强的红色捕蝇蕈及白帽蕈为多见，误食者死亡率甚高。

1. 临床表现

（1）胃肠炎型：最常见的中毒类型，一般多在食后 10 分钟~6 小时发病。主要表现为急性恶心、呕吐、腹痛、水样腹泻，或伴有头昏、头痛、全身乏力等，严重者出现吐血、脱水、电解质紊乱、昏迷，以及急性肝、肾衰竭而死亡。

（2）溶血型：一般在食后 6~12 小时发病，除有胃肠道症状外，可在一两天内出现溶血性黄疸、贫血、血红蛋白尿、肝脾肿大等。严重者脉弱、抽搐、幻觉及嗜睡，可能因肝脏、肾脏严重受损及心力衰竭而导致死亡。

（3）肝损害型：初有胃肠道症状，随后出现肝大、黄疸、出血倾向和转氨酶水平升高，严重者发生肝性脑病而死亡。

（4）神经精神型：除有胃肠道症状外，可出现多汗、流涎、瞳孔缩小等，严重者出现精神错乱、幻觉、谵妄、昏迷，甚至呼吸抑制而死亡。

2. 诊断依据　采食野蘑菇或进食干蘑菇史；多人同食，同时发病；某些毒蕈中毒，具有特殊的临床症状和体征；剩余食物或胃内容物检出毒蕈。

3. 急救措施

（1）催吐、洗胃、导泻。

（2）静脉输液、利尿。

（3）解毒治疗。

（4）对症支持治疗。

六、化学性食物中毒

食入化学性中毒食品引起的食物中毒即为化学性食物中毒。主要包括：①误食被有毒害的化学物质污染的食品；②因添加非食品级的或伪造的或禁止使用的食品添加剂、营养强化剂的食品，以及超量使用食品添加剂而导致的食物中毒；③因贮藏等原因，造成营养素发生化学变化的食品，如油脂酸败造成中毒。

亚硝酸盐中毒是指因误食亚硝酸盐而引起的中毒。也可因胃肠功能紊乱时，胃肠道内硝酸盐还原菌大量繁殖，食入富含硝酸盐的蔬菜，则硝酸盐在体内还原成亚硝酸盐，引起亚硝酸盐中毒，称为肠原性青紫症，多见于儿童。亚硝酸盐中毒量为 0.2~0.5 克，致死量为 3 克。

1. 来源　一些蔬菜，如菠菜、大白菜、甘蓝、韭菜、萝卜、芹菜、甜菜含有大量硝酸盐，若存放于温度较高处，在硝酸盐还原酶作用下，硝酸盐可还原成亚硝酸盐。蔬菜在腌制过程中，其中的亚硝酸盐含量逐渐增高，在 8~14 天时有一高峰，以后又逐渐降低。煮熟的蔬菜存放于温度较高处，由于某些细菌的硝酸盐还原酶的作用，也可产生亚硝酸盐。有的井水含硝酸盐较多，俗称"苦井"水，食物用此种水烹调，并在不卫生的条件下存放，也极易引起亚硝酸盐中毒。

硝酸盐或亚硝酸盐可作为肉或鱼制品发色剂，使肉鱼烹调后仍呈红色。若加入量过大，也可引起中毒，亚硝酸盐（亚硝酸钠或钾）无色，无臭，易与食盐、碱面等混淆，误服可致中毒。肉或鱼制品及蔬菜中的亚硝酸盐还可与蛋白质分解产生的仲胺在胃内合成致癌性的亚硝胺类。

2. 临床表现　亚硝酸盐中毒潜伏期短，一般为数十分钟或 1~3 小时，症状以发绀为主。皮肤黏膜、口唇、指甲下最明显，除发绀外，并有头痛、头晕、心率加快、恶心、呕吐、腹痛、腹泻、烦躁不安。严重者有心律不齐、昏迷或惊厥，常死于呼吸衰竭。

3. 急救措施　轻症中毒者一般不需要治疗，重症中毒要及时抢救和治疗，具体措施：

（1）吸氧：亚硝酸盐是一种氧化剂，可使正常低铁血红蛋白氧化成高铁血红蛋白，失去输氧能力而使组织缺氧。观察所见病人面色发青，口唇发绀，静脉血呈蓝紫色都是缺氧的表现，因此立即给予吸氧处理。

（2）洗胃：如果中毒时间短，还应及时予以洗胃处理。

（3）美蓝（亚甲蓝）的应用：美蓝（亚甲蓝）是亚硝酸盐中毒的特效解毒剂，能还原高铁血红蛋白，恢复正常输氧功能。用量以每千克体重 1~2mg 计算。同时高渗葡萄糖可提高血液渗透压，能增加解毒功能并有短暂利尿作用。

（4）对症处理：对于有心肺功能受影响的患者还应对症处理，如用呼吸兴奋剂，纠正心律失常药等。

（5）营养支持：病情平稳后，给予能量合剂、维 C 等支持疗法。

第五章　其他常见急救

第一节　鼻　出　血

一、原因

1. 局部原因　常见于先天性毛细血管扩张、鼻中隔偏曲、鼻外伤、鼻腔炎症和鼻腔、鼻窦或鼻咽部肿瘤

2. 全身原因　常见于血液病（如再生障碍性贫血、白血病、血小板减少等）、高血压和动脉硬化、维生素缺乏、某些急性传染病等。

二、检查

要确定出血部位、估计出血量、判断出血原因。除检查鼻腔以外，还应注意患者脸色、检查脉搏、血压，进行实验室检查及其他必要的检查。

三、急救

1. 首要问题是止血、防治休克　轻度鼻出血可用指压法（头前倾，手指紧紧捏住鼻翼 5~10 分钟）或烧灼法（硝酸银烧灼出血点）。

2. 对比较严重的鼻出血可采取前鼻孔或后鼻孔堵塞法，用填塞物（常用灭菌凡士林纱条）填塞鼻腔，压迫止血。

3. 对少数严重鼻出血堵塞无效时，则需考虑血管结扎法，所扎血管根据出血部位而定。

4. 对鼻中隔毛细血管扩张引起的反复习惯性鼻出血患者可采用局部硬化剂注射、激光或手术治疗。

5. 在采用以上局部止血方法的同时，可根据需要应用止血药物，如卡巴克洛（安络血），6-氨基己酸、抗血纤溶芳酸及维生素 C、K 等，必要虑时应输液或输血，并根据不同病因进行治疗。

第二节　中　暑

中暑是指在高温和热辐射长时间作用下，机体体温调节障碍，水、电解质代谢紊乱及神经系统功能损害症状的总称。颅脑疾患患者、老弱及产妇及耐热能力差者，尤易发生中暑。

一、病因

中暑原因有很多，在高温作业的车间工作，如果再加上通风差，极易发生中暑；农业及露天作业时，受阳光直接暴晒，使大气温度再度升高，使人的脑膜充血，大脑皮层缺血而引起中暑，空气中湿度的增强易诱发中暑；在公共场所、家族中，人群拥挤集中，产热集中，散热困难。

二、症状

1. 发热、乏力、皮肤灼热、头晕、恶心、呕吐、胸闷。
2. 烦躁不安、脉搏细速、血压下降。
3. 重症病例可有头痛剧烈、晕厥、昏迷、痉挛。

三、临床分类

1. 先兆中暑　高温环境下出现大汗、口渴、无力、头晕、视物模糊、耳鸣、恶心、心悸、注意力不集中、四肢发麻等，体温不超过38℃。

2. 轻度中暑　上述症状加重，体温在38℃以上，面色潮红或苍白、大汗、皮肤湿冷、脉搏细弱、心率快、血压下降等呼吸及循环衰竭等表现。

3. 重度中暑

（1）中暑高热：体温调节中枢功能失调、散热困难、体内积热过多所致。开始有先兆中暑症状，以后出现头痛、不安、嗜睡，甚至昏迷。面色潮红，皮肤干热；血压下降，呼吸急促，心率快；体温在40℃以上。

（2）中暑衰竭：由于大量出汗发生水及盐类丢失引起血容量不足。临床表现为面色苍白、皮肤湿冷、脉搏细弱、血压降低、呼吸快而浅、意识模糊、腋温低，肛温在38.5℃左右。

（3）中暑痉挛：大量出汗后只饮入大量的水，而未补充食盐，血钠及氯降低，血钾亦可降低。患者口渴、尿少，肌肉痉挛及疼痛，体温正常。

（4）日射病：因过强阳光照射头部，大量紫外线进入颅内，引起颅内温度升高（可达41~42℃），出现脑及脑膜水肿、充血。故发生剧烈头痛、头晕、恶心、呕吐、耳鸣、眼花、烦躁不安、意识障碍，严重者发生抽搐、昏迷。体温可轻度升高。上述情况有时可合并出现。

四、治疗

1. 立即移至阴凉处或空调室中，并给予物理降温，重症者迅速降温，头部戴冰帽，颈两侧、腋下、腹股沟大动脉附近放冰袋，静脉注射复方氯丙嗪。
2. 纠正水、电解质平衡。
3. 防治合并症控制感染。

五、急救措施

1. 迅速将中暑者移至通风处。
2. 脱去或解松衣服，使患者平卧休息。
3. 给患者喝含盐清凉饮料或含0.1%~0.3%氯化钠的凉开水。
4. 用凉水或酒精擦。
5. 重度中暑者立即送医院急救。

第三节　烧伤烫伤

一、小面积烧伤、烫伤的急救

1. 冷敷

（1）尽早用自来水冷敷。

（2）身体暴露部位烧（烫）伤时，如手、脚烧（烫）伤时立即用自来水冲洗或浸入冷水中，冷敷到患者感觉不出疼痛或灼热感为止。一般冷敷 10~15 分钟。脸部烧〔烫〕伤时可屏气将脸浸入冷水，可重复进行。如果鼻毛、睫毛烧焦应立即送往医院。

（3）穿着衣服时，立即在浸过开水或浓油的衣服上浇冷水，然后一边浇水一边脱衣，脱下困难时用剪刀将衣服剪开。不要将贴在伤口上的任何衣服（包括被烧焦的）强行剥除！

（4）烧（烫）伤范围较大时，可用浸过冷水的床单、毛巾被等覆盖伤处；也可浸泡在浴缸中，但时间不可过久。

2. 包扎

（1）以干净敷布将整个伤区轻轻包扎，敷布末端可用夹子夹住。如有液体从敷布下渗出，再加一层敷布。数根手指、脚趾烧伤时要一根一根盖上纱布。可将受伤肢体套在干净的塑料袋中加以保护。

（2）尽可能不要抓破水疱。水疱破后不要涂任何东西，应马上送医院接受处理。

3. 调养

（1）烧（烫）伤冷敷后皮肤发红可继续在家治疗，外涂以京万红、烧伤药膏。

（2）无呕吐时经常饮少量水。

二、大面积烧伤的急救

1. 脱离现场儿童、老年人、癫痫患者或窒息者应由别人帮助脱离火场；触电烧伤时应切掉电源。

2. 清除致伤原因

（1）扑灭伤员身上明火，尽快脱去或剪碎着火、被热液浸渍的衣物，粘在伤处被烧焦的衣片不必处理。

（2）脱下鞋袜、手表、戒指、手镯等对烧伤部位具有束缚性的物品。

（3）化学品烧伤及时用大量清水冲洗。

（4）热沥青烧伤时迅速用冷水冲洗，或将粘有沥青的肢体浸入凉水中，然后将冷却变硬的沥青一点一点剥除，或用汽油溶解、擦洗干净。

3. 伤情严重时，使伤员仰卧，垫起伤员下肢高出身体平面。如头、胸腹部烧伤，应将头、肩垫高。

4. 生命急救处置　首先处理严重威胁伤员生命的紧急情况。

（1）观察伤员呼吸状态，解除窒息原因。清理口腔、开放气道、保持呼吸道通畅。

（2）呼吸、心搏停止时施行现场心肺复苏。

（3）有大出血时迅速止血。

（4）静脉输液。

5. 若伤员神志清醒可口服烧伤饮料（每 100ml 开水加食盐 0.3g、碳酸氢钠 0.15g），不宜多喝白开水，切勿给昏迷者任何饮料。

6. 大面积烧伤病情变化复杂，无论伤员清醒与否，均应尽早送往医院做进一步的救治。

第四节　急　性　腹　泻

肠黏膜的分泌旺盛与吸收障碍、肠蠕动过快，致排便频率增加，粪质稀薄，含有异常成分者，称为腹泻（diarrhea）。急性腹泻起病急骤，每天排便可达 10 次以上，粪便量多而稀薄，排便时常伴腹鸣、肠绞痛或里急后重。

一、临床表现

急性腹泻多由感染因素所引起，临床上除腹泻外，一般都有发热、腹痛及白细胞增多等表现。

患者多表现为恶心、呕吐在先；继以腹泻，每日3~5次甚至数十日不等，粪便多呈水样，深黄色或带绿色，恶臭，可伴有腹部绞痛、发热、全身酸痛等症状。

小肠感染性腹泻的特点是脐周或右下腹为阵发性痛，且伴有腹胀或肠鸣，腹泻每天5~10次，粪便量多，呈稀水便，混有泡沫及未消化食物残渣。严重感染者为稀水血便，排便前腹痛，便后腹痛可减轻或消失而有舒适感。结肠感染性腹泻的腹痛，常在下腹或左下腹部，一般不伴肠鸣，腹泻频繁，较小肠感染性腹泻次数显著增多，粪便量少，呈脓血便外观，有里急后重及下坠感。小肠感染性腹泻多见于葡萄球菌食物中毒或沙门菌属肠炎。结肠感染性腹泻常由志贺菌或其他痢疾杆菌所引起。

二、应急处理

1. 休息，若伴有频繁呕吐者应暂禁食，其余应给予流质并补充水分，以服开水、汤类为宜。
2. 轻微腹泻者，可服家中备用的黄连素。
3. 伴有脓血便或米泔样便者，应将患者用过的餐具、衣物等煮沸消毒，排泄物需进行处理（可用石灰）。
4. 腹泻若伴有呕吐或腹泻严重者，应急送医院治疗。

三、一般治疗措施

急性腹泻的患者除了积极的药物治疗外，饮食是非常重要的一项治疗措施。对于合并休克的患者应禁食；对于病情较轻、可以进食的患者，应在有效的补液和抗炎治疗的同时给予适当的饮食。

一般说，无论什么原因所致的腹泻，都能使胃肠道功能紊乱，消化能力下降，所以选用的食物应细软、容易消化，并以富含维生素、高热量、高蛋白（对蛋白质过敏者除外）的饮食为主，如稀粥、面片、细面条、鸡蛋糕、各种新鲜蔬菜等。以上这些食物对胃肠道刺激小，可减轻胃肠道的负担。

油脂饮食应加以限制。辛辣、生冷食品及凉饮料对胃肠黏膜有刺激作用，含纤维素多的食物（如芹菜、韭菜）可增加胃肠蠕动，属禁用的饮食种类。急性腹泻患者还应该多休息、补水，饮食上要注意养成少量多餐的习惯。

第五节 食管异物

食管异物指各种原因导致异物滞留于食管。常因饮食不慎误咽异物，如鱼刺、骨片或脱落的义齿，儿童误将小玩具咽下，如硬币、纽扣等。异物多嵌在食管狭窄处，第一狭窄即食管入口处多见。若不及时取出延误治疗可引起食管周围炎及脓肿、纵隔炎及脓肿、食管瘘等，如果穿破大血管可引起致命性的大出血。临床特征与异物所在部位、大小、性质有关。大多数患者发生食管异物后即有症状，但也10%左右的患者可无任何症状。通常症状的严重程度与异物的特性部位及食管壁的损伤程度有关。

一、病因

1. 儿童食管异物的常见原因　①儿童天性顽皮好动，喜欢把硬币、证章或其他小物品放入口中，偶有不慎即可被吞入食管；②吞咽功能不健全，食用带有骨、刺或核类的食物不慎咽下；③进食哭闹或嬉戏易将口内食物囫囵咽下或将异物误咽；④磨牙不全，食物未经很好咀嚼即咽下，造成食管异物。

2. 成年人食管异物的常见原因　①饮食过急或进食时精神不集中，使鱼刺鸡骨、肉骨被误咽入食管；②义齿过松、食物黏性过大或口腔黏膜感觉减退，使义齿脱落随食物进入食管；③睡眠时觉醒程度低下，义齿脱落误咽入食管；④掺杂于食物中的细小核骨刺被误咽入食管；⑤食管本身存在管腔狭窄、痉挛等疾病；⑥吞咽功能失调，咽部感觉减退而造成误咽；⑦不良劳动习惯，如木工鞋匠或装修工将钉、螺丝等含在口中不慎吞入；⑧麻醉未清醒昏迷或精神病患者，在神志不清时可有误咽；⑨故意吞咽异物，如自杀未遂者。

3. 饮食习惯因素　沿海地区习惯将鱼、虾、蔬菜混煮混食，易造成细小鱼刺、鱼骨误吞；北方粽子内包有带核的大枣或带骨的肉团易造成误咽；北方过节时习俗在饺子内置金属硬币，易造成误咽。

4. 神志因素　在入睡、醉酒、昏迷、麻醉状态时易发生误吞、误咽。

5. 疾病因素　食管自身病变，如食管肿瘤、食管瘢痕狭窄等，造成食物或较小食物存留。纵隔病变，纵隔肿瘤或脓肿形成占位病变压迫食管，造成食管狭窄，易存留食物或细小异物。神经性病变，咽反射消失或吞咽反射减退，易造成误吞误咽。

二、临床表现

1. 症状

（1）吞咽困难：吞咽困难与异物造成的食管梗阻程度有关。完全梗阻者吞咽困难明显，流质难以下咽，多在吞咽后立即出现恶心、呕吐；对于异物较小者，仍能进流质或半流质饮食。

（2）异物梗阻感：异物偶然进入食管时，一般有梗阻的感觉，如异物停留于咽喉和食管入口处时则症状更为明显，患者通常可指出异物在胸骨上窝或颈下部；异物如停留在中段和下段食管时，可无明显梗阻感或只有胸骨后异物阻塞感或隐痛。

（3）疼痛：异物停留于上段食管时疼痛最显著，常位于颈根部中央，吞咽时疼痛加重甚至不能转颈；在中段食管时，疼痛可在胸骨后，也可放射到背后；在下段食管时，疼痛更轻，可引起上腹部不适或隐痛。

（4）涎液增多：涎液增多为常见症状，颈段食管异物更为明显。如有严重损伤还可出现血性涎液，在所有患病人群中，儿童涎液增多的症状明显且多见。

（5）反流症状：异物停留于食管后可发生反流症状，反流量取决于异物阻塞食管的程度和食管周围组织结构的感染状况，个别病人也可发生反射性呕吐。

（6）呼吸道症状：主要表现为呼吸困难、咳嗽、发绀等。多发生于婴幼儿，特别是在食管入口及食管上段的异物。

2. 体征

（1）吞咽困难：多由异物嵌顿所致，其程度与异物停留的部位、形状和有无继发感染等因素有关。病情较轻时仍可进食半流质。如异物较大或合并感染时，吞咽困难较明显，严重时可能饮水也感困难。小儿患者常有流涎症状。

（2）吞咽疼痛：异物较小或较圆钝时，常仅有梗阻感。尖锐性异物或有继发感染时，吞咽疼痛常较明显。异物位于食管上段时，疼痛部位常在颈根部或胸骨上窝处，位于食管中段的异物常伴有胸骨后疼痛。

（3）呼吸道症状：异物较大、向前压迫气管后壁时，或异物位置较高、未完全进入食管内、外露部分压迫喉部时，均可出现呼吸困难。

（4）并发症：尖锐、粗糙不规则的异物，如不及时取除，可继发感染或并发食管穿孔。

（5）食管穿孔：食管穿孔后可发生以下病变

1）颈部皮下气肿或纵隔气肿：食管穿孔后，咽下的气体经穿孔外溢，潜入颈部皮下组织或纵隔内，如处理及时且无明显感染时，可逐渐自行吸收。

2）食管周围炎：食管穿孔后炎症向外扩散，可并发食管周围炎。感染较重、形成积脓时称为食管周围脓肿。穿孔位于颈段食管时，化脓性炎症经食管后隙侵及咽后隙，可同时并发咽后脓肿。颈侧位 X 线片可协助诊断。

3）纵隔炎：食管穿孔后，感染累及纵隔者可引起纵隔炎。患者多有高热等全身中毒症状，X 线检查显示纵隔增宽。

4）大血管溃破：食管中段异物嵌顿，未及时取出而致管壁穿破者，易导致食管周围化脓性感染；病变可累及主动脉弓或锁骨下动脉等大血管，引起致命性大出血。表现为大量呕血或便血，治疗较困难，应重视预防。

5）食管-气管瘘：由于异物嵌顿，压迫食管致管壁坏死，并累及气管、支气管时，可形成食管-气管瘘，导致肺部反复感染，表现反复咳嗽，尤其进食管或饮水时呛咳明显。

三、治疗

1. 食管镜或胃镜检查并取除异物　食管异物确诊后，应及时经食管镜或胃镜取出异物。

2. 根据病情给予补液等全身支持疗法。局部有感染者，应使用足量抗生素。疑有食管穿孔者，应行鼻饲饮食。

3. 异物合并颈段食管周围脓肿或咽后脓肿且积脓较多时，应考虑施行颈侧切开术，充分引流脓液。

4. 异物刺入大血管，或已穿破食管壁，合并有纵隔脓肿等胸科病变，或异物嵌顿甚紧，食管镜下难以取出时，将由胸外科手术处理。

四、预防

1. 进食时要细嚼慢咽，不宜过于匆忙。牙齿脱落较多或用义齿托的老人，尤应注意。损坏的义齿要及时修复，以免进食时松动、脱落，误吞成为异物。

2. 教育小儿改正口含小玩物的不良习惯，以防不慎咽下。

3. 全身麻醉或昏迷患者，应将活动的义齿（假牙）取出。

4. 误吞异物后，切忌自行吞服饭团、馒头、韭菜等食物，以免加重损伤，增加手术困难。

5. 误吞异物应及时就诊，尽早明确诊断、取除异物，对防止并发症的发生有重要意义。

第六章　常见急救药品及物品

第一节　常见急救药品

一、中枢兴奋药（呼吸兴奋药）

1. 尼可刹米（可拉明）

【适应证】用于中枢性呼吸及循环衰竭、麻醉药及其他中枢抑制药的中毒。阿片类药物中毒解救效力最好。也可用于慢性阻塞性肺疾病伴有高碳酸血症。

【药理】直接兴奋延髓呼吸中枢，也可通过刺激颈动脉体和主动脉体化学感受器，反射性地兴奋呼吸中枢，提高呼吸中枢对二氧化碳的敏感性。

【用法用量】皮下注射、肌内注射或者静脉注射。常用量每次 0.25~0.5g，最大量 0.75g/次。必要时可在 1~2 小时内连续给药 4~6 次。

【注意事项】反复或大剂量可引起血压增高、心悸、大汗、呕吐、震颤、肌僵直等，应即时停药。若出现惊厥，可注射地西泮或小剂量硫喷妥钠对抗。

2. 洛贝林（山梗菜碱）

【适应证】用于新生儿窒息、一氧化碳引起的窒息、吸入麻醉剂及其他中枢抑制药（如阿片、巴比妥类）的中毒及肺炎、白喉等传染病引起的呼吸衰竭。

【药理】兴奋颈动脉体化学感受器而反射性兴奋呼吸中枢，使呼吸加深、加快，作用迅速而短暂。对呼吸中枢无直接兴奋作用。

【用法用量】皮下注射或肌内注射。常用量成人 3~10mg/次，极量 20mg/次，50mg/日；儿童 1~3mg/次。静脉注射：成人 3mg/次，极量 20mg/日；儿童 0.3~3mg/次。必要时每 30 分钟可重复 1 次。静注须缓慢。

【注意事项】大剂量可引起心动过速、传导阻滞、呼吸抑制，甚至惊厥。

二、镇静、安定药

1. 苯巴比妥（鲁米那）

【适应证】用于镇静、催眠、抗惊厥，亦可用于癫痫大发作、局限性发作及癫痫持续状态。

【用法用量】抗惊厥，肌内注射其钠盐，0.1~0.2g/次；必要时 4~6 小时后重复 1 次。癫痫持续状态，肌内注射 200mg；必要时也可静脉注射，用 20~40ml 生理盐水稀释（勿用葡萄糖液）缓慢静注（<30mg/分），用时观察患者症状和呼吸变化，癫痫发作停止或出现呼吸微弱，立即停止推注。推入过量或过快易造成呼吸抑制。

【注意事项】①有过敏史者（或对其他巴比妥过敏者）禁用。②巴比妥类药物中毒的急救：口服未超过 3 小时者，可用大量温生理盐水或 1:2000 的高锰酸钾溶液洗胃（注意防止液体流入气管内，引起吸入性肺炎）。洗完之后，再以 10~15g 硫酸钠（忌用硫酸镁）导泻。并给碳酸氢钠或乳酸钠碱化尿液，减少在肾小管的重吸收，加速药物排泄。亦可用甘露醇等利尿剂增加尿量，促进药物排出。又因呼吸抑制所致的呼吸性酸中毒时，可促进药物进入中枢，加重中毒反应，因此保证呼吸道通畅尤为重要，必要时行气管切开或气管插管，吸氧或人工呼吸。亦可适当给予中枢兴奋药。血压偏低时，可静滴葡萄糖盐水或低分子右旋糖酐。

2. 地西泮（安定，苯甲二氮䓬）

【适应证】用于抗癫痫和抗惊厥。静脉注射为治疗抗癫痫持续状态的首选药。

【药理】本品为苯二氮䓬类抗焦虑药，具有抗焦虑、镇静、催眠、抗惊厥、抗癫痫及中枢性肌肉松弛作用。

【用法用量】口服吸收迅速，约1小时达血药高峰浓度；肌内注射后吸收不规则且慢，静脉注射后迅速进入中枢而生效，持续时间短。抗焦虑：口服每次2.5~5mg，每日3次。癫痫持续状态及惊厥：静脉注射，每次2.5~10mg，或0.1~0.2mg/kg。6个月以上儿童，每次0.1mg/kg。抗室性心律失常、急性心肌梗死：静脉注射，每次5~10mg。

【注意事项】常出现嗜睡、晕眩、乏力等不良反应，快速静注可对心血管及呼吸产生抑制作用。孕妇、老年人及婴幼儿应慎用。青光眼、重症肌无力者禁用。长期应用患者可出现耐受性和成瘾性，应逐渐减药。

三、抗休克药

1. 肾上腺素（副肾素、副肾碱）

【适应证】用于抢救过敏性休克、心脏骤停、支气管哮喘，制止鼻出血和牙出血等。

【用法用量】皮下或肌内注射：成人：0.5~1.0mg/次，儿童：每次0.02~0.03mg/kg，必要时1~2小时后重复。静脉或心内注射：0.5~1.0mg/次，以生理盐水稀释10倍后注射。

【注意事项】常见不良反应：心悸、烦躁、焦虑、震颤、出汗和皮肤苍白，剂量过大、静注速度过快或肌内注射误入血管，可引起血压骤升，诱发脑出血和心律失常。高血压、脑动脉硬化、缺血性心脏病、甲状腺功能亢进症和糖尿病患者禁用；与硝酸酯类并用，该品的作用抵消。

2. 异丙肾上腺素

【适应证】治疗支气管哮喘、心源性或感染性休克、完全性房室传导阻滞、心脏骤停。

【用法用量】①支气管哮喘：舌下含服，成人10~20mg/次，一日3次，最大量60mg/日；5岁以上儿童2.5~10mg/次，一日2~3次；0.25%气雾剂吸入，每次吸1~2下，一日2~4次，重复使用需隔2小时以上。②心脏骤停：心腔内注射，0.5~1mg/次。③房室传导阻滞：二度者舌下含片，每次10mg，4小时1次；三度者，心率<40次/分时，可用0.5~1mg溶于5%葡萄糖液200~300ml缓慢静滴。④抗休克：用0.2~0.4mg溶于5%葡萄糖液200ml中，以0.5~2ml/分的速度静滴。

【注意事项】①常见有心悸、头痛、头晕、喉干、恶心、软弱无力及出汗等不良反应；②剂量过大易致心动过速，也能引起心律失常，甚至猝死；③高血压、心绞痛、冠状动脉供血不足、糖尿病等患者慎用。冠心病，心肌炎及甲亢患者禁用；④成人心率>120次/分，小儿心率>140次/分时，应慎用；⑤口服易被胃酸破坏，故临床用于舌下、吸入和静脉给药。

四、改善微循环药

山莨菪碱（654-2）

【适应证】用于胃肠道、胆管、胰管、输尿管痉挛引起的绞痛，血管痉挛和栓塞引起的循环障碍，如脑梗死、椎动脉供血不足、血栓闭塞性脉管炎及感染中毒性休克。有机磷中毒的解救作用较阿托品弱。

【用法用量】治疗腹痛：5~10mg，口服或肌内注射；治疗循环障碍：10~20mg，4~6次/日或30~40mg/日加入500ml液体中静滴；治疗有机磷中毒用法同阿托品。

【注意事项】可出现口干、皮肤潮红、心率增快、视物模糊、排尿困难等不良反应。用量过大有类似阿托品样中毒症状，可用新斯的明或氢溴酸加兰他敏解除症状。手术前和青光眼患者忌用。

五、强心药

毛花苷丙（西地兰）

【适应证】用于急性和慢性心力衰竭，心房颤动和阵发性室上性心动过速，为快速类强心药。

【用法用量】口服：饱和量 1~1.6mg，分次服，维持量 0.25~0.5mg/日；小儿饱和量：2 岁以下 0.04~0.06mg/kg，2 岁以上 0.02~0.04mg/kg。静注或肌注：快速饱和量，第 1 次 0.4~0.8mg，以后每 2~4 小时再给 0.2~0.4mg，总量 1~1.6mg；儿童每日每千克体重 20~40μg，分 1~2 次给药，然后改用口服毛花苷丙维持治疗。

【注意事项】①过量时可有恶心、食欲不振、腹泻、头痛、心动过速、房室传导阻滞、期前收缩等；②可出现黄视或绿视，以及复视等视觉改变；③急性心肌炎慎用，心肌梗死患者在心室率特别快的情况下可以少量静脉给药。

六、抗心律失常药

1. 利多卡因（赛罗卡因、昔罗卡因、盐酸利多卡因）

【适应证】适用于因急性心肌梗死、外科手术、洋地黄中毒及心脏导管等所致急性室性心律失常，包括室性期前收缩、室性心动过速及心室颤动；其次也用于癫痫持续状态用其他抗惊厥药无效者及局部或椎管内麻醉；还可以缓解耳鸣。利多卡因是急性心肌梗死的室性期前收缩、室性心动过速及心室颤动的首选药。

【用法用量】成人常用量：①肌内注射，一次 4.3mg/kg（体重），60~90 分钟后可重复一次；②静脉注射，1mg/kg（一般用 50~100mg）作为首次负荷量静注 2~3 分钟，必要时每 5 分钟后再重复注射 1~2 次，一小时内最大量不超过 300mg；③静脉滴注，用负荷量后可继续以每分钟 1~4mg 速度静滴维持；或以每分钟 0.015~0.030mg/kg 速度静滴。老年人、心力衰竭、心源性休克、肝血流量减少、肝或肾功能障碍时应减少用量，以每分钟 0.5~1mg 静滴。

极量：肌内或静脉注射 1 小时内最大负荷量 4.5mg/kg（或 300mg）。最大维持量为每分钟 4mg。

【注意事项】①常见不良反应有头晕、嗜睡、欣快、恶心、呕吐、吞咽困难、烦躁不安等；②剂量过大时可引起惊厥及心脏骤停；③肝功能不全、酸中毒、缺钾、心力衰竭、休克及老年患者，用量不当可出现低血压、嗜睡甚至癫痫样抽搐等不良反应；④严重房室传导阻滞、室内传导阻滞者禁用。

2. 阿托品

【适应证】用于抢救感染中毒性休克、有机磷农药中毒，缓解内脏绞痛，麻醉前给药及减少支气管黏液分泌等治疗。

【用法用量】

（1）口服成人常用量：一次 0.3~0.6mg，一日 3 次。极量：一次 1mg，一日 3mg。小儿常用量：0.01mg/kg（体重），每 4~6 小时一次。

（2）皮下、肌内或静脉注射成人常用量：一次 0.3~0.5mg，0.5~3mg/日；极量：一次 2mg。

（3）抗心律失常：成人静脉注射 0.5~1mg，按需可 1~2 小时一次，最大用量为 2mg。小儿静注 0.01~0.03mg/kg（体重）。

（4）解毒：①用于锑剂引起的阿-斯综合征，静脉注射 1~2mg，15~30 分钟后再注射 1mg，如患者无发作，按需每 3~4 小时皮下或肌内注射 1mg；②用于有机磷中毒时，肌注或静注 1~2mg（严重有机磷中毒时可加大 5~10 倍），每 10~20 分钟重复，直到青紫消失，继续用药至病情稳定，然后用维持量，有时需 2~3 天。

（5）抗休克，改善微循环：成人一般 0.02~0.05mg/kg（体重），用 50% 葡萄糖注射液稀释后于 5~10 分钟静注，每 10~20 分钟一次，直到患者四肢温暖，收缩压>75mmHg（10kPa）时，逐渐减量至停药。小儿静注 0.03~0.05mg/kg（体重）。

（6）感染中毒性休克：成人静注一次 1~2mg，小儿 0.02~0.05mg/kg；15~30 分钟一次，2~3 次后未好转可增量，至病情好转即减量或停药。

（7）有机磷农药中毒：中度，与解磷定等合用，每次皮下注射 0.5~1mg，隔 30~50 分钟一次；严重中毒，每次静注 1~2mg，隔 15~30 分钟一次，至病情稳定后，逐渐减量并改用皮下注射。单用阿托品时，轻度中毒每次皮下注射 0.5~1mg，隔 30~120 分钟一次；中度中毒每次皮下注射 1~2mg，隔 15~30 分钟一次；重度中毒，即刻静注 2~5mg，以后每次 1~2mg，隔 15~30 分钟一次，根据病情逐渐减量和延长间隔时间。

【注意事项】①常有口干、眩晕、皮肤潮红、兴奋、心率增快、烦躁、谵语，严重时惊厥、瞳孔散大、排尿困难等不良反应；②体温过高和心率过快时应慎用；③青光眼和前列腺肥大患者禁用；④用量>5mg 时，产生中毒。但死亡者不多，因中毒量（5~10mg）与致死量（80~130mg）相距甚远。急救口服中毒者可用 4% 鞣酸溶液洗胃、导泻，以清除未吸收的阿托品。兴奋过于强烈时可用短效巴比妥类或水合氯醛灌肠。呼吸抑制时可用尼可刹米。另外可静脉缓慢注射毒扁豆碱 0.5~2mg，不超过 1mg/分，必要时可重复；或皮下注射新斯的明 0.5~1mg，每 15 分钟 1 次，直至瞳孔缩小，症状缓解为止。

七、血管扩张药

1. 硝酸甘油（三硝酸甘油酯）

【适应证】用于治疗、预防心绞痛，缓解心肌梗死症状，也用于治疗充血性心力衰竭。

【用法用量】舌下含服，每次 0.3~0.6mg，1~2 分钟起效，4 分钟达高峰血浓度，维持 30 分钟。静滴，每次 5~10mg，溶于 5% 葡萄糖液 100~250ml 中，充分混匀，开始以 5~10μg/分的速度滴入，以后根据患者反应可酌情加快；手术中预防心力衰竭，静脉滴注可增量至 20~25μg/分。

【注意事项】①本药不可吞服；②青光眼患者忌用；③超量中毒表现为发绀、眩晕、头胀、气短、心搏快且弱、发热甚至抽搐（亚硝酸盐中毒症状，可静脉注射硫代硫酸钠和维生素 C 或亚甲蓝解救）；④心肌梗死患者偶可出现低血压和心动过速，加重心肌缺血。对梗阻性心脏病患者可加重心绞痛。

2. 酚妥拉明（立其丁、瑞支停、苄胺唑啉、酚胺唑啉）

【适应证】用于治疗肺充血或肺水肿的急性心力衰竭，特别是急性心肌梗死。还用于治疗血管痉挛性疾病，如雷诺病（肢端动脉痉挛症）、手足发绀等。感染中毒性休克，心脏术后低排出量综合征。近年来，还用于室性期前收缩、呼吸衰竭、呼吸窘迫综合征、新生儿重症肺炎等。

【用法用量】口服：25~100mg/次，4~6 次/日；肌注或静注，5mg/次，1~2 次/日；静脉滴注：5mg/次，以 0.3mg/分速度滴注。诊断嗜铬细胞瘤：静注 5mg，注射后每 30 秒测血压 1 次，连续测定 10 分钟，如在 2~4 分钟血压降低 4.67/3.34kPa 以上为阳性。

【注意事项】①不良反应有直立性低血压、鼻塞、皮肤瘙痒、偶有恶心、呕吐；②严重动脉硬化、心脏器质性疾病、低血压、肾功能减退者忌用；③使用过量时应及早停药，必要时可用去甲肾上腺素拮抗；④不要铁剂同时使用。

八、降压药

1. 硝普钠（亚硝基铁氰化钠）

【适应证】①用于高血压急症，如高血压危象、高血压脑病、恶性高血压、嗜铬细胞瘤手术前后阵发性高血压等的紧急降血压，也用于外科麻醉期间进行控制性降压；②也可用于急慢性心功能不全，如急性心肌梗死、充血性心力衰竭、心源性休克及感染中毒性休克。外科手术时用此药控制血压，以减少出血。

【用法用量】临用前，先用5%葡萄糖液溶解，再用5%葡萄糖液250~1000ml稀释。成人常用量静脉滴注，开始每分钟0.5μg/kg（体重），根据治疗反应以每分钟0.5μg/kg（体重）递增，逐渐调整剂量，常用剂量为每分钟3μg/kg（体重）。极量为每分钟10μg/kg（体重）。总量3.5mg/kg（体重）。用于麻醉期间短时间的控制性降压，滴注最大量为每分钟0.5mg/kg（体重）。小儿常用量静脉滴注，每分钟1.4μg/kg（体重），按效应逐渐调整用量。

【注意事项】①主要并发症是急剧血压下降，故必须强调用药过程中监测血压、心率；②可有头痛、潮红、食欲不振、肌肉痉挛等不良反应；③突然停药可发生严重的症状反跳；④老年人慎用，孕妇忌用，代偿性高血压患者禁用；⑤如出现氰化物中毒，如呼吸加快、眩晕、恶心、肌痉挛、精神变态、昏迷等，应立即用羟钴胺或硫代硫酸钠解毒；⑥本品对光敏感，容易被破坏，所以静注溶液必须现配现用，滴注系统及溶液均用黑纸（布）罩住避光。12小时用完。

九、平喘药

1. 氨茶碱

【适应证】适用于支气管哮喘、喘息型支气管炎、阻塞性肺气肿等缓解喘息症状；也可用于心力衰竭的哮喘（心源性哮喘）。

【用法用量】成人常用量口服，一次0.1~0.2g，一日0.3~0.6g；极量：一次0.5g，一日1g。肌内注射：一次0.25~0.5g，应加用2%盐酸普鲁卡因。静脉注射：一次0.25~0.5g，一日0.5~1g，每25~100mg用5%葡萄糖注射液稀释至20~40ml，注射时间不得短于10分钟。静脉滴注：一次0.25~0.5g，一日0.5~1g，以5%~10%葡萄糖液稀释后缓慢滴注。注射给药，极量一次0.5g，一日1g。直肠给药，一般在睡前或便后，一次0.25~0.5g，一日1~2次。

小儿常用量口服，一日4~6mg/kg（体重），分2~3次服。静脉注射：一次2~4mg/kg（体重），以5%~25%葡萄糖注射液稀释，缓慢注射。

【注意事项】滴过快和用量过大，可引起头晕、心悸、心律失常、血压剧降、惊厥、休克等。心律失常、严重心脏病、急性心肌损害、充血性心衰、高血压、甲亢、活动性消化性溃疡等患者慎用。

十、利尿脱水药

1. 呋塞米（速尿、呋喃苯胺酸、利尿磺胺）

【适应证】用于治疗心源性水肿、肾性水肿、肝硬化腹腔积液，特别对其他利尿药无效的严重或顽固性水肿。因易致水和电解质紊乱，故不宜常规应用。对急性肺水肿、脑水肿，尤其合并左心衰竭者，尤为适用。用于苯巴比妥、溴化物及水杨酸盐等药物中毒时，结合输液可加速毒物的排泄。

【用法用量】肌内注射或静脉注射：每次20mg，隔日1次，必要时每日1~2次，两次间隔不得少于2小时。可根据需要每日量可增至120mg。静注必须缓慢，可用25%或50%葡萄糖液20ml稀释后注射。

口服：成人常用量：①水肿性疾病：起始剂量为一次 20~40mg，一日 1 次，必要时 6~8 小时后追加 20~40mg，直至出现满意利尿效果。一日最大剂量可达 600mg，但一般应控制在 100mg 以内，分 2~3 次服用；部分患者可减少至一次 20~40mg，隔日 1 次（或一日 20~40mg，每周连续服药 2~4 日）；②高血压：起始剂量为一日 40~80mg，分 2 次服用，并酌情调整剂量；③高钙血症：一日 80~120mg，分 1~3 次服用。儿童常用量：水肿性疾病起始剂量 2mg/kg（体重），必要时每 4~6 小时追加 1~2mg/kg。新生儿应延长用药间隔。

【注意事项】 ①孕妇禁用，小儿慎用；②少数患者可出现食欲不振、恶心、呕吐、腹泻、上腹疼痛等胃肠道症状，也可能有皮疹、瘙痒、视物模糊等不良反应；③大剂量、静注过快（超过 4mg/分）可出现听力减退或暂时性耳聋；④不宜与其他药物混合注射。

2. 甘露醇

【适应证】 用于治疗脑水肿及青光眼、大面积烧烫伤引起的水肿，预防和治疗肾衰竭、腹腔积液等。

【用法用量】 静脉滴注，按每次 1~2g/kg（体重），一般用 20% 溶液 250~500ml（50~10g）。滴速 10ml/分。

【注意事项】 ①注射过快可产生一过性头痛、视物模糊、眩晕等；②心功能不全、尿闭等患者禁用；活动性颅内出血者，除非在手术过程中或危及生命时，一般不宜用；③输出血管外可发生局部组织肿胀，热敷后可消退；④气温较低时，常出现结晶，可用热水（80℃）温热，振摇溶解后应用；⑤不与其他药物混合应用。

3. 葡萄糖

【适应证】 治疗脑水肿、肺水肿及降低眼压。

【药理】 25% 以上的高渗葡萄糖液静脉注射后可提高血液渗透压，引起组织脱水及短暂的利尿。

【用法用量】 静注 25%~50% 溶液 40~100ml。

【注意事项】 ①切勿漏出血管外；②缓慢静注；③冬季应用应先在热水中加温使之与体温接近，以免导致血管痉挛。

十一、止血药

1. 酚磺乙胺（止血敏、止血定、羟苯磺乙胺）

【适应证】 用于预防和治疗外科手术出血过多，血小板减少性紫癜或过敏性紫癜，以及其他原因引起的出血，如脑出血、胃肠道出血、泌尿道出血、眼底出血、牙龈出血、鼻出血等。本品可与其他类型止血药合用。

【用法用量】 用于预防手术出血：术前 15~30 分钟静脉注射或肌内注射，1 次 0.25~0.5g。用于治疗出血：口服，成人每次 0.5~1g，儿童每次 10mg/kg（体重），1 日 3 次；肌内注射或静脉注射，每次 0.25~0.75g；也可与 5% 葡萄糖或生理盐水混合静脉滴注，每次 0.25~0.75g，一日 2 或 3 次，可根据病情调整剂量。

【注意事项】 偶见有变态反应。

十二、抗过敏药

1. 苯海拉明

【适应证】 用于皮肤黏膜过敏性疾病，花粉症（枯草热）、荨麻疹、过敏性鼻炎等。

【用法用量】 口服：每次 25~50mg，一日 50~150mg，饭后服。肌内注射：一次 20mg，1 日 1~2 次。

【注意事项】①常有头晕、头痛、口干、恶心等反应，不宜于驾车及高空作业者使用；②新生儿、早产儿及哺乳妇女忌用；③超量中毒时，可致嗜睡、精神紊乱、恶心、呕吐、肌颤等反应。如有惊厥，应洗胃、给氧及抗惊厥，同时注意保护肝脏。

2. 异丙嗪

【适应证】用于各种过敏症（如哮喘、荨麻疹等）、孕期呕吐、乘舟等引起的眩晕等。

【用法用量】口服：每次 12.5~25mg，1 日 2~3 次；肌内注射，每次 25~50mg；亦可静脉滴注，但不宜皮下注射。

【注意事项】①副作用有困倦、嗜睡、口干，偶有胃肠刺激症状、皮炎；②不宜与氨茶碱混合注射；③驾驶员、机械操作人员和运动员禁用；④如口服过量，可用 1% 碳酸氢钠洗胃、给氧、静脉输液以维持血压，亦可用地西泮静脉注射以控制惊厥。忌用中枢兴奋药。

十三、激素类药物

地塞米松（氟美松）

【适应证】用于急慢性肾上腺皮质功能低下症、严重感染、过敏性疾病和自身免疫性疾病、各种类型的休克、哮喘持续状态、血液病等。

【药理】肾上腺皮质激素。有抗炎、抗毒、抗过敏作用。

【用法用量】口服：1 日 0.75~6mg，分 2~4 次服用，维持剂量 0.5~0.75mg/d。静脉滴注：每次 5~20mg，1 日 1~2 次。在抗休克时可加大剂量。

第二节　常见急救物品

1. 创可贴　用于小创面、伤口包扎，大、中、小各种尺寸都要有。防水创可贴、带药创可贴都要备全。

2. 无菌纱布及医用胶带　用于稍大一点的外伤。无菌纱布用于伤口隔离及止血包扎，直接接触伤处，同时需用医用胶带固定。

3. 一次性手套、镊子　镊子用于拿取酒精棉球等医用品，一次性手套可以防止人体直接接触伤口，避免交叉感染。

4. 口罩　主要用于隔离口、鼻腔气体对创面的污染。需要提醒的是，佩戴前后必须洗手，佩戴一次以后立刻更换。

5. 消毒纸巾　用于清洁皮肤，杀菌消毒，撕开包装直接涂擦皮肤即可。

6. 生理盐水（0.9% 氯化钠溶液）　用来清洗伤口。需要注意的是，开封后用剩的应该丢弃。如果没有，可用未开封的蒸馏水或矿泉水代替。

7. 棉花棒　用于清洗面积小的出血伤口。

8. 体温计　使用水银体温计时，要先将水银柱甩下，擦去腋下汗水夹 10 分钟即可；使用电子体温计时，需将探头放在需要测温的位置，直到听见蜂鸣声，读出测量值。家用电子体温计也有使用寿命，一般在 5 年左右。

9. 手电筒、蜡烛、火柴　手电筒在漆黑环境下施救时，可用于照明，也可为晕倒的人做瞳孔反射。手电、头灯等没电时，蜡烛可以派上用场，除了照明，还可于取暖（不过别把手指头当成要烤的土豆）、引火。在野外，火种几乎是一切，带上防风防水的火柴是很重要的。

10. 三角巾　又叫三角绷带，具有多种用途，可承托受伤的上肢、固定敷料或骨折处等。

11. 安全扣针　固定三角巾或绷带。

12. 胶布　纸胶布可于固定纱布，由于不刺激皮肤，适合一般人使用。氧化锌胶布则可以固定绷带。

13. 圆头剪刀　圆头剪刀比较安全，可用来剪开胶布或绷带。必要时，也可用来剪开衣物。

14. 抗生素药膏　如青霉素软膏、红霉素软膏，用于膝盖、肘关节擦伤等情况，以保护外露的内层皮肤。

15. 冰袋　置于淤伤、肌肉拉伤或关节扭伤的部位，令微血管收缩，可帮助减少肿胀。鼻出血时，置于伤者额部，能帮助止血。

16. 求生哨　其实就是一般的哨子。遇险时，可以用哨声引来救援，或者吓走一些小野兽（不过如果是老虎、熊等猛兽的话，不出声是最佳选择）。

17. 工具刀　在野外配一把多功能的工具刀是绝对有必要的。虽然不一定要使用类似兰博用的丛林格斗刀，但是瑞士军刀是必不可少的。它除了集成常规的小刀、起子、剪刀以外，还有锯、螺丝刀、锉刀等，甚至还带有一个放大镜。

18. 常用消毒药水　甲紫（紫药水），可加快伤口结痂，加快伤口愈合。红汞（红药水），可保护伤口并具有抗菌的作用。双氧水，用于受污染的黏膜或破损伤口的基本消毒。

19. 蛇药　在野外，防止毒蛇咬伤很重要，可以备上真空抽毒器、上海蛇药、季德胜蛇药。

20. 指南针　迷路时使用。

21. 高锰酸钾一小瓶　既可消毒用，又可作引火燃料。

22. 水壶　选择重量轻、结实、安全的水壶。

23. 手表　野外求生佩戴一款军用手表是必不可少的，军用手表功能强大，用它可以轻松地辨别方向，军用手表都有夜光功能，保证在漆黑的夜晚也能知道具体时间。

24. 急救毯　急救毯首先是可以用作临时的雨披，因为急救毯是完全防水的，另外大小也足以适合用。

附件 1　常见急救药品清单

1. 中枢兴奋药（呼吸兴奋药）

（1）尼可刹米（可拉明）：用于中枢性呼吸及循环衰竭、麻醉药及其他中枢抑制药的中毒。阿片类药物中毒解救效力最好。

（2）洛贝林（山梗菜碱）：用于新生儿窒息、一氧化碳引起的窒息、吸入麻醉剂及其他中枢抑制药（如阿片、巴比妥类）的中毒及肺炎、白喉等传染病引起的呼吸衰竭。

2. 镇静、安定药

（1）苯巴比妥（鲁米那）：用于镇静、催眠、抗惊厥，亦可用于癫痫大发作、局限性发作及癫痫持续状态。

（2）地西泮（安定，苯甲二氮）：用于抗癫痫和抗惊厥。静脉注射为治疗抗癫痫持续状态的首选药。

3. 抗休克药

（1）肾上腺素（副肾素、副肾碱）：用于抢救过敏性休克、心脏骤停、支气管哮喘，制止鼻黏膜和牙出血等。

（2）异丙肾上腺素：治疗支气管哮喘、心源性或感染性休克、完全性房室传导阻滞、心搏骤停。

4. 改善微循环药

（1）山莨菪碱（654-2）：用于胃肠道、胆管、胰管、输尿管痉挛引起的绞痛，血管痉挛和栓塞引起的循环障碍，如脑梗死、椎动脉供血不足、血栓闭塞性脉管炎及感染中毒性休克。

5. 强心药

（1）西地兰（毛花苷丙、毛花洋地黄苷丙）：用于急性和慢性心力衰竭，心房颤动和阵发性室上性心动过速，为快速类强心药。

6. 抗心律失常药

（1）利多卡因（赛罗卡因、昔罗卡因、盐酸利多卡因）：是急性心肌梗死的室性早搏，室性心动过速及室性震颤的首选药。也用于癫痫持续状态用其他抗惊厥药无效者。

（2）阿托品：用于抢救感染中毒性休克、有机磷农药中毒、缓解内脏绞痛、麻醉前给药及减少支气管黏液分泌等治疗。

7. 血管扩张药

（1）硝酸甘油（三硝酸甘油酯）：用于治疗、预防心绞痛，缓解心肌梗死症状，也用于治疗充血性心力衰竭。

（2）酚妥拉明（立其丁、瑞支停、苄胺唑啉、酚胺唑啉）：用于治疗肺充血或肺水肿的急性心力衰竭，特别是急性心肌梗死。

8. 降压药

（1）硝普钠（亚硝基铁氰化钠）：①用于高血压急症，如高血压危象、高血压脑病、恶性高血压、嗜铬细胞瘤手术前后阵发性高血压等的紧急降血压；②也可用于急慢性心功能不全，如急性心肌梗死、充血性心力衰竭、心源性休克及感染中毒性休克。

9. 平喘药

（1）氨茶碱：适用于支气管哮喘、喘息型支气管炎、阻塞性肺气肿等缓解喘息症状；也可用于心力衰竭的哮喘（心源性哮喘）。

10. 利尿脱水药

（1）呋塞米（速尿、呋喃苯胺酸、利尿磺胺）：对急性肺水肿、脑水肿，尤其合并左心衰竭者，尤为适用。

（2）甘露醇：用于治疗脑水肿及青光眼、大面积烧烫伤引起的水肿，预防和治疗肾衰竭、腹水等。

（3）葡萄糖：治疗脑水肿、肺水肿及降低眼压。

11. 止血药

（1）酚磺乙胺（止血敏、止血定、羟苯磺乙胺）：用于预防和治疗外科手术出血过多，血小板减少性紫癜或过敏性紫癜，以及其他原因引起的出血，如脑出血、胃肠道出血、泌尿道出血、眼底出血、齿龈出血、鼻出血等。本品可与其他类型止血药合用。

12. 抗过敏药

（1）苯海拉明：用于皮肤黏膜过敏性疾病、花粉症（枯草热）、荨麻疹、过敏性鼻炎等。

13. 激素类药物

（1）地塞米松（氟美松）：用于急慢性肾上腺皮质功能低下症、严重感染、过敏性疾病和自身免疫性疾病、各种类型的休克、哮喘持续状态、血液病等。有抗炎、抗毒、抗过敏作用。

附件 2　常见急救物品清单

1. 创可贴	13. 圆头剪刀
2. 无菌纱布及医用胶带	14. 抗生素药膏
3. 一次性手套、镊子	15. 冰袋
4. 口罩	16. 求生哨
5. 消毒纸巾	17. 工具刀
6. 生理盐水（0.9%）	18. 常用消毒药水
7. 棉花棒	19. 蛇药
8. 体温计	20. 指南针
9. 手电筒、蜡烛、火柴	21. 高锰酸钾一小瓶
10. 三角巾	22. 水壶
11. 安全扣针	23. 手表
12. 胶布	24. 急救毯